"十三五"国家重点出版物出版规划项目

中医学理论体系框架结构研究丛书

总主编　潘桂娟

中医学理论专论集成

针灸理论

主编　赵京生

科学出版社

北京

内 容 简 介

《中医学理论专论集成》，是"中医学理论体系框架结构研究丛书"四个系列之一，包含《中医基础理论》《临床诊治理论》《中药方剂理论》《针灸理论》和《养生理论》五个分卷。《中医学理论专论集成》，通过全面研读历代代表性医学论著，选取其中围绕某一概念或命题，较为精要地进行论证、阐述和辨析，且学术观点较为明确的章节或完整段落，按照中医学理论体系基本范畴进行分类；旨在全面展现中医经典与历代名家的原创性理论观点和独到临床体会，并对所选专论加以提要钩玄，力求要点突出，以促进读者对原文的理解和应用。

本书为《中医学理论专论集成》之"针灸理论"分卷。书中选择历代针灸论著及相关著作中，阐释针灸理论基本概念、重要命题的内容，将其纳入经络、腧穴、刺灸、针灸诊治等 4 个范畴，并阐释原文主旨。本书内容兼顾系统性、代表性和说理性。

本书有裨于中医药从业人员及多学科学者，深化对针灸理论的认知，增进临床应用能力，启发中医科研思路。

图书在版编目（CIP）数据

中医学理论专论集成. 针灸理论 / 赵京生主编. —北京：科学出版社，2022.6

（中医学理论体系框架结构研究丛书 / 潘桂娟总主编）

"十三五"国家重点出版物出版规划项目

ISBN 978-7-03-070776-5

Ⅰ. ①中… Ⅱ. ①赵… Ⅲ. ①针灸学 Ⅳ. ①R2

中国版本图书馆 CIP 数据核字（2021）第 243262 号

责任编辑：鲍　燕　曹丽英 / 责任校对：申晓焕

责任印制：肖　兴 / 封面设计：黄华斌

科学出版社 出版

北京东黄城根北街 16 号

邮政编码：100717

http://www.sciencep.com

北京汇瑞嘉合文化发展有限公司　印刷

科学出版社发行　各地新华书店经销

*

2022 年 6 月第 一 版　开本：787×1092　1/16

2022 年 6 月第一次印刷　印张：29 1/4

字数：695 000

定价：188.00 元

（如有印装质量问题，我社负责调换）

中医学理论体系框架结构研究丛书
编撰委员会

总 主 编
潘桂娟

常务副总主编
陈 曦 张宇鹏 李董男

副总主编
（按姓氏笔画排序）

石 岩 邢玉瑞 沈 涛 赵京生 翟双庆

编 委
（按姓氏笔画排序）

于 恒	马燕冬	王 丽	王维广	文跃强	文颖娟
石 岩	卢红蓉	邢玉瑞	乔文彪	刘 兵	刘兴隆
汤尔群	杜 松	李志更	李素云	李海玉	李董男
杨 峰	杨 敏	杨宇峰	吴宇峰	何 伟	谷 松
谷 峰	闵志强	沈 涛	张丰华	张立平	张宇鹏
张建斌	张树剑	陈 曦	陈士玉	陈子杰	林 燕
郑 齐	郑旭锐	赵京生	胡建鹏	姜 姗	贾 波
钱会南	倪祥惠	郭 华	黄 巍	黄玉燕	蒋力生
傅海燕	禄 颖	谢雁鸣	廖 星	翟双庆	潘桂娟

2013 年国家重点基础研究发展计划（973 计划）

"中医理论体系框架结构研究" 项目

咨询专家

（按姓氏笔画排序）

马继兴	王永炎	王庆国	王振国	王新佩	邓中甲
石学敏	朱江	刘力	刘长林	刘保延	严世芸
严季澜	李冀	李振吉	李德新	肖鲁伟	吴勉华
余瀛鳌	张廷模	张伯礼	张学文	张登本	陆广莘
陈凯先	周永学	郑洪新	孟庆云	赵吉平	赵百孝
姚乃礼	贺兴东	顾植山	高学敏	郭子光	黄璐琦
曹洪欣	梁繁荣				

中医学理论专论集成

编 委 会

中医学理论专论集成·针灸理论

编 委 会

总主编简介

潘桂娟，1953 年 4 月出生。中国中医科学院中医基础理论研究所二级研究员，医学博士，中医基础理论专业博士研究生导师、博士后合作导师。享受国务院政府特殊津贴。2013 年国家重点基础研究发展计划（973 计划）"中医理论体系框架结构研究"项目首席科学家。现任国家中医药管理局重点研究室（中医学理论体系结构与内涵研究室）主任，中国中医科学院中医基础理论研究所首席专家；兼任世界中医药学会联合会痰证学专业委员会副会长。曾任中国中医科学院中医基础理论研究所所长（2002～2013），国家中医药管理局中医基础理论重点学科带头人（2003～2021），中国哲学史学会中医哲学专业委员会会长，中国生物医学工程学会理事兼中医药工程分会主任委员，中华中医药学会中医基础理论分会副主任委员等。主持完成国家 973 计划项目、国家科技重大专项、科技部及行业重点项目等多项。

自 1987 年以来的主要研究方向及代表著作：①中医学理论体系框架结构与内涵研究（2005 年迄今）：主编"中医学理论体系框架结构研究丛书"（合计 8 部），合作主编《中华医学百科全书·中医药学·中医基础理论》《中医理论现代发展战略研究报告》。②中医历代名家学术研究（2009 年迄今）：主编《中医历代名家学术研究集成》（上、中、下）、"中医历代名家学术研究丛书"（102 种）。③中医痰证诊治理论研究（1993 年迄今）：主编《中医痰病研究与临床》、《中医痰证医论医案集成》（6 册）、"中医痰证学研究丛书"（7 种）。④日本汉方医学史研究（1987 年迄今）：撰著《日本汉方医学》，为国内外第一部系统研究日本汉医起源、兴盛与沉浮的医学史专著。上述著作，有 4 部属于国家重点图书出版规划项目，1 部属于国家重点出版工程项目，3 部获得国家出版基金资助，1 部获中华中医药学会学术著作奖。以第一作者或通讯作者，发表研究方向相关论文 100 余篇。

在 2013 年 973 计划项目中，重点负责研究思路与方法的创建、中医学理论体系框架结构的系统研究暨中医学理论概念体系建构。

主 编 简 介

　　赵京生，1958 年 2 月出生，中国中医科学院针灸研究所，原针灸基础理论研究室主任，教授，针灸学专业硕士，博士研究生导师。兼任中国针灸学会针灸文献专业委员会主任委员。长期从事针灸基础理论、学术史等领域的研究，主要集中在经典理论、概念术语、理论建构等研究方向。作为课题负责人承担省部级以上课题 4 项。出版专著《针灸经典理论阐释》《针意》，主编《针灸关键概念术语考论》《针灸学基本概念术语通典》等 5 部；作为第一作者或通讯作者在核心期刊发表相关学术论文百余篇。作为第一完成人，获中国中医科学院科学技术奖一等奖、中国针灸学会科技进步奖二等奖。在 2013 年 973 计划项目中，任"中医针灸理论框架结构研究"课题负责人。

总　序

　　适逢国家"十四五"规划开局之年，在实施中国中医科学院"1125 工程"、全面推进做大做强中国中医科学院的关键阶段，欣闻我院中医基础理论研究所潘桂娟研究员，牵头主持编纂的"中医学理论体系框架结构研究丛书"（以下简称"丛书"）即将付梓，我谨表示由衷祝贺和欣慰！

　　千百年来，中医药学术在中华民族以及其他国家和地区的养生保健、防病治病方面发挥了重要作用。当前，"遵循中医药发展规律，传承精华，守正创新"，已经成为中医药事业发展的主旋律。我一直倡导，要不忘本来，加强中医药文化与理论自信，充分尊重中医药的历史地位，不断强化中医药"道统"思维，巩固中医药主体意识，以正确的世界观和方法论，看待中医药的学术地位和原创性医学科学价值，实现对中医学理论的"文化自觉"。

　　中国中医科学院中医基础理论研究所，是专门从事中医理论研究的中央级科研院所。近 20 年来，基于国家中医药管理局"中医基础理论"重点学科、"中医学理论体系结构与内涵"重点研究室建设规划，以及 2005 年度国家 973 计划课题研究任务，在中医学理论研究与建设方面取得了卓有成效的进展和成果。2013 年，科技部组织 973 计划"中医理论体系框架研究"项目申报，《项目指南》要求："研究中医理论起源的思想文化及科学基础，分析和揭示中医理论形成与发展的内在规律；研究构建结构合理、层次清晰、概念明确、表述规范，能够指导临床、体现学科内在规律的中医学理论体系框架。"时任中国中医科学院中医基础理论研究所所长潘桂娟研究员，牵头组织国内 8 家高等中医药院校、科研院所参与申报并获得立项。这是新中国成立以来，首次对中医学理论体系开展的规模较大的、系统深入的整理与研究，可谓意义重大，势在必行。

　　"框架"概念，来自于心理学而拓展于认知语言学。潘桂娟研究员是中医药领域首倡采用框架研究方法，梳理和阐明中医学理论体系的学者。本丛书即是其研究团队在该领域多年思考、探索和实践的重要成果。同时，在项目研究和丛书编撰过程中，还广泛听取了行业内外专家的意见和建议，凝聚了代表性学者的智慧和共识。

　　本丛书基于"框架研究"的视角，从时间维度梳理中医学理论的学术源流，深入发掘历代文献中具有实践指导性的理论阐述；从空间维度进一步明晰中医学理论体系框架的内在层次与结构。在此思路引导下，丛书通过诠释基本概念、构建概念体系，提取和阐释指导古今临床实践的重要论断，辑录和提要历代典籍中理论意涵深刻的精辟篇章，精选和评介中医诊治现代疾病代表性的理论创见，进而丰富与完善了中医学理论体系的框架结构与内涵，是一部具有较高学术价值的中医学理论研究系列著作。丛书内容既充分反映了中医学理论的原创特色、与时俱进和开放发展，也更加符合现代科学知识体系的表述特征。

中医学理论的"道统"思维非常重要，要梳理其脉络与系统，持续研究和建设贯穿中医思维，切合临床实际，可溯源、可传承、可发展的中医学理论体系。本丛书的编撰完成，体现了中国中医科学院"国家队"的责任与担当，是中国中医科学院在中医学理论传承与创新方面新的标志性成果；有助于培养具有坚定中医信念、深厚中医理论和临床素养的科研、临床和教学人才，对于"继承好、发展好、利用好"中医药具有重要理论贡献，必将在中医药学术发展进程中发挥其独特价值与深远影响！

值此书出版之际，谨此略叙铭感，爰以为序。

中国工程院院士

中国中医科学院院长

2021 年 11 月 16 日　于北京

总　前　言

中医学理论体系，起源于中国原创思维，奠基于长期临床实践；建构于中医经典，发展于历代医家的学术创新。中医学理论体系，充分地展现了中华民族的自然观、生命观、健康观、疾病观；全面地、具体地回答了人类养生保健、防病治病的基本问题，有效地指导了历代医家的临床实践；形成了众多体现原创性与实用性的概念术语、理论命题及相关理论阐释，是中国优秀传统文化与医疗实践相结合的集中体现。

中医学理论体系，是历经长期学术积淀，包含历代医家思想的庞大知识体系。由于种种原因，古今皆缺乏对中医学理论体系的系统化整理与研究。中医学理论体系的整体建设和集成创新研究滞后，不利于对中医学理论内涵、科学价值与思维模式的全面、深刻认知，不利于中医学术界树立"文化自觉"与"理论自信"，进而影响中医理论的健康传承和实际运用，严重制约中医学术自主创新和主体发展，影响中医药在现代卫生保健事业中发挥应有的作用。开展中医学理论体系的系统化深入研究，是实现中医药学术"传承好、发展好、利用好"的基本前提。

中医学理论体系研究，是中国中医科学院中医基础理论研究所 1985 年建所之际确立的主要研究方向。2003 年以来，研究所将中医学理论体系的系统研究与建设，作为本所国家中医药管理局"中医基础理论重点学科"和"中医学理论体系结构与内涵重点研究室"建设规划的主要内容；并基于国家 973 计划课题"中医学理论体系框架结构与内涵研究"（2005～2010）、国家传染病防治科技重大专项"重大传染病中医药应急救治能力建设"（2008～2012）、科技部基础性工作专项子课题"古代医家学术思想与诊疗经验研究"（2009～2014）等重大项目，开展了对中医经典与各家学说、中医学基本理论和临床病证诊治理论的全面系统研究，为后续研究工作的深化与展开，奠定了坚实的研究基础，并开展了方法学的前期探索和实践。

2012 年，科技部组织 973 计划"中医理论体系框架研究"项目申报，时任中国中医科学院中医基础理论研究所所长的潘桂娟研究员，带领陈曦副研究员、张宇鹏副研究员，共同讨论确定了研究目标、拟解决的关键科学问题和主要研究内容，形成项目研究方案；经咨询项目相关学科和领域资深专家，加以修改后，提请项目申报合作单位：北京中医药大学、安徽中医药大学、陕西中医药大学、辽宁中医药大学、成都中医药大学、中国中医科学院针灸研究所和中医临床基础医学研究所等 8 所高等中医药院校和科研机构，进行充分交流和论证；2012 年 3 月参与项目申报，于同年 10 月获得立项，项目名称：中医理论体系框架结构研究。项目设置 6 项课题：①中医理论起源、形成与发展的内在规律研究；②常见现代疾病中医诊疗理论框架结构研究；③中医理论体系框架结构的系统研究（含中医基础理论框架结构研究）；④中医临床各科诊疗理论框架结构研究；⑤中药方剂理论框架结构研究；⑥中医针灸理论框架结构研究。

研究团队成员 110 余名，来自中医基础理论、中医诊断学、中医临床基础、中药学、方剂学、针灸学、中医医史文献学科，及中医内科、外科、妇科、儿科、五官科和骨伤科等临床学科。其中，包括国家级重点学科带头人 2 名，国家中医药管理局重点学科带头人 4 名，国家中医药管理局重点研究室主任 2 名。

依据《2013 年度国家 973 项目指南》"研究中医理论起源的思想文化及科学基础，分析和揭示中医理论形成与发展的内在规律；研究构建结构合理、层次清晰、概念明确、表述规范，能够指导临床、体现学科内在规律的中医学理论体系框架"的具体要求，本项目拟解决的关键科学问题，是探索并确定中医学理论体系框架结构研究的思路与方法；界定中医学理论体系的基本范畴，构建系统、全面、规范的概念体系，展现中医学理论体系的内在深层结构和主要内涵；全面发掘、系统整理和深入阐释历代中医理论命题与专论，更加突出中医理论思维的原创特色及其指导临床实践的重要作用。通过项目研究，构建符合《指南》要求的中医学理论体系框架，全面、深入地阐明其主要内涵，使中医学理论体系在整体上得到完善，增强系统性和实用性。本项研究，参考古今代表性文献 2316 种。

框架，是指人们用来认识和阐释外在客观世界的认知结构。中医学理论体系框架，是对中医理论体系的主要内容，经理性认识提炼后，形成的纲要性表述；反映了中医理论体系各范畴的内在层次、结构与特征，以及各范畴之间的相互关联性和秩序性。项目提出，中医学理论体系的核心观念是气、阴阳、五行，诠释主题是生命认知与健康调护，主体内容是道法、生命、养生、疾病、诊法、辨证、防治、中药、方剂、针灸等基本理论范畴；中医学理论体系框架结构的表现形式是概念体系，命题与专论是对概念体系的支撑与补充。通过本项目研究，比较系统地阐明了中医学理论体系的整体框架、内在结构和丰富内涵。项目还总结了中医理论形成与发展内在规律，阐明了中医思维方式是中医理论得以生生不息的根本，中医经典理论是主导中医理论持续发展的主线，历代医家学者是实现中医理论继承创新的主体，临床实践是中医理论形成发展的源头活水；中医学理论体系形成和发展于开放性的历史进程，充分体现了科学与人文交融的特征。

项目提出中医学理论体系框架结构的系统研究思路与方法。以"集成、归真、纳新"为基本原则，充分重视"理论源流研究"和"理论框架研究"的有机结合，对已有理论进行"自上而下"的梳理，对临床实践进行"自下而上"的升华。研究步骤包括：梳理学术源流，界定理论范畴；建立概念体系，诠释基本概念；诠释基本命题，提炼既有专论；明晰框架结构，阐释理论内涵等。

2017 年 11 月，本项目顺利通过科技部组织的专家验收，专家组评价要点："项目在研究思路方法及研究成果方面具有开创性，对同类研究有示范性，有重要的科学价值。与国内外同类研究比较，本项目的研究思路、方法及其研究成果，均处于本领域的领先水平。……研究形成的中医理论体系框架，能够充分彰显中医学的理论特色、丰富内涵、实践规律和实用价值。"

项目结题验收之后，项目研究团队根据专家建议，转入深化和凝练研究成果，并使之早日出版面世的艰辛工作之中。"中医学理论体系框架结构研究丛书"，是项目成果的主要载体，属于"十三五"国家重点出版物出版规划项目。本丛书包括《中医学理论大辞典》《中医学理论命题集成》《中医学理论专论集成》和《30 种现代疾病中医诊治综论》四个系列。前三个系列，承载本项目主体研究成果，阐明了中医学理论体系框架结构与主要内涵；系列四，是对运用中医学理论指导现代临床防治常见疾病实践的归纳与总结。

《中医学理论大辞典》，是古今第一部系统阐明中医学理论体系框架结构、主要内涵与历史发展的大型辞书。全书分为上、中、下三篇。上、中篇采用结构化编排形式，旨在全面、系统地呈现中医学理论体系道法、生命、养生、疾病、诊法、辨证、防治、中药、方剂和针灸等 10 个基本范畴的概念体系。下篇：按照不同历史时期，选择性设置与中医理论历史发展相关的医学人物、学术流派、医学论著、医事机构、医事制度、院校教材、国家标准和国家重点基础研究发展计划（973 计划）中医理论专题等栏目，下设具体条目，旨在全面地阐明中医理论发展的历史进程及主要成就。

《中医学理论命题集成》，是采用结构化编排、系统呈现中医理论重要论断，并阐释其理论内涵及临床运用的工具书。以中医学理论体系 10 个基本范畴为框架，选取中医经典和历代名医大家论著中的理论性论断，加以分类编排和阐释。本书重在阐明中医思维方式、基本原理和诊治思路，对临床实践有具体指导作用。

《中医学理论专论集成》，是集成代表性中医文献中阐释中医理论概念和命题的专门篇章或完整段落，采用结构化编排形成的工具书。本书包含《中医基础理论》《临床诊治理论》《中药方剂理论》《针灸理论》和《养生理论》五个分卷。书中收载了中医经典和历代名家的代表性理论观点及其阐释，按照中医学理论体系基本范畴进行分类，并对所选专论加以提要钩玄，力求要点突出；旨在比较全面地展现中医原创性理论和临床实践特色，以促进其现代理解和应用。

《30 种现代疾病中医诊治综论》，是对中医药治疗 30 种常见现代疾病理论认识的综合集成。书中围绕 30 种现代疾病，选择性收录具有代表性、实用性、创新性的中医临床诊疗观点或学说，分别纳入"诊治纲要""名家心法""医论选要"之中，并加以理论阐释和提要钩玄。旨在反映现代疾病中医诊治实践、理论进展及成果，增强中医临床思维和实践能力，促进中医临床疗效的提高。

自 2022 年起，本丛书将由科学出版社陆续出版。

时值丛书付梓之际，衷心感谢国家中医药管理局副局长、中国中医科学院院长黄璐琦院士，对中医学理论体系的研究与建设，及丛书编撰工作的高度重视与具体指导，并在百忙之中为丛书赐序勉励！

衷心感谢自 2005 年此项研究启动以来，中国中医科学院、中国中医科学院中医基础理论研究所各位领导，给予的关心与指导！

衷心感谢项目主管部门科学技术部基础司原副司长彭以祺先生，国家中医药管理局原副局长、973 计划中医理论专题专家组组长李振吉教授，国家中医药管理局原副局长李大宁先生，中国中医科学院原常务副院长刘保延研究员以及国家中医药管理局科技司、973 计划中医理论专题专家组办公室有关领导，为项目实施各环节的顺利运行，提供学术指导和规范管理！

衷心感谢本项目责任专家及参与项目论证的咨询专家（详见文前"咨询专家"名单），在项目申报、论证、实施、评估、总结、验收，以及丛书编撰过程中，提出宝贵意见和建议！

衷心感谢本项目及各课题承担单位和参加单位，为研究任务实施和丛书编撰提供的条件保障和大力支持！

衷心感谢科学出版社彭斌总经理、中医药分社社长曹丽英编审、编辑鲍燕博士，在丛书选题、策划及出版过程中的专业指导和悉心帮助！

衷心感谢丛书全体编写人员和审订专家，为丛书出版付出的智慧与辛劳！

"不忘本来才能开辟未来，善于继承才能更好创新。"中医学理论体系是中医药学术和事业传承与发展的根本。我们希望通过本丛书的出版，进一步讲清楚中医学理论体系的历史渊源、发展脉络、思维方式、基本理念、原创特色和应用价值，引起行业内外学者、科研、临床和教学人员对中医学理论研究与建设的高度重视和由衷兴趣，让原本沉寂于古今中医文献中的文字活起来，赋予其新的时代内涵、表达形式和应用价值，并不断补充、拓展与完善，持续增强其生命力、影响力和感召力。

限于研究团队精力和学力，书中错误不当之处，在所难免。希冀读者不吝指出，您的意见和建议将会成为我们后续研究工作的路径指引。

"中医学理论体系框架结构研究丛书"编委会

2021 年 11 月 16 日

凡　例

一、《中医学理论专论集成》，属于"中医学理论体系框架结构研究丛书"四个系列之一。本系列分为《中医基础理论》《临床诊治理论》《中药方剂理论》《针灸理论》和《养生理论》五个分卷。

二、《中医学理论专论集成·针灸理论》，主要选择历代代表性针灸论著及相关文献中，学术观点明确、内容精要、流传较广的章节或完整段落，重在阐释针灸理论相关概念、命题及原理，或是阐发有关针灸理论独到的理论见解和临床体会，并由编者对其要点加以提要钩玄，编纂而成。

三、本书选取文献的范围，以相关领域古代文献为主，兼顾现代论著。通过梳理阐发针灸理论主要内涵的专门论述，选择其中具有一定学术影响和价值，或言之成理而自成一家之说者，作为本书选取资料的来源。

四、本书对选取的代表性针灸理论专论，进行分析与类分；包括：经络、腧穴、刺灸、针灸诊治等 4 个基本范畴，提纲列目。各个范畴内，又据讨论主题不同，各析子目。子目设置，一般不多于 5 级，末级为专论标题；所录专论，各以时代为次。

五、专论标题之下为正文。所选医论，一般为原书的章节或完整段落。如为节选，则在医论标题处右上标注※，以示区别。医论标题，一般为原文标题，如为编者所加，则在医论标题处右上标注*，以示区别。对于所收专论原文，均比照底本加以校对，并注明出处。

六、每条专论之下设有【提要】，简明扼要地阐述主旨，以挈纲领。其中，包括对专论中关键理论术语进行必要释义，或论述其中重要命题的学术渊源及学术价值，并适当引申，加以扼要的理论阐释。

七、本书文后所列参考文献，分为"专论引用文献"和"提要参考文献"两部分。"专论引用文献"，为精选通行本或名家精校本。确实无法查找单行本者，则采用丛书本；原文献确已亡佚者，采用类书或综合性医书作为文献底本。"提要参考文献"，是撰写专论【提要】的参考和依据。

目　录

第二篇 腧 穴

第三篇　刺　灸

第四篇 针灸诊治

第一篇

经络

概　要

【经络】　"经络"是中医针灸理论的核心建构，成形于《黄帝内经》和《难经》，相关载述丰富，涉及面广，理论性强，从而对后人来说理解难度也最大，是历代医家着力注疏的内容。有关论说，除了对经络理论基本内容的描述外，更多集中于对经络间的关系、经络特性、功能、运用、意义等方面的分析和阐发，其中，以经典文本为基础的阐释和发挥占相当比重，以唐、元、明时期最为集中，极大推动了理论传承、认识深化、体系构建的历史进程。到近现代，针灸医家在思想认识上逐渐受到西学知识体系和思维方式的影响，形成了比较的视角与意识，因此尤为关注对经络理论本质和意义的探究。

1

经 络 总 论

1.1 经络循行与联系

《灵枢》 脉度※

黄帝曰：愿闻脉度。岐伯答曰：手之六阳，从手至头，长五尺，五六三丈。手之六阴，从手至胸中，三尺五寸，三六一丈八尺，五六三尺，合二丈一尺。足之六阳，从足上至头，八尺，六八四丈八尺。足之六阴，从足至胸中，六尺五寸，六六三丈六尺，五六三尺，合三丈九尺。跷脉从足至目，七尺五寸，二七一丈四尺，二五一尺，合一丈五尺。督脉任脉各四尺五寸，二四八尺，二五一尺，合九尺。凡都合一十六丈二尺，此气之大经隧也。经脉为里，支而横者为络，络之别者为孙，盛而血者疾诛之，盛者泻之，虚者饮药以补之。

——《灵枢·脉度》

【提要】 本论主要阐述脉之度数。叙述了手足六阳六阴经脉、跷脉、督脉、任脉的长度；经脉总长度是一十六丈二尺，是人体气的大经隧；同时，讲解了经脉、络、孙络之定义及关系。

《灵枢》 脉行逆顺※*

黄帝曰：脉行之逆顺奈何？岐伯曰：手之三阴，从脏走手；手之三阳，从手走头。足之三阳，从头走足；足之三阴，从足走腹。黄帝曰：少阴之脉独下行何也？岐伯曰：不然。夫冲脉者，五脏六腑之海也，五脏六腑皆禀焉。其上者，出于颃颡，渗诸阳，灌诸精；其下者，注少阴之大络，出于气街，循阴股内廉，入腘中，伏行骭骨内，下至内踝之后属而别；其下者，并于少阴之经，渗三阴；其前者，伏行出跗属，下循跗入大指间，渗诸络而温肌肉。故别络结则跗上不动，不动则厥，厥则寒矣。黄帝曰：何以明之？岐伯曰：以言导之，切而验之，其非必动，然后乃可明逆顺之行也。黄帝曰：窘乎哉！圣人之为道也。明于日月，微于毫厘，其非夫子，孰能道之也。

——《灵枢·逆顺肥瘦》

【提要】　本论主要阐述经脉的逆顺走向（举手直立，阴升阳降），及解释少阴之脉下行的原因及明逆顺之行的方法：以言导之，切而验之。

◆ 张从正　十二经与八脉循行※*

夫治病当先识经络。《灵枢》十二经中，有是动之病，有所生之病。大经有十二，奇经有八脉。言十二经之外，复有此八道经脉也。十二经与八道经脉，通身往来，经络共二十道，上下流走，相贯周环，昼夜不息，与天同度。自手太阴肺经起，行阳二十五度，行阴亦二十五度，复会于手太阴肺经也。然此二十道经络，上下周流者，止一十九道耳。惟带脉起少腹侧季胁之端，乃章门穴是也，环身一周，无上下之源，络脐而过，如束带之于身。《难经》曰：带之为病，溶溶如坐水中。冲任者，是经脉之海也，循腹胁，夹脐傍，传流于气冲，属于带脉，络于督脉。督脉者，起于关元穴；任脉者，女子在养胎孕之所。督脉乃是督领妇人经脉之海也。冲、任、督三脉，同起而异行，一源而三歧，皆络带脉。冲、任、督三脉，皆统于篡户，巡阴器，行廷孔、溺孔上端。冲、任、督三脉，以带脉束之。

——金·张从正《儒门事亲·卷一·证妇人带下赤白错分寒热解六》

【提要】　本论提出治病当先识经络的论断，主要阐述奇经八脉的分布、生理功能特点。提出冲、任、督三脉的共性：同起而异行；皆络带脉，以带脉束之；都循行于前后二阴。篡，当为"纂"之误，指肛门。

◆ 杨继洲　经络迎随※

问：经络。

答曰：经脉十二，络脉十五，外布一身，为血气之道路也。其源内根于肾，乃生命之本也。根在内而布散于外，犹树木之有根本，若伤其根本，则枝叶亦病矣。苟邪气自外侵之，伤其枝叶，则亦累其根本矣。或病发内生，则其势必然，故言五脏之道，皆出经隧，以行血气，经为正经，络为支络，血气不和，百病乃生。但一经精气不足，便不和矣。……针下察其邪正虚实以补泻之，随其经脉荣卫以迎随之，其道皆不有违也。凡中外之病，始自皮肤，血脉相传，内连腑脏，则四肢九窍壅塞不通。内因之病，令气盛衰，外连经络，则荣卫倾移，上下左右，虚实生矣。经云：风寒伤形，忧恐忿怒伤气，气伤脏乃病脏，寒伤形乃应形，风伤筋乃应筋，此形气内外之相应也。

——明·杨继洲《针灸大成·卷四·经络迎随设为问答（杨氏）》

【提要】　本论主要论述经络的组成、特点等。提出经络之源内根于肾，根在内而布散于外，犹树木之有根本；针刺需察其邪正虚实以补泻，随其经脉荣卫以迎随，并需知形气内外相应。

◆ 张介宾　经络分布※*

表证者，邪气之自外而入者也……伤形者，浅则皮毛，深则经络，故凡外受风寒而病为身热体痛者，以寒邪伤形也。……盖风为百病之长，寒为杀厉之气。人身内有脏腑，外有经络，凡邪气之客于形也，必先舍于皮毛；留而不去，乃入于孙络；留而不去，乃入于络脉；留而不去，乃入于经脉，然后内连五脏，散于肠胃，阴阳俱感，五脏乃伤，此邪气自外而内之次也。……

人身脏腑在内，经络在外，故脏腑为里，经络为表。在表者，手足各有六经，是为十二经脉。以十二经脉分阴阳，则六阳属腑为表，六阴属脏为里；以十二经脉分手足，则足经之脉长而且远，自上及下，遍络四体，故可按之以察周身之病。手经之脉短而且近，皆出入于足经之间，故凡诊伤寒外感者，则但言足经不言手经也。然而足之六经，又以三阳为表，三阴为里。而三阳之经，则又以太阳为阳中之表，以其脉行于背，背为阳也；阳明为阳中之里，以其脉行于腹，腹为阴也；少阳为半表半里，以其脉行于侧，三阳传遍而渐入三阴也。故凡欲察表证者，则但当分前后左右，而以足三阳经为主。然三阳之中，则又惟太阳一经，包覆肩背，外为周身之纲维，内连五脏六腑之肓腧，此诸阳之主气，犹四通八达之衢也。故凡风寒之伤人，必多自太阳经始。

足三阴之经皆自足上腹，虽亦在肌表之间，然三阴主里，而凡风寒自表而入者，未有不由阳经而入阴分也。若不由阳经径入三阴者，即为直中阴经，必连脏矣。故阴经无可据之表证。

寒邪在表者，必身热无汗，以邪闭皮毛也。

寒邪客于经络，必身体疼痛，或拘急而酸者，以邪气乱营气，血脉不利也。

——明·张介宾《景岳全书·卷一·表证篇》

【提要】　本论主要阐述经络循行分布及与脏腑的阴阳表里关系，并由此分析和阐释伤寒六经与经脉关系，认为"伤寒外感……但言足经不言手经""以三阳为表，三阴为里""自太阳经始"等，都与手足经脉、阴阳经脉的循行与联系有关。

高士宗　阴阳经脉循行分布※*

三阳在头，三阴在手，所谓一也。别于阳者，知病忌时；别于阴者，知死生之期。（三阳在头，谓手太阳之脉，终于目内眦；足太阳之脉，起于目内眦，上额交巅；手阳明之脉，终于两鼻孔；足阳明之脉，起于鼻頞中，循发际，至额颅；手少阳之脉，终于目锐眦；足少阳之脉，起于目锐眦，上抵头角也。三阴在手，谓足厥阴之脉，注肺而终，交手太阴，出于手大指次指之内廉；足太阴之脉，注心中而终，交手少阴，循手小指之内而出；足少阴之脉，络心，注胸中而终，交手厥阴，循手小指次指而出也。夫三阳在头，三阴在手，一气运行，皆有胃脘之阳，故曰所谓一也。若无胃脘之阳，而别于阳者，不但知病处也，且知病死忌之时。无胃脘之阳，见真脏之阴，而别于阴者，知死生之期。）

——清·高士宗《素问直解·阴阳别论》

【提要】　本论旨在阐明阴阳经脉的循行分布特点。

莫枚士　经络循行描述※*

此篇书例：以经所从始曰"起"，以连本经之脏腑者曰"属"，以本经萦相表里之脏腑者曰

"络"，由此适彼曰"循"，自下而上曰"上"，自上而下曰"下"，过乎他经曰"行"，过乎肢节之旁曰"过"，穿乎其中曰"贯"，并乎两旁曰"挟"，彼此相互曰"交"，巡绕四边曰"环"，直达其所曰"抵"，自外至里曰"人"，本隐忽见曰"出"，直行曰"直"，平行曰"横"，半横曰"斜"，两支相并曰"合"，一支而歧曰"别"，疾行往聚曰"趣"，去此复回曰"还"。

《内经》中句斟字酌，无过此篇，仿佛《禹贡》山脉水道书例。惜乎马元台辈，未能一一注明也。且此篇与《经筋》、《卫气》、《营气》及《素问》所载阴阳大论诸篇，皆古之奇文，当熟读而精通之。而此篇叙营卫各病之原尤切要。故既校其文，复书其书例于后。

——清·莫枚士《研经言·卷四·读<经脉篇>书后》

【提要】 本论是作者读《灵枢·经脉》之感，认为该篇对经络循行的描述用字十分考究、精当、准确，总结了经络循行及《内经》用字的规律。

陆瘦燕、朱汝功 经脉交叉和交会的意义※※

经脉的交叉和交会，在意义上是有所不同的。所谓交叉，是相交而贯过的意思，包含了两种情况：第一是虽然二脉相交而贯过，但是不在同一平面上，所以没有共同的腧穴，例如肝经和脾经在内踝七寸以上处相交，但是该部却没有二经共同的会穴；第二是两经在一个平面上交过，所以有其相交的穴点，例如手阳明大肠经之脉从下齿中出行，挟口上至督脉的人中穴处相交，左面的经脉行至右侧，右面的经脉行到左侧，就是一个典型的例子。至于交会，乃是两脉在同一个穴点上相会合，但是并不交过，仍旧回还而循行在同侧，一般的交会穴都属于此类性质。

——陆瘦燕、朱汝功《陆瘦燕朱汝功论经络》

【提要】 经脉的交叉与交会，在经脉循行中较为常见。本论认为两者具体循行形式并不相同，反映了经脉循行的复杂性以及经脉与腧穴之间的关系。经脉交会，是指在腧穴处几条经脉相会合，其穴即称交会穴。经脉交叉，分为两种，一种是不在腧穴处的交叉；另一种是在腧穴处的交叉，且交叉后，左右互移。

李 鼎 标本、根结※※

何谓"标本""根结"？两者有何异同？

标本、根结理论是经络学说的重要内容。标本理论始见于《灵枢·卫气》篇，根结理论始见于《灵枢·根结》篇。

什么是"标本"呢？木之末曰"标"，木之根曰"本"，即标指末梢，本指根本。经络学说中的标本概念，是借"标"、"本"二词来称说经气集中和扩散的一定部位，以阐明四肢与躯干之间气血运行的升降关系。梢与根，其位置有高下之分，故"标"在上而"本"在下。人体头面胸背等部位，与四肢部位相对来说，前者位置较高，后者位置较低，因此，十二经中，"标"都在头面胸背等上部，而"本"则在四肢下部。

何谓"根结"呢？"根"有根源的意思，"结"有终结的意思。杨上善注说："根，本也；结，系也。"张志聪注："根者，经气相合而始生；结者，经气相将而归结。"也就是说，经气所起为"根"，所归为"结"。具体说来，"根"指四肢末端井穴，"结"指头面躯干的有关部位（器官）。元·窦汉卿《标幽赋》中概括为"四根三结"，即以十二经根于四肢端，称为"四根"；结于头、胸、腹三部，称为"三结"。

"标本"与"根结"有其一致性，都是论证四肢与头面躯干的密切联系，以四肢部为"根"、为"本"，头身部为"结"、为"标"，从而突出了四肢穴位的重要性。但二者之间又有区别：首先从部位上来看，标本范围较根结为广。标本，十二经都有具体论述；根结，则以足六经为代表。"根"系井穴，"本"指肘膝以下一定部位；"结"的部位在头、胸、腹，"标"的部位除头胸腹外，还有背俞。再从具体含义来看：根结是表示经脉循行两极相连的关系，即"根"是经脉在四肢循行会合的根源；"结"是经脉在头胸腹部循行流注的归结，其性质是为了突出经脉径路的联系。标本是说明经气集中与扩散的关系，即"本"是经气汇聚的中心；"标"是经气扩散的区域，其性质着重于经脉脉气的弥散影响。总之，两者同中有异，相互补充，共同阐明了经气上下内外相应的原理，既着重于经络循行路线，又不为循行路线所局限，从而说明了气血升降，贯彻上下内外。临床上，标本与根结理论常结合运用，以指导辨证选穴。

——李鼎《针灸学释难》

【提要】 本论旨在阐明标本、根结理论，指出标本与根结，均出于《灵枢》，是经络学说的重要内容；其与《灵枢·经脉》的十二经脉理论表述不同，以较为具象的方式阐述经脉理论内涵。标本、根结理论在形式上有相似之处，目的也都是为了表达四肢与头面躯干之间的密切关联。标本与根结的区别是：从部位范围而言，标本更广泛，而根结只限于足六经；从含义而言，根结是突出经脉循行两极相连，标本则是着重表达经气的集中与扩散。标本、根结理论，与十二经脉循环流注的理论，共同阐明了气血通过不同形式升降出入、贯彻上下，对于临床有重要作用。

1.2 经络关系

《灵枢》 诸经脉皆上行头面※*

黄帝问于岐伯曰：首面与身形也，属骨连筋，同血合于气耳。天寒则裂地凌冰，其卒寒或手足懈惰，然而其面不衣何也？岐伯答曰：十二经脉，三百六十五络，其血气皆上于面而走空窍，其精阳气上走于目而为睛，其别气走于耳而为听，其宗气上出于鼻而为嗅，其浊气出于胃，走唇舌而为味。其气之津液皆上熏于面，而皮又厚，其肉坚，故天气甚寒不能胜之也。

——《灵枢·邪气脏腑病形》

【提要】 本论主要阐述面为诸阳之所会的原理与表现，指出全身经脉血气、津液皆上行于头面部，并走空窍。

《素问》 经脉表里※*

足太阳与少阴为表里，少阳与厥阴为表里，阳明与太阴为表里，是为足阴阳也。手太阳与少阴为表里，少阳与心主为表里，阳明与太阴为表里，是为手之阴阳也。

——《素问·血气形志》

【提要】 本论主要阐述三阴三阳经脉的表里关系。

《素问》 三阴三阳之离合^{※*}

帝曰：愿闻三阴三阳之离合也。岐伯曰：圣人南面而立，前曰广明，后曰太冲，太冲之地，名曰少阴，少阴之上，名曰太阳。太阳根起于至阴，结于命门，名曰阴中之阳。中身而上，名曰广明，广明之下，名曰太阴。太阴之前，名曰阳明。阳明根起于厉兑，名曰阴中之阳。厥阴之表，名曰少阳，少阳根起于窍阴，名曰阴中之少阳。是故三阳之离合也，太阳为开，阳明为阖，少阳为枢。三经者，不得相失也，搏而勿浮，命曰一阳。

帝曰：愿闻三阴。岐伯曰：外者为阳，内者为阴。然则中为阴，其冲在下，名曰太阴。太阴根起于隐白，名曰阴中之阴。太阴之后，名曰少阴，少阴根起于涌泉，名曰阴中之少阴。少阴之前，名曰厥阴。厥阴根起于大敦，阴之绝阳，名曰阴之绝阴。是故三阴之离合也，太阴为开，厥阴为阖，少阴为枢。三经者，不得相失也，搏而勿沉，名曰一阴。

阴阳𩅞𩅞，积传为一周，气里形表而为相成也。

——《素问·阴阳离合论》

【提要】 本论依据"外者为阳，内者为阴"与"上者为阳，下者为阴"的人体阴阳划分原则，主要阐述经脉之三阴三阳的分布、关系、名义与离合。开，应为"关"。

《素问》 太阴阳明为表里论[*]

黄帝问曰：太阴阳明为表里，脾胃脉也，生病而异者何也？岐伯对曰：阴阳异位，更虚更实，更逆更从，或从内，或从外，所从不同，故病异名也。帝曰：愿闻其异状也。岐伯曰：阳者，天气也，主外；阴者，地气也，主内。故阳道实，阴道虚。故犯贼风虚邪者，阳受之；食饮不节起居不时者，阴受之。阳受之则入六腑，阴受之则入五脏。入六腑则身热不时卧，上为喘呼；入五脏则䐜满闭塞，下为飧泄，久为肠澼。故喉主天气，咽主地气。故阳受风气，阴受湿气。故阴气从足上行至头，而下行循臂至指端；阳气从手上行至头，而下行至足。故曰阳病者上行极而下；阴病者下行极而上。故伤于风者，上先受之；伤于湿者，下先受之。

帝曰：脾病而四肢不用何也？岐伯曰：四肢皆禀气于胃，而不得至经，必因于脾，乃得禀也。今脾病不能为胃行其津液，四肢不得禀水谷气，气日以衰，脉道不利，筋骨肌肉，皆无气以生，故不用焉。

帝曰：脾不主时何也？岐伯曰：脾者土也，治中央，常以四时长四脏，各十八日寄治，不得独主于时也。脾脏者常著胃土之精也，土者生万物而法天地，故上下至头足，不得主时也。

帝曰：脾与胃以膜相连耳，而能为之行其津液何也？岐伯曰：足太阴者三阴也，其脉贯胃属脾络嗌，故太阴为之行气于三阴。阳明者表也，五脏六腑之海也，亦为之行气于三阳。脏腑各因其经而受气于阳明，故为胃行其津液。四肢不得禀水谷气，日以益衰，阴道不利，筋骨肌肉无气以生，故不用焉。

——《素问·太阴阳明论》

【提要】　本论主要阐述太阴、阳明为表里的机理之一，是脾与胃的脏腑相合，在位置上也是以膜相连；太阴、阳明这一对表里关系的经脉，对于全身有着重要的意义；太阴为之行气于三阴，阳明为之行气于三阳。

《难经》　诸阳脉皆上行头面※*

四十七难曰：人面独能耐寒者，何也？

然，人头者，诸阳之会也。诸阴脉皆至颈、胸中而还，独诸阳脉皆上至头耳，故令面耐寒也。

——《难经·四十七难》

【提要】　本论旨在阐明头面耐寒的原因，是因诸阳脉皆上行至头面部，头为诸阳之会。

杨上善　经脉正别※

天地变化之理谓之天道，人从天生，故人合天道。天道大数有二，谓五与六。故人亦应之，内有五脏，以应音、色、时、味、位等，主阴也；外有六腑，以应六律，主阳也。建，立也。诸经，谓人之十二经脉也，与月、辰、节、水、时等诸十二数合也。十二节，谓四时八节也，又十二月各有节也。十二经脉乃是五脏六腑经隧，故偏劝通之。举其八德，以劝通之。人之受身时，一月而膏，二月而脉，为形之先，故所以生也。邪客孙脉入经，通于腑脏成病，故曰所以也。行诸血气，营于阴阳，濡于筋骨，利诸关节，理身者谓经脉。经脉是动所生，故病起也。将学长生之始，须行导引，调于经脉也。欲行十全之道济人，可留心调于经脉止留也。愚人以经脉为易，同楚人之贱宝也。智者以经脉为妙，若和璧之难知也。经脉之别，曰离与出；复还本经，曰合与入也。广陈其理，请解其所由，故曰奈何也。近学浅知，谓之粗也；深求远达，谓之工也。工者，宅心经脉之道，以十全为意；粗者志存名利之弊，假媒寄过而已。息，留也。为益之大，故请卒言之。

十二大经，复有正别。正，谓六阳大经别行，还合腑经。别，谓六阴大经别行，合于腑经，不还本经，故名为别。足少阴、足厥阴虽称为正，生别经不还本经也，唯此二阴为正，余阴皆别。或以诸阴为正者，黄帝以后撰集之人，以二本莫定，故前后时有称或，有言一曰，皆是不定之说。

足太阳正者，谓正经也。别者，大经下行至足小指外侧分出二道：一道上行至于腘中；一道上行至于尻臀，下入于肛，肛谓白腨，亦名广肠，次属膀胱，上散之肾，循膂上行，当心入内而散，直者谓循膂上行至项属于太阳，此为一正经之别。足三阳大经从头至足，其正别则从足向头，其别皆从足指大经终处别而上行，并至其出处而论属合也。足三阴大经从足至胸，其正别则从足上行向头，亦至其出处而言属合。足少阴正，上行至腘，别走太阳，合而上行，至肾出属带脉。起季肋端，故少阴当十四椎出属带脉也。直而不属带脉者，上行至项，复合太阳，则此少阴二合太阳，此太阳少阴表里以为一合也。

足少阳正，上行至髀，绕髀入阴毛中，厥阴大经环阴器，故即与合也。合厥阴外，别循胸里属胆，上肝贯心，上行至面，还合本经。足厥阴正，与大经并行，至跗上，上行阴毛，少阳行于此，故与之合已，并行向头，此足少阳厥阴表里以为二合。

足阳明正，上行至髀，入腹属胃，之脾通心，上行至目系，还合本经也。足太阴别，上行至髀，与阳明合并而行，上贯于舌中，故舌下中脉者足太阴也，此足阳明太阴表里以为三合也。

手太阳正，从手至肩，下行走心，系小肠，为指地也。小肠，即太阳也。手之六经，唯此一经下行，余并上行向头也。手少阴别，上行入于泉腋，入属心，上行出面，合目内眦，内眦即手太阳也，此手太阳少阴表里以为四合。

手少阳之正，提口上颠，为指天也。下走三焦，即手少阳，上散胸中也。手心主别，从手上行至腋，下腋三寸，至于泉腋，入于胸中，属三焦已，上行出耳后宽骨下，合手少阳，此手少阳心主表里以为五合。

手阳明正，从手上行，注于膺乳，上行至肩髃柱骨之下，下走大肠，上属于肺，上出缺盆之处，合大经也。手太阴别，从手上行至腋，下腋至泉腋，至手少阴前，入走肺，之于大肠，上出缺盆，循喉咙，合于阳明，至于大肠，以为六合。至喉咙更合，故云复也。此阳明太阴表里以为六合。此十二经脉正别行处，与十二大经大有不同，学者多不在意，所以诊病生处，不能细知也。

——唐·杨上善《黄帝内经太素·卷九·经脉正别》

【提要】　本论主要阐述十二经脉正别行处，十二经别与十二经脉的差异，及"六合"理论的内涵。认为：①天六地五，人与之相应。②经脉之别，称为离与出；复还于本经，称为合与入。③十二大经，复有正别。正，谓六阳大经别行，还合腑经；别，谓六阴大经别行，合于腑经，不还本经。唯足少阴、足厥阴称为正，生别经不还本经。④足三阳正别从足向头，足三阴正别从足上行向头。⑤十二经脉正别行处，与十二大经不同。

杨上善　阴经以太阴为主[※※]

三阴者，此六经之所主也，（三阴，太阴也。六经谓太阴、少阴、厥阴之脉，手足两箱合有六经脉也。此六经脉，惣以太阴为主。太阴有二：足太阴受于胃气，与五脏六腑以为资粮；手太阴主五脏六腑之气，故曰六经所主也。）交于太阴，伏鼓不浮，上空志心。（交，会也。三阴，六经之脉。脉皆会于手太阴寸口也。肺气手太阴脉，寸口见时浮涩，此为平也。今见寸口伏鼓不浮，是夫其常也。肾脉足少阴贯脊属骨络膀胱，从肾贯肝上膈入肺中，从肺出肺心，肺气下入肾志，上入心神之空也。）

——唐·杨上善《黄帝内经太素·卷十六·脉论》

【提要】　本论主要阐释三阴六经脉。提出六经脉以足太阴（滋养五脏六腑）、手太阴（主五脏六腑之气）为主。

陈无择　六经本脉体论[※]

六经所以分手足阴阳者，以足为本，手为标。……足厥阴肝脉，在左关上，弦细而长；足少阴肾脉，在左尺中，沉濡而滑；足太阴脾脉，在右关上，沉软而缓；足少阳胆脉，在左关上，弦大而浮；足阳明胃脉，在右关上，浮长而涩；足太阳膀胱脉，在左尺中，洪滑而长；手厥阴心主包络，在右尺中，沉弦而数；手少阴心脉，在左寸口，洪而微实；手太阴肺脉，在右寸口，涩短而浮；手少阳三焦脉，在右尺中，洪散而急；手阳明大肠脉，在右寸口，浮短而滑；手太阳小肠脉，在左寸口，洪大而紧。此手足阴阳六经脉体。

——宋·陈无择《三因极一病证方论·卷一·六经本脉体》

【提要】　本论旨在阐明手足阴阳六经脉体。具体论及不同经脉之脉体，在寸口的不同部位中，有着不同的脉象表现。

万　全　八脉生十二经，经生络※*

是以人之生也，禀天地之阴阳，假父母之精血，交感凝结，以为胞胎也。乾道成男，坤道成女。始自襁褓，以至龆龄，迨其成童，与夫壮年，岂易然哉。故一月之原，有白露之称；二月之胚，有干桃花之譬；及其三月，则先生右肾而为男，阴包阳也；先生左肾而为女，阳包阴也。其次肾生脾，脾生肝，肝生肺，肺生心，以生其胜己者。肾属水，故五脏由是为阴。其次心生小肠，小肠生大肠，大肠生胆，胆生胃，胃生膀胱，膀胱生三焦，以生其己胜也。小肠属火，六腑由是为阳。其次三焦生八脉，八脉生十二经，十二经生十二络，十二络生一百八十丝络，一百八十丝络生一百八十缠络，一百八十缠络生三万四千经络，三万四千经络生三百六十五骨节，三百六十五骨节生三百六十五大穴，三百六十五大穴生八万四千毛窍，则耳、目、口、鼻、四肢、百骸之身皆备矣。所谓四月形像具，五月筋骨成，六月毛发生；七月则游其魂，儿能动其左手；八月游其魄，儿能动其右手；九月三转身，十月满足母子分。其中有延月生者，必生贵子；不足日月生者，必生贫贱之人。

——明·万全《幼科发挥·卷一》

【提要】　本论主要阐述人之胚胎所以生成的顺序，提出"三焦生八脉，八脉生十二经，十二经生十二络"等不同于前人的观点。

孙一奎　手足十二经配合脏腑之义

有以十二经问属手足者何以故？生生子曰：阴阳上下配合之义也。手经之脉起于手，足经之脉起于足。手经主持于上，足经主持于下。手足经者，所以纪上下也，犹《易》之本乎天者亲上，本乎地者亲下也。《素问》运气篇曰：心、肺、心包络皆膈上，属手经；肝、脾、肾在下，属足经。手同手经，足同足经，手足经脏腑阴阳相配皆然，乃一合也。或曰：脏腑既以阴阳配合表里，何无夫妻之义？予曰：夫妻配合，是以相克言阴阳，此以手足同类言阴阳，乃自然之势，不可紊者。如手太阴肺，金也，里也，阴也，手经也，故以手阳明大肠金配。手少阴心，火也，里也，阴也，手经也，故以手太阳小肠火配。足太阴脾，土也，阴也，里也，足经也，故以足阳明胃土配。足厥阴肝，木也，阴也，里也，足经也，故以足少阳胆木配。足少阴肾，水也，阴也，里也，足经也，故以足太阳膀胱水配。此五脏五腑五行正配合也。手厥阴心包络，火也，手少阳三焦，亦火也。二经虽无特形，皆属相火。一为气父，表也；一为血母，里也。亦是以类配也。手以手配，足以足配，阴以阳配，火以火配，水以水配，金以金配，木以木配，土以土配，皆自然之势，不得不然者（观此配合，则知上下手足阴阳皆有定偶，手配手之阴阳，足配足之阴阳，则手经之三焦，必不配足经之右肾明矣）。

——明·孙一奎《医旨绪余·卷上·十四、手足经配合脏腑之义》

【提要】 本论主要阐述手足十二经脉配属阴阳及脏腑的原理，分析表里经脉相合的机制。具体包含两个方面：一是阴阳上下配合，膈上脏（心、肺、心包）配手经，起于上肢（手）；膈下脏（肝、脾、肾）配足经，起于下肢（足）。二是上下手足阴阳皆有定偶。

◈ 马 莳 经别之论※

内论十二经为六合，经脉络脉之别也，故名篇。……

此帝问十二经之离合出入，而伯欲尽言之也。……膀胱与肾经之为一合也。足太阳膀胱经，自有正经之脉，支别入于腘中央之委中穴，其一道下尻五寸，计承扶穴之处也。别络之脉入于肛门，内属于膀胱，循脊膂当心而入散之。直者从臀，即中膂内俞、膀胱俞等穴，以上出于项后，至前睛明穴，乃属于足太阳经，此为一经也。足少阴肾经之正，由涌泉至内踝下，至于腘中，别走足太阳膀胱经而合，上至肾，当十四椎旁，有肾俞穴，出连带脉。直行者上系舌本，复出于项，合于足太阳膀胱经，此与膀胱经为一合也。有阳经必有阴经，成以诸阴经之别，皆为正经之合耳。

……

（按：此各经皆名曰正，则正者，正经也，宜与《经脉篇》其直行者相合。别者，络也，宜与《经脉篇》其支者、其别者相合。今此篇之所谓正，较之《经脉篇》甚略，且非尽出正行之经，是其意之所重者在合，而与经脉之行，不必及其详耳。）

——明·马莳《灵枢注证发微·经别》

【提要】 本论主要阐述十二经别离合出入及六合，提出十二经别的正、别，各与《经脉篇》其直行、支行及别络，循行联系大体相当而简略或有异；经别旨意在于说明表里经之相合。

◈ 张介宾 经别之论※＊

（此言人身脏腑经脉，无非合于天道者。五音五色等义，见脏象类。六律义，见《附翼》律原。十二月等义，俱详载《图翼》中。……经脉者，脏腑之枝叶。脏腑者，经脉之根本。知十二经脉之道，则阴阳明，表里悉，气血分，虚实见，天道之逆从可察，邪正之安危可辨。凡人之生，病之成，人之所以治，病之所以起，莫不由之。故初学者必始于此，工之良者，亦止于此而已。第粗工忽之，谓其寻常易知耳。上工难之，谓其应变无穷也。十二经脉已具前《经脉篇》，但其上下离合，内外出入之道犹有未备，故此复明其详。然《经脉篇》以首尾循环言，故上下起止有别；此以离合言，故但从四末始。虽此略彼详，然义有不同，所当参阅。……

此膀胱与肾为表里，故其经脉相为一合也。……然有表必有里，有阳必有阴，故诸阳之正，必成于诸阴之别，此皆正脉相为离合，非旁通交会之谓也。……此小肠与心表里经脉相为一合也。指地者，地属阴，居天之内。手太阳内行之脉，别于肩解，入腋走心，系于小肠，皆自上而下，自外而内，故曰指地。《经脉篇》言交肩上，入缺盆络心；此言别于肩解，入腋走心。盖前后皆有入心之脉。……此三焦心主表里经脉相为一合也。指天者，天属阳，运于地之外。手少阳之正，上别于巅，入缺盆，下走三焦，散于胸中，包罗脏腑之外，故曰指天。……）

——明·张介宾《类经·卷七·经络类·三、十二经离合》

【提要】　本论主要阐述经脉的重要意义，及十二经别之"六合"，认为经别是从正经角度论阴阳经脉之间的表里关系，而非以分支联络形式来体现。

张介宾　脏腑经络营卫标本合论 ※ *

（人之精神魂魄，赖五脏以藏，食饮水谷，赖六腑以化。其表里运行之气，内则为脏腑，外则为经络。其浮气之不循经者为卫气，卫行脉外也。其精气之行于经者为营气，营行脉中也。此阴阳外内相贯之无穷也。……阴阳标本，各有所在，即虚实所离之处也。街，犹道也。契，合也。绍，继也。门户，出入要地也。六腑主表，皆属阳经，知六腑往来之气街者，可以解其结聚，凡脉络之相合相继，自表自内，皆得其要，故曰契绍于门户。石，犹实也。标本，本末也。知本知末，则虽天下之广，何所不知，故可无惑于天下。）

——明·张介宾《类经·卷七·经络类·十二、诸经标本气街》

【提要】　本论旨在阐明，人体内为脏腑，外为经络，经络有营卫二气，营行脉中，卫行脉外，阴阳相贯；标本、气街均五脏六腑之气往来之处，知之则临证无惑。

翟　良　脏腑联系分合详说及足经起止

或问：十二经有十二络，共任、督、脾络而为十五络。其经一一相传，宜皆谓之经。其经之外，又何者为络也？

答曰：人身脉气之行，直行大隧者为经，分支交经者为络。十二经之络，乃十二经之别也。盖别者，本经脉气行至交经之处，所交之经则直行其经矣。而本经之脉则散之诸经，以养诸经之脉而别行之，所谓络脉也。如手太阴肺经，其脉气之行，起于中焦，自胸部中府穴，下行至手大指之少商穴而止，自此其脉气则散于诸经，以养诸经之脉。自列缺穴，交手阳明大肠经，而阳明经则又自手大指次指之端商阳穴，往上而直行其经矣。此言肺之一经，诸经仿此。盖人之一身经有不到之处，络无不到之处矣。

或问：人身有阴阳，六脏属阴，六腑属阳。足三阴，自足走胸；手三阴，自胸走手；手三阳，自手走头，可易知也。足三阳，自头走足。足三阳，是胆、胃、膀胱三腑，俱在下部，又谓之足经。其经脉之行，宜自足而上，乃自头而下者，何也？

答曰：人身一天地也，罗膈以上属天，罗膈以下属地。所以云，呼出于心肺，天也，阳也；吸纳于肾肝，地也，阴也。头、面、耳、目、口、鼻、舌五脏之透窍，阴也。手三阳、足三阳俱在头，阳也，亦上阳下阴之意。此皆人身生定不易之阴阳也。至于经络之流行，自阴传阳，自阳传阴，又一身流动之阴阳也。人之一身，上则属阳，天也；下则属阴，地也。天地阴阳，人生之始，其部位各一分定。足三阳部位穴情既定于头，其脉气之流动，乌得不自高而下行也？大抵诸经脉气，经络未交，寂然不动；经络一交，脉气即行，是人身流动之阴阳，皆生定不易之阴阳相交接也。

——明·翟良《经络汇编·脏腑联系分合详说·足经起止图》

【提要】 本论主要阐述经脉循行特点、起止部位及与脏腑的关联，总结经络走向，指出"经络之流行，自阴传阳，自阳传阴，又一身流动之阴阳也"。

张志聪 经脉经别之论※

经脉十二者，伏行分肉之间，深而不见，其常见者，足太阴过于外踝之上，无所隐故也。……脉之见者，皆络脉也。

（此申明十二经脉之血气，与脉外皮肤之气血，皆生于胃腑水谷之精，而各走其道。经脉十二者，六脏六腑手足三阴三阳之脉，乃荣血之荣行，伏行于分肉之内，深而不见者也。诸脉之浮而常见者，皆络脉也。支而横者为络，络之别者为孙。盖胃腑所生之血气，精专者独行于经隧，荣行于十二经脉之中，其出于孙络皮肤者，别走于经别。经别者，脏腑之大络也。盖从大络而出于络脉皮肤。……）

……

黄帝曰：诸络脉皆不能经大节之间，必行绝道而出入，复合于皮中，其会皆见于外。故诸刺络脉者，必刺其结上。甚血者，虽无结急取之，以泻其邪，而出其血……闷则急坐之也。

（……盖借病刺以证血气之生始出入。下经曰：先度其骨节大小广狭，而脉度定矣。盖十二经脉，皆循于骨节间而为长短之度，其络脉皆不能经大节之间，必行绝道而出入。绝道者，别道也。盖胃腑所出之血气，行于经别者，从经别而出于络脉，复合于皮中。其血气色脉之会合，皆见于外，故刺诸脉者，必刺其结上。甚血者，虽无结，急取之，以泻其邪，而出其血，留之发为痹也。……高士宗曰：上节以十二经脉，分别卫气血气之行于皮肤络脉。此节单论皮肤络脉，以复申明上文之义。）

……

手太阴之别，名曰列缺，起于腕上分间，并太阴之经直入掌中，散入于鱼际，……别走阳明也。

（经别者，五脏六腑之大络也。别者，谓十二经脉之外，别有经络，阳络之走于阴，阴络之走于阳，与经脉缪处，而各走其道，即《缪刺》篇之所谓大络者，左注右，右注左，与经相干，而布于四末，不入于经俞，与经脉缪处者是也。《玉版论》之所谓胃者，水谷血气之海也。海之所行云气者，天下也。胃之所出血气者，经隧也。经隧者，五脏六腑之大络也。盖胃腑所生之血气，其精专者独行于经隧，从手太阴肺脉，而终于足厥阴肝经。此荣血之循行于十二经脉之中，一脉流通，环转不息者也。其血气之四布于皮肤者，从脏腑之别络而出，虽与经相干，与经并行，而各走其道，出于孙络，散于皮肤。故手太阴之经，别曰列缺，手少阴之经别曰通里，足太阳曰飞扬，足少阳曰光明，与手足之井荣输经合穴不相干也。曰太阴少阴，曰太阳少阳，与脏腑之经脉各缪处也。此胃腑之血气四布于肤表之阳分者，从大络而出于孙络皮肤，从络脉而阴走于阳，阳走于阴，如江河之外别有江河，江可通于河，河可通于江，与经脉之荣血一以贯通者不相同也。……盖肤表之血气，由脏腑经隧之所生也。当取之去腕半寸，即列缺穴间。别走阳明者，阴络之从此而别走于阳也。）

——清·张志聪《灵枢集注·经脉》

【提要】 本论主要阐述络脉的内涵、特点、分布，及血气运行规律、络脉命名等。认为血气通路有十二经脉与（大）络脉的不同，分布于皮肤的血气，是从脏腑之别络而出，与经并行，而各走其道，出于孙络，散于皮肤。

张志聪 经别之论※

黄帝问于岐伯曰：余闻人之合于天道也，内有五脏，以应五音、五色、五时、五味、五位也；外有六腑，以应六律，六律建阴阳诸经，而合之十二月、十二辰、十二节、十二经水、十二时，十二经脉者，此五脏六腑之所以应天道也。夫十二经脉者，人之所以生，病之所以成，人之所以治，病之所以起，学之所始，工之所止也，粗之所易，上之所难也。请问其离合出入奈何？岐伯稽首再拜曰：明乎哉问也！此粗之所过，上之所息也，请卒言之。

（此论十二经脉、十五大络之外，而又有经别也。五位，五方之定位。六律建阴阳者，建立六阴六阳以合诸经。诸经者，十二经脉，十二大络，十二经别也。六律分立阴阳，是以合天之十二月、十二节、十二时，合地之十二经水、人之十二经脉，此五脏六腑之所以应天道也。夫六脏脉属脏络腑，六腑脉属腑络脏，此荣血之流行于十二经脉之中。然经脉之外，又有大络；大络之外，又有经别。是以粗工为易，而上工之所难也。离合者，谓三阳之经，别离本经而合于三阴；三阴之经，别离本经而合于三阳。此即《缪刺篇》所当巨刺之经，左盛则右病，右盛则左病，如此者，必巨刺之，必中其经，非络脉也。按：上章之所谓别者，言十二经脉之外，而有别络。此章之所谓别者，言十二经脉之外，而又有别经。此人之所以生此阴阳血气，病之所以成是动所生，及大络之奇病，经别之移易，治之所以分皮刺、经刺、缪刺、巨刺也。所生之经络多歧，所成之病证各别，所治之刺法不同，故上工之所难也。）

……

足太阳之正，别入于腘中……皆为正也。

（此足太阳与足少阴为一合也。正者，谓经脉之外，别有正经，非支络也。足太阳之正，从经脉而别入于腘中，其一道者，经别之又分两歧也。尻，脏也。肛乃大肠之魄门，别入于肛者，别从肛门而入属于膀胱，散之肾，复循脊膂上行，当心而散。其直行者，从背膂上出于项，复属于太阳之经脉，此为一经别也。盖从经而别行，复属于太阳之经脉，故名经别，谓经脉之别经也。足少阴之正，至腘中，别走于太阳之部分，而与太阳之正相合，上行至肾，当脊之十四椎处，外出而属于带脉。其直行者，从肾上系舌本，复出于项，与太阳上出于项之经，正相合于项间，以为一合也。《阴阳离合论》曰：阳予之正，阴为之主。少阴之上，名曰太阳。太阴之前，名曰阳明。厥阴之表，名曰少阳。谓阳乃阴与之正，而阴为之主，阳本于阴之所生，故曰成以诸阴之别。谓三阳之经正，合于三阴，以成手足三阴之经别。此三阳归于三阴之正，故曰皆为正也。是以三阳之别，外合于三阴之经，而内合于五脏。三阴之别，只合三阳之经，而不合于六腑也。尚御公曰：按十二经脉之荣气流行，六阴脉属脏络腑，六阳脉属腑络脏，本篇三阴之经别，上至肾属心走肺，而皆不络于六腑。又如足太阳之脉，循脊络肾，膀胱之经别，则别入于肛，属膀胱，散之肾。足少阴肾脉，贯脊属肾络膀胱，其经别至腘中，别走太阳而上至肾，又出属带脉，而复出于项。手少阴心脉，起于心中，出络心系，下膈络小肠，其经别入于渊液两筋之间，属于心。手厥阴心包络之脉，起于胸中，出属心包，下膈历络三焦，而经别下渊液三寸，入胸中，别属三焦。手太阴肺脉，起于中焦，下络大肠，还循胃口，上膈属肺，其经别入渊液少阴之前，入走肺，散之太阳。此经脉与经别出入不同，各走其道。而马氏以正为正经，宜与《经脉篇》之直行者相合；别者为络，宜与《经脉篇》之其支者其别者相合。噫！经脉血气之生始出入，头绪纷纭，不易疏也。）

……

足少阳之正……此为二合也。

（尚御公曰：与阳俱行，谓三阴之别，合于三阳之别俱行，而阳别成诸阴之别矣。故曰成以诸阴之别。）

……

手太阳之正……此为四合也。

（《阴阳系日月论》曰：天为阳，地为阴，日为阳，月为阴。其合于人也，腰以上为天，腰以下为地。足之十二经脉，以应十二月，月生于水，故在下者为阴。手之十指，以应十日，日主火，故在上者为阳。手太阳之正指地者，谓手之太阳，下合于足太阳也。盖在脏腑十二经脉，有手足之分；论阴阳二气，只有三阴三阳，而无分手与足矣。故六腑皆出于足之三阳，上合于手。是以手少阴之正，上出于面，亦与足太阳相合于目内眦之睛明，水火上下之相交也。夫手太阳少阴，皆属于火，天一生水，地二生火，火上水下，阴阳互交，故手太阳指地而下交于足。手少阴上行而合于膀胱之经，论天地水火，有上下之相交，归于先天，合为一气。故人之脏腑经脉，所以应天道也。）

……

手阳明之正……此为六合也。

（……夫阴阳六合，始于足太阳，而终于手太阴，复散之太阳，盖亦周而复始也。尚御公曰：肺主天，膀胱为水腑。肺者，太阴也，皆积水也，始于足太阳，而终于手太阴，周而复始，应天道之司天在泉，六气环转之不息。）

——清·张志聪《灵枢集注·经别》

【提要】 本论主要阐述经别的内涵、特点，及其"六合"规律。指出：①"经别"指"从经而别行"，意为"十二经脉之外而又有别经"。②在脏腑十二经脉，有手足之分；阴阳二气，只有三阴三阳，而无分手与足。③阴阳经脉六合，始于足太阳，终于手太阴，复散之足太阳，周而复始，应天道六气循环。

王居易 十二经的互补、增效、协同※

上一节我们逐一解析了十二经的气化特点，十二经在脏腑联系上各有所属，并有各自特定的循行路线，由于经脉的路径、结构、脏腑的不同，经脉中气血聚集的数量状态亦各不相同。由于经脉之间存在诸多的联系路径，六经气化在联系调节六气、六脏、六腑功能状态的同时，还存在着阴阳、营卫、气血的气化过程，构成了"阴阳霾霾，积传为一周，气里形表，而为相成也"（《素问·阴阳离合论》）的整体系统。

古人不仅运用三阴三阳理论，来概括世间万物运行、发展、衰退的变化规律，也用来说明人体脏腑经络的气化特点及其相互关系。其中最突出的表现为表里经、同名经以及同属于开枢阖气化状态的经脉之间的联系。研究这些经脉之间的联系路径，发现和总结经脉之间气血流注、灌渗交流的规律，可以使我们更深刻地理解认识经脉之间协同、调节、平衡的内在机理，并据此指导临床治疗，有重要的理论价值。

——王居易《经络医学概论》

【提要】 本论主要阐述十二经脉的循行路线、所属脏腑、气血状态等，各不相同，各有特点；其相互之间又存在着密切联系，如表里经脉关系、同名经脉关系等。基于此，经络气化得以实现，气血阴阳在十二经脉之间流转得以形成，十二经脉之间便可以在生理与治疗上发挥互补、增效、协同的作用。

王居易 经别是本经脏腑自养系统※*

经别是本经所联系脏腑的"自养系统"。这是根据经络系统构成特点和功能提出的新论点。所谓自养系统，是指本脏或本腑在制造、生成、完成人体所需的精微物质，完成特定生理功能的同时，本脏或本腑也需要一般及特殊的营养供应和代谢渠道，因此会从经络系统中分化出特定的路径完成自养功能。

——王居易《经络医学概论》

【提要】 本论旨在阐明，经别是从经络系统中分化出的具有一定路径的系统，其功能在于为其所属各脏或腑提供营养与代谢渠道，故称之为自养系统。

1.3 经 络 特 性

《灵枢》 十二经脉外合于十二经水※

黄帝问于岐伯曰：经脉十二者，外合于十二经水，而内属于五脏六腑。夫十二经水者，其有大小、深浅、广狭、远近各不同，五脏六腑之高下、小大，受谷之多少亦不等，相应奈何？夫经水者，受水而行之；五脏者，合神气魂魄而藏之；六腑者，受谷而行之，受气而扬之；经脉者，受血而营之。合而以治奈何？刺之深浅，灸之壮数，可得闻乎？岐伯答曰：善哉问也！天至高，不可度，地至广，不可量，此之谓也。且夫人生于天地之间，六合之内，此天之高，地之广也，非人力之所能度量而至也。若夫八尺之士，皮肉在此，外可度量切循而得之，其死可解剖而视之，其脏之坚脆，腑之大小，谷之多少，脉之长短，血之清浊，气之多少，十二经之多血少气，与其少血多气，与其皆多血气，与其皆少血气，皆有大数。其治以针艾，各调其经气，固其常有合乎？

黄帝曰：余闻之，快于耳，不解于心，愿卒闻之。岐伯答曰：此人之所以参天地而应阴阳也，不可不察。足太阳外合清水，内属膀胱，而通水道焉。足少阳外合于渭水，内属于胆。足阳明外合于海水，内属于胃。足太阴外合于湖水，内属于脾。足少阴外合于汝水，内属于肾。足厥阴外合于渑水，内属于肝。手太阳外合淮水，内属小肠，而水道出焉。手少阳外合于漯水，内属于三焦。手阳明外合于江水，内属于大肠。手太阴外合于河水，内属于肺。手少阴外合于济水，内属于心。手心主外合于漳水，内属于心包。凡此五脏六腑十二经水者，外有源泉而内有所禀，此皆内外相贯，如环无端，人经亦然。故天为阳，地为阴，腰以上为天，腰以下为地。故海以北者为阴，湖以北者为阴中之阴，漳以南者为阳，河以北至漳者为阳中之阴，漯以南至江者为阳中之太阳，此一隅之阴阳也，所以人与天地相参也。

黄帝曰：夫经水之应经脉也，其远近浅深，水血之多少各不同，合而以刺之奈何？岐伯答曰：足阳明，五脏六腑之海也，其脉大血多，气盛热壮，刺此者不深弗散，不留不泻也。足阳明刺深六分，留十呼。足太阳深五分，留七呼。足少阳深四分，留五呼。足太阴深三分，留四呼。足少阴深二分，留三呼。足厥阴深一分，留二呼。手之阴阳，其受气之道近，其气之来疾，其刺深者皆无过二分，其留皆无过一呼。其少长大小肥瘦，以心撩之，命曰法天之常。灸之亦然。灸而过此者得恶火，则骨枯脉涩；刺而过此者，则脱气。黄帝曰：夫经脉之小大，血之多少，肤之厚薄，肉之坚脆，及䐃之大小，可为量度乎？岐伯答曰：其可为度量者，取其中度也，不甚脱肉而血气不衰。若失度之人，消瘦而形肉脱者，恶可以度量刺乎。审切循扪按，视其寒温盛衰而调之，是谓因适而为之真也。

——《灵枢·经水》

【提要】　本论主要阐述人体十二经脉与自然界的十二条河水相应，由此而推及十二经脉有"远近浅深，水血多少"的不同，针刺深浅与留针时间不一。提出中医认识人体，"外可度量切循而得之，其死可解剖而视之"。

《灵枢》　手太阴、足少阴、足阳明脉独动不止※*

黄帝曰：经脉十二，而手太阴、足少阴、阳明独动不休，何也？岐伯曰：是明胃脉也。胃为五脏六腑之海，其清气上注于肺，肺气从太阴而行之，其行也，以息往来，故人一呼脉再动，一吸脉亦再动，呼吸不已，故动而不止。黄帝曰：气之过于寸口也，上十焉息？下八焉伏？何道从还？不知其极。岐伯曰：气之离脏也，卒然如弓弩之发，如水之下岸，上于鱼以反衰，其余气衰散以逆上，故其行微。

黄帝曰：足之阳明何因而动？岐伯曰：胃气上注于肺，其悍气上冲头者，循咽，上走空窍，循眼系，入络脑，出颙，下客主人，循牙车，合阳明，并下人迎，此胃气别走于阳明者也。故阴阳上下，其动也若一。故阳病而阳脉小者为逆，阴病而阴脉大者为逆。故阴阳俱静俱动，若引绳相倾者病。

黄帝曰：足少阴何因而动？岐伯曰：冲脉者，十二经之海也，与少阴之大络，起于肾下，出于气街，循阴股内廉，邪入腘中，循胫骨内廉，并少阴之经，下入内踝之后，入足下；其别者，邪入踝，出属、跗上，入大指之间，注诸络，以温足胫，此脉之常动者也。

——《灵枢·动输》

【提要】　本论旨在阐明手太阴、足少阴、足阳明脉独动不止的原因与原理。手太阴脉，肺气从太阴而行，呼吸不已，故独动不止；足少阴脉，冲脉并少阴之经，故独动不止；足阳明脉，胃气别走于阳明，故独动不止。

《灵枢》　冲任为经络之海^{※*}

黄帝曰：妇人无须者，无血气乎？岐伯曰：冲脉、任脉皆起于胞中，上循背里，为经络之海。其浮而外者，循腹右上行，会于咽喉，别而络唇口。血气盛则充肤热肉，血独盛则澹渗皮肤，生毫毛。今妇人之生，有余于气，不足于血，以其数脱血也，冲任之脉，不荣口唇，故须不生焉。黄帝曰：士人有伤于阴，阴气绝而不起，阴不用，然其须不去，其故何也？宦者独去何也？愿闻其故。岐伯曰：宦者去其宗筋，伤其冲脉，血泻不复，皮肤内结，唇口不荣，故须不生。黄帝曰：其有天宦者，未尝被伤，不脱于血，然其须不生，其故何也？岐伯曰：此天之所不足也，其任冲不盛，宗筋不成，有气无血，唇口不荣，故须不生。

——《灵枢·五音五味》

【提要】　本论主要以冲任二脉的循行、气血运行规律，阐释妇人及宦者不生胡须的原因。指出自身因素在于任冲不盛，宗筋不成，有气无血，唇口不荣。

杨上善　十二经脉比附十二水^{※*}

天下凡有八十一州，此中国，州之一也，名为赤县神州。每一州之外，有一重海水环之，海之外，有一重大山绕之，如此三重海三重山环而围绕，人居其内，名曰一州。一州之内，凡有十二大水，自外小山小水不可胜数。人身亦尔，大脉总有十二，以外大络小络亦不可数。天下八十一州之中，唯取中国一州之地，用法人身十二经脉内属脏腑，以人之生在此州中，禀此州地形气者也。问其十二经脉取法所由也。此问其脏腑经络各有司主调养所由。十二经水，各从其源受水，输之于海，故曰受水行也。

……

十二经水，如江出岷山，河出昆仑，即外有源也。流入于海，即内有所禀也。水至于海已，上为天河，复从源出，流入于海，即为外内相贯，如环无端也。人经亦尔，足三阴脉从足指起，即外有源也。上行络腑属脏，比之入海，即内有所禀也。以为手三阴脉，从胸至手，变为手三阳脉，从手而起，即外有源也。上行络脏属腑，即内有所禀也。上头以为足三阳脉，从头之下足，复变为足三阴脉，即外内相贯，如环无端也。人腰以上，为天为阳也；自腰以下，为地为阴也。经脉升天降地，与经水同行，故得合也。清水以北，已是其阴，湖在清北，故为阴中之阴也。漳南为阳，河北为阴，故河北至漳为阳中阴也。漯居阳地，故为阳中太阳。阴阳之理无形，大之无外，小之无内，但人生一州之地，形必象之，故以一州阴阳合人者也。

——唐·杨上善《黄帝内经太素·卷五·十二水》

【提要】 本论以天人合一、比类取象的思维方法，将人体十二经脉比附于神州十二经水，以说明其循行分布等特点。指出十二经水各有所出、所经、所入，其水大小多少各有所别，一一配于十二经脉。

张介宾 经脉犹江河※

（人有经脉十二，手足之三阴三阳也。天地有经水十二，清渭海湖汝渑淮漯江河济漳也。经脉有高下小大不同，经水有广狭远近不同，故人与天地皆相应也。……经水者，受水而行于地。人之五脏者，所以藏精神魂魄者也。六腑者，所以受水谷，化其精微之气而布扬于内外者也。经脉犹江河也，血犹水也，江河受水而经营于天下，经脉受血而运行于周身，合经水之道以施治，则其源流远近，固自不同，而刺之浅深，灸之壮数，亦当有所辨也。……

此下以经脉配经水，盖欲因其象，以辨血气之盛衰也。）

……

（此以经水经脉相参，而合乎天地之阴阳也。夫经水者，河海行于外，而源泉出于地。经脉者，脉络行于表，而脏腑主于中，故内外相贯，如环无端也。然经水经脉，各有阴阳之分。如天以轻清在上，故天为阳；地以重浊在下，故地为阴。……天地至广，而兹所言合者，特举中国之水耳，故曰此一隅之阴阳也，所以人与天地相参也。）

——明·张介宾《类经·卷九·经络类·三十三、十二经水阴阳刺灸之度》

【提要】 本论旨在阐明十二经脉与十二经水的关系。指出十二经脉比附经水的这种思维是比类取象，即"以经脉配经水，盖欲因其象，以辨血气之盛衰也"。

王可贤 任督为一身之纲领说

任脉起于会阴，历曲骨中极，关元石门，气海阴交，神阙水分，下脘建里，中脘上脘，巨阙鸠尾，中庭膻中，玉堂紫宫，华盖玄机，天突廉泉承浆等穴。凡穴二十四，为人身以前之承任。任脉者，任诸事之司部也，为阴也，一身之坤也。督脉起于长强，历腰俞阳关，命门悬枢，脊中筋缩，至阳灵台，神道身柱，陶道大椎，哑门风府，脑户强间，后顶百会，前顶囟会，上星神庭，素髎水沟，兑端龈交等穴。凡穴二十有七，为人身以后之统督，督脉者督诸事之司部也，为阳也，一身之乾也。任督相连，如环无端，分而为二，实合而为一也。一统身前之阴，一统身后之阳。任督相连，如环无端，合而为一。岂非一身之纲领哉。

——王可贤《金针百日通》（宁波东方针灸学社铅印本.1934）

【提要】 本论主要阐述任脉、督脉为奇经八脉中最重要的两条经脉，任脉主要分布于腹、胸、颈正中，督脉主要分布于腰部和头面正中。本论还叙述了任督脉循行路线上的一系列腧穴，强调任脉、督脉两者相贯无端，分而为二，合而为一；任脉统全身之阴，督脉统全身之阳，是人身阴阳之纲领。

王可贤 冲带阳跷阴跷阳维阴维为一身之六合说

冲脉起于会阴，侠任脉一寸上行，历横骨大赫，气穴四满，中注肓俞，商曲石关，阴都通谷幽门，左右共穴二十二，并于足少阴之经，为任脉左右之阴也，任脉为太阴，冲脉为少阴也。盖辅佐任脉之作用矣。带脉起于季胁下一寸八分之带脉，历五枢维道等穴，左右共为六穴，迴身一周如束带也。若无此脉，则诸脉无结合之力也。任督为上下纵之结合，带脉为左右横之结合。设无纵横结合之组织，奚成其为身体哉。阳跷起于外踝下之申脉，本于仆参跗阳，居髎肩髃，巨骨臑俞，地仓巨髎，左右凡穴二十，足之阳也，故为阳跷。阴跷起于内踝下之照海，本于交信，左右凡穴为四，跷病之本也，足之阴也，故为阴跷。阳维起于足外踝下之金门，历阳臑俞，天髎肩井，阳白本神，临泣目窗，正营承灵，脑空风池，日月风府哑门，左右凡三十二穴，阳者维持于阳，以主阳经之病也。阴维起于诸阴之交，历筑宾腹哀，大横府舍，期门天突，廉泉，左右凡穴十四，阴维者维持于阴，以主阴经之病也。夫上下四方曰六合，带脉主表，表者上也；冲脉主里，里者下也；阳跷阴跷，阳维阴维，东西南北四方也。以此六脉观之，为人身上下四方之六合也。即为六合之经，当为六合之病，即为六合之病，当为六合之治，以类相推，理无或爽者也。

——王可贤《金针百日通》（宁波东方针灸学社铅印本.1934）

【提要】 本论主要阐述冲脉、带脉，及阳跷、阴跷、阳维、阴维脉的起止、循行，经脉循行路线上的腧穴。说明此六条经脉中，阳跷、阴跷、阳维、阴维四者主东西南北四方，冲脉主里、带脉主表，由此组成人身上下四方之六合，为六合之经，可治六合之病。古代文献中似乎未见类似明确的说法。

陆瘦燕、朱汝功 经水反映经脉气血多少[※*]

"经水"在临床上的意义，古人用来决定各经针刺深浅、留捻息数和灸壮多少等问题。总的原则：凡气少的经脉不能针刺太深和攻泻过度，以免耗伤原气；血少的经脉，施灸时艾炷不宜过大，壮数不可太多，以防灼伤阴血；经脉循行远的，留针时间应该较久，反之就宜减少。但是这种方法，目前一般针灸医师都已不用，仅作为临床上的参考，具体操作还是根据部位和疾病的情况来决定，较为妥当。

——陆瘦燕、朱汝功《陆瘦燕朱汝功论经络》

【提要】 "经水"是《灵枢》中的专篇，将自然界十二条大的河流与人体十二经脉对应，各经气血多少的差异也与十二经水相符。本论指出，经水的临床意义主要在于，临床针灸时可依据各经脉气血的多少而决定针刺的深浅、留针的时间、艾灸的壮数等，总体原则如此，但具体病情还需具体分析。

李 鼎 八脉隶乎肝肾[※]

为什么说"八脉隶乎肝肾"？

这一说法由清代医家叶天士提出（《临证指南医案》），着重强调奇经八脉与肝肾的联系。

温病学家认为，肝、肾二脏同属下焦（《温病条辨》）。从经络理论来看，应以肾为主体。冲、任、督三脉皆起于"肾下、胞中"，这是下焦或称"下元"的重要部位。冲脉为"经络之海"，任脉为"阴脉之海"，督脉为"阳脉之海"，三脉在奇经中居于统率地位，现就奇经八脉与肾的关系分别言之：督脉又与足太阳、足少阴相通而属络于肾；带脉则当十四椎处从足少阴经别（合足太阳）分出；阳跷、阳维与足太阳相通；任脉、冲脉、阴跷、阴维均与足少阴相通，这样八脉都与肾相联系。其关系如下：

督，带，阳跷，阳维 ——足太阳⎤
                            ⎬肾
任，冲，阴跷，阴维 ——足少阴⎦

奇经与肝的关系，主要从足厥阴肝经与督脉交会于巅顶的联系来说明。临床上"肝阳"、"肝风"一类证候都关系到督脉。王冰解释督脉为"督领经脉之海"（《素问·骨空论》王冰注），意思是督脉为经脉的总领。因为诸阳经交会于督脉，而督脉又与任脉相通，因此，通过督脉，肝与八脉也有联系。由此可见，叶氏所谓"奇经之脉，隶于肝肾为多"是有一定的理论依据的。

叶氏提出"八脉隶乎肝肾"的论点，主要还是从临床上辨证用药考虑。他说："下元之损，必累八脉"；"肝肾下病，必留连及奇经八脉"；"想肝肾必自内伤为病，久则奇经诸脉交伤"。因而选用的药物都入肝、肾二经，如枸杞子、沙苑、蒺藜、桑寄生、杜仲、牛膝、续断、生熟地、黑芝麻、穞豆衣、桑葚子、菟丝子、山萸、女贞、旱莲、锁阳、龙骨、牡蛎、鹿茸、龟板、鳖甲、阿胶、巴戟天、覆盆子、肉苁蓉、补骨脂等。他是通过调治肝肾来调理奇经。他还认为，其中有些药物能直入奇经，如："鹿性阳，入督脉；龟体阴，走任脉"。就是这样从辨证用药方面也体现了"八脉隶乎肝肾"的特点。

综上所述，"八脉隶乎肝肾"的提法，既有经络理论为依据，又有临床实践作证明，因而得到多数医家的赞许。如吴鞠通也明确指出："盖八脉丽于肝肾，如树木之有本也"（《解产难》）。

——李鼎《针灸学释难》

【提要】 "八脉隶乎肝肾"出于清代医家叶天士，旨在强调奇经八脉与肝肾之间的密切关联，为临床用药提供指导。本论从经络理论的角度，对此说予以解释。首先，指出奇经八脉中较重要的任督冲三脉均起于"肾下、胞中"，与肾关系密切；其次，指出八脉分别通过经脉循行与足太阳经或足少阴经有关联，进而联系到肾；其次，八脉与肝的联系，主要通过足厥阴肝经与督脉的联系。

1.4 经 络 功 能

《难经》 经脉行血气而决死生※※

二十三难曰：手足三阴三阳，脉之度数，可晓以不？

然，手三阳之脉，从手至头，长五尺，五六合三丈。手三阴之脉，从手至胸中，长三尺五寸，三六一丈八尺，五六三尺，合二丈一尺。足三阳之脉，从足至头，长八尺，六八四丈八尺。足三阴之脉，从足至胸，长六尺五寸，六六三丈六尺，五六三尺，合三丈九尺。人两足跷脉，从足至目，长七尺五寸，二七一丈四尺，二五一尺，合一丈五尺。督脉、任脉，各长四尺五寸，二四八尺，二五一尺，合九尺。凡脉长一十六丈二尺，此所谓经脉长短之数也。

　　经脉十二，络脉十五，何始何穷也？

　　然，经脉者，行血气，通阴阳，以荣于身者也。其始从中焦，注手太阴、阳明；阳明注足阳明、太阴；太阴注手少阴、太阳；太阳注足太阳、少阴；少阴注手心主、少阳；少阳注足少阳、厥阴；厥阴复还注手太阴。别络十五，皆因其原，如环无端，转相溉灌，朝于寸口、人迎，以处百病，而决死生也。

　　经曰：明知终始，阴阳定矣，何谓也？

　　然，终始者，脉之纪也。寸口、人迎，阴阳之气通于朝使，如环无端，故曰始也。终者，三阴三阳之脉绝，绝则死，死各有形，故曰终也。

——《难经·二十三难》

　　【提要】　本论主要阐述经脉长短度数（脉总长一十六丈二尺）、流注顺序（与营气输注顺序同），及脉之终始与阴阳的关系。

杨上善　五脏之道皆出于经隧※*

　　五脏之道，皆出于经隧，以行血气，（五脏之道，皆出于十二经络之隧，以行营卫血气也。）血气不和，百病乃化变而生于血气，故守经隧焉。（营卫不和，百病还生血气之中，故守经隧以调血气者也。）……黄帝曰：补泻奈何？岐伯对曰：气有余，则泻其经隧，（经隧者，手太阴之别，从手太阴走手阳明，乃是手太阴向手阳明之道，故曰经隧。隧，道也。欲通脏腑阴阳，故补泻之，皆取其正经别走之络也。）毋伤其经，（泻其阴经别走之络，不得伤正经也。）毋出其血，毋泄其气。（泻太阴别走经隧者，不得出血出气也，所谓泻阴实者也。）不足者，则补其经隧，毋出其气。（刺太阴经之别走之络，以补太阴，不令气泄于外，所谓补阴虚也。补泻阳经，亦如阴经法也。）

——唐·杨上善《黄帝内经太素·卷二十四·虚实补泻》

　　【提要】　本论主要阐述五脏之道皆出于十二经络之隧，所以脏腑气血病变，就要从经隧来调气血，补泻取经隧是取其正经别走之道。

《圣济总录》　经脉统论

　　论曰：经脉者，其气始从中焦，注手太阴阳明，阳明注足阳明太阴，太阴注手少阴太阳，太阳注足太阳少阴，少阴注手心主少阳，少阳注足少阳厥阴，厥阴复会于中焦，注手太阴，此荣气之序也。……经曰，刺荣无伤卫，刺卫无伤荣，针阳者卧针而刺之，针阴者摄按气散而内针，兹其要妙。荣卫之外有浮络者，有经筋者，又有别络者，其生病各不同，刺法亦宜有异焉。

《刺齐论》所谓刺骨无伤筋，刺筋无伤肉，刺肉无伤脉，刺脉无伤皮，刺皮无伤肉，刺肉无伤筋，刺筋无伤骨是也。知此乃知浅深之齐，气血之分。故十二经立其常，十五络通其变。邪在经则巨刺，邪在络则缪刺，邪在荣则调之血，邪在卫则调之气，邪在筋则劫刺之。夫然后原九针之宜，行十二刺之节，明五变之理，审其部分，刺道思过半矣。今于逐脉之下，载其经穴，与其病证，兼及浮络经筋之病，共为一编，窍穴虽同，而浅深各有部分，在用针者以意审之。

——宋·赵佶《圣济总录·卷一百九十一·经脉统论》

【提要】 本论主要阐述经脉荣气流注顺序，以及针刺需明深浅、气血、部分。

何若愚 经络气血流注*

夫流注者，为刺法之深源，作针术之大要。是故流者，行也。注者，住也。盖流者要知经脉之行流也；注者谓十二经脉各至本时，皆有虚实邪正之气，注于所括之穴也。夫得时谓之开，失时谓之阖。夫开者，针之必除其病；阖者，刺之难愈其疾，可不明兹二者乎？况经气内干五脏，外应支节，针刺之道，经络为始。若识经脉，则知行气部分，脉之短长，血气多少，行之逆顺，祛逐有过，补虚泻实，则万举万痊。若夫经脉之源而不知，邪气所在而不辨，往往病在阳明，反攻少阴；疾在厥阴，却和太阳；遂致贼邪未除，本气受弊，以此推之，经脉之理不可不通也。

——金·何若愚《子午流注针经·卷上·流注经络井荣图说》

【提要】 本论主要阐述经络气血流注为刺法之源、针术大要，要知其流、注、开、阖。

刘完素 原脉论※

脉为血之府，而明可见焉。血之无脉，不得循其经络部分，周流于身，滂派奔迫，或散或聚。气之无脉，不能行其筋骨脏腑上下，或暴或蹶。……脉字者，从肉从永从辰从血，四肢百骸，得此真元之气，血肉筋骨爪发荣茂，可以倚凭而能生长也，长久永固道，故从肉从永者是也。从辰从血者，巡之如水分流而布遍周身，无有不通也。《释名》曰：脉，脉幕也。如幔幕之遮复。幕、络一体之形，导太一真元之气也。……元气者无器不有，无所不至，血因此而行，气因此而生，故荣行脉中，卫行脉外，瞻之在前，忽然在后，而不匮者，皆由于脉也。分而言之，曰气曰血曰脉。统而言之，惟脉运行血气而已。

——金·刘完素《素问病机气宜保命集·卷上·原脉论第二》

【提要】 本论主要从"脉"的文字解析及气血运行原理，阐述"脉"的含义及作用。

滑 寿 手足阴阳流注※

络脉传注，周流不息。（络脉者，本经之旁支，而别出以联络于十二经者也。本经之脉，由络脉而交他经；他经之交，亦由是焉。传注周流，无有停息也。夫十二经之有络脉，犹江汉之有沱潜也。络脉之传注于他经，犹沱潜之旁导于他水也。是以手太阴之支者，从腕后出次指端，而交于手阳明。手阳明之支者，从缺盆上夹口鼻，而交于足阳明。足阳明之支者，别跗上，出大指端，而交于足太阴。足太阴之支者，从胃别上膈，注心中而交于手少阴。手少阴则直自本经少冲穴，而交于手太阳，不假支授，盖君者出令者也。手太阳之支者，别颊上至目内眦，而交于足太阳。足太阳之支者，从膊内左右别下合腘中，下至小指外侧端，而交于足少阴。足少阴之支者，从肺出，注胸中而交于手厥阴。手厥阴之支者，从掌中循小指次指出其端，而交于手少阳。手少阳之支者，从耳后出，至目锐眦而交于足少阳。足少阳之支者，从跗上入大指爪甲、出三毛而交于足厥阴。足厥阴之支者，从肝别贯膈，上注肺而交于手太阴也。）

故经脉者，行血气，通阴阳，以荣于身者也。（通结上文，以起下文之义。经脉之流行不息者，所以运行血气，流通阴阳，以荣养于人身者也。不言络脉者，举经以赅之。）

——元·滑寿《十四经发挥·手足阴阳流注篇》

【提要】　本论主要阐述"络脉传注，周流不息"，指出络脉是经脉之旁支，可以沟通他经，以促进经脉气血的循环流通。

汪　机　经络、经隧行气血※*

或曰：针灸当明经络，可晓以否？

曰：直行者，谓之经。经有十二，所以行血气，通阴阳，以荣于身者也。其始从中焦，注手太阴、阳明，阳明注足阳明、太阴，太阴注手少阴、太阳，太阳注足太阳、少阴，少阴注手厥阴、少阳，少阳注足少阳、厥阴，厥阴复注手太阴也。（此则荣气之行也。然卫气昼但行于阳而不行于阴，夜但行于阴而不行于阳，不与荣同道，不与息数同应。）

又曰：五脏之道，皆出于经隧，以行气血。气血不和，百病乃变化而生，是故守经隧焉。（隧，潜道也。经脉行而不见，故谓之经隧。）旁出者，谓之络。（经之横支，交接别经者。）十二经有十二络，（如太阴属肺，络大肠；手阳明属大肠，络肺之类。）兼阳跷络、阴跷络、脾之大络，为十五络也。皆从十二经之所始，转相灌溉，朝于寸口、人迎也。又曰孙络。（小络也。经脉为里，支而横者为络，络之别者为孙络。又曰：节之交，三百六十五会者，络脉之渗灌诸节者也。节者，神气之所游行出入者也，非脾肉筋骨也。）

……

或曰：经病亦有宜刺者乎？

经曰：……肾病，实则腹大胫肿，喘咳，身重，寝汗，憎风；虚则胸中痛，大小腹痛，清厥，意不乐。取其经少阴、太阳血。（注云：凡刺之道，虚补实泻，不虚不实，以经取之，是谓得道。经络有血，刺而去之，是谓守法。犹当揣形定气，先去血脉，而后乃调有余不足也。）

——明·汪机《针灸问对·卷上》

【提要】　本论阐述针灸当明经络的道理，主要从经络具有的功能、经络体系的构成、经病宜所刺等角度和内容来说明内容。

❧ 杨　珣　经络流注※* ❧

[经者，径也。脉（莫句切），血脉。脈（籀文亦同），《说文》曰：血理之分，邪行体者。《释名》曰：脉，幕也，幕络一体也。盖人禀天真之气，运行荣卫于周身，出入脏腑，循环无已者，脉也。又行荣血之脉道也。故《灵枢经》曰：经脉者，行血气，通阴阳，以荣于身也。《素问·脉要精微论》曰：脉者，血之府。启玄子注云：府，聚也。言血之多少皆聚于经脉之中。正谓此也。手足有三阴脉者，太阴、少阴、厥阴是也。手足各有三阳脉者，太阳、少阳、阳明是也。总以会集手足三阴三阳之脉，以合为十二经脉也。

……《灵枢经·脉度篇》云：手之六阴，手之六阳，盖从其左右言之也。《难经·二十三难》曰：手三阳之脉从手至头，长五尺，五六合二丈；手三阴之脉从手至胸中，长三尺五寸，三六一丈八尺，五六三尺，合二丈一尺；足三阳之脉从足至头，长八尺，六八四丈八尺；足三阴之脉从足至胸，长六尺五寸，六六三丈六尺，五六三尺，合二丈九尺；人两足蹻脉从足至目长七尺五寸，二七一丈四尺，二五一尺，合一丈五尺；督脉、任脉各长四尺五寸，二四八尺，二五一尺，合九尺。凡脉长一十六丈二尺也。络脉传注，周流不息者，《灵枢经·脉度篇》曰：此气之大隧也。经脉为里，支而横者为络，络之别者为孙络。《习医直格》曰：络为正经脉道旁小络，如支络、孙络之类也。皆运行气血之脉道，各宗于本经焉。传者，转也，转而相传也。注者，灌注也。周者，周遍也。流者，水行也。息者，止也。如手太阴之脉传于手阳明之经，转相传注，至足厥阴复传于手太阴，如水之行流灌注。经络周遍一身，运行不止，如环无端，终而复始。故曰：经脉者，行血气，通阴阳，以荣于身者也。]

——明·杨珣《针灸集书·卷下·经络起止腧穴交会图解》

【提要】　本论主要阐述经脉的内涵、长度，及气血流注的相关内容。认为《灵枢》"经脉者，行血气"与《素问·脉要精微论》"脉者，血之府"，均是表达经脉的功能；络脉也是运行气血之脉道。

❧ 李　梴　经络之功※* ❧

经十二，络十五，凡二十七，气血相贯，无有休息……人有经脉。宿，谓二十八宿。度，谓天之三百六十五度也……经脉者，谓手足三阴三阳之脉……气卫于外，以充皮肤；血荣于中，以营经络。周一体而无间，应漏水百刻而不违，一日一夜，一万三千五百息，乃平人之常也。察阴阳，决生死，虽经络流注，如环之无端，岂能逃于脉之三部耶……

——明·李梴《医学入门·卷首·天地人物气候相应说》

【提要】　本论主要阐述经络具有行气血而联系周身的重要功能，因此对于诊脉察病、分析病变有重要意义。

❧ 马　莳　五十营论※ ❧

黄帝曰：余愿闻五十营奈何？岐伯答曰：天周二十八宿，……故五十营备，得尽天地之寿矣，凡行八百一十丈也。［此篇详言经脉之行，昼夜有五十度之数也。营者，运也。五十营者，谓五十度也。经脉之行于昼者二十五度，行于夜者二十五度，故曰五十营。伯言人身经脉之行，上合于天星之度，下合于漏水之下者也。天周二十八宿，即角亢氐房心尾箕，斗牛女虚危室壁，奎娄胃昴毕嘴参，井鬼柳星张翼轸也。……人之脉气，其昼夜一周亦合此一千八分之数，而日之所行者，已周二十八宿，（义详下文。）正以人之经脉上下升降，凡左右前后共二十八脉。盖十二经有十二脉，而左右相同，则为二十四脉，加以阳跷、阴跷、督脉、任脉，其计二十八脉。其脉总计长短之数，凡手之三阴三阳、足之三阴三阳、两跷督任，周身共有一十六丈二尺，（见后《脉度篇》。）上应天之二十八宿，下应漏水百刻，以分为昼夜运行之度也。］

——明·马莳《灵枢注证发微·五十营》

【提要】　本论主要阐释经脉长度、一昼夜营气运行周数，其数目规定以应天及计量方法等。

李中梓　脉为气血之神^{※*}

（按：审病察脉，以决死生，非指下了然，将安所凭借乎！深慨世医不知脉为何物。若以为气乎，而气为卫，卫行脉外，则知非气矣。若以为血乎，而血为营，营行脉中，则知非血矣。若以为经隧乎，而经隧实繁，则知非经隧矣。然则脉果何物耶？余尝于此深思，久而始悟其微。古之衇字，从血从辰，谓气血流行，各有分派而寻经络也。今之脉字，从肉从永，谓胃主肌肉，气血资生而永其天年也。夫人之生，惟是精与神而已。精气即血气，而神则难见也。人非是神，无以主宰血气，保合太和，流行三焦，灌溉百骸，故脉非他，即神之别名也。神超乎气血之先，为气血之根蒂，善乎！华元化曰：脉者，气血之先也。气血之先，非神而何？然神依于气，气依于血，血资于谷，谷本于胃，所以古之论脉者云：有胃气则生，无胃气则死。东垣亦曰脉贵有神，正指胃气言也。是知谷气充则血旺，血旺则气强，气强则神昌，神之昌与否，皆以脉为征兆。故脉也者，实气血之先也。先也者，主宰乎气血之神也。脉即神之别名，此千古未剖之疑义也，特表而出之。）

——明·李中梓《诊家正眼·卷一·脉之名义》

【提要】　本论主要阐述脉之名义，指出诊脉之脉即是经脉之脉，其非气、非血、非经隧，而为主宰气血之神；提出"神根于气，气据于血，血资于谷，谷本于胃"，胃气为脉道之根，脏腑之本。

施　沛　经络功能概说[※]

夫人之一身，有经脉十二，络脉十五，虽曰二十七气相随上下，总之本一脉尔。凡人手足，各有三阴三阳，分为十二经。手之三阴，从脏走至手；手之三阳，从手走至头；足之三阳，从头下走至足；足之三阴，从足走入腹。其气常以平旦始，从中焦注手太阴阳明，阳明注足阳明太阴，太阴注手少阴太阳，太阳注足太阳少阴，少阴注手心主少阳，少阳注足少阳厥阴，厥阴复还注手太阴，如环无端。然每经必繇别络以传注他经。别络者，从本经之旁支以联络于十二经者也，更有任督二络并脾之大络，共十五焉。至于二十七气之外，又有奇经八脉，尤夫沟渠盈溢，流入湖海，诸经所不能拘也。故冲为十二经之海，督为阳脉之海，任为阴脉之海，尤诸脉所会归也。

——明·施沛《经穴指掌图·经络总说》

【提要】 本论对经络基本知识内容进行了概括，包括：经经系统组成、走向、气血流注、奇经八脉基本内涵等。指出：①经脉十二、络脉十五本是一脉。②经络系统各个组成部分皆有分工协调，如十二经别络旁支以联络诸经等。

张志聪 五十营※

黄帝曰：余愿闻五十营奈何？岐伯答曰：天周二十八宿，宿三十六分，人气行一周，千八分，日行二十八宿。人经脉上下、左右、前后二十八脉……凡行八百一十丈也。

（此篇论宗气营气循行于脉中，循脉度之十六丈二尺，应呼吸漏下而为五十营也。……按：《邪客篇》曰：宗气积于胸中，出于喉咙，以贯心脉而行呼吸焉。营气者，泌其津液，注之于脉，化而为血，以营四末，内注五脏六腑，以应刻数焉。此宗气上贯于心主之脉，偕营气营行于脉中，以应呼吸漏下者也。《五味》篇曰：谷始入于胃，其精微者，出于胃之两焦，以溉五脏，别出两行营卫之道，其大气之抟而不行者，积于胸中，命曰气海，出于肺，循喉咙，故呼则出，吸则入。夫肺主气而主皮毛，人一呼则八万四千毛窍皆阖，一吸则八万四千毛窍皆开。此宗气之散于脉外之皮毛，而行呼吸者也。故所谓交通者，谓皮肤经脉之宗气，外内交通，而并行一百刻之数也。夫天主气，地主血脉，故五十营而外内之气行周备，斯得尽天地之寿矣。凡经脉外内之宗营，皆行八百一十丈也。）

——清·张志聪《灵枢集注·五十营》

【提要】 本论主要从宗气角度阐释"五十营"。指出"皮肤经脉之宗气，外内交通"，偕营气行于脉，如此呼吸、脉动而成气行五十营。

王宏翰 经络之血运周身※

夫人身大小诸血络，散结周身，其根皆生发于肝，其本性之德亦在肝。带黄白黑液，同红液灌溉于血络，此为一分。养周身之肢体者也，更以一分。从肝带三液以至心，心细炼为甚热至纯之血，并生活至细之德，流灌于脉络，以运周身。而脉络之根与血同生发于心者也，脉经分绕周身之肢体，俱贴于血络之下。血络与脉经各有本络，各有相别之血也。

问：血络之血，运行周身者可见。脉经之血，运行周身于血络之下者不可见。何也？曰：脉经之本性本用，较之血络，脉经尤高，其覆掩之也，有皮肉与血络三重。且脉经之纯血，与生活至细之德，均为甚热，必脉经贴于血络之下，则血络之血受脉经血之甚热；乃不凝，故可运行于周身。不然，血体重，凝滞不行矣。今血出肤，未有不冻者，是知血络之血，必藉脉经血之甚热以行周身也。脉经之血，较肝血更精粹，故甚热甚纯须甚生活，盖由来之所以然，为甚热耳，其体性如火之迅烈也。

或问：大小脉经，何以必分周身之上下？曰：脉络大根生于心，犹血经之根在肝，上生下生，分为二焉，一由心下分，分于左右至足；一由心上分，分以至头，尽贴于血络之下，绕行周身，使生活至细之德，与血络养补之血，俱运行不少凝止。且以甚热之血，与生活至细之德，至脑内更细炼之，即变为动觉至细之质之德也。心之本性甚热甚烈，试以初杀牛羊之内，探手试之，其心如火。心内有二小包孔，一左一右，二孔中以坚肉成壁，以为左右孔之界。

——清·王宏翰《医学原始·卷二·脉经之血由心炼论》

【提要】 本论旨在阐明脉经之血由心所炼。论中指出：①人身大小诸血络，其根皆生发于肝。②脉经之血体性如火之迅烈，不会凝固，故可运行于周身。③甚热之血，与生活至细之德，至脑内更细炼之，即变为动觉至细之质之德。

李学川 论以寅时定为肺经※

人一呼脉行三寸，呼吸定息，脉行六寸。一日一夜，凡一万三千五百息，脉行八百一十丈。每刻一百三十五息，每时八刻，计一千八十息，脉行六十四丈八尺，营卫四周于身。十二时九十六刻，计一万二千九百六十息，脉行七百七十七丈六尺，为四十八周身。刻之余分，得五百四十息，脉行三十二丈四尺，为二周于身。总之，为五十度周身，八百一十丈脉，合一万三千五百息也。故《五十营》篇曰：二百七十息，气行十六丈二尺一周于身。此经脉之常度也。而《子午流注针灸》等书因人身经脉之行，始于水下一刻，遂以寅时定为肺经，以十二时挨配十二经而为之歌曰：肺寅大卯胃辰宫，脾巳心午小未中，膀申肾酉心包戌，亥三子胆丑肝通。继后张世贤、熊宗立复为分时注释，殊不知纪漏者，以寅初一刻为始，而经脉运行之度起于肺经，亦以寅初一刻为纪，故首言水下一刻，而一刻之中气脉凡半周于身矣，焉得有大肠属卯时，胃属辰时等次也。且如手三阴脉长三尺五寸，足三阳脉长八尺，手少阴厥阴左右俱止十八穴，足太阳左右一百三十四穴，此其长短多寡，大相悬绝。安得按时分发，其失经旨远矣。

——清·李学川《针灸逢源·卷四·经穴考正·十二经络次序（十四经发挥）》

【提要】 本论根据《内经》中的经脉随呼吸气行多少之论，批判经气按时分配的观点。认为经脉营运之度起于肺经，亦以寅初一刻为纪。

王清任 经络是气管、血管※

（脉之形，余以实情告后人。若违心装神仙，丧天良评论，必遭天诛。）

气府存气，血府存血。卫总管由气府行周身之气，故名卫总管。荣总管由血府行周身之血，故名荣总管。卫总管体厚形粗，长在脊骨之前，与脊骨相连，散布头面四肢，近筋骨长，即周身气管。荣总管体薄形细，长在卫总管之前，与卫总管相连，散布头面口肢，近皮肉长，即周身血管。气在气府，有出有入，出入者，呼吸也。目视耳听，头转身摇，掌握足步，灵机使气之动转也。血自血府入荣总管，由荣总管灌入周身血管，渗于管外，长肌肉也。气管近筋骨生，内藏难见；血管近皮肉长，外露易见。气管行气，气行则动；血管盛血，静而不动。头面四肢按之跳动者，皆是气管，并非血管。如两眉棱骨后凹处，俗名两太阳，是处肉少皮连骨，按之跳动，是通头面之气管。两足大指次指之端，是处肉少皮连骨，按之跳动，是通两足之气管。两手腕横纹高骨之上，是处肉少皮连骨，按之跳动，是通两手之气管。其管有粗有细，有直有屈，各人体质不同。胳膊肘下，近手腕肉厚，气管外露者短；胳膊肘下，近手腕肉薄，气管外露者长。如外感中人，风入气管，其管必粗，按之出肤；寒入气管，管中津液必凝，凝则阻塞其气，按之跳动必慢；火入气管，火气上炙，按之跳动必急。人壮邪气胜，管中气多，按之必实大有力；人弱正气衰，管中气少，按之必虚小无力。久病无生机之人，元气少，仅止上行头面两手，无气下行，故足面按之不动。若两手腕气管上，按之似有似无，或细小如丝，或指下微微乱动，或按之不动，忽然一跳，皆是气将绝之时。此段言人之气管，生平有粗细、曲直之不同。管有短长者，因手腕之肉有薄厚也；按之大小者，虚实也；跳动之急慢者，寒火之分也。

前所言，明明是脉，不言脉者，因前人不知人有左气门、右气门、血府、气府、卫总管、荣总管、津门、津管、总提、遮食、珑管、出水道在腹是何体质，有何用处。论脏腑、包络，未定准是何物，论经络、三焦，未定准是何物，并不能指明经络是气管、血管。论脉理，首句便言脉为血府，百骸贯通。言脉是血管，气血在内流通，周而复始。若以流通而论，此处血真能向彼处流，彼处当有空隙之地，有空隙之地，则是血虚，无空隙之地，血流归于何处？古人并不知脉是气管，竟著出许多脉诀，立言虽多，论部位一人一样，并无相同者。

——清·王清任《医林改错·上卷·气血合脉说》

【提要】 本论从人体解剖角度，阐释中医"脉""经络"等概念，提出"卫总管""荣总管"等新概念，认为"经络是气管、血管"，指出"气管行气，气行则动；血管盛血，静而不动"。

唐容川 经脉为脏腑气化之路径※

经脉者，脏腑气化之路径也。故既明气化，又须知经脉行止之地。其穴道详《灵枢》《针灸铜人图》及各医书，为针灸疮伤所必知，兹不详论，只引大概，指明经脉所过，亦以阐气化之迹而已矣。西医剖割人而视之，图出形象，自谓精矣，然不能分出经络穴道，是以虽精反粗。中国针灸惜少传人，其精妙岂剖割卤莽之为哉？

手太阴肺之脉，起于中焦，……由合谷，而上大指内侧，此肺脉之行止，即其气化所往来。观针灸治病，全取经脉而脏腑以治，可知经脉之所系非轻矣。

肺脉起于中焦，不止一脉，始如散丝，上循胃口，入肺，合总为一脉。出中府穴，上云门穴，走腋下，至肘中约横纹，为尺泽穴，有动脉，至寸口为诊脉之所。至鱼际则脉又散如丝，故不见上鱼际，至大指内侧之少商穴，为金气所发泄也。观肺脉散而后合，至鱼际又散。凡各种之脉，隐见皆如此，足见脉道非洋人所谓之脑筋，亦非但是血管。惟洋医言另有自和脑经，或与气管会，或与血管会，或里结脑筋，或串连脏腑，与《内经》经脉相似，但洋医不能纪别，惟《内经》分别经脉穴道，至精悉也。

手阳明大肠脉，起大指次指之端，出合谷，行曲池，上肩，贯颊，夹鼻孔，下齿，入络肺下膈属大肠。

大肠是肺之腑，故大肠经脉亦与肺经相为表里。肺脉起大指内侧，大肠经亦起于大指之端，而其支又起于次指之端者，以见同源异流之义耳。合谷俗名虎口，皆肺脉交会之所也。三阴经行肘内，三阳经行肘外，手阳明经由合谷上行至曲池，上肩，贯颊，挟鼻孔。鼻孔者，肺之窍也。大肠者，肺之腑也。肺脏开窍于鼻而腑之经脉即上夹于鼻，脏腑之相应何其巧也。下齿，入络肺，尤其气化所禀承者。由肺下膈，属于大肠，知经脉与肺相贯之故，即知大肠全秉肺之气化矣。凡经脉皆出于脏腑而手之三阴三阳，论穴者均由手起，不过便于数穴耳，实则先有脏腑而后生出经脉。

……

在血管也，西医名管，而《内经》则名为脉。《内经》云：营行脉中，营周于身，心之合脉也，即是西医之说矣。但西医不能分别各脏各有经脉，只将众脉管皆属于心，而不知手少阴心又有专属之脉也，出心系，下膈络小肠，心所以与小肠相表里也；复上肺，心主血，肺主气，营卫之交会全在于此。西医谓回血受炭气，皆变紫色，递至总回管，得肺气呼出，则炭气散而紫血复变为赤，仍入心，由右房，递左房而后出也，《内经》言少阴心脉，复上肺，便是大会于肺之路矣，又出腋下肘，入小指之内，其支者，上挟咽，故少阴有咽痛症。

心脉之用事，在下络小肠，为生血运血之路道；其支者，上夹咽，上系目系，此最主气化处也；至于出腋下极泉穴，循肘抵掌后骨际，为神门穴，终于小指内侧，为少冲穴，数穴皆经脉之枝叶也。言针灸者但论外之经穴，而言气化者则其内之路道为犹重也。

——清·唐容川《中西汇通医经精义·上卷·十二经脉》

【提要】 本论主要阐述经脉为脏腑气化之路径，非西医所谓"脑筋"，亦不是血管。指出《内经》"分别经脉穴道"，而非所有脉管皆属心。强调指出"言针灸者但论外之经穴，而言气化者则其内之路道为犹重也"。

唐容川 经脉血脉论**

经脉者，所以行血气而荣阴阳，濡筋骨，利关节者也。

《内经》名脉，西医名管，其实一也。西医详绘管窍，然不能分出经名，不知十二经与奇经八脉，达于周身，以行血气，使内阴外阳、筋骨关节无所不周，病则按经施治，自然得效。经脉以行气血，则不得单指血管言也。按西医有脉鞘，是连膜或筋膜包裹脉管、回管、脑筋不等。《内经》所谓经脉，亦非西医所能尽见，比如督脉是行气者也，比如任脉是行血者也，二脉已显然不同，安得执西说之死法以衡之。

……

此西医脉管图，只是血营运行而出之管，非回血管也。西人执此，辨中国十二经脉及奇经八脉，以为无其事也，《医林改错》亦谓经脉无凭，不知彼皆剖割死人，安能复辨经穴？且经道非血管也，故《内经》言某经多血少气，某经多气少血，足见经道统血气而言，不得以血管气管当之也。西医言人，别有自和脑筋随各脏腑而异用，或包筋，包骨，包血管，包气管，或散或合。西医此说似即《内经》所言之经道，惜西人不通华文，于《内经》未深考也。况任脉专主血，督脉专主气，安得以血管当经脉之说哉。

——清·唐容川《中西汇通医经精义·下卷·全体总论》

【提要】 本论主要阐述经脉内涵、原理及与西医脉管之间的关系。指出经脉以行气血，不单指西医血管而言；督脉行气，任脉行血。批判西方人否认十二经脉与奇经八脉之存在及《医林改错》以解剖寻找经脉的方法错误。

◆ 叶 霖 经脉血气论*

[脉者，血中之气也，经言营气，取运行于中之义。西医言食入于胃至小肠，皆有微丝管吸其精液，上至颈会管，过肺入心左上房，（心体中空，四壁嶙峋，或凹或凸，中有直肉隔之，故称左房右房；左右半截，又有横肉间之，以分上下，筋丝数条牵连，故自能开阖，以应呼吸也。）化赤为血，此即清者为营也。其血从左上房落左下房，入总脉管，由脊之膂筋，循行经脉之间，一日夜五十度周于身，尽八百十丈之脉道，以应呼吸。漏下者，营气也。若夫卫气，取卫护于外之义。经脉中之血气，由脉管之尾出诸气街，入微丝血管（经谓孙络者是也），与阳明之悍气（人之饮食，五味杂投，奚能无毒，西医谓之炭气者此也）相合，散布通体皮腠之间，充肤热肉，淡渗毫毛，此即浊者归卫也。脉管之赤血，既入微丝血管，合阳明悍气，则其色渐变渐紫（西医因其有毒，谓之炭气），散布遍体，渐并渐粗，而接入回血管（经谓络脉者是也）之尾，血入回血管，内而脏腑，外而经脉并脉管，交相逆顺而行。外行经脉者，有阴阳之别，一支浮于肌腠之上，一支沉于分肉之间，即阳络行于皮表，阴络行于皮里，而皆与脉管偕行，经言营行脉中，卫行脉外者是也。回血管内外行遍，入总回管，至心右上房，落右下房，递入于肺，呼出悍气，吸入生气，其血复化为赤，入心左上房，阴阳相贯，如环无端者，此之谓也。然气中有血，血中有气，气与血不可须臾之相离，乃阴阳互根，自然之理也。……出诸气街，合阳明悍气，缠布周身之血气，昼夜行一周者，如日随天道，绕地环转，其行迟，故人与天地参也。行阴行阳者，阴络阳络中血气随经脉偕之卫气也。至若外邪袭入，热伤气，寒伤血，当责诸孙络缠布周身之卫气。伏气内发，当责诸络脉中之卫气。浮于脉外者，可刺之以泄其气；沉于脉内者，宜急攻以杀其毒。诊脉察病，当责诸运气脉管之营气。盖血入心之上房，落下房，过总脉管，皆开阖声与呼吸相应，故可候脉之动数，而西医听声以辨心疾，亦取乎此。]

——清·叶霖《难经正义·一难》

【提要】 本论从中西医两个角度，阐释经脉血气运行的方式、规律。其类比的主要观点有：①西医的微丝血管即是中医的孙络。②"阳明悍气"即是西医之炭气。③中医气血循环之理与西医血液循环类同。基于西医的解读，对经脉运行气血提出的主要见解有：外行经脉有阴阳之别，阳络行皮表，阴络行皮里，均与脉管、卫气偕行；病邪浮于脉外的可刺之表以泄气，沉于脉内的宜急攻内以杀毒。

◆ 叶 霖 脉中血气论*

[按：脉乃血中之气，谓之营气，西医言谷食入胃，其精液及至颈，过肺奉心，化赤为血，应呼吸，行脉道。即《灵枢·营气篇》云：营气之道，内谷为宝，谷入于胃。乃传之肺，流溢于中，布散于外，精专者行于经隧，常营无已，终而复始者是也。盖藏气者，不能自至于手太阴，必因于胃气，乃至于手太阴，是左右寸口，虽属于肺，而皆有阳明胃气，鼓舞其间，故胃为脉之根，肺为脉之干也。《素问·脉要精微论》云：阴阳不相应，病名曰关格。《六节脏象论》

以人迎一盛至四盛以上为格阳，寸口一盛至四盛以上为关阴。而《灵枢》始终、禁服诸篇，亦以人迎四盛，且大且数，名曰溢阳，溢阳为外格。脉口四盛，且大且数，名曰溢阴，溢阴为内关不通，死不治。人迎与太阴，脉口俱盛四倍以上，命曰关格。关格者，与之短期，此人迎寸口，指结喉两旁人迎，太渊、经渠间之寸口而言也。越人既独取寸口，不诊十二经动脉，无取乎结喉之人迎。]

——清·叶霖《难经正义·三难》

【提要】　本论阐释脉诊之脉气的来源、运行规律，指出《难经》独取寸口与《内经》脉诊方法之异。

叶　霖　脏腑经脉之血气生死出入^{*}

（按：《灵枢·本输篇》论井荥输经合甚详，欲求脏腑经脉之血气生死出入者，不可不知也。其义以营卫气血，皆生于胃腑水谷之精，营行脉中，卫行脉外，血行脉中，气行脉外。然血中有气，气中有血，阴阳互根，不可相离。是脉内之血气，从气卫而渗灌于脉外；脉外之气血，亦从孙络而溜注于络中，外内出入之相通也。五脏内合五行，故其俞五，六腑外合六气，故其俞六。盖六气生于五行，而有二火也。人身十二经脉，合六脏六腑之十二大络，及督脉之长强，任脉之尾翳，脾之大包，凡二十七脉之血气，出入于手足指之间，所出为井，所溜为荥，所注为输，所行为经，所入为合。此二十七脉之血气，从四肢通于脏腑，而脏腑中之血气，又从经脉缪处通于孙络，而溜于络脉，交相逆顺而行，外而皮肤，内而经脉者也。夫经脉有三百六十五穴会，络脉有三百六十五穴会，孙络亦有三百六十五穴会，经脉宽大，孙络窄小，经脉深而络脉浅，故黄帝有五脏之所溜处，阔散之度，浅深之状，高下所至之问也。西医言过心化赤之血，由脉管行遍，散诸微丝管，由微丝管之尾，渐并渐粗，入回血管，血入回血管，其色变紫，与脉管交相逆顺而行，至总回管，过心入肺，呼出炭气，吸入养气，复化为赤血者，即此义也。）

——清·叶霖《难经正义·六十四难》

【提要】　本论主要阐释脏腑经脉血气出入运行，指出脏腑经脉血气循环，与西医血液循环有着相似的机理。

王居易　经络气化概要^{*}

经络气化是指在经络系统中发生的阳气与阴精的转化运动，或曰在经络系统中发生的所有的物质与功能运动。包括津血等营养物质的输布，代谢废物的排泄，阳气的鼓动，以及阴阳的转化消长，对生命活动的各种反馈调节等。作为整个人体生命活动的重要组成部分，经络系统的气化运动是和脏腑的功能活动相承续、相协同的。经络与脏腑，在结构和功能上的有机结合，一方面保证了整个人体（内而脏腑，外而皮肉）都能够保持正常的生命活动；另一方面也为医生提供了相对稳定的、便利的、特异性的诊治途径。

经络气化的基本内容，也即经络的基本生理，可以看作是脏腑生理在经络系统的延续和补充。具体而言在于两个方面，一是经络与脏腑气化相承续；二是经络与脏腑的分工和协同。

——王居易《经络医学概论》

【提要】 本论将经络的生理功能称为经络气化，主要指经络系统中阴阳的转化运动，是脏腑功能的延续和补充。经络与脏腑在结构和功能上是有机结合的。

1.5 经络病候

《素问》 足阳明病候※

黄帝问曰：足阳明之脉病，恶人与火，闻木音则惕然而惊，钟鼓不为动，闻木音而惊何也？愿闻其故。岐伯对曰：阳明者胃脉也，胃者土也，故闻木音而惊者，土恶木也。

帝曰：善。其恶火何也？岐伯曰：阳明主肉，其脉血气盛，邪客之则热，热甚则恶火。帝曰：其恶人何也？岐伯曰：阳明厥则喘而悗，悗则恶人。帝曰：或喘而死者，或喘而生者，何也？岐伯曰：厥逆连脏则死，连经则生。

帝曰：善。病甚则弃衣而走，登高而歌，或至不食数日，踰垣上屋，所上之处，皆非其素所能也，病反能者何也？岐伯曰：四支者，诸阳之本也，阳盛则四支实，实则能登高也。帝曰：其弃衣而走者何也？岐伯曰：热盛于身，故弃衣欲走也。帝曰：其妄言骂詈，不避亲疏而歌者何也？岐伯曰：阳盛则使人妄言骂詈不避亲疏，而不欲食，不欲食故妄走也。

——《素问·阳明脉解》

【提要】 本论根据足阳明经脉的特性，结合五行，分析足阳明病候。要点如下：①闻木音而惊：木克土（胃）；②恶火：血气盛；③恶人：阳明厥则喘而悗；④登高：阳盛则四肢实；⑤弃衣而走：热盛于身；⑥妄言骂詈：阳盛。

《难经》 手足三阴三阳气绝候*

二十四难曰：手足三阴三阳气已绝，何以为候，可知其吉凶不？

然，足少阴气绝，即骨枯。少阴者，冬脉也，伏行而温于骨髓。故骨髓不温，即肉不著骨，骨肉不相亲，即肉濡而却，肉濡而却，故齿长而枯，发无润泽，无润泽者，骨先死，戊日笃，己日死。

足太阴气绝，则脉不荣其口唇。口唇者，肌肉之本也。脉不荣，则肌肉不滑泽，肌肉不滑泽，则肉满，肉满则唇反，唇反则肉先死，甲日笃，乙日死。

足厥阴气绝，即筋缩引卵与舌卷。厥阴者，肝脉也。肝者，筋之合也。筋者，聚于阴器而络于舌本。故脉不荣，则筋缩急。筋缩急，即引卵与舌，故舌卷卵缩，此筋先死。庚日笃，辛日死。

手太阴气绝，即皮毛焦。太阴者，肺也，行气温于皮毛者也。气弗荣，则皮毛焦。皮毛焦则津液去，津液去即皮节伤，皮节伤则皮枯毛折，毛折者则毛先死。丙日笃，丁日死。

手少阴气绝，则脉不通，脉不通则血不流，血不流则色泽去，故面色黑如梨，此血先死。壬日笃，癸日死。

三阴气俱绝者，则目眩转，目瞑；目瞑者为失志，失志者则志先死，死即目瞑也。

六阳气俱绝者，则阴与阳相离。阴阳相离则腠理泄，绝汗乃出，大如贯珠，转出不流，即气先死。旦占夕死，夕占旦死。

——《难经·二十四难》

【提要】　本论主要阐述手足三阴三阳脉的气绝表现，及预后吉凶。

张介宾　经脉是动病※*

黄帝曰：肺，手太阴也，是动则病肺胀满，膨膨而喘咳（动言变也，变则变常而为病也。如《阴阳应象大论》曰：在变动为握为哕之类，即此之谓。肺脉起于中焦，循胃口，上膈属肺，故病如此。按《至真要大论》列此肺病于少阴司天之下，以热淫所胜，火克金也；详运气类二十五，下同。膨音彭。）……是主肺所生病者（手之太阴，肺所生病也。按《二十二难》曰：经言是动者气也，所生病者血也。邪在气，气为是动。邪在血，血为所生病。气主呴之，血主濡之。气留而不行者，为气先病也；血壅而不濡者，为血后病也。故先为是动，后所生。观此以是动为气，所生为血，先病为气，后病为血，若乎近理。然细察本篇之义，凡在五脏，则各言脏所生病；凡在六腑，则或言气或言血，或脉或筋，或骨或津液，其所生病，本各有所主，非以血气二字统言十二经者也。《难经》之言，似非经旨。）

……是主津液所生病者（大肠与肺为表里，肺主而气而津液由于气化，故凡大肠之或泄或秘，皆津液所生之病，而主在大肠也。）

——明·张介宾《类经·卷十四·疾病类·十、十二经病》

【提要】　本论主要阐释经脉是动病的有关内涵，指出《难经》以血气解释经脉是动、所生病，非《内经》之旨。

张志聪　经脉与经脉病候※*

肺手太阴之脉，起于中焦，……盛者寸口大三倍于人迎，虚者则寸口反小于人迎也。（曰肺曰脉者，乃有形之脏腑经脉。曰太阴者，无形之六气也。血脉内生于脏腑，外合于六气。以脉气分而论之，病在六气者，见于人迎气口，病在气而不在脉也。……病在脏腑者，病在内而外见于脏腑所主之尺寸也。合而论之，脏腑经脉，内合五行，外合六气，五六相得而各有合也，故曰肺手太阴之脉，概脏腑经脉阴阳之气而言也。

此篇论荣血荣行脉中，始于手太阴肺，终于足厥阴肝。腹走手而手走头，头走足而足走腹，环转无端，终而复始。六脏之脉，属脏络腑；六腑之脉，属腑络脏。脏腑相连，阴阳相贯。先为是动，后及所生。是动者，病在三阴三阳之气，而动见于人迎气口，病在气而不在经，故曰盛则泻之，虚则补之，不盛不虚，以经取之。谓阴阳之气偏盛，浅刺绝皮，益深绝皮，以泻阴阳之盛，致谷气以补阴阳之虚，此取皮腠之气分而不及于经也。如阴阳之气，不盛不虚，而经脉不和者，则当取之于经也。所生者，谓十二经脉乃脏腑之所生，脏腑之病，外见于经证也。夫是动者，病因于外；所生者，病因于内。凡病有因于外者，有因于内者；有因于外而及于内者，有因于内而及于外者；有外内之兼病者。本篇统论脏腑经气，故曰肺手太阴之脉。曰是动，曰所生。[眉批：三阴三阳之气，旋转不息，故曰是动；经脉生于脏腑，故曰所生。]治病者当随其所见之证，以别外内之因。又不必先为是动，后及所生，而病证之毕具也。……是动则病肺胀膨膨而喘咳，缺盆中痛，甚，目垂貌，甚则交两手而瞀，此为臂气厥逆之所致。盖三阴三阳之气，各循于手足之经，气逆于外，而病见于内也。所生者，肺脏所生之病，而外见于经证。夫五行之气，五脏所主，而六腑为之合，故在脏则曰主肺、主脾、主心、主肾、主肝，在腑则曰主津、主液、主气、主血、主骨、主筋。此皆脏腑所生之病，而外见于经症也。是主肺所生之病，故咳嗽上气，渴而烦心。肺主气而为水之生原，肺乃心之盖也。胸满，臑臂痛，掌中热，皆经脉所循之部而为病也……）

……

胃足阳明之脉，……盛者人迎大三倍于寸口，虚者人迎反小于寸口也。（……夫气生于阳明，而主于手太阴，故在手太阴手足阳明。[眉批：天气从地而出。]论气之有余不足，在诸经只论是动所生。尚御公曰：手太阴是动则病肺胀膨膨，足阳明是动则恶人与火及贲响腹胀，是病气而及于经脉脏腑也。肺胃大肠所生之病而为气之盛虚，是病脏腑经脉而及于阴阳之气也。盖三阴三阳之气，本于脏腑之五行所生，而外合于六经。）

脾足太阴之脉，……盛者寸口大三倍于人迎。虚者寸口反小于人迎也。（……是动则病气而及于经，从经而及于脏腑，故为舌本强，食则呕，胃脘痛，腹胀诸证。善噫者，脾气上走心为噫。得后与气则快然如衰者，厥逆从上下散也。身体皆重，太阴之气逆也。是主脾所生之经脉病者，舌本痛，盖病太阴之气，则为舌本强，食则呕，气逆之为病也。在脾脏所生之经脉病者，则为舌本痛，食不下，经脉之为病也。气主响之，病在气，故身体皆重。经脉者，所以濡筋骨而利关节，病在血脉，故体不能动摇。此太阴之是动，脾脏之所生。外内出入，而见证之少有别也。脾脉注心中，故烦心，心下急痛。脾家实则为瘕泄水闭黄疸，脏病之在内也。不能卧，强立，膝股内肿，足大趾不用，经病之在外也。此太阴经脉脾脏之病，外内出入之见证也。明乎脏腑阴阳经气出入之理，本经大义，思过半矣。）

……

手太阴气绝，……火胜金也。（此论三阴三阳之气终也。……是人之立形定气。本于五行所生，故曰其生五，其数三，谓生于五行，而终于三阴三阳之数。是以所生病者，脏腑五行之病生于内也；是动者，六气之运动于外而为病也。然是动所生之病，皆终于三阴三阳之气者，脏腑五行之气，本于天之所化，故天气先绝，而后脏腑之气终也。）

——清·张志聪《灵枢集注·经脉》

【提要】 本论旨在阐明十二经命名、循行、病候、脏腑阴阳经气出入之理等。要点如下：①关于《灵枢·经脉》各经脉的命名，以肺手太阴之脉为例——言肺、言脉，是表示有形之脏腑、经脉；言太阴，是表达无形之六气，血脉内生于脏腑，外合于六气，肺手太阴之脉是综脏腑经脉阴阳之气而言。②关于经脉病候之是动、所生病，先为是动，后及所生；是动病因于外，所生病因于内；是动病在三阴三阳之气，在气不在经，所生病生于脏腑，外见于经证。

莫枚士 是动所生病说※

《灵·经脉》十二经皆有是动所生病，《难经》以气、血二字释之，后人不得其解，反以为非。泉谓荣行脉中，卫行脉外，此经以脉为主，自当兼荣卫言。是动者卫也，卫主气，故以气字释是动；所生病者荣也，荣主血，故以血字释所生病，于义甚合。且经于是动，在手太阴云臂厥，足阳明云厥，足太阳云踝厥，足少阴云肾厥，足少阳云阳厥，诸厥皆以卫言；于所生病，则各就其脉所过者，不似是动之或循脉，或不循脉，正以荣有定位故也。其荣卫俱有之症，则两出之，如手太阴之咳喘是也。凡脉病当以此篇为正，余篇及《素问》，则或合脏腑言，或互众经言，言各有当。穷经者当即此篇以究他篇，则病之所属自明，勿执他篇以疑此篇也。

——清·莫枚士《研经言·卷二·是动所生病说》

【提要】 本论主要阐释十二经"是动所生病"的含义。论中指出，《难经》是从气血角度解释"是动所生病"，实际是指荣卫而言。

《经络学说的理论及其运用》 经脉病候※*

每一经脉，除了这些基本内容外，又各有其所主病候，这是围绕着经脉循行路线及其腧穴主治而归纳出来的，是出于症候上的联系和治疗上的联系，经脉循行路线则又是关于这种联系的体现。

十二经脉所主病候是从实际中观察体现的综合，它是十二经脉作纲领而统辖症候的，在症候分类上着指导作用。《灵枢》原文是分为"是动则病"与"是主某所生病"二段来论述的，以后医家对此各有不同的解释。首先应肯定二者之间的一致性，随后去辨别病症的先后、气血、内外等性质，才能免于拘泥。

以十二经脉为纲领而提出了所主病候，它的原则是以"是动""所生"和"气盛""气虚"作为概括病症的纲维。这些病症，是围绕着经脉循行路线及其穴位主治而归纳出来的。……可以看出：经脉之主病，在阴经方面，则以其所属之"脏"为主而加以概括；在阳经方面，则分别提出"津""气""液""血""骨"而加以概括；主要为经脉所过之处的病症。

《灵枢·经脉》篇原文所提出的病候，不过略举大要，示以范例而已，故其所联系的病症还是不够全面的；如有的阳经症候中就提及有关其所属的"腑"症，这应当结合《内经》中的其他篇章作症候分类法而综合考察。

后世医家在临床应用中，根据经络学说结合其他理论，对症候分类方面又有着补充和发展。这些都是经络学说理论指导下所取得的成果。同时，也说明了经络学说并不是脱离治疗实践的理论，而是我们前代的医家通过治疗病所发现的原理，从而发展成为一个理论体系。

——上海市中医学会《经络学说的理论及其运用》

【提要】 本论主要阐述十二经脉所主病候，是一种症候的分类形式，是以十二经脉为纲来划分的；其所主具体病候的来源，则基本是某一经脉循行所过之处的症候，以及该经所属腧穴的主治症候。指出《经脉》篇原文的所主病候，并不是穷尽性的归纳，而是大致的概括。

李 鼎 六阳经不说主腑所生病

为什么六阳经不说主"腑"所生病？

《灵枢·经脉》对各阴经的主病说是主"脏"所生病，如手太阴肺经主肺所生病等，对各阳经却不说主"腑"所生病，而分别主"津、液、气、血、筋、骨"所生病，这是为什么呢？

关于经脉主病所用的字眼，主要是用来概括本经脉所主治的病证。各经所主病证，与其有穴通路的所经部位相一致。早期经脉理论，据帛书《十一脉》所载，还不具有分属脏腑的明确概念，其主病只是直接提出"是某某脉主治其所产（生）病"，也即既无脏腑字眼，也无津、液、气、血、筋、骨等字眼。这些字的加入，使经脉理论更趋完备。可以看出，《灵枢·经脉》是在帛书的基础上进一步系统化了。手、足阴经分属于各"脏"，所主病证适合用"脏"名来概括；手、足阳经分属于各"腑"，却不适合用"腑"来概括所主病证，因而改用"津、液、气、血、筋、骨"等字眼。对这些字应当怎样理解呢？主要应当从各经有穴通路及其主治病证的特点去理解，而不是从脏腑的功能去理解。假如从脏腑功能着眼，似应当联系"脾与胃行其津液"、"肺主气"、"心主血""肝主筋""肾主骨"等理论，而《灵枢·经脉》所说同这些理论是不相合的，因为它们不属于同一概念。既然不能从五脏所主去理解，是否可以从六腑所主去理解呢？有的注家提出"大肠主津"、"小肠主液""三焦主气""胃主血""膀胱主筋""胆主骨"等，即从六腑功能去解释，全面来看，仍然有嫌强合。这是由于不注意"外经"与"内腑"的区分，六阳经主病是以"外经"为主，不以"内腑"为主。外经，就是指各经的有穴通路。其有穴通路所经过的部位大体就是这一经脉的主治范围，也即"是主…和…所生病"。这里是否包括其"腑"病，要看其有穴通路是否经过该"腑"。如手阳经的有穴通路不经过各"腑"，故主病中无"腑病"。足太阳经行身之后，也不经过该"腑"，故主病中也无"腑病"。足少阳经行身之侧，足阳明经行身之前，其有穴通路均经过该"腑"，故二经主病中包括"腑病"。

六阳经中，虽然两经有"腑病"，但也不适合用"腑"来概括所主病证，这是由于"腑"所包括的范围狭窄，不如别的字眼更能概括该经主病范围的特点，这可说是不用"腑"名主病而用"津、液、气、血、筋、骨"主病的理由。当然，这些字的概括意义，只能说是相对的。

《灵枢·邪气脏腑病形》篇中有一句话："中阳则溜于经，中阴则溜于府"，意思是病邪侵犯到阳经，多出现经病；病邪侵犯到阴经，却可出现腑病。这是从另一角度指出了阳经是以外经病为主的道理。至于阴经为什么出现腑病，以及腑病应取用何经穴为主因其不属本题范围，暂不讨论。

——李鼎《针灸学释难》

【提要】 本论指出，《灵枢·经脉》所载经脉病候之中，各阴经的主病说是主"脏"所生病，各阳经却不说主"腑"所生病，而分别主"津、液、气、血、筋、骨"所生病，这个问题一直是经脉病候研究中的疑难之处。对于注家从六腑功能角度的解读，作者认为较牵强，其提出六阳经的主病多为外经病而非腑病。所谓外经病，就是指某一经脉有穴通路所经过部位的病证，用"津、液、气、血、筋、骨"，比用六腑名称更能概括。

《针灸学》　经络的生理功能和病理反应※

第一，生理功能

沟通内外，联系肢体：经络具有联络脏腑和肢体的作用。

运行气血，营养周身：经络具有运行气血，濡养身体的作用。

抵抗外邪，保卫机体：经络还具有抵抗外邪，保护身体的作用。

第二，病理反应

反映病候：由于经络在人体各部分布的关系，如内脏有病时，便可在其相应的经络循行部位出现各种不同的症状和体征。

传注病邪：在正虚邪盛的情况下，经络又是病邪传注的途径。经络病可以传入内脏，反之内脏病亦可累及经络。

——南京中医学院《针灸学（全国高等医药院校试用教材）》

【提要】　本论指出，"经络的生理功能和病理反应"，都是基于经络自身循行特点的角度来论述的；因其沟通联系体内外，无论是经络运行气血、抗御外邪的生理作用，还是反映病候、传注病邪的病理反应，都是基于这一点，生理功能与病理反应是彼此呼应的。

张　吉　经脉病的内在联系※*

根据多年多方面的研究，反复验证，力求完整而系统地反映经脉病的内在联系，并归纳为四个方面：一、本经内循行于本脏（腑）所反映的病候；二、本经外循行于形体、肌表所反映的病候（即外循行线）；三、本经相关脏腑、组织、器官所反映的病候；四、本经的经筋、络脉病候。这样一条经脉从内外、上下、纵横都有联系，才能全面反映经脉的整体性与系统性。

——张吉《经脉病候辨证与针灸论治》

【提要】　本论所言"经脉病"，具有系统的内在联系，比《灵枢·经脉》经脉病候（是动、所生病）涵盖更广。认为不仅有经脉循行体内外相关脏腑或部位的病候，还有与经脉相关的脏腑、器官等病候，及归属于经脉的经筋、络脉相应的病候。

王居易　是动则病论*

"是"为指示代词，指某一经脉系统，如肺手太阴之脉。"动"为变动、异常之意。"是动则病"，即指这条经脉异常可能会出现的症状。而在"是动则病"之后，列举了一些疾病和症候，说明经脉异常与病候在临床上是相互联系、同时存在的。但要注意，《灵枢·经脉》所记载的"是动"症跟症候结构的概念不同，"是动"的症状是元素，为单独的症，并不构成一个固定的症候结构。

经脉异常与临床症候的联系，并不是简单的、固定不变的，而是复杂的、不断变化的。如脾足太阴之脉动，既可能出现"舌本强"，也可能出现"胃脘痛"，或出现"身体皆重"等不同病候。同样，"咳喘"这一病候，既可能在肺手太阴之脉动时出现，也可能在肾足少阴之脉动时出现。

"是动"病候理论表明，任何疾病或证型的出现，必然伴有相应的经脉异常。前者通过"望、闻、问、切"可以获得；后者则通过对经络的"审、切、循、按、扪"才能确定。当然，临床实践中所遇到的情况，远比《灵枢·经脉》中所记载的要丰富、复杂得多。

——王居易《经络医学概论》

【提要】 本论将"是动则病"解释为经脉异常所出现的症状，认为是动病候的各症状之间是独立的，相互之间不存在内在结构上的关联；且这些症状与某条经脉异常之间，并不是唯一的对应关系。经脉异常所出现的这些症状，主要通过四诊的形式掌握，而经脉异常本身则需要通过具体细致的经络诊察才能得知。

王居易 经络的疲劳和紊乱※

经络的疲劳和紊乱，是指患者的经络异常与其临床症候及所涉及脏腑的异常不衔接、不相对应。怎样判断病人是否属于经络疲劳或紊乱呢？一般经络疲劳或紊乱的患者都存在如下几个特点：第一，病人大多有多方求医，久治不愈甚至越治病情越重的经历；第二，治疗时针感失常或数刺乃知，或刺之而气不至，或针刺后症状不减，反而加重；第三，病人正气虚，对疾病的易感性很强，如经常反复感冒；第四，虽然患者有疾病症状，但经络诊察过程中未发现任何异常经络，或出现的经络异常与其症状不相符。

——王居易《经络医学概论》

【提要】 本论所言"经络的疲劳和紊乱"，主要指经络诊察所得情况与临床表现及脏腑病理状态不一致。临床上可表现为：久治不愈，甚或加重；针感难求或不至；患者正虚易感；经络诊察无异或与症状不符。

1.6 经 络 运 用

《灵枢》 经脉之用总纲※*

雷公问于黄帝曰：禁脉之言，凡刺之理，经脉为始，营其所行，制其度量，内次五脏，外别六腑，愿尽闻其道。黄帝曰：人始生，先成精，精成而脑髓生，骨为干，脉为营，筋为刚，肉为墙，皮肤坚而毛发长，谷入于胃，脉道以通，血气乃行。雷公曰：愿卒闻经脉之始生。黄帝曰：经脉者，所以能决死生，处百病，调虚实，不可不通也。

——《灵枢·经脉》

【提要】　本论主要阐释经脉之于人体发育、机能活动及疾病治疗的重要作用和意义。

张仲景　经络脏腑先后受病[※]

千般疢难，不越三条：一者，经络受邪，入脏腑，为内所因也；二者，四肢九窍，血脉相传，壅塞不通，为外皮肤所中也；三者，房室、金刃、虫兽所伤。以凡详之，病由都尽。

若人能养慎，不令邪风干忤经络，适中经络，未流传腑脏，即医治之，四肢才觉重滞，即导引、吐纳、针灸、膏摩，勿令九窍闭塞；更能无犯王法、禽兽灾伤，房室勿令竭之，服食节其冷、热、苦、酸、辛、甘，不遗形体有衰，病则无由入其腠理。

……

清邪居上，浊邪居下，大邪中表，小邪中里，馨饪之邪，从口入者，宿食也。五邪中人，各有法度，风中于前，寒中于暮，湿伤于下，雾伤于上，风令脉浮，寒令脉急，雾伤皮腠，湿流关节，食伤脾胃，极寒伤经，极热伤络。

——汉·张仲景《金匮要略·卷上·脏腑经络先后病脉证第一》

【提要】　本论将病因分为三类：一是，内生邪气，居经络，入脏腑。二是，外邪从皮肤侵袭，阻滞血脉。三是，房室、金刃、虫兽所伤。提出"极寒伤经，极热伤络"。反映了经络在说明病因及发病原理中的运用。

杨上善　凡刺之理经脉为始[※]

凡刺之理，经脉为始，（吾方愈病，各为其要，圣人杂合行之，以针为轻小，能愈大疾，故先言之。人之十二经脉、奇经八脉、十五络脉经络于身，营卫阴阳气之经坠，生之夭寿，莫不由之，故为始也。）营其所行，知其度量，（刺之理者，必须经营循十二经诸络脉等所行之气，并知脉之长短度量也。）内次五脏，别其六腑，（从于脏腑，流出经脉行身外，故脏腑称内。知内之道，先次五脏内中之阴，次别六腑内中之阳也。）

……

谨奉天道，请言终始，（言其奉诚，因请五脏终始之纪也。）终始者，经脉为纪，持其脉口人迎，以知阴阳有余不足、平与不平，天道毕矣。（五脏终始纪者，谓经脉也。欲知经脉为终始者，可持脉口人迎动脉，则知十二经脉终始阴阳之气有余不足也。）

——唐·杨上善《黄帝内经太素·卷十四·人迎脉口诊》

【提要】　本论主要阐述针刺之理，必须认识、把握经脉运行之气，脉之长短度量，以及据脉口人迎动脉辨识阴阳经脉之气盛衰。

窦　材　当明经络[※]

谚云：学医不知经络，开口动手便错。盖经络不明，无以识病证之根源，究阴阳之传变。如伤寒三阴三阳，皆有部署，百病十二经脉可定死生。既讲明其经络，然后用药径达其处，方能奏效。昔人望而知病者，不过熟其经络故也。俗传遇长桑居，授以怀中药，饮以上池之水，能洞见脏腑，此虚言耳。今人不明经络，止读药性病机，故无能别病所在。漫将药试，偶对稍愈，便尔居功，况亦未必全愈；若一不对，反生他病，此皆不知经络故也。（近世时医失口，言经络部位乃外科治毒要法，方脉何藉于此。嗟嗟！经络不明，何以知阴阳之交接，脏腑之递更，疾病情因从何审察。夫经络为识病之要道，尚不肯讲求，焉望其宗主《内经》，研究《伤寒》，识血气之生始，知荣卫之循行……）

——宋·窦材《扁鹊心书·卷上·当明经络》

【提要】 本论主要阐述经络在诊查疾病中的重要性。根据经络循行，脏腑络属关系，明察病证的根源以及六经传变等。

虞抟 伤寒六经传足不传手*

或问：伤寒之邪中人固无定体，然手足各有六经，何故只传足之六经，而不及于手之六经乎？刘草窗谓：足六经属水土木，盖水得寒则冰，土得寒则坼，木得寒则叶落枝枯；手之六经惟属金与火，盖火胜水而能敌寒，金得寒而愈坚刚。其理甚明，将何以议之乎？曰：言似近理而实不然者也。请陈一得如下：盖人之有身，顶天履地，身半以上天气主之，身半以下地气主之，是以上体多受风热，下体多感寒湿。其为六节之气，前三气时值春夏，其气升浮，万物生长，故人之身半以上应之；后三气时值秋冬，其气降沉，故人之身半以下应之。自十月小雪之后，为六气之终，太阳寒水用事，房劳辛苦之人，其太阳寒水之气，乘虚而客入于足太阳膀胱之经，同气相求故也。又曰热先于首而寒先于足，其义亦通。寒邪郁积既久，次第而传于阳明少阳，以及三阴之经，皆从足经传始，而渐及于手之六经而已矣，此人身配合天地之理，不期然而然也，何疑之有哉。

——明·虞抟《医学正传·卷一·医学或问》

【提要】 本论主要从手足经脉五行属性及分布特点等角度，阐述伤寒六经传变的阶段特点，解释伤寒六经从足经传始而渐于手经的原理。认为，足六经属水、土、木，其气降沉，主下半身，易为寒湿所伤；手六经属金、火，其气升浮，主上半身，易为风热却不易为寒所伤。

李梴 经络与六经传变**

经络难拘日数，（经：一日足太阳膀胱之经，二日足阳明胃之经，三日足少阳胆之经，四日足太阴脾之经，五日足少阴肾之经，六日足厥阴肝之经。又云：伤寒不加异气，不传经者，七日足太阳病衰，手太阳受之，头痛少愈；八日足阳明病衰，手阳明受之，身热少歇；九日足少阳病衰，手少阳受之，耳聋微闻；十日足太阴病衰，手太阴受之，腹减如故，则思饮食；十一日足少阴病衰，手少阴受之，渴止，舌干已而嚏；十二日足厥阴病衰，手厥阴受之，囊纵少腹微下，大气乃止。病再传六经，有自安者……）

……

谓传足而不传手不可，盖热为手之所冤。（人身之气，每日周行三百六十五骨节，以应周天三百六十五度。血亦随气运行腠理，以为一身动静而为之主。所以一脉怠和，百脉皆病。况风寒中人，先入荣卫，昼夜循环，无所不至，岂间断于手经哉？七日不愈而再传者，乃足经移热传于手经，如冤家之相撼也，虽然手冤亦推本言耳。上古只分三阴三阳，而不分手足，其意甚深。况手足三阳同手走头至足，手足三阴同足走胸腹与手，岂有经络同而受病又有不同者哉？）

——明·李梴《医学入门·卷三·外感·伤寒》

【提要】　本论主要阐述经络与伤寒六经传变的关系。指出：①依据经络各自特性，则伤寒手足六经均有明确的顺序传变日期；②依据经络营卫气血循环周流特点，决定了伤寒是可以有足经向手经传变的；③依据手足阴阳经脉有一致的循行走向，则手六经也是可以受病的。

李　梴　脉乃医之首务※

荣行脉中，卫行脉外。脉者，所以主宰荣卫，而不可须臾失也。从月从永，谓得此可永岁月也。古衇字，从血从辰，所以使气血各依分派，而行经络也。医家由脉以识经络虚实，由经络虚实以定药之君臣佐使及针灸穴法，是脉乃医之首务。世俗偏熟《脉诀》，而不知《脉经》，专习单看，而不知总看。

——明·李梴《医学入门·卷一·诊脉》

【提要】　本论主要从文字学角度阐释"脉"的内涵。提出"脉"乃医之首务：由脉以识经络虚实，进而才能确定用药及针灸穴法。

张三锡　脏腑阴阳，各有其经，四肢筋骨，各有所主*

张三锡曰：脏腑阴阳，各有其经，四肢筋骨，各有所主。明其部，以定经，循其流，以寻源。舍此而欲知病之所在，犹适燕而南行，岂不愈劳而愈远哉？方书云：不读十二经络，开口动手便错，诚确论也。世人以经络为针灸家书，皆懵然罔究，妄举妄谭。即如头痛一症，左右分经，前后异同；同一腹痛也，而有中脘、当脐、少腹之分；同一害眼也，而有大眦、小眦、黑珠、白珠、上下胞之异。在肺而用心药，则肺病不去而复损心经；在血而用气药，则气反伤而血病益滋。东垣曰：伤寒邪在太阳经，误用葛根汤，则引邪入阳明。是葛根乃阳明经药，非太阳经药也。即此而推，其夭于药者不知其几矣！仁人君子，慎勿轻议，当留心于此焉！今将《素》《难》《灵枢》等经，及滑伯仁《十四经络发挥》，纂其最要者，为《经络考》。

——明·张三锡《经络考·自序》

【提要】　本论主要阐述经络的意义，在于定身体的分部，以此知疾病之所在。同一种病，因所在经络部位不同，治疗方法、用药亦不同。

马　莳　经络之所当知※*

（按：此篇言十二经之脉，故以经脉名篇。实学者习医之第一要义，不可不究心熟玩也。后世能言不识十二经络，开口动手便错，而于此懵然，惜哉!滑伯仁《十四经发挥》《针灸聚英》

等书，各本于此，但不若此篇尤详，凡《内经》全书之经络，皆自此而推之耳。)

雷公问于黄帝曰：禁脉之言，凡刺之理，经脉为始……调虚实，不可不通。[此帝因雷公之问，必原脉道之所以行，而示以经脉之所当知也。人之始生，先成于精，（本经《决气篇》云：两神相搏，合而成形，常先身生，是谓精。）精成而脑髓生，（肾通于脑。）其骨为干，（犹木之干。）其脉为营，（犹将之营。《史记》云：以师兵为营卫。）其筋为刚，其肉为墙，至皮肤坚，而后毛发长。及其已生，必谷入于胃，则脉道以通，而血气乃行。此经脉者，可以决死生，处百病，而调虚实，乃人之不可不知也。（按：《素问·三部九候论》云：必先知经脉，然后知病脉。此经脉之所当知也。)]

肺手太阴之脉，起于中焦……盛者寸口大三倍于人迎，虚者则寸口反小于人迎也。（此言肺经脉气之行，乃为第一经之经脉也。言肺者，即手太阴经之脉也。凡言手者，以其井荥输经合等穴，自手而始也；凡言足者，以其井荥输经合等穴，自足而始也。后凡各经分手足者以此。……其支者，如木之有枝，以其自直行之脉而旁行之也。臂骨尽处为腕，脉之大隧为经，交经者为络。盖本经经脉虽终于大指之端，而络脉之行，从腕后之列缺穴交于手之阳明经，而由合谷、三间、二间以至于商阳穴，又随商阳而上行也。

……

经脉十二者，伏行分肉之间，……脉之见者，皆络脉也。[此详言经脉不可见，而络脉则可见也。经脉者，如肺经自中府以至少商是也。络脉者，如肺经之列缺，旁行偏历是也。然十二经者，伏行于各经分肉之间，深而不可见，其常见者，仅有脾经之脉，过于外踝之上，与胃脉相通，无所隐焉故耳。凡诸脉之浮而常见者，皆络脉也。又有经络皆盛，其唯饮酒之时，即如手之六经皆有络脉，其手阳明大肠经之络名曰偏历，手少阳三焦之络名曰外关，虽在臂腕之间，然皆起于手之五指，手阳明则起于食指，手少阳则起于无名指，上则合于肘中，唯饮酒时则卫气先行于皮肤，络脉先盛，至卫气已平，营气亦满，而经脉亦大盛。凡经络之脉卒然动者，皆邪气居之。邪气者，酒气也。留于手之本末臂指间，（留，即上之居义。）设脉不动，则其热实不免。若脉不坚，则其人必虚，脉当陷且空也。大抵饮酒之脉，断宜动而且坚，与不饮酒之众人其脉不相同也，是以即饮酒时，便可以知其脉起于何指者，系何脉之动也。及雷公又以经络之异何法知之为问，盖欲于不饮酒时而知之也。帝言经脉之虚实，当诊气口脉以知之，然而隐不可见者，其常也。络脉则其脉常见，不必于气口知之矣。]……

凡此十五络者，实则必见，虚则必下，视之不见，求之上下，人经不同，络脉异所别也。（此结言取络穴之有法也。凡此十五络者，邪气实则其脉必见，正气虚则其脉陷下，若陷下而视之不见，则求之上下诸穴，即其不陷下者，而知此穴之为陷也。盖人之经脉不见，有十二经之分，故络脉之异而别行者，亦有十五络耳。夫以十二经而谓之十五络者，以督、任有二，脾有大包，故谓之十五也。)

——明·马莳《灵枢注证发微·经脉》

【提要】 本论提出"经脉之所当知也"，阐述了经络的重要意义，经脉与络脉的区别与各自特点，十二经脉的命名特点、循行分布、五输规律，以及十五络脉的取络之法。具体来说，包括：①学医必须先识经脉所行。②经脉的命名规律，以肺手太阴之脉为例，言肺，即手太阴经之脉，言手，以其五输穴（脉气所发）自手而始。③络脉与经脉相较，一般体表可见，邪气实则必可见，虚则陷下。

马 莳 凡刺之理经脉为始^{※*}

凡刺之理，其要道在于经脉为始而已。经脉者，本经第十篇名，乃十二脉经气运行之经隧也。运其所行，（如上言。）分其度量，（本经有《脉度篇》。）五脏为里，故内刺五脏；六腑为表，故外刺六腑。彼营气者，阴气也，既随宗气以行运于经隧之中；惟卫气者，阳气也，乃自行于皮肤分肉之间。故必审察卫气，实为百病之母也。（卫气为百病之母，其大义见《素问·生气通天论》中。）其百病有虚有实，即人迎寸口脉以知之，而正气之虚则补，邪气之实则泻，则虚者实，实者虚。而虚实自止矣。又血络者，病之可见者也，（前有《血络论》。）从而泻之，庶血去尽而病不殆矣。

——明·马莳《灵枢注证发微·禁服》

【提要】 本论主要阐释"凡刺之理，其要道在于经脉为始"，提出经脉在疾病发生与针灸治疗中的重要意义。

金一龙 凡病必明脉与经络^{※*}

大凡为医者，先明脉体，次分经络，乃定病名，然后用药饵、针灸、按摩、导引、熨治等法。……有《口问》篇，则知人身有曰欠、曰哕、曰唏、曰噫、曰嚏、曰泣、曰太息、曰涎下、曰耳鸣、目眴舌等病，悉由经络者如此也。有《本神》《决气》篇，则知人身有精神魂魄思虑意智者如此也。有《本输》《动输》等篇，则知人身孔穴分井、荥、输、经、合，其穴有动脉者如此也。又如《灵》《素》每病必分经络，用针法以行补泻，诸书绝不明此大义，概用煎方，致病体绵久，终不可复生。……吾师朝夕启迪吾辈者，唯此《内经·灵、素》而已。后世医学浅陋，我尝推其故焉，盖凡习医学，必明于儒理，而后可明于医理，况人之脏腑经络，合男女、内外、大小一耳，未有不明于男而可偏明于女者，未有不明于内而可偏明于外者，未有不明于大而可偏明于小者。

——明·马莳《灵枢注证发微·刻马玄台先生〈内经灵枢注证发微〉引》

【提要】 本论主要阐述《灵枢》《素问》为先贤智慧的结晶，其经络、病名、治法等内容均启迪后辈，所有学医者需先明于儒理，然后明于医理，洞悉脏腑经络。

方有执 伤寒六经与经脉不同^{※*}

经络、筋脉类皆十二，配三阳三阴而总以六经称。六经之经，与经络之经不同。六经者，犹儒家六经之经，犹言部也，部犹今六部之部。手足之分上下，犹宰职之列左右。圣人之道，三纲五常，百行庶政，六经尽之矣。天下之大，事物之众，六部尽之矣。人身之有，百骸之多，六经尽之矣。繇此观之，则百病皆可得而原委，而斯道之一贯，不在掌握乎？但六经之于人身，无所不该，全在人随处理会。《灵枢》曰：能别阴阳十二经者，知病之所生。又曰：能知六经标本者，可以无惑于天下。正谓此也。若以六经之经，断然直作经络之经看，则不尽道，惑误不可胜言，后世谬讹，盖由乎此。

——明·方有执《伤寒论条辨·阳病阴病图说》

【提要】 本论主要阐述十二经与伤寒六经之异。指出伤寒六经，为分部，包含人身百骸，与经络之经有所不同。

翟 良 经络统论[*]

经络者，人之元气伏于气血之中，周身流行，昼夜无间，所谓脉也。其脉之直行大隧者为经；其脉之分派交经者为络，其脉络之支别者，如树之有枝，又以其自直行之脉络，而旁行之者也。人肖天地以有生，其经络亦肖天地之时运以流行。如每日寅时肺脏生，卯时流入大肠经，辰胃巳脾午心火，未时又到小肠经，申属膀胱西属肾，戌居包络亥三焦，子胆丑肝又属肺，十二经脉任流行。十二经之脉，一有壅滞则病，太过不及则病，外邪入经络亦病。有始在一经，久而传变，为症多端，其症各有经络。如一头疼也，而有左右之分，前后不同；一眼病也，而有大眦、小眦、黑珠、白珠、上下胞之异，当分经络而治。经络不分，倘病在肺经也而用心经药，则肺病不除，徒损其心；病在血分也而用气药，则气受其伤，而血病益甚。至外邪入经络，而为传变之症，尤不可不分经络。东垣曰：伤寒邪在太阳经，误用葛根汤，则引邪入阳明，是葛根汤乃阳明经药，非太阳经药也。由此推之，患病之夭于药者，不知其几许人矣。方书云：不明十二经络，开口动手便错。诚确论也。世之庸医，辄曰吾大方脉也，非针灸科，何必识穴。曾不思先知经络，后能定穴，穴可不识，经络亦可不知乎？此其所以为庸也。今所汇之书，经络最晰，穴不混淆，使学者因穴以寻络，因络以寻经，经络了然，直寻病源，庶用药无惑。仁人君子有实心济世者，当注意于此矣。

——明·翟良《经络汇编·经络统序》

【提要】 本论主要阐述经络气血的时间流注，疾病分经络而治等，强调辨经络的重要意义。提出十二经脉一日各有所主时；诸病、诸症当分经络而治；先知经络，后能定穴。

傅仁宇 需重目八廓之经络[※*]

五轮为病，间有知者，至于八廓之病，位且不知，况欲求其知经络之妙用乎？故古人云：经络不明，盲子夜行。夫八廓之经络，乃验病之要领，业斯道者，岂可忽哉！盖验廓之病与轮不同，轮以通部形色为证，而廓惟以轮上血脉丝络为凭。或粗细连断，或乱直赤紫，起于何位，侵犯何部，以辨何脏何腑之受病，浅深轻重，血气虚实，衰旺邪正之不同，察其自病传病，经络之生克逆顺而调治之耳。

——明·傅仁宇《审视瑶函·卷一·勿以八廓为无用论》

【提要】 本论旨在阐明目之八廓需辨脏腑、经络。提出验廓之病，以轮上血脉丝络为凭（验轮则以通部形色为证）；据其气色形态，可辨何脏何腑受病及其浅深轻重。

程国彭 伤寒六经与病邪传变[※*]

夫经者，径也，行于皮之内，肉之中者也。腑者，器也，所以盛水谷者也。伤寒诸书，以经为腑，以腑为经，混同立言，惑人滋甚，吾特设经腑论而详辨之。夫邪之在三阳也，有太阳之经，有阳明之经，有少阳之经。凡三阳在经之邪未入腑者，可汗而已。邪之在阴也，有太阴之经，有少阴之经，有厥阴之经。凡三阴之邪已入腑者，可下而已。所谓入腑之腑，指阳明胃腑而言也。三阳、三阴之邪，一入胃腑，则无复传矣。胃者，土也，万物归土之义也。《伤寒论》云：有太阳阳明，有正阳阳明，有少阳阳明。此阳明即胃腑，非阳明之经也。假令邪在太阳，不传阳明经而径入胃腑者，名曰太阳阳明。邪在阳明经，不传少阳而自入本腑者，名曰正阳阳明。邪在少阳经，不传三阴而径入胃腑者，名曰少阳阳明。凡三阳之邪，已入胃腑，俱下之勿疑矣。

虽然，三阳入腑，人所共知，三阴入腑，鲜或能识。夫三阳之经去腑尚远，三阴之经与腑为近，然既曰经，则犹在径路之间，而未尝归并于一处也。

……

仲景少阴篇内，以四逆散治阳厥，方用柴胡、黄芩、甘草、枳实者，人皆不得其解，岂少阴亦用柴胡散之欤？诚以热邪传里，游行于少阴经络之间，尚未结聚成实，内陷于胃腑之中，则用黄芩、甘草以清传经之热邪；用枳实以导胃中之宿滞，使邪气不得乘机而内合，以作胃实不大便之证；更用柴胡疏通三阳之路，俾其从此来者，仍从此出，不必扰动中宫，而病势已解。此仲景用药之微权，而其用心亦良苦矣。

——清·程国彭《医学心悟·卷一·经腑论》

【提要】　本论主要阐释《伤寒论》六经所说明的病变阶段特点，三阳经、三阴经行于肌表，邪在六经即病邪尚未入里，邪入于里而病变深入，则"内陷于胃腑之中"，治法就须变为下法，并以六经用药的思路来解读其意，①经行于皮之内、肉之中。②三阳、三阴之邪，入胃腑则无复传，下之即可。③三阴经致病，亦可入腑传变。

 ## 王清任　经络本卫总管论※*

胞侄作砺而来京，见《脏腑图记》，问曰：伯父所绘之图，经络是气管，皆本于卫总管，由卫总管散布周身，是周身经络通连，并非各脏腑长两经。侄思古人若不明经络，何以张仲景著《伤寒》按足六经之现症，立一百一十三方，分三百九十七法，其方效著颇多，侄不解其理。余曰：尔看其首篇，细心研究，便知其方效论错之理。如首篇论足太阳膀胱经为寒邪所伤，则令人头痛、身痛、项强、发热、恶寒、干呕、无汗，用麻黄汤治之。若诸症如前而有汗，是伤风，用桂枝汤治之。所论是足太阳经。足太阳专通两足，而不通两手。其论传经，传足六经，不传手六经。尔看初得伤寒，头痛、身痛、项强、发热、恶寒，未有两胳膊两手不疼痛、发热、恶寒者，用麻黄汤，亦未有周身皆愈而独不愈两胳膊两手者，岂不是方虽效而论经络实错之明证？若仲景以前，有人亲见脏腑，著明经络贯通，仲景著《伤寒》必言外感寒邪入周身之经络，用麻黄汤发散周身之寒邪，一言可了。论有汗是伤风，以桂枝汤治之，以桂枝、白芍、甘草三味，然从未见治愈一人。桂枝汤所以不见效者，因头疼、身痛、发热、有汗，非伤风证也，乃吴又可所论之瘟疫也。

又问：寒邪在表，自当见头疼、身痛、发热、恶寒、无汗之表证。初得伤寒，尚未传里，如何即有作呕之里证？……余详细告汝。寒邪始入毛孔，由毛孔入皮肤，由皮肤入孙络，由孙络入阳络，由阳络入经，由经入卫总管，由卫总管横行入心，由心上行入左右气管，由左右气管上攻左右气门，故作呕。此表证所以作呕之本源也。用麻黄汤服之入胃，其药汁由津门流出，入津管，过肝，入脾中之珑管，从出水道渗出，沁入膀胱为尿；其药之气，即药之性，由津管达卫总管，由卫总管达经，由经达络，由络达孙络，由孙络达皮肤，由皮肤达毛孔，将寒邪逐之，自毛孔而出，故发汗，邪随汗出，汗出邪散，故呕即止。此周身经络，内处贯通，用麻黄汤发散表邪，随汗而出之次第也。

——清·王清任《医林改错·下卷·辨方效经错之源、论血化为汗之误》

【提要】　本论根据作者对人体解剖的认识，提出"经络是气管，皆本于卫总管"的观点。指出《伤寒论》所论太阳伤寒证，为外感寒邪由毛孔、皮肤、孙络可入周身之经络，非独足太阳膀胱经，用药也是从内到外依次第散解寒邪。

周学海　论六经、五脏不能强合

（论六经、五脏不能强合）三阴三阳者，天之六气也，而人身之血气应焉。然血气之行于身也，周流而无定，而三阴三阳之在身也，有一定之部分，则何也？人身三阴三阳之名，因部位之分列而定名，非由气血之殊性以取义也。《素问》之叙阴阳离合也，曰圣人南面而立，前曰广明，后曰太冲。太冲之地，名曰少阴；少阴之上，名曰太阳；中身而上，名曰广明；广明之下，名曰太阴；太阴之前，名曰阳明；厥阴之表，名曰少阳；太阴之后，名曰少阴；少阴之前，名曰厥阴。由此观之，三阴三阳以人身之部位而定名也，不昭昭乎？部位既定，由是经络血气之行于太阳之部者，命曰太阳经；行于少阳、阳明之部者，命曰少阳、阳明经；行于三阴之部者，命曰太阴、少阴、厥阴经。故膀胱为寒水之经，水，阴也，而曰太阳，以其行于太阳之部也；而小肠之为太阳无论矣。心为君火之经，火，阳也，而曰少阴，以其行于少阴之部也；而肾之为少阴可知矣。若血气之行于经脉者，则三阳之血气，亦运行于三阴；三阴之血气，亦运行于三阳，岂有阴阳截然画界者哉？是故经络之三阴三阳，止以定人身前后、左右、表里部分之名者也，而血气之阴阳，仍各从其脏腑之本气求之。不得因其经之行于三阴，遂谓其脏之本气皆阴也；因其经之行于三阳，遂谓其腑之本气皆阳也。明乎此，则《金匮真言论》所谓心为太阳，肺为少阴，肾为太阴，肝为少阳，脾胃为至阴之旨，可以豁然矣。经络之三阴三阳，以其所行之部分表里言之也。脏腑之阴阳，以其脏腑之本气刚柔清浊言之也。明乎此，则肾为少阴，不必强合于君火；小肠为太阳，不必强合于寒水。（余脏仿此。）与夫阳浊阴清，阴浊阳清，诸文之互异，亦无不可以豁然矣。故《阴阳离合论》曰：今三阴三阳不应阴阳，其故何也？正疑十二经之三阴三阳，不应脏腑之阴阳也。能知心肝为阳，肺肾为阴之为本义，即知十二经之三阴三阳之为借名矣。顾世人习于十二经之三阴三阳，转疑心肝为阳，肺肾脾胃六腑为阴，少见而可怪也。岂非徇末而忘本也乎？

——清·周学海《读医随笔·卷二·三阴三阳名义一》

【提要】　本论主要阐述三阴三阳的命名，是因人体部位的分布而定，并不是依据其气血特殊性而定。经络的三阴三阳，是因其所循行身体部位的表里深浅而论；脏腑的阴阳，是因其脏腑所具气机的刚柔清浊而言。指出经络、脏腑的三阴三阳内涵有别，不可混为一谈或执其一统。

周学海 论三阴三阳之分野

十二经之三阴三阳，其于脏腑不能执而强合也，前论详之矣。十二经之三阴三阳，其称名起于人身之分野，而分野则何为有三阴三阳也？曰：象于天地之义也。南面而立，阳明在前，阳之盛也，非燥气在前也；太阳在后，远而外之也，非寒气在后也；少阳在侧，前后之间也，非火气在侧也。三阴同法。只因分野、方位、表里以定名，非因风寒燥火暑湿六气以起义也。故人身之三阴三阳者，虚位也。或曰：三阴三阳为虚位，而《内经》每言燥病即曰阳明，寒病即曰太阳，火病即曰少阳，土病即曰太阴，热病即曰少阴，风病即曰厥阴者，何也？曰：此假其名也。阳明即燥金病假名，不必在身之前也。金气通于肺，不专于胃与大肠之经矣。厥阴即风木病假名，不必在身之侧也。风气通于肝，不及于包络之经矣。太阳、少阳、太阴、少阴，俱同此义。此气病而假其名也，亦有经病而假其名者。胃经病曰足阳明，大肠经病曰手阳明，不必皆燥气为病也。肾经病曰足少阴，心经病曰手少阴，不必皆火气为病也。夫人之中于邪也，中于面则下阳明，中于项则下太阳，中于颊则下少阳，此所谓阳明、太阳、少阳者，皆以分野言，非以经络言也，非以六气言也。邪之中人也，先中于皮毛分野之间，而经络脉管之中未能即病也。脉管中血气不盛，则邪气渗入脉中矣。有渗入阳经者，有渗入阴经者，有邪已至于三阴之分野，而犹未渗入脉管者。经脉之气通于脏腑，其机至捷，邪入经脉则其入于脏腑也，不可御矣。故阳经亦有里证，若邪至三阴分野，而未入脉管，是即三阴表证，犹可汗而愈也。昔人疑《伤寒论》只言足经，不及手经者，论中所称三阴三阳，只是分野也。足经分野大，故见证多；手经分野小，故见证少。若邪入于脉管之中，则气行有道，脉络相引，手经亦自有手经之病矣。故《伤寒论》有时及手经病证者，皆里证也。陶节庵曰：足之六经，盖受伤之方分境界也。张景岳曰：足经脉长而远，自上及下，遍络四体，故可按之以察周身之病；手经脉短而近，皆出入于足经之间，故伤寒但言足经，不及手经者，伤寒，表邪也，欲求外证，但当察之于周身，而周身上下脉络，惟足六经尽之耳！（周身者，躯壳也，对脏腑言。）张石顽曰：只传足经者，邪气在身，未入脏腑也；若入脏腑，则不得独在足经矣。呜呼！观于诸家之论，不亦可以恍然矣乎？独是邪在分野者，概于皮肤分肉之谓也，而病证竟分见某经，划然各有界畔者，何谓也？（《胀论》曰：五脏六腑各有界畔，其病各有形状。）曰：邪之来也，必有其道。如中于项，则下太阳，太阳分野，为邪所拥，则此分野中正气困矣。正气困，则不能与脉中之气升降迟速相应，邪虽未入脉中，而脉中之正气已为所累矣。故周身上下，皆独见太阳证也。累之日久，则里气亦虚，邪乃乘虚而内侵矣。总之，邪在分野，见证只在躯壳之外；邪入经脉，见证必及脏腑之中。其有未入经脉而遽见里证者，必是邪气直中三焦也。直中三焦，则其入脏腑也亦易矣。三焦者，内之分野也。三阴三阳者，外之分野也。分野者，卫之部也。经脉者，荣之道也。

——清·周学海《读医随笔·卷二·三阴三阳名义二》

【提要】 本论提出，十二经之三阴三阳的命名，是因于人体部位的不同区域而言；是因分布区域、所处方位、身体表里来命名的，不是因于风寒燥火暑湿六气来定。人体区域分划体现卫气分部，而经脉是营气的道路。人体上中下三焦是体内的区域划分，三阴三阳是人体外部区域划分。足经分布区域大，病证见证较多；手经分布区域小，病证见证较少。

周学海 论六经、六气不能强合

（论六经、六气不能强合，又推论其余意也。）《至真要论》曰：以名命气，以合命处，而言其病，名谓四象之名。即《阴阳离合论》所称三阴之名也。气，风、寒、暑、湿、燥、火之六气也。处，人身十二经之部位。由此观之，以天地四方之象，起三阴三阳之名，因即以其名加之六气，因即以其名加之人身，此不过借以分析气与处各有所属，俾得依类以言其病耳！言者，讨论之谓也。其不可以气之名、处之名，即指为病之实也，不昭昭乎？不但此也，以人身前、后、两侧之表里，分三阴三阳者，是固常说，熟于人中者也。又有以人身之形层，分三阴三阳者，又有以人之身形分三阳，三焦分三阴者。且也，少阳为一阳，厥阴为一阴，阳明为二阳，少阴为二阴，太阳为三阳，太阴为三阴。三阳为极表，一阴为极里，数由一而至三，即由里而达表也。而脉象之三阴三阳，其表里名义，则又不同。《素问》曰：鼓一阳曰钩，鼓一阴曰毛。夫钩、毛，皆浮之象也，而曰一阴一阳，是以一为极外矣。鼓者，谓脉之来而应指也，其脉来见于浮分，而其气属阳者，钩之脉也；脉来见于浮分，而其气属阴者，毛之脉也。气属阳者，来盛去衰也；气属阴者，来衰去盛，所谓秋日下肤，蛰虫将去也。由此推之，脉见于中分，其来盛者，谓之二阳；其去盛者，谓之二阴可知矣；脉见于沉分，其来盛者，谓之三阳，其去盛者，谓之三阴可知矣。明于斯义，则知一阳结谓之隔，决非手足少阳也；二阳结谓之消，决非手足阳明也；三阴、三阳结谓之喉痹，决非太阴、太阳也。故《脉经》引扁鹊言曰：出者为阳，入者为阴。脉来一出一入为平，再出一入为少阴，三出一入为太阴，四出一入为厥阴；再入一出为少阳，三入一出为阳明，四入一出为太阳。以出入之多少，分阴阳之太少，其义皎然而有征矣。其以出多为阴，入多为阳者，指病脉之反乎常数也。夫三阴三阳之所属众矣，引之可十，推之可百；引之可千，推之可万。独未闻有以脉之浮沉出入，分属三阴三阳者，而求之经文，确有此义，故纵言及之，以质之有道者。

明乎此，则知三阴三阳之名，随处可称而不可互相牵合者也。黄坤载曰：小肠属太阳者，火从水化也；胃属阳明者，湿从燥化也；肾属少阴者，寒从热化也；肺属太阴者，燥从湿化也；少阳、厥阴，木、火同化也。是以六气强合六经者谬矣。张隐庵曰：《伤寒论》治六气之全书也，是以六经牵合六气也。

——清·周学海《读医随笔·卷二·三阴三阳名义三》

【提要】 本论旨在阐明三阴三阳之要义，如十二经脉指部位，身体前、后、两侧之表里，身形层次、脉象等，都可以三阴三阳划分，但相互之间并不等同。

《经络学说的理论及其运用》 十二经别

经别虽然没有腧穴，但从临床上来说，它是与十二正经上的腧穴的主治范围是一致的。不过根据十二正经取穴，是比较直接而经常的；根据经别论病取穴，是较为间接而变通的。例如：手厥阴经的循行，并不到达喉部，而该经的大陵穴、间使穴，可以治疗喉病，这就是因为手厥阴的"经别"，是出循喉咙之故。……六阴经别并至颈项上合于阳经，说明了六阴经虽止于颈项以下，而其腧穴则能治头面部的疾病，这就是通过经别的联系之故；同时也说明了某些腧穴在经脉上的异经通用问题，我们不可仅仅注意十二正经而忽略了经别的联系的重要性。

——上海市中医学会《经络学说的理论及其运用》

【提要】　本论主要阐述十二经别的循行联系在临床上有重要作用，其循行所至之处也是其所属经脉上的腧穴所治之处，尽管其所属经脉并不循行至此。因此，经别联系拓宽了经穴主治的范围，临床不应忽视，不能仅仅以十二经脉循经选穴。

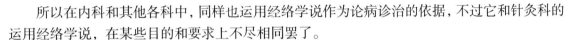

《经络学说的理论及其运用》　经络学说在针灸与临床各科中的运用※*

所以在内科和其他各科中，同样也运用经络学说作为论病诊治的依据，不过它和针灸科的运用经络学说，在某些目的和要求上不尽相同罢了。

针灸是"从外以治内"，故着重在十二经脉所行的路线和治疗取效的穴位；内科则"从内以治外"，故着重在经脉的分布与联系。

——上海市中医学会《经络学说的理论及其运用》

【提要】　本论主要阐述经络学说在针灸科和其他科临床运用中，均发挥重要的指导作用，但指导的侧重点有所差别。指导针灸运用，更多的是基于经络循行路线及其腧穴；指导其他科临床运用，更多的是基于经络所连属的脏腑组织等。

《经络学说的理论及其运用》　药物归经和引经报使问题※

在此就联想到另外一个问题，就是李东垣是注重药物归经的，同时他的处方分量，也是比较轻的，这在中医内科方面，也是值得提出来研究的问题。譬如针灸治疗，可以循经取穴以治脏腑各种疾患，所用的是一支细小的针，所刺的是远远的一个或几个穴位，但是事实证明在治疗上起很大的作用。推求原理，无非是调和气血，流通经络，使其能达到自然调整的机会，俗语说："四两拨千斤"，确有这种道理。因此体会到我们内科在用药分量上，似乎也应体现这个精神，李东垣一派就是一个很好的例子。

——上海市中医学会《经络学说的理论及其运用》

【提要】　本论以临床注重药物归经者处方剂量较轻为例，指出其起效在于有针对性使用归经药物发挥了经络的调节作用，正如针刺通过腧穴发挥对经络的调节作用一样，强调经络理论的重要性。

陆瘦燕、朱汝功　经络学说的起源和针灸的关系※

经络学说的形成，是在腧穴定位定性的基础上发展而来的。腧穴最初是以"按之快然""以痛为输"的形式被人类发现的。公元前两千年，由于生产工具的改革，冶金术的进步，针灸的器具也有了重大的革新。九针的出现，逐渐取代了上古时代盛行的砭石。针灸工具的进化，无疑促使了当时针灸医学的巨大发展，随着针灸实践经验的积累和适应证的日益扩大，腧穴才脱离了"以痛为输"的雏形，而确定了位置和性能。同时在针灸某些腧穴时，发现了感觉的传导，每有一定的径路，而同类主治性能的腧穴，又往往排列在同一条感觉传导的径路上。因此结合内脏和腧穴在病理反应上和治疗作用上的相互关系，归纳同类主治性能的腧穴，从感性认识的初级形式，通过思维，逐步加以充实，提升到理性认识的高级阶段，最后成为理论体系，奠定了经络学说的基础。

——陆瘦燕、朱汝功《陆瘦燕朱汝功论经络》

【提要】 本论主要阐述经络学说是在腧穴基础上发展而来，某些常用的针灸部位逐渐固定形成腧穴概念，其主治功能也逐渐扩展，主治类似的腧穴被逐渐系统归纳，加之对针灸腧穴时出现的感觉传导路径现象的观察日益增多，以及体表腧穴与内脏病理关系的总结，便产生了联属脏腑、沟通上下内外的经络学说。

夏治平 六经分证与十二经关系※*

由此可以认为，张仲景在六经分证的形式下，贯串着阴阳、表里、虚实、寒热的八纲辨证施治的具体运用，而八纲辨证施治才是居于主导地位的本质问题。虽然"六经"与十二经具有一定的联系，但从其整体的、实质精神方面来讲，已不同于十二经，因此决不可把六经分证与十二经不加区别地混为一谈。

温病学中也常常提及手太阴、手厥阴等。如《温病条辨》说："凡病温者，始于上焦，在手太阴……自汗、口渴，或不渴而咳，午后热甚者，名曰温病。""手厥阴暑温，身热不恶寒，清神不了了，时时谵语者，安宫牛黄丸主之，紫雪丹亦主之。"很显然，这里所提及的手太阴、手厥阴等，分明是肺与心包。由于脏腑与经络是密切关联的，因而对这样的提法是可以理解的。

——夏治平、吉传旺《实用临床针灸推拿学》

【提要】 本论主要阐述张仲景的六经分证，内含八纲（阴阳、表里、虚实、寒热）辨证论治原则的运用，其"六经"与十二经有关联、有渊源，但已不同于一般意义上的经脉。因此，六经分证与十二经应加以区分，不能混淆。因脏腑与经脉之间的紧密关联，后世常出现以经脉名称代指脏腑的情形。

1.7 经络与新学说

赵缉庵 针灸功效之新旧学说

由于近代科学发明，吾人受欧风美雨之影响，对国粹医学每多鄙视，殊不知外国如日本、法国等人士，研究我国针灸医学甚力。对针灸效验研究之结果有二说，一为电气说，一为神经说。其实皆不出我国"奇经八脉""十二经络"之范围。人体活动，如同机器之促动。发动机器，全在电气，而电气之传达，全赖电线。人身电气之传达，全赖经络。神经在人身，躯干五官四肢皆有分布。人体各种动作，如心血管之循环，肺之呼吸，胃肠之吸收排泄，机体之新陈代谢，皆在于神经系统指挥和内分泌系统的控制，各司其职，以组成整个生命体。故凡百病，无不与神经系统发生直接或间接关系。人脑神经有十二对，脊髓神经三十一对；其支流分干，密布全身，有躯体神经和内脏神经；内脏神经又分交感神经和副交感神经。然何谓神经？神经由何而来？参气化原理可明矣。神经者，神气所经行也。吾人之生有二神，一为元神，藏于肾，通于魄，伸于脑，主记忆；一为识神，藏于心，通于魂，发于脑，主明悟，脑由髓生，髓由肾生，故"脑为髓海"。脑和脊髓为神经中枢。《内经》曰："人始生，先成精，精成而脑髓生"。又曰："头者，精明之府。"心主神明，肾主精，为神经发生之根本。脏腑各有神志，而心肾为神之主者，以二者均属少阴经。

心为君主之官，神明出焉。肾为作强之官，技巧出焉。至于督脉属阳，取象于"坎卦"；任脉属阴，取象于"离卦"。三阴三阳，生克制化，升降浮沉，皆为研究说理之公式，并非无据之空谈；如能将气化与形体沟通，则针灸学术不难进步矣！

——赵寿毛《赵缉庵针灸按摩真传·卷一·三、针灸功效之新旧学说》

【提要】　本论指出，近代科学对针灸效验的研究有二种学说：一为电气说，一为神经说，皆不出我国"奇经八脉""十二经络"的范围。作者受西医生理知识影响，将神经、内分泌系统，与中医经络系统进行比照，认为人体五脏六腑的机能活动均受神经、内分泌的控制，所以与经络相似。并说明神经的生成与心、肾两脏的关系密不可分，两者一为元神、一为识神，是神经发生的根本。

承淡安　经络腧穴与神经※*

经穴针灸之学，为我国特独之学术，无所不治，无所不疗，实超越任何一切之治疗法，往往一针甫下，沉疴立起，能治药石之所不能治，起刀圭之所不能起，每呈不可思议之功效，每著意想不到之奇迹，万病一针之名称，洵不愧焉，惜乎今日研习者少，大好学术，竟将淹没不彰，可胜慨哉。

常考奇经八脉，手足三阳三阴经络，六百五十二穴，以及百数十之经外奇穴，窃叹发明者之必非尘世凡人，否则何以有如此之准确灵效耶？盖前人对于人身构造，尚未十分清晰，遑谈解剖，居然能定出十二经络孔穴，有条不紊，非生而神明者，遏克臻此。

就今日解剖学上观察，所谓手足三阳三阴经络者，乃人身之动物性神经与植物性神经之干支。所谓孔穴者，乃神经之末梢部分，或适在神经之干支部分。所谓神经，即我中医之所谓气道。其神经之作用，即称之为气，譬每部神经发生障碍，即失其机能，而发生他种作用，而呈病态。若以微针在适当之某部刺之，增加或减轻其某部神经之压力，则某部之机能，立即恢复，而病态立失。考其原由，乃一种物理作用，故针术治疗，可称为一种物理疗法。

在今日科学昌明时期，谓一切疾病，往往含有一种微菌，如霍乱为一种虎列拉菌，痢疾为阿米巴菌，痢疾为阿米巴菌，痢疾杆菌，各种痨瘵有各种痨瘵结核菌，他如伤风伤寒，无不有菌，然而灸法往往有垂死之霍乱、泻痢、痨瘵等而能奏效之，岂不神秘也哉。然无足怪，灸法能使白血球增加，并能促进血液之运行，白血球有歼灭细菌之能力，促进血液之运行，即追动生机，即我中医之所谓回阳急救法，故灸术之疗法，可称为亢进疗法。

......

用科学观察来整理人身之十二经络，已知为神经之干支，夫脑神经有十二对，脊椎神经有三十二对。人身十二经络，实已包括此四十四对神经中，今欲以孔穴来分析某穴属于何对神经，固可为之分析而立一表格，然于吾人治疗记忆上，不如依照前人假定之十二经络之为愈，盖简便切要，适于应用也，故拙编对于经穴，仍以十二经为纲领。

头部疾患，往往病左治其右，右者治其左，前人知其然，而不知其所以然，或有以从阴引阳，以左右分阴阳而附会解释之，实则头部之脑神经，都自右至左，自左至右，互为交叉，故针疗亦须如此也。中国之治疗，确可侈言任何各国所不能及，惟对于医疗上理论，则多半错误，凡有不能解释其病理者，则请出阴阳五行来负责，此所以为外医所诟病而轻视之也。

一切疼痛之症，无论其为火郁，寒凝，痰阻，气滞，食伤，创伤，皆属知觉神经之为病，火也，寒也，痰也，食也，悉为诱因而已。中医治疗，最得神髓，郁则发之，寒则温之，阻则通之，滞则疏之，食伤则导之化之，去其诱引，痛无不愈。然用针灸治疗，更称绝对特效，审其病灶之所属经络，及其诱因之为寒为热，无不针到病解，远胜于缓之汤药治疗多矣。

......

韩夫子曰：凡物不得其平则鸣。窃意人身经络脏腑之气化，不得其平则病，针灸砭石，使其平也。吾人之行动举止，喜怒爱恶，皆脑神经之主宰。神经分动物性、植物性二种，动物性神经分布人身躯壳，以司运动与知觉，植物性神经分布内脏，使五脏六腑发展其官能，故人身五脏六腑四肢百骸之病，无不关乎神经之作用。上节已述经穴为人身干支，则针刺之能统治万病，良有以也。

——承淡安《针灸医话》（《针灸杂志》1933年第一卷第一期）

【提要】 承淡安是民国时期著名中西汇通的针灸医家，其在早期（三十年代）采用西医解剖生理知识阐释中医经络。因脑神经有十二对，脊椎神经有三十二对，故认为十二经络就包含在这四十四对神经中。指出孔穴是神经的末梢部分，或在神经之干支部分；中医所谓气道即神经，其作用称之为气。其从调整植物性神经、动物性神经，说明针刺治病原理。如从脑部神经左右交叉，来解释头部疾病左病治右，右病治左的道理。认为疼痛疾患都为知觉神经病，针灸治疗所病经络与诱因（火，寒，痰，食等）疗效会好。此外，还说明灸法能使白血球增加，并能促进血液之运行。但到五六十年代，承淡安对传统经络腧穴的理论认识又有所转变，认为不能完全从解剖生理的角度进行阐释。

萧 雷 论神经系的组织和针灸的关系[※]

研究针灸学者，对于神经的组织系统，及神经的气化作用应研究的。……我们研习针灸，设不知道神经如何组织，神经如何作用，那末一针施下，病者虽觉麻木酸楚及到远处，或其病顿失；一壮灸下，便见腹内有声，脾胃磨食，不知什么道理，即不识神经传达刺激，激动气血流行所致，所谓"无意识"。

……神经原有两种：一种传达感觉，（由外入内）称为"感觉神经原"；一种管理运动，（由内而外）称为运动神经原。这两种神经原的树状纤维互相接触，大致成为一个弧形，称为

"感觉运动弧"。人有这两种神经原，可由神经而传导刺激，由刺激而发生气化作用。针灸疗病，实附这两个神经原生理气化的缘故。

神经原怎么会传达刺激呢？数十年前，学术不甚发达，有些学者，以为神经传达刺激，是电气的作用使然。现在学术发达，神经生理的研究也很进步，知道神经传达刺激，是身体特有的化学作用使然。其传播，一秒间以六十密达为其速度。其作用此响彼应，好比打电话一般。故针灸术治病速效，便是神经原传导气化快速的表现。

——萧雷《论神经系的组织和针灸的关系》（《针灸杂志》1934 年第一卷第三期）

【提要】　本论指出针灸的治疗作用是通过运动神经原、感觉神经原的生理功能实现的，神经传达刺激是身体特有的化学作用，即相当于古人所说经络中气血流行的道理。这是在民国时期，受西医神经解剖生理知识的影响下，对针灸作用原理较为新颖的解说和表达。这种认识受限于当时西医的发展水平，仍属于对针灸作用原理的较低层次、大致模糊的认识和解释。

2

十二经脉

2.1 肺手太阴之脉

《灵枢》 肺手太阴之脉

肺手太阴之脉，起于中焦，下络大肠，还循胃口，上膈属肺，从肺系横出腋下，下循臑内，行少阴心主之前。下肘中，循臂内上骨下廉，入寸口，上鱼，循鱼际，出大指之端，其支者，从腕后直出次指内廉，出其端。是动则病肺胀满，膨膨而喘咳，缺盆中痛，甚则交两手而瞀，此为臂厥。是主肺所生病者，咳，上气喘渴，烦心胸满，臑臂内前廉痛厥，掌中热。气盛有余，则肩背痛风寒，汗出中风，小便数而欠。气虚则肩背痛寒，少气不足以息，溺色变。为此诸病，盛则泻之，虚则补之，热则疾之，寒则留之，陷下则灸之，不盛不虚，以经取之。盛者寸口大三倍于人迎，虚者则寸口反小于人迎也。

——《灵枢·经脉》

【提要】 本论主要阐述肺手太阴之脉体表循行、体内脏腑属（肺）络（大肠）关系，经脉病候及针灸治疗的原则。

杨上善 手太阴脉

肺手太阴之脉，起于中焦，下络大肠，还循胃口，上膈属肺，从肺系横出腋下，下循臑内，行少阴心主之前，下肘中，循臂内上骨下廉，入寸口，上鱼，循鱼际，出大指之端；其支者，从腕后直出次指内廉，出其端。是动则病肺胀满膨膨然而喘咳，缺盆中痛，甚则交两手而瞀，此为臂厥。是主肺所生病者，咳上气喘渴，烦心胸满，臑臂内前廉痛厥，掌中热。气盛有（从《灵枢》《甲乙经》补入。）余则肩背痛，（肺气盛，故上冲肩背痛也。）风寒汗出，中风不浃，数欠。（肺脉盛者则大肠脉盛，天有风寒之时，犹汗出脏中，身外汗少，故曰不浃。祖夹反，谓润洽也。有本作"汗出中风，小便数而欠"。阴阳之气上下相引，故多欠也。）气虚则肩背痛寒，（盛气冲满，肩背痛也，肩背元气虚而痛也。阳虚阴并，故肩背寒也。）少气不足以息，溺色变。（肺以主气，故肺虚少气不足以息。大肠脉虚令膀胱虚热，故溺色黄赤也。溺音尿。）

为此诸病，（手太阴脉气为前诸病也。）盛则泻之，虚则补之，（《八十一难》曰：东方实，西方虚，泻南方，补北方，何谓也？然。金木水火土，当更相平。东方木也，木欲实，金当平之；火欲实，水当平之；土欲实，木当平之；金欲实，火当平之；水欲实，土当平之。东方者肝也，肝实则知肺虚。泻南方，补北方。南方火者，木之子也；北方水者，木之母也。水以胜火。子能令母实，母能令子虚，故泻火补水，欲令金去不得干木也。滑注云：金不得平木，不字疑衍。复云：经曰一脏不平，所胜平之。东方肝也，西方肺也，东方实则知西方虚。若西方不虚，则东方安得过实？或泻或补，要亦抑其甚而济其不足，损过就中之道。越人之意，盖谓东方过于实，而西方之气不足，故泻火以抑其木，补水以济其金，是乃使金得与木相停，故曰欲令金得平木。若曰欲令金不得平木，则前后文义窒碍，竟说不通。使肝不过肺不虚，复泻火补水，不几于实实虚虚耶？据此，则本注去字、不字疑衍，原抄干字当系平字传写之误。）热则疾之，（热盛冲肤，闭而不通者，刺之摇大其穴，泻也。）寒则留之，（有寒痹等在分肉间者，留针经久，热气当集，此为补也。）陷下则灸之，（经络之中，血气减少，故脉陷下也。火气壮火，宣补经络，故宜灸也。）不盛不虚，以经取之。（《八十一难》云：不盛不虚，以经取之，是谓正经自病，不中他邪，当自取其经。前盛虚者，阴阳虚实，相移相倾，而他经为病。有当经自受邪气为病，不因他经作盛虚。若尔，当经盛虚，即补泻自经，故曰以经取之。）盛者则寸口大三倍于人迎，虚者则寸口反小于人迎。（厥阴少阳，其气最少，故寸口阴气一盛，病在手足厥阴；人迎阳气一盛，病在手足少阳。少阴太阳，其气次多，故寸口阴气二盛，病在手足少阴；人迎阳气二盛，病在手足太阳。太阴阳明，其气最多，故寸口阴气三盛，病在手足太阴；人迎阳气三盛，病在手足阳明。所以厥阴少阳，气盛一倍为病；少阴太阳，二倍为病；太阴阳明，三倍为病。是以寸口人迎，随阴阳气而有倍数，候此二脉，知于阴阳气之盛也。其阴阳虚衰，寸口人迎反小，准此可知也。）

——唐·杨上善《黄帝内经太素·卷八·经脉之一》

【提要】　本论主要阐述《灵枢·经脉》"手太阴脉"的循行及病候。在对其病候的解读中，认为是手太阴"脉气"为病；在阐述"盛则泻之，虚则补之"的针灸治疗原则时，引用《难经》所论，指出此即对五行补母泻子的思考。还指出"不盛不虚，以经取之"，是言本条经脉自身之盛虚，补泻自经即可，等。

杨上善　肺脉论※*

肺出少商，少商者，手大指内侧也，为井；（肺脉从脏而起，出至大指次指之端，今至大指之端，还入于脏，此依经脉顺行从手逆数之法也。井者，古者以泉源出水之处为井也，掘地得水之后，仍以本为名，故曰井也。人之血气出于四支，故脉出处以为井也。手足三阴皆以木为井，相生至于水之合；手足三阳皆以金为井，相生至于土之合也。所谓阴脉出阳，至阴而合，阳脉出阴，至土而合也。）溜于鱼际，鱼际者，手鱼也，为荥；（腕前大节之后，状若鱼形，故曰手鱼也。脉出少商，溢入鱼际，故为荥也。焉迴反。）注于太泉，太泉者，鱼后下陷者之中也，为输；（输，送致聚也。《八十一难》曰：五脏输者，三焦行气之所留止。故肺气与三焦之气送致聚于此处，故名为输也。）行于经渠，经渠者，寸口之中也，动而不居，为经；（寸口之中，十二经脉历于渠洫，故曰经渠。居，停也。太阴之脉动于寸口不息，故曰不居。经者，通也，肺气至此常通，故曰经也。）入于尺泽，尺泽者，肘中之动脉也，为合，手太阴经也。（如水出井，以至海为合，脉出指井，至此合于本脏之气，故名为合，解余十输，皆放于此。诸输穴名义，已《明堂》具释也。）

——唐·杨上善《黄帝内经太素·卷十一·腧穴》

【提要】 本论引用《难经》《明堂》之论及五输穴顺序之义，阐明肺脉循行及生理。

◆ 马　莳　肺手太阴之脉 ◆

肺手太阴之脉，起于中焦，……虚者，则寸口反小于人迎也。[（按：自肺至肝、督、任，滑伯仁有《十四经发挥》，义犹未悉，其各经图形，起止歌诀，宜详阅之。）此言肺经脉气之行，乃为第一经之经脉也。言肺者，即手太阴经之脉也。凡言手者，以其井荥输经合等穴，自手而始也；凡言足者，以其井荥输经合等穴，自足而始也。（后凡各经分手足者以此。）起，发也。中焦者，中脘也。（在脐上四寸。）胃口，胃之上脘。（在脐上五寸。）络，犹兜也，如今人横线为络而兜物也。循，巡也。膈，隔也。凡人心下有膈膜，前齐鸠尾，后齐十一椎，周围着脊，所以遮隔浊气，不使上熏心肺也。肺系者，喉咙也。喉以候气，下接于肺。肩下胁上际曰腋，膊下对腋处为臑，肩肘之间也。臑尽处为肘，肘以下为臂，廉，隅也。手掌后高骨旁动脉为关，关前动脉为寸口。曰鱼、鱼际者，谓掌骨之前、大指本节之后，其肥肉隆起处，统谓之鱼；鱼际，则其间之穴名也。端，秒也。按：本经《营卫生会》、《五味》、《邪客》、《刺节真邪》等篇，言人身有前三焦者，宗气出于上焦，即所谓积于胸中，又谓之积于膻中也，出喉咙以司呼吸。其营气者，阴精之气也，由中焦之气，阳中有阴者，随上焦之气以降于下焦，而生此阴气，故谓之清者为营，又谓之营气出于中焦者是也。然营气阴性精专，随宗气以运行于经隧之中，故谓之营行脉中者是也。其卫气者，阳精之气也，由下焦之气，阴中有阳者，随中焦之气，以升于上焦，而生此阳气，故谓之浊者为卫，又谓之卫气出于下焦者是也。然卫气阳性慓悍，不随宗气而行，而自行于各经皮肤分肉之间，故谓之卫行脉外者是也。兹手太阴之脉，起于中焦，以至下文云云者，本言宗气与营气同行，而卫气不与焉者也。即《营卫生会篇》所谓与营俱行于阳二十五度，行于阴亦二十五度，一周也，故五十度而复大会于手太阴矣。然此特言肺经运行之始耳。起于中焦者，即《营卫生会篇》所谓中焦亦并胃中，出上焦之后，此所受气者，泌糟粕，蒸津液，化其精微，上注于肺脉者是也。言由谷气入胃，其精微之气起于中焦，下络大肠，以肺与大肠相为表里也。转巡胃之上口，属之于肺。即从肺系横出腋下，盖由胸部第四行之中府、云门以出腋下，下循臑内，历天府、侠白，行于手少阴心经、手厥阴心主包络两经之前，下入肘中，抵尺泽穴。即《营卫生会篇》所谓上焦出于胃上口，并咽以上，贯隔而布胸中，走腋，循太阴之分而行者也。既下肘中，乃循臂内上骨之下廉，历孔最、列缺，入寸口之经渠、太渊，以上鱼，又循鱼际，出大指之端，至少商穴而止也。其支者，如木之有枝，以其自直行之脉而旁行之也。臂骨尽处为腕，脉之大隧为经，交经者为络。盖本经经脉虽终于大指之端，而络脉之行，从腕后之列缺穴交于手之阳明经，而由合谷、三间、二间以至于商阳穴，又随商阳而上行也。及其动穴验病，肺发胀满，致膨膨然，而喘急咳嗽，缺盆中痛，（本经《胀论》云：肺胀者，虚满而喘咳。）甚则交两手而瞀瞀者，此之谓臂气厥逆也。（肺脉由中府出腋，循臑下肘入手。）是皆肺经所生之病耳。然又有诸病，或出本经，或由合经，为咳，为上气，为喘，为渴，为烦心，为胸满，（肺脉贯膈而布胸中。）为臑臂内前廉痛，为厥，掌中热。（脉行手少阴心主之前。）邪气有余，则为肩臂痛于风寒，（络脉交于手，上肩背。）为汗出中风，为小便频数，而发之为欠。（母病及肾。）正气不足，则为肩臂疼痛、寒冷，（络行手阳明。）为少气不足以息，（本经病。）为溺色变。（邪及子。）其诸病有如此者。然盛则当泻之，虚则当补之，热则泻者，疾去其针，寒则补者，久留其针，脉下陷者，则用艾以灸之，若不盛不虚，则止以本经取之，而不必求之手阳明也。所谓盛者，何以知之？寸口较人迎之脉三倍而躁，则肺经为实，如《终始篇》所谓泻手太阴肺，而补手阳明大肠者是也。虚者何以知之？寸口较人迎之脉三倍而小，则肺经为虚，如《终始篇》所谓补手太阴肺，而泻手阳明大肠者是也。（按：《难经·二十二难》，以是动为气，所生为血，即动、生二字分为气血，且以气先血后为难，不知肺经则言肺所生病，大肠则言津液所生病，胃则言血所生病，脾则言脾所生病，心则言心所生病，小肠则言液所生病，膀胱则言筋所生病，肾则言肾所生病，心主则言脉所生病，三焦则言气所生病，胆则言骨所生病，肝则言肝所生病，何尝以所生之病皆定为血也。今详本篇，前后辞义分明，不以所动属气，所生属血，乃《难经》之臆说耳。又按：《至真要大论》云：所谓动者，知其病也。盖言凡知太冲、冲阳、尺泽等穴气绝，为死不治。正以其动，则可以验病，不动则气绝耳。此篇是动之义，正言各经之穴动则知其病耳。按：自此肺经以至肝经，及两跷、督、任，共计一十六丈二尺之脉，宗气主呼吸而行脉路，一呼脉行三寸，一吸脉行三寸，呼吸定息，脉行六寸。漏水下一刻，计一百三十五息，脉行八丈一尺。二刻，计二百七十息，脉行一十六丈二尺，为一周身。漏水下百刻，计一万三千五百息，脉行八百一十丈，昼夜共行五十度周于身。并非言手太阴行于寅时，手阳明行于卯时，足阳明行于辰时，足太阴行于巳时，手少阴行于午时，手太阳行于未时，足太阳行于申时，足少阴行于酉时，手厥阴行于戌时，手少阳行于亥时，足少阳行于子时，足厥阴行于丑时。至后世子午流注针灸等书，始有为此说者，张世贤、熊宗立遂乃分时注释。如果十二经分配十二时，则一时止行得一经，何以能八刻之一千八十息，脉行六十四丈八尺，而四度周于身也？又何以能十二时之一万三千五百息，脉行八百一十丈，而五十度周于身也？况每经体有长短，穴有多寡，假如手少阴心，止有九穴，左右计一十八穴，不过自手小指至肘上臑内而已，今曰行于午时，其一时当得一千一百二十五息，脉行六十七丈五尺，较之足太阳膀胱经有六十三穴，左右共计一百二十六穴，直至目之内眦，上行于头，转至项后，行背四行，下行委中，以至足之小指外侧，其穴道身体尽一身之长，今曰行于申时，则一时之中，亦止得息数一千一百二十五息，脉数止得六十七丈五尺乎？其余各经长短不同，又皆息数、脉数俱以一时之中而尽合乎？所谓一时止行一经者。实理势之所必无也。彼或以《二十三难》始从中焦始字，遂指寅为肺，便以卯为大肠，而直轮至丑为肝经耶？殊不知纪漏者，必始寅初一刻，而经脉运行之始，始于肺经，谓之始于寅时一刻则可，若泥定肺经止行于寅时则非也。故自二刻一周身之后，又从中焦而起。一日一夜有五十次起于中焦，合昼夜而皆然，不但寅时而已，何可以始于一刻，而遂指肺之必行于寅时也。至有以余时配各经者，又谬之谬矣。李东垣《此事难知集》《针灸聚英》及历朝太医院刊勒诸经穴名于石碑者，亦以各经分配各时，盖相仍于后世医籍，而未究经典耳。而考《灵》《素》，岂轩岐之本旨哉！）

——明·马莳《灵枢注证发微·经脉》

【提要】 本论主要阐释《灵枢注证发微·经脉》"肺手太阴之脉"循行、病候及针灸治疗的原则。指出：①该经脉的命名中，"肺"是指手太阴经之脉；"手"是指井、荥、输、经、合等穴自手开始。②肺经运行之始起于中焦，是因营气生于中焦，随宗气上注于肺脉。③引用《素问·至真要大论》"所谓动者，知其病也"的观点，指出肺经是动病为见"其穴动则知其病"。④肺经主时始于寅时一刻。

❧ 张介宾 手太阴脉 ❧

肺手太阴之脉，起于中焦，（十二经脉所属，肺为手太阴经也。中焦当胃中脘，在脐上四寸之分。手之三阴，从脏走手，故手太阴脉发于此。凡后手三阴经，皆自内而出也。愚按：此十二经者，即营气也。营行脉中，而序必始于肺经者，以脉气流经，经气归于肺，肺朝百脉以行阴阳，而五脏六腑皆以受气，故十二经以肺经为首，循序相传，尽于足厥阴肝经而又传于肺，终而复始，是为一周。）下络大肠，（络，联络也。当任脉水分穴之分，肺脉络于大肠，以肺与大肠为表里也。按：十二经相通，各有表里。凡在本经者皆曰属，以此通彼者皆曰络，故在手太阴则曰属肺络大肠，在手阳明则曰属大肠络肺，彼此互更，皆以本经为主也。下文十二经皆仿此。）还循胃口，（还，复也。循，巡绕也。自大肠而上，复循胃口。）上膈属肺，（膈，膈膜也。人有膈膜，居心肺之下，前齐鸠尾，后齐十一椎，周围相着，所以遮隔浊气，不使上熏心肺也。属者，所部之谓。）从肺系横出腋下，（肺系，喉咙也。喉以通气，下连于肺。膊之下，胁之上曰腋。腋下，即中府之旁。）下循臑内，（膊之内侧，上至腋，下至肘，嫩软白肉曰臑，天府侠白之次也。）行少阴、心主之前，（少阴，心经也。心主，手厥阴经也。手之三阴，太阴在前，厥阴在中，少阴在后也。）下肘中，循臂内，（膊臂之交曰肘中，穴名尺泽。肘以下为臂。内，内侧也。行孔最、列缺、经渠之次。）上骨下廉，入寸口，（骨，掌后高骨也。下廉，骨下侧也。寸口，关前动脉也，即太渊穴处。）上鱼，循鱼际，（手腕之前，大指本节之间，其肥肉隆起形如鱼者，统谓之鱼。寸口之前，鱼之后，曰鱼际穴。）出大指之端；（端，指尖也，即少商穴，手太阴肺经止于此。）其支者，从腕后直出次指内廉出其端。（支者，如木之有枝，此以正经之外而复有旁通之络也。臂掌之交曰腕，此本经别络，从腕后上侧列缺穴直出次指之端正，交商阳穴而接乎手阳明经也。此下十二经为病，见疾病类第十，与此本出同篇，所当互考。）

——明·张介宾《类经·卷七·经络类·二、十二经脉》

【提要】 本论主要阐述肺经的循行，指出肺经是十二经脉营气循环的始点，通过肺朝百脉的力量，而使五脏六腑皆受气。

2.2 大肠手阳明之脉

❧ 《灵枢》 大肠手阳明之脉 ❧

大肠手阳明之脉，起于大指次指之端，循指上廉，出合谷两骨之间，上入两筋之中，循臂上廉，入肘外廉，上臑外前廉，上肩，出髃骨之前廉，上出于柱骨之会上，下入缺盆络肺，下膈属大肠；其支者，从缺盆上颈贯颊，入下齿中，还出挟口，交人中，左之右，右之左，上挟鼻孔。是动则病齿痛颈肿。是主津所生病者，目黄口干，鼽衄，喉痹，肩前臑痛，大指次指痛不用。气有余则当脉所过者热肿，虚则寒栗不复。为此诸病，盛则泻之，虚则补之，热则疾之，寒则留之，陷下则灸之，不盛不虚，以经取之。盛者人迎大三倍于寸口，虚者人迎反小于寸口也。

——《灵枢·经脉》

【提要】　本论主要阐述大肠手阳明之脉体表循行、体内脏腑属（大肠）络（肺）关系，经脉病候和针灸治疗的原则。

杨上善　手阳明脉

大肠手阳明之脉，（手阳明脉，起手之指端上行，下属大肠，通行大肠血气，故曰大肠手阳明脉也。）起于大指次指之端，（手阳明与手太阴合。手太阴从中焦至手大指次指之端，阴极即变为阳。如此阴极阳起，阳极阴起，行手头及足，如环无端也。）循指上廉，出合谷两骨之间，（掌骨及大指本节，表两骨之间也。）上入两筋之中，循臂上廉，入肘外廉，上臑外前廉，（手三阴行臑内，手三阳行臑外，阳明行臑外前楞也。）上肩，出髃前廉，（髃，音隅，角也，两肩端高骨即肩角也，又五口反。）上出于柱骨之会上，下入缺盆，（柱骨，谓缺盆骨上极高处也。与诸脉会入缺盆之处，名曰会也。手阳明脉上至柱骨之上，复出柱骨之下入缺盆也。）络肺，下膈属大肠；（腑气通脏，故络脏属腑也。）其支者，从缺盆上颈贯颊，入下齿中，还出侠口，交人中，左之右，右之左，上侠鼻孔。（颈，项前也。交，谓相交不相会入也。）是动则病齿痛颔肿。是主津所生病者，（《八十一难》云：邪在血，血为所生病，血主濡之也。是为血及津液皆为濡也。津，汗也。以下所生之病，皆是血之津汗所生病也。平按：《难经》云：经言脉有是动有所生病，是以动者气也，所生病者血也。邪在气，气为是动；邪在血，血为所生病。气主响之，血主濡之。气留而不行者，为气先病也；血壅而不濡者，为血后病也。故先为是动，后为所生也。滑注谓此脉字，非尺寸之脉，乃十二经隧之脉。每脉中辄有二病者，盖以有在气在血之分也。）目黄口干，鼽衄喉痹，肩前臑痛，大指次指痛不用。（手阳明经是腑阳脉，多为热痛，故循经所生七种病也。鼻孔引气，故为鼽也，鼻形为衄也。有说鼽是鼻病者，非也。）气盛有余则当脉所过者热肿，（是动所生之病，有盛有虚。盛者，此脉所过之处热及肿也。）虚则寒栗不复。（阳虚阴并，故寒栗也。不复，不得复于平和也。）为此诸病，盛则泻之，虚则补之，热则疾之，寒则留之，陷下则灸之，不盛不虚，以经取之。盛者则人迎大三倍于寸口，虚者则人迎反小于寸口。

——唐·杨上善《黄帝内经太素·卷八·经脉之一》

【提要】　本论主要阐述《灵枢·经脉》手阳明脉的循行、病候及针灸治疗的原则；提出手阳明脉可以通行大肠血气，故命名大肠手阳明脉。其中，引用《难经》观点，指出气滞气先病，为是动病；血滞血后病，为所生病。

◈ 马　莳　大肠手阳明之脉 ◈

大肠手阳明之脉，起于大指次指之端，……虚者，人迎反小于寸口也。［此言大肠经脉气之行，乃为第二经也。大指次指者，手大指之次指，即第二指，名食指也。肺经本出于大指，而大肠经则出于次指，兹言大指次指者，乃大指之次指，非言既出于大指而又出于次指也。循指之指，正次指也。合谷者，本经穴也，（俗名虎口。）肩端两骨间为髃骨。肩胛上际处为天柱骨。缺盆，足阳明胃经穴也。头茎为颈。耳以下曲处为颊。言大肠者，乃手阳明经之脉，受手太阴之交，遂起于次指之端，循此次指之商阳、二间、三间之上廉，出合谷穴，在两骨之间，又上阳溪穴，即两筋之间，又循臂之上廉偏历、温溜、下廉、上廉、三里，入肘外廉之曲池穴，上循臑外之前廉，历肘髎、五里、臂臑，以上肩之肩髃穴，又出髃骨之前廉，循巨骨穴，上出天柱骨之会上，会于大椎，自大椎而下入缺盆，循足阳明经脉外，络绕肺脏，复下膈，当天枢之外，会属于大肠。其别支者，虽由偏历而入，又自缺盆上行于颈，循天鼎、扶突上贯于颊，入下齿缝中，复出夹口两吻，相交于人中之内，左脉往右，右脉往左，上挟鼻孔，循禾髎、迎香而终，以交于足阳明胃经也。及其动穴验病，则为齿痛，（脉入齿缝。）为颈肿，（脉上贯。）是主津液所生之病耳。又有诸病之生，或出本经，或由合经，为目黄，（大肠内热。）为口干，（脉挟口。）为鼽、为衄，（脉挟鼻孔。）为喉痹，（脉出挟口。）为肩之前臑痛，（脉上臑肩。）为大指之次指不能举用。（井荥五腧皆由次指而上。）其邪气有余而实，则凡脉所经过者皆热而肿。其正气不足而虚，则为寒栗不能遽复。然盛则当泻之，虚则当补之，热则泻者，疾去其针，寒则补者，久留其针，脉陷下者，则用艾以灸之，若不盛不虚，则止以本经取之，而不必求之手太阴肺经也。所谓盛者，何以知之？人迎较寸口之脉，三倍而躁，则大肠经为实，如《终始篇》所谓泻手阳明大肠，而补手太阴肺者是也。虚者，何以知之？人迎较寸口之脉，三倍而小，则大肠经为虚，如《终始篇》所谓泻手太阴肺，而补手阳明大肠者是也。

——明·马莳《灵枢注证发微·经脉》

【提要】　本论主要阐述腧穴、部位联络的方式，阐释《灵枢·经脉》大肠手阳明之脉的循行、病候及针灸治疗的原则。

◈ 张介宾　手阳明脉 ◈

大肠手阳明之脉，起于大指次指之端，（大肠为手阳明经也。大指次指，即食指之端也，穴名商阳。手之三阳，从手走头，故手阳明脉发于此。凡后手三阳经皆然。）循指上廉，出合谷两骨之间，（循义见前，凡前已注明者后不再注，余仿此。上廉，上侧也。凡经脉阳行于外，阴行于内，后诸经皆同。循指上廉，二间、三间也。合谷，穴名。两骨，即大指次指后歧骨间也，俗名虎口。）上入两筋之中，（腕中上侧两筋陷中，阳溪穴也。）循臂上廉，入肘外廉，（循阳溪等穴以上曲池也。）上臑外前廉，上肩出髃骨之前廉，（上臑外前廉，行肘髎、五里、臂臑也。肩端骨罅为髃骨，以上肩髃、巨骨也。髃，隅同。）上出于柱骨之会上，（肩背之上，颈项之根，为天柱骨。六阳皆会于督脉之大椎，是为会上。）下入缺盆络肺，下膈属大肠；（自大椎而前，入足阳明之缺盆，络于肺中，复下膈，当脐旁天枢之分属于大肠，与肺相为表里也。）其支者，从缺盆上颈贯颊，入下齿中，（头茎为颈。耳下曲处为颊。颈中之穴，天鼎、扶突也。）

还出挟口交人中，左之右，右之左，上挟鼻孔。（人中，即督脉之水沟穴。由人中而左右互交、上挟鼻孔者，自禾髎以交于迎香穴也。手阳明经止于此，乃自山根交承泣穴而接乎足阳明经也。）

——明·张介宾《类经·卷七·经络类·十二、十二经脉》

【提要】　本论主要阐述手阳明脉之循行。论中提出，其"上出于柱骨之会上"，是因六阳经脉皆交会于督脉之大椎。

2.3　胃足阳明之脉

《灵枢》　胃足阳明之脉

胃足阳明之脉，起于鼻，交頞中，旁约太阳之脉，下循鼻外，入上齿中，还出挟口环唇，下交承浆，却循颐后下廉，出大迎，循颊车，上耳前，过客主人，循发际，至额颅；其支者，从大迎前下人迎，循喉咙，入缺盆，下膈属胃络脾；其直者，从缺盆下乳内廉，下挟脐，入气街中；其支者，起于胃口，下循腹里，下至气街中而合，以下髀关，抵伏兔，下膝膑中，下循胫外廉，下足跗，入中指内间；其支者，下膝三寸而别，下入中指外间；其支者，别跗上，入大指间，出其端。是动则病洒洒振寒，善呻数欠颜黑，病至，则恶人与火，闻木音则惕然而惊，心欲动，独闭户塞牖而处，甚则欲上高而歌，弃衣而走，贲响腹胀，是为骭厥。是主血所生病者，狂疟温淫汗出，鼽衄，口㖞唇胗，颈肿喉痹，大腹水肿，膝膑肿痛，循膺、乳、气街、股、伏兔、骭外廉、足跗上皆痛，中指不用。气盛则身以前皆热，其有余于胃，则消谷善饥，溺色黄。气不足则身以前皆寒栗，胃中寒则胀满。为此诸病，盛则泻之，虚则补之，热则疾之，寒则留之，陷下则灸之，不盛不虚，以经取之。盛者人迎大三倍于寸口，虚者人迎反小于寸口也。

——《灵枢·经脉》

【提要】　本论主要阐述胃足阳明之脉体表循行、体内脏腑属（胃）络（脾）关系，经脉病候及针灸治疗的原则。

杨上善　足阳明脉

胃足阳明之脉，起于鼻交頞中，下循鼻外，入上齿中，还出挟口环唇，下交承浆，却循颐后下廉，出大迎，循颊车，上耳前，过客主人，循发际至额颅；其支者，从大迎前下人迎，循喉咙入缺盆，下鬲属胃络脾；（足阳明脉起于鼻，下行属胃，通行胃之血气，故曰胃足阳明脉也。手阳明经从手上挟鼻孔，到此而起，下行至于足指，名足阳明经。十二经脉行处及穴名，备在《明堂经》具释之也。客主人，即上开穴也。胃腑通气入脏，故属胃络脾也。杨注云：一名上关穴。《甲乙经》卷三第十一谓：上关，一名客主人，在耳前上廉，开口有孔，手少阳足阳明之会。《素问·气穴论》篇及《气府论》王注均同。）其直者，从缺盆下乳内廉，下侠脐，入气街中；其支者，起胃口下，循腹里，下至气街中而合，以下髀，抵伏兔，（胃传食入小肠处，名胃下口。此脉一道，从缺盆下乳内廉肤肉之中，下侠脐至气街中。前者一道，从缺盆属胃。今从胃口下下行，与气街中者合为一脉而下。）下膝入膑中，（膝，胫头也。膑，膝之端骨也，频忍反。）下循外廉，下足跗，入中指内间；其支者，下膝三寸而别，以下入中指外间；其支者，别跗上，入大指间，出其端。（脉从气街下行至足指间，凡有三道。）是动则病洒洒振寒，（洒洒，恶寒儿，音洗，谓如水洒洗寒也。）善伸数欠颜黑，（凡欠及多伸，或为阳上阴下，人之将卧，阴阳上下相引，故数欠。颜额，阳也。黑，阴也。阴气见额阳，病也。）病至则恶人与火，闻木音则惕然而惊，心欲动，至，甚也。阳明，土也。土恶木，故病甚恶木音也。阳明主肉，血盛，故恶火也。阳明厥喘闷，闷故恶人也。独闭户牖而处，（阴静而暗，阳动而明，今阴气加阳，故欲闭户独处也。）甚则欲上高而歌，弃衣而走，（阳盛故也。）贲向腹胀，是为骭厥。（向音乡。谓阳气贲聚虚满为腹胀也。以阳盛于脚，故欲登高弃衣而走，名为骭厥也。）是主血所生病者，狂疟温淫汗出，（阳明主肉，血为肉液，故亦主血也。淫，过也，谓伤寒热病，温热过甚而热汗出也。）鼽衄，口㖞唇胗，颈肿喉痹，（衄，出血也。不言鼻衄而言鼽衄者，然鼻以引气也，鼽鼻形也，鼻形之中出血也。胗，唇痒疮，音紧。）腹外肿，膝膑肿痛，（阳明，一道行于腹外，一道行于腹内。腹内水谷行通，故少为肿；腹外卫气数壅，故腹外多肿也。）循膺、乳、街、股、伏兔、骭外廉、足跗上皆痛，中指不用。（上七处并是足阳明脉所过，故循上七处痛者，是阳明脉病也。股，髀内阴股也。足中指内外间，阳明脉支所至，故脉病中指不用也。）气盛则身以前皆热，（足阳明脉，唯行身前，故脉盛身前皆热也。）其有余于胃，则消谷善饥，溺色变。（脉气有余身前，故身前皆热；若有余胃中，故善饥溺变也。）气不足则身以前皆寒栗，胃中寒则胀满。（有余，身前胃中有热有饥；不足，身前胃中寒栗胀满。阳气有余，阴气不足，阳气不足，阴气有余，今但举一边为例耳。）为此诸病，盛则泻之，虚则补之，热则疾之，寒则留之，陷下则灸之，不盛不虚，以经取之。盛者则人迎大三倍于寸口，虚则人迎反小于寸口。

——唐·杨上善《黄帝内经太素·卷八·经脉之一》

【提要】 本论主要阐述《灵枢·经脉》足阳明脉的循行、病候及针灸治疗的原则。论中提出，足阳明脉可以通行胃的血气。指出足阳明脉"是主血所生病"的原因，是阳明主肉（多气多血以养肉），而血为肉之液；足阳明脉"脉盛身前皆热"的原因，乃因其为唯一行于身体之前的经脉。

马 莳 胃足阳明之脉

胃足阳明之脉，起于鼻，……虚者，人迎反小于寸口也。[此言胃经脉气之行，乃为第三经也。頞，鼻茎也，山根为頞。腮下为颔，颔中为颐，腮前为发际，发际前为额颅。股内为髀，髀前膝上起肉处为伏兔，伏兔后为髀关。挟膝筋中为膑，胫骨为骭，足面为跗。足阳明受手阳明之交，起于鼻之两旁迎香穴，上行而左右相交于頞中，过睛明之分，下循鼻外，历承泣、四白、巨髎，上入齿中，还出挟口两吻地仓，环绕唇下，左右相交于承浆，却循颐后下廉，出大迎，循颊车，上耳前，历下关，过客主人，循发际，行悬厘、颔厌之分，经头维，会于额颅之神庭。其支别者，从大迎前下人迎，循喉咙，历水突、气舍，入缺盆，行足少阴俞府之外，下膈，当上脘、中脘之分，属胃络脾。其直行者，从缺盆而下，下乳内廉，循气户、库房、屋翳、膺窗、乳中、乳根、不容、承满、梁门、关门、太乙、滑肉门，下挟脐，历天枢、外陵、大巨、水道、归来诸穴，而入气冲中。（即气街。）其支者，自属胃处，起胃下口，循腹里，过足少阴肓腧之外，本经之里，下至气冲中，与前之入气冲者合。既相合于气冲中，乃下髀关，抵伏兔，历阴市、梁丘，下入膝膑中，经犊鼻，下循足面曰跗之冲阳、陷谷，入中趾外间之内庭，至厉兑穴而终也。其络脉之支别者，自膝下三寸，循三里穴之外别下，历上廉、条口、下廉、丰隆、解溪、冲阳、陷谷，以至内庭、厉兑而合也。又其支者，别跗上冲阳穴，别行入大指间，出足厥阴行间穴之外，循大指下出其端，以交于足太阴也。及其动穴验病，阳明虚则洒洒振寒，善呻，且数数而欠，(《疟论》云：阳明虚则寒栗鼓颔。)其颜则黑。如病至时，则恶人与火，闻木音则惕然而惊，心欲动，(《素问·阳明脉解篇》云：阳明主肉，其脉血气盛，邪客之则热，热甚则恶火。又云：阳明厥则喘而闷，闷则恶人。又曰：胃者，土也，故闻木音而惊者，土恶木也。又《脉解篇》云：所谓甚则恶人与火，闻木音则惕然而惊者，阳气与阴气相搏，水火相恶，故惕然而惊也。)独闭户而处，(《脉解篇》云：所谓欲独闭户牖而处者，阴阳相薄也。阳尽而阴盛，故欲独闭户牖而处也。)甚则欲上高而歌，弃衣而走，(《阳明脉解篇》岐伯曰：四支者，诸阳之本也。阳盛则四支实，实则能登高也。热盛于身，故弃衣而走也。)为贲响腹胀，以阳明火盛而与水相激，故有声及胀也。其气厥逆，则从骭而厥，(脉自足次趾，从骭外廉上行。)是乃阳明血分所生之病耳。然又有诸病，或从本经，或由合经，为狂、为疟，其气温热而淫泆，为汗出，为鼽、为衄、(脉循鼻外。)为口喎、为唇胗、(挟口环唇。)为颈肿、(循颈，出大迎。)为喉痹、(循喉咙，入缺盆。)为大腹水肿、(循腹里。)为膝膑肿痛、(膝膑，本经穴。)又循膺(膺窗等处。)乳(乳中、乳根。)气街(即气冲。)股(梁丘、阴市等处。)伏兔(本经穴。)骭外廉(三里而下等处。)足跗上皆痛，(陷骨、冲阳、解溪等处。)为足中趾不能举用。(脉行于次指，而中指相连。)如邪气盛，则身已前皆热，其热有余于胃，则消谷善饥，为溺色黄。(胃热下入膀胱。)如正气不足，则身已前皆寒栗；如胃中寒，则胀满。且邪气盛则当泻之，正气虚则当补之，热则速去其针而泻之，寒则久留其针而温之，脉下陷者则用艾以灸之，若不盛不虚，则以本经取之，而不必求之于足太阴脾经也。所谓盛者，何以验之？人迎较寸口之脉大者三倍，则胃经为实，如《终始篇》所谓泻足阳明胃，而补足太阴脾者是也。虚者何以验之？人迎较寸口之脉小者三倍，则胃经为虚，如《终始篇》所谓补足阳明胃，而泻足太阴脾者是也。

——明·马莳《灵枢注证发微·经脉》

【提要】　本论主要阐述《灵枢·经脉》胃足阳明之脉的循行、病候及针灸治疗的原则。认为此是胃经脉气之行，循行所过处均有明确的腧穴。论中引用《素问·阳明脉解》中的观点，重申：阳明主肉，其脉血气盛。

张介宾　足阳明脉

胃足阳明之脉，起于鼻之交頞中，(胃为足阳明经也。頞，鼻茎也，亦曰山根。交頞，其脉左右互交也。足之三阳，从头走足，故足阳明脉发于此。凡后足三阳经皆然。頞音遏。)旁纳太阳之脉，(纳，入也。足太阳起于目内眦睛明穴，与頞相近，阳明由此下行，故入之也。)下循鼻外，入上齿中，(鼻外，即承泣、四白、巨髎之分。)还出挟口环唇，下交承浆，(环，绕也。承浆，任脉穴。)却循颐后下廉，出大迎，(腮下为颔。颔中为颐。由地仓以下大迎也。)循颊车，上耳前，过客主人，循发际，至额颅；(颊车，本经穴，在耳下。上耳前，下关也。

客主人，足少阳经穴，在耳前。循发际以上头维，至额颅，会于督脉之神庭。额颅，发际前也。）其支者，从大迎前下人迎，循喉咙，入缺盆，下膈属胃络脾；（人迎，缺盆，俱本经穴。属胃，谓本经之所属也。络脾，胃与脾为表里也。此支自缺盆入内下膈，当上脘中脘之分，属胃络脾。）其直者，从缺盆下乳内廉，（直者，直下而外行也。从缺盆下行气户等穴，以至乳中、乳根也。）下挟脐，（天枢等穴也。）入气街中；（自外陵等穴下入气街，即气冲也，在毛际两旁鼠鼷上一寸。）其支者，起于胃口，下循腹里，下至气街中而合，（胃口，胃之下口，当下脘之分，《难经》谓之幽门者是也。循腹里，过足少阴肓腧之外，此即上文支者之脉，由胃下行，而与直者复合于气街之中也。）以下髀关，抵伏兔，下膝膑中，下循胫外廉，下足跗，入中趾内间；（髀，股也。抵，至也。髀关、伏兔，皆膝上穴名。自此由阴市诸穴以下。膝盖曰膑。骱骨曰胫。足面曰跗。此三者，即犊鼻、巨虚、冲阳等穴之次。乃循内庭入中趾内间而出厉兑，足阳明经止于此。厉兑义详本穴条下。髀，并米切，又音比。膑，频、牝二音。胫，形敬切。跗，附、孚二音。）其支者，下廉三寸而别；下入中趾外间；其支者，别跗上，入大趾间出其端。（廉，上廉也。下廉三寸，即丰隆穴。是为阳明别络，故下入中趾外间。又其支者，自跗上冲阳穴次，别行入大指间，斜出足厥阴行间之次，循大指出其端，而接乎足太阴经也。）

——明·张介宾《类经·卷七·经络类·十二、十二经脉》

【提要】　本论主要阐述《灵枢·经脉》胃足阳明之脉的循行，指出其循行所过处均有明确的腧穴。

2.4　脾足太阴之脉

《灵枢》　脾足太阴之脉

脾足太阴之脉，起于大指之端，循指内侧白肉际，过核骨后，上内踝前廉，上腨内，循胫骨后，交出厥阴之前，上循膝股内前廉，入腹属脾络胃，上膈，挟咽，连舌本，散舌下；其支者，复从胃，别上膈，注心中。是动则病舌本强，食则呕，胃脘痛，腹胀善噫，得后与气则快然如衰，身体皆重。是主脾所生病者，舌本痛，体不能动摇，食不下，烦心，心下急痛，溏、瘕、泄、水闭、黄疸，不能卧，强立股膝内肿厥，足大指不用。为此诸病，盛则泻之，虚则补之，热则疾之，寒则留之，陷下则灸之，不盛不虚，以经取之。盛者寸口大三倍于人迎，虚者寸口反小于人迎也。

——《灵枢·经脉》

【提要】　本论主要阐述脾足太阴之脉体表循行、体内脏腑属（脾）络（胃）关系，经脉病候及针灸治疗的原则。

杨上善　足太阴脉

脾足太阴之脉，（足太阴脉，起于足大指端，上行属脾，通行脾之血气，故曰脾足太阴脉者也。）起于大指之端，循指内侧白肉际，过核骨后，（核，胡革反。人足大指本节后骨，名为核骨也。）上内踝前廉，（十二经脉，皆行筋肉骨间；惟此足太阴经，上于内踝薄肉之处，脉得见者也。）上腨内，循胫骨后，交出厥阴之前，（内踝直上名为内，外踝直上名为外，胫后腓肠名为腨。太阴从内踝上行八寸，当胫骨后，交出厥阴之前上行之。）上循膝股内前廉，入股属脾络胃，（膝内之股近膝名膝股，近阴处为阴股也。）上鬲挟咽，连舌本，散舌下；其支者，复从胃，别上鬲，注心中。（舌下散脉，是脾脉也。）是动则病舌强，食则呕，胃脘痛，（脘，胃腑也，脘音管也。）腹胀善噫，得后出余气则快然如衰，（寒气客胃，厥逆从下上散，散已复上出胃，故为噫也。谷入胃已，其气上为营卫及膻中气，后有下行与糟粕俱下者，名曰余气。余气不与糟粕俱下，壅而为胀，今得之泄之，故快然腹减也。）身体皆重。（身及四肢，皆是足太阴脉行胃气营之。若脾病，脉即不营，故皆重也。）是主脾所生病者，舌本痛，（脾所生病，太阴脉行至舌下，故舌本痛也。）体不能动摇，（脾不营也。）食不下，烦心，心下急痛，（脾脉注心中，故脾生病，烦心、心急痛也。）溏、瘕、泄，（溏，食消，利也。瘕，食不消，瘕而为积病也。泄，食不消，飧泄也。）水闭，（脾所生病，不营膀胱，故小便不利也。）黄瘅，不能卧，强欠，（内热身黄病也。脾胃中热，故不得卧也。将欠不得欠，名曰强欠。）股膝内肿厥，大指不用。（或痹不仁，不能用也。）为此诸病，盛则泻之，虚则补之，热则疾之，寒则留之，陷下则灸之，不盛不虚，以经取之。盛者则寸口大三倍于人迎，虚者则寸口反小于人迎。

——唐·杨上善《黄帝内经太素·卷八·经脉之一》

【提要】 本论主要阐述《灵枢·经脉》足太阴脉的循行、病候及针灸治疗的原则。论中提出足太阴脉可以通行脾的血气，指出十二经脉中惟足太阴经在内踝薄肉之处脉可见，其余经脉皆行于筋肉骨间。

马 莳 脾足太阴之脉

脾足太阴之脉，起于大趾之端……虚者寸口反小于人迎也。[此言脾经脉气之行，乃为第四经也。核骨，一作覈骨，（俗云孤拐骨。）足跟后两旁起骨为核骨。腓腹为腨，髀内为股，脐上为腹。咽以咽物，居喉之前，至胃长一尺六寸，为胃之系。舌本，舌根也。足太阴起大趾端之隐白穴，受足阳明之交也。循大指内侧白肉际大都穴，过核骨后，历太白、公孙、商丘，上内踝前廉之三阴交，又上腨内，循䯊骨后之漏谷上行二寸，交出足厥阴之前，至地机、阴陵泉，上循膝股前廉之血海、箕门，迤逦入腹，经冲门、府舍、中极、关元，复循腹结、大横，会下脘，历腹哀，过日月、期门之分，循本经之里，下至中脘之际，以属脾络胃。又由腹哀上鬲，循食窦、天溪、胸乡、周营，曲折向下至大包，又自大包外曲折向上会中府，上行人迎之里，挟喉，连舌本，散舌下而终。其支行者，由腹哀别行，再从胃部中脘穴之外上鬲，注于膻中之里心之分，以交于手少阴心经也。及其动穴验病，则为舌本强，（脉挟咽，连舌本，散舌下。）为食则呕，（脾主化食。）为胃脘痛，（络胃。）为腹胀，（脉入腹。）为善噫，（本经《口问篇》：寒气客于胃，厥逆从下上散，复出于胃，故为噫。）得后（去后）与气（泄气）则病快然如衰，（脾气输泄。）身体皆重，（脾主肉。）是皆本经所生之病也。又有诸病之生，或由本经，或由合经，其舌本痛，（上舌本强，而此则甚。）体不能动摇。（即上文重而甚。）食不下，（不但呕而已。）烦心，心下急痛，（脉注心中。）溏，（脾气不实。）瘕泄，（《难经·五十七难》有大瘕泄。）水闭，（《六元正纪大论》有甚则水闭跗肿，言水蓄于内而大小便皆闭也。）黄疸，（《素问·平人气象论》、本经《论疾诊尺篇》皆有黄疸。）不能卧，强立，股膝内肿，（血海、箕门、冲门等处。）厥，足大指不能举用。（隐白、大都、太白等处。）然邪气之盛者则泻之，正气之虚者则补之，热则疾去其针，寒则久留其针，脉陷下者，则用艾以灸之，若不盛不虚，则以本经取之，而不必求之足阳明胃经也。所谓盛者，何以验之？寸口较人迎之脉，大者三倍，则脾经为实，如《终始篇》所谓泻足太阴脾，而补足阳明胃者是也。虚者何以验之？寸口较人迎之脉小者三倍，则脾经为虚，如《终始篇》所谓补足太阴脾，而泻足阳明胃者是也。

——明·马莳《灵枢注证发微·经脉》

【提要】　本论主要阐述《灵枢·经脉》脾足太阴之脉的循行、病候及针灸治疗的原则。指出此是脾经脉气之行，循行所过处均有明确的腧穴。

2.5　心手少阴之脉

《灵枢》　心手少阴之脉

心手少阴之脉，起于心中，出属心系，下膈络小肠；其支者，从心系上挟咽，系目系；其直者，复从心系却上肺，下出腋下，下循臑内后廉，行太阴心主之后，下肘内，循臂内后廉，抵掌后锐骨之端，入掌内后廉，循小指之内出其端。是动则病嗌干心痛，渴而欲饮，是为臂厥。是主心所生病者，目黄胁痛，臑臂内后廉痛厥，掌中热痛。为此诸病，盛则泻之，虚则补之，热则疾之，寒则留之，陷下则灸之，不盛不虚，以经取之。盛者寸口大再倍于人迎，虚者寸口反小于人迎也。

——《灵枢·经脉》

【提要】　本论主要阐述心手少阴之脉体表循行、体内脏腑属（心）络（小肠）关系，经脉病候及针灸治疗的原则。

杨上善　手少阴脉

心手少阴之脉，起于心中，出属心系，下鬲络小肠；（十二经脉之中，余十一经脉及手太阳经，皆起于别处，来入脏腑。此少阴经起自心中，何以然者？以其心神是五神之主，能自生脉，不因余处生脉来入，故自出经也。肺下悬心之系，名曰心系。余经起于余处，来属脏腑。此经起自心中，还属心系，由是心神最为长也。问曰：《九卷》心有二经：谓手少阴，心主。手少阴经不得有输。手少阴外经受病，亦有疗处。其内心脏不得受邪，受邪即死。又《九卷·本输》之中，手少阴经及输并皆不言。今此《十二经脉》及《明堂流注》，少阴经脉及输皆有，若为通精？答曰：经言心者，五脏六腑之大主，精神之舍，其脏坚固，邪不能客。客之则心伤，心伤则神去，神去即死。故诸邪之在于心者，皆在心之包络，包络心主脉也。故有脉不得有输也。手少阴外经有病者，可疗之于手掌兑骨之端。又恐经脉受邪伤脏，故《本输》之中，输并手少阴经亦复去之。今此《十二经脉》手少阴经是动所生皆有诸病，俱言盛衰并行补泻及《明堂流注》具有五输者，以其心脏不得多受外邪，其于饮食汤药，内资心脏，有损有益，不可无也。故好食好药资心，心即调适；若恶食恶药资心，心即为病。是以心不受邪者，不可受邪也。言手少阴是动所生致病及《明堂》有五输疗者，据受内资受外邪也。言手少阴是受邪，故有病也。）其支者，从心系上挟咽，系目系；（筋骨血气四种之精与脉合为目系，心脉系于目系，故心病闭目也。）其直者，复从心系却上肺，上出腋下，下循内后廉，行太阴心主之后，下肘内，循臂内后廉，抵掌后兑骨之端，（其小指掌后尖骨，谓之兑骨也。）入掌内廉，循小指之内出其端。（掌外将侧，名曰外廉；次掌内将侧，名内廉也。）是动则病嗌干心痛，渴而欲饮，为臂厥。（心经病，心而多热，故渴而欲饮。其脉循臂，故是动为臂厥之病也主。）是主心所生病者，目黄胁痛，臑臂内后廉痛厥，掌中热痛也。（其脉上腋近胁，故胁痛也。臂内后廉，脉行之处，痛及厥也。厥，气失逆也。）为此诸病，盛则泻之，虚则补之，热则疾之，寒则留之，陷下则灸之，不盛不虚，以经取之，盛者则寸口大再倍于人迎，虚者则寸口反小于人迎。

——唐·杨上善《黄帝内经太素·卷八·经脉之一》

【提要】　本论主要阐述《灵枢·经脉》手少阴脉的循行、病候及针灸治疗的原则。指出：①十二经脉中唯有手少阴心经直接起自心中，原因是心神是五神之主，可以自生脉，无需别处生脉而入。②解释手少阴心脉在《灵枢·经脉》有脉及《明堂》有输的原因，指出手少阴需谨慎受邪，且需通过饮食、汤药调适、滋养心脏。

马　莳　心手少阴之脉

心手少阴之脉，起于心中，……虚者，反小于人迎也。此言心经脉气之行，乃为第五经也。心系有二：一则上与肺相通，而入肺大叶间；一则由肺叶而下，曲折向后，并脊里细络相连，贯脊髓与肾相通，正当七节之间。盖五脏系皆通于心，而心通五脏系也。手少阴经起于心，循任脉之外，属心系，下膈，当脐上二寸之分络小肠。其支者，从心系出任脉之外，上行而挟咽系目也。其直者，复从心系直上至肺脏之分，出循腋下，抵极泉也。（穴在臂内腋下筋间，动脉入胸。）自极泉下循臑内后廉，行手太阴、心主两经之后，历青灵穴，下肘内廉，抵少海。手腕下踝为锐骨。自少海而下，循臂内后廉，历灵道、通里，至掌后锐骨之端，经阴郄、神门，入掌内廉，至少府，循小指端之少冲而终，以交于手太阳也。（滑伯仁曰：心为君主之官，示尊于他脏，故其交经授受，不假支别云。）及其动穴验病，则为嗌干，（脉上挟咽。）心痛，（本经病。）渴而欲饮，（心火内炎。）是乃臂气逆而上行，（脉循臂而上肘、臑、腋。）此心所生之病也。又有诸病之生，或出本经，或由合经，为目黄，（脉系目系。）为胁痛，（脉出腋下。）臑臂内后廉痛，（脉循臂臑后廉。）厥，掌中热痛。（心包络所属，心为君主，病同。）然邪气之盛者则当泻之，正气之虚者则当补之，热则泻者，疾去其针，寒则温者，久留其针，脉陷下者，则用艾以灸之，若不盛不虚，则止取之本经，而不必求之手太阳小肠经也。所谓盛者，何以验之？寸口较人迎之脉大者二倍而躁，则心经为实，如《终始篇》所谓泻少阴心，而补手太阳小肠者是也。虚者何以验之？寸口较人迎之脉小者二倍而不躁，（人迎大二倍而躁。）则心经为虚，如《终始篇》所谓补手少阴心，而泻手太阳小肠者是也。

——明·马莳《灵枢注证发微·经脉》

【提要】 本论主要阐述《灵枢·经脉》手少阴之脉的循行、病候及针灸治疗的原则。指出该经通行心经脉气；五脏系皆通心而心通五脏系；心为君主之官，无需支别经脉。

张介宾 手少阴脉

心手少阴之脉，起于心中，（心为手少阴经，故脉发于心中。）出属心系，（心当五椎之下，其系有五，上系连肺，肺下系心，心下三系连脾肝肾，故心通五脏之气而为之主也。系音係。）下膈络小肠；）心与小肠为表里，故下膈当脐上二寸，下脘之分络小肠也。）其支者，从心系上挟咽，系目系；（支者，从心系出任脉之外，上行挟咽，系目系，以合于内眦。）其直者，复从心系却上肺，下出腋下，（直者，经之正脉也。此自前心系复上肺，由足少阳渊腋之次出腋下，上行极泉穴，手少阴经行于外者始此。）下循臑内后廉，行太阴、心主之后，（臑内后廉，青灵穴也。手之三阴，少阴居太阴、厥阴之后。）下肘内，循臂内后廉，（少海、灵道等穴也。）抵掌后锐骨之端，（手腕下踝为锐骨，神门穴也。）入掌内后廉，循小指之内出其端。（少府、少冲也。手少阴经止于此，乃交小指外侧，而接乎手太阳经也。滑氏曰：心为君主之官，尊于他脏，故其交经接受，不假支别云。）

——明·张介宾《类经·卷七·经络类·十二、十二经脉》

【提要】 本论主要阐述《灵枢·经脉》心手少阴之脉的循行，指出其循行所过处均有明确的腧穴。

2.6 小肠手太阳之脉

《灵枢》 小肠手太阳之脉

小肠手太阳之脉，起于小指之端，循手外侧上腕，出踝中，直上循臂骨下廉，出肘内侧两筋之间，上循臑外后廉，出肩解，绕肩胛，交肩上，入缺盆络心，循咽下膈，抵胃属小肠；其支者，从缺盆循颈上颊，至目锐眦，却入耳中；其支者，别颊上䪼抵鼻，至目内眦，斜络于颧。是动则病嗌痛颔肿，不可以顾，肩似拔，臑似折。是主液所生病者，耳聋目黄颊肿，颈颔肩臑肘臂外后廉痛。为此诸病，盛则泻之，虚则补之，热则疾之，寒则留之，陷下则灸之，不盛不虚，以经取之。盛者人迎大再倍于寸口，虚者人迎反小于寸口也。

——《灵枢·经脉》

【提要】 本论主要阐述小肠手太阳之脉体表循行、体内脏腑属（小肠）络（心）关系，经脉病候及针灸治疗的原则。

杨上善 手太阳脉

小肠手太阳之脉，（手太阳脉起于手指，上行入缺盆，下属小肠，通小肠血气，故曰小肠手太阳脉也。）起于小指之端，循手外侧上腕，出踝中，（人之垂手，大指着身之侧，名手内侧；小指之后，名手外侧。足胫骨与足捥骨相属之处，着胫骨端内外高骨，名曰内外踝；手之臂骨之端，内外高骨，亦名为踝也。手太阳脉贯踝也。）直上循臂下骨下廉，（臂有二骨：垂手之时，内箱前骨名为上骨，外箱后骨名为下骨。手太阳脉行下骨下将侧之际，故曰下廉也。）出肘内侧两骨之间，上循臑外后廉，（手阳明上臑外前廉，手少阳循臑外，此手太阳循臑外后廉。手三阴脉行于臑内，手三阳脉行于臑外，此为异也。）出肩解，（肩臂二骨相接之处，名为肩解。）绕肩甲，交肩上，入缺盆，（肩，两肩也。甲，两甲也。两箱之脉，各于两箱绕肩甲已，会于大椎，还入缺盆，此为正也。有说两箱脉来交大椎上，会大椎穴以为交者，经不言交，不可用也。）络心，循咽下膈抵胃，属小肠；其支者，从缺盆循颈上颊，至目兑，却入耳中；其支者，别颊上颐抵鼻，至目内眦。（脉络心，循咽而下，抵着胃下，属于小肠。上至颧颐，旁抵鼻孔，至目内眦。目眦有三：目之内角为内眦，外角为兑眦，崖上为上眦也。）是动则病嗌痛颔肿，不可以顾，肩似拔，臑似折。（臂臑痛若折者也。）是主液所生病者，耳聋目黄颊肿，颈颔肩臑肘臂外后廉痛。（两大骨相接之处，有谷精汁，补益脑髓，皮肤润泽，谓之为液，手太阳主之。邪气病液，遂循脉生诸病也。）为此诸病，盛则泻之，虚则补之，热则疾之，寒则留之，陷下则灸之，不盛不虚，以经取之。盛者则人迎大再倍于寸口，虚者则人迎反小于寸口。

——唐·杨上善《黄帝内经太素·卷八·经脉之一》

【提要】　本论主要阐述《灵枢·经脉》手太阳脉的循行、病候及针灸治疗的原则。提出手太阳脉可以通行小肠的血气。认为小肠是主液所生病的原理，是因其循行所过两大骨相接处有谷精汁液。

2.7　膀胱足太阳之脉

《灵枢》　膀胱足太阳之脉

　　膀胱足太阳之脉，起于目内眦，上额交巅；其支者，从巅至耳上角；其直者，从巅入络脑，还出别下项，循肩膊内，挟脊抵腰中，入循膂，络肾属膀胱；其支者，从腰中下挟脊贯臀，入腘中；其支者，从髆内左右，别下贯胛，挟脊内，过髀枢，循髀外从后廉下合腘中，以下贯踹内，出外踝之后，循京骨，至小指外侧。是动则病冲头痛，目似脱，项似拔，脊痛腰似折，髀不可以曲，腘如结，踹如裂，是为踝厥。是主筋所生病者，痔疟狂癫疾，头囟项痛，目黄泪出鼽衄，项背腰尻腘踹脚皆痛，小指不用。为此诸病，盛则泻之，虚则补之，热则疾之，寒则留之，陷下则灸之，不盛不虚，以经取之。盛者人迎大再倍于寸口，虚者人迎反小于寸口也。

——《灵枢·经脉》

【提要】　本论主要阐述膀胱足太阳之脉体表循行、体内脏腑属（膀胱）络（肾）关系，经脉病候及针灸治疗原则。

❦ 杨上善　足太阳脉 ❧

膀胱足太阳之脉，（足太阳脉，起目内眦，上头下项挟脊属膀胱，通膀胱血气，故曰膀胱足太阳脉也。）起于目内眦，上额交颠上；其支者，从颠至耳上角；其直者，从颠入络脑，还出别下项，循肩膊内挟脊抵腰中，入循膂络肾属膀胱；其支者，从腰中下贯臀，入腘中；（颠，顶也。顶上有骨空，太阳入骨空络脑还出也。）其支者，从膊内左右别下贯胂，过髀枢，（胂，挟脊肉也，似真反。髀枢，谓髀骨尻骨相抵相入转动处也。）循髀外后廉，下合腘中，以下贯腨，出外踝之后，循京骨至小指外侧。（京骨，谓外踝下近前高骨也。京，高大也。）是动则病冲头痛，目似脱，项似拔，脊痛腰似折，髀不可以回，腘如结，腨如裂，是为踝厥。（腘腨之病者，皆是太阳行踝之后，为厥失逆病也。结，谓束缚也。）是主筋所生病者，痔疟狂颠疾，头亚项痛，目黄泪出鼽衄，项背腰尻腘腨脚皆痛，小指不用。（足太阳水，生木筋也，故足太阳脉主筋者也。所以邪伤于筋，因而饱食，筋脉横解，肠澼为痔也。）为此诸病，盛则泻之，虚则补之，热则疾之，寒则留之，陷下则灸之，不盛不虚，以经取之。盛者则人迎大再倍于寸口，虚者则人迎反小于寸口。

——唐·杨上善《黄帝内经太素·卷八·经脉之一》

【提要】　本论主要阐述《灵枢·经脉》足太阳脉的循行、病候及针灸治疗的原则，指出足太阳脉可以通行膀胱的血气。

❦ 马　莳　膀胱足太阳之脉 ❧

膀胱足太阳之脉，起于目内眦……虚者人迎反小于寸口也。［此言膀胱经经脉之行，乃为第七经也。目大角为内眦。发际前为额。脑上为巅顶也。脑，头髓也。脑后为项。肩后之下为肩膊。椎骨为脊。尻上横骨为腰。挟脊为膂。臀，尻也。挟腰髋骨两旁为机，机后为臀。腓肠上膝后曲处为腘。膂内为胂，即挟脊肉也。股外为髀。捷骨之下为髀枢。腓肠为腨。足太阳之脉，起目内眦睛明穴，受手太阳之交也。上额，循攒竹，过神庭，历曲差、五处、承光、通天，自通天斜行左右，交于顶上之百会。其支行者，从巅至百会，抵耳上角，过率谷、浮白、窍阴穴，所以散养于筋脉也。其直行者，由通天、络却、玉枕入络脑，复出下项，以抵天柱，又由天柱而下，过大椎、陶道，却循肩膊内，挟脊两旁相去各一寸半，下行于大杼、风门、肺俞、厥阴俞、心俞、膈俞、肝俞、胆俞、脾俞、胃俞、三焦俞、肾俞、大肠俞、小肠俞、膀胱俞、中膂内俞、白环俞，由是抵腰中，入循膂，络肾，下属膀胱。其支别者，从腰中，循腰髋下挟脊，历上髎、次髎、中髎、下髎，（义详《针灸聚英》。）会阳，下贯臀，至承扶、殷门、浮郄、委阳，入腘中之委中穴。其支别者，为挟脊两旁第二行，相去各三寸之诸穴。自天柱而下，从膊内左右别行，下贯胛膂，历附分、魄户、膏肓、神堂、譩譆、膈关、魂门、阳纲、意舍、胃仓、肓门、志室、胞肓、秩边，下历尻臀，过髀枢也。又循髀枢之里，承扶之外一寸五分之间，而下与前之入腘中者相合，下行循合阳，下贯腨内，历承筋、承山、飞扬、附阳，出外踝后之昆仑、仆参、申脉、金门，循京骨、束骨、通谷，至小趾外侧之至阴穴，以交于足少阴肾经也。及其动穴验病，则为邪气冲头而痛，（脉上额交巅入络于脑。）目似脱，（脉起目内眦。）项如拔，（脉还别下项。）脊痛，（脉挟脊。）腰似折，（脉抵腰中。）髀不可曲（脉过髀枢。）如结，（脉入腘中。）腨如裂，（脉贯腨内。）腘是皆外踝脉气所过之所，其气厥逆上行，而生此诸病也。又有诸病之生，或出本经，或由合经，为痔，（脉贯臀。）为疟，（《刺疟篇》有太阳之疟。）为狂癫疾，（本经《癫狂篇二十二》有刺太阳经者。）为头囟项痛，（脉上额交巅，入脑下项。）为目黄，（脉起目内眦。）为泪出，（同上。）为衄衄，（内眦近鼻。）为项、背、腰、尻、腘、腨、脚皆痛，（脉气所经之处。）为足小指不能举用。故邪气盛则泻之，正气虚则补之，热则疾去其针以泻之，寒则久留其针以温之，脉下陷者，则用艾以灸之，若不盛不虚，止以本经取之，而不必求之足少阴肾经也。所谓盛者，何以验之？人迎较寸口之脉大者二倍，则膀胱经为实，如《终始篇》所谓泻足太阳膀胱，而补足少阴肾者是也。虚者，何以验之？人迎较寸口之脉小者二倍，则膀胱经为虚，如《终始篇》所谓补足太阳膀胱，而泻足少阴肾者是也。

——明·马莳《灵枢注证发微·经脉》

【提要】　本论主要阐述《灵枢·经脉》足太阳之脉的循行、病候及针灸治疗原则，指出该经通行膀胱经脉气。

2.8　肾足少阴之脉

《灵枢》　肾足少阴之脉

肾足少阴之脉，起于小指之下，邪走足心，出于然谷之下，循内踝之后，别入跟中，以上腨内，出腘内廉，上股内后廉，贯脊属肾络膀胱；其直者，从肾上贯肝膈，入肺中，循喉咙，挟舌本；其支者，从肺出络心，注胸中。是动则病饥不欲食，面如漆柴，咳唾则有血，喝喝而喘，坐而欲起，目䀮䀮如无所见，心如悬若饥状，气不足则善恐，心惕惕如人将捕之，是为骨厥。是主肾所生病者，口热舌干，咽肿上气，嗌干及痛，烦心心痛，黄疸肠澼，脊股内后廉痛，痿厥嗜卧，足下热而痛。为此诸病，盛则泻之，虚则补之，热则疾之，寒则留之，陷下则灸之，不盛不虚，以经取之。灸则强食生肉，缓带披发，大杖重履而步。盛者寸口大再倍于人迎，虚者寸口反小于人迎也。

——《灵枢·经脉》

【提要】　本论主要阐述肾足少阴之脉体表循行、体内脏腑属（肾）络（膀胱）关系，经脉病候及针灸治疗原则。

杨上善　足少阴脉

肾足少阴之脉，（足少阴脉，上行属肾，通行肾之血气，故曰肾足少阴脉也。）起于小指之下，斜趋足心，出于然骨之下，（足太阳腑脉至足小指而穷，足少阴脏脉从小指而起，是相接也。然骨，在内踝下近前起骨是也。）循内踝之后，别入跟中，（少阴脉行至内踝之后，别分一道入足跟中也。）以上腨内，出腘内廉，贯脊属肾络膀胱；（贯脊，谓两箱二脉，皆贯脊骨而上，各属一肾，共络膀胱。）其直者，从肾上贯肝膈，入肺中，循喉咙，挟舌本；（直贯肝膈而过称贯，即舌下两旁脉是也。）其支者，从肺出络心，注胸中。（从肺下行，循心系络于心，注胸中也。）是动则病饥不欲食，面黑如地色，（少阴脉病，阴气有余，不能消食，故饥不能食也。以阴气盛，面黑如地色也。）咳唾则有血，喝喝如喘，（唾为肾液，少阴入肺，故少阴病热，咳而唾血。虽唾喉中不尽，故呼吸有声，又如喘也。喝，呼葛反。）坐而欲起，起目䀮䀮，如无所见，（少阴贯肝，肝脉系目，今少阴病，从坐而起，上引于目，目精气散，故䀮䀮无所见也。）心如悬病饥状，（足少阴病，则手少阴之气不足，故心如悬饥状也。）气不足则善恐，心惕惕如人将捕之，是为骨厥。（肾主恐惧，足少阴脉气不足，故喜恐，心怵惕。前之病，是骨厥所为，厥谓骨精失逆。）是主肾所生病者，口热舌干，咽肿上气，嗌干及痛，烦心心痛，黄瘅肠澼，（热成为瘅，谓肾脏内热发黄，故曰黄瘅也。肾主下焦，少阴为病，下焦大肠不和，故为肠澼也。）脊股内后廉痛，委厥嗜卧，（津液不通，则筋弛好卧也。）足下热而痛。（少阴虚则热并，故足下热痛也。）为此诸病，盛则泻之，虚则补之，热则疾之，寒则留之，陷下则灸之，不盛不虚，以经取之。灸则强食生食，（不盛不虚以经取者，亦以经取灸也。故疗肾所生之病亦有五法：自火化以降，并食熟肉，生肉令人热中，人多不欲食之，肾有虚风冷病，故强令人生食豕肉，温肾补虚，脚腰轻健，人有患脚风气，食生猪肉得愈者众，故灸肾病，须食助之，一也。）缓带，（带若急则肾气不适，故须缓带，令腰肾通畅，火气宣行，二也。）被发，（足太阳脉，从顶下腰至脚，今灸肾病，须开顶被发，阳气上通，火气宣流，三也。）大杖，（足太阳脉，循于肩髆，下络于肾，今疗肾病，可策大杖而行，牵引肩髆，火气通流，四也。）重履而步。（燃磁石疗肾气，重履引腰脚，故为履重者，可用磁石分着履中，上弛其带令重，履之而行，以为轻者，可渐加之令重，用助火气，若得病愈，宜渐去之，此为古之疗肾要法，五也。）盛者则寸口大再倍于人迎，虚者则寸口反小于人迎。

——唐·杨上善《黄帝内经太素·卷八·经脉之一》

【提要】　本论主要阐述《灵枢·经脉》足少阴脉的循行、病候及针灸治疗的原则，指出足少阴脉可以通行肾的血气。

马　莳　肾足少阴之脉

肾足少阴之脉，起于小趾之下……虚者，寸口反小于人迎也。［此言肾经脉气之行，乃为第八经也。趋，向也。跟，足根也。肾足少阴，起足小趾之下，斜趋足心之涌泉，转出内踝前起大骨下之然谷，下循内踝后之太溪，别入跟中之大钟、照海、水泉，乃折自大钟之外，上循内踝，行厥阴、太阴两经之后，经本经复溜、交信穴，过脾经之三阴交，上腨内，循筑宾，出腘内廉，抵阴谷，上股内后廉，贯脊，会于督之长强，还出于前，循横骨、大赫、气穴、四满、中注、肓俞，当肓俞之所，脐之左右，属肾，下脐，过任脉之关元、中极，而络膀胱焉。其直行者，从肓俞属肾外上行，循商曲、石关、阴都、通谷诸穴，贯肝，上循幽门，上膈，历步廊，入肺中，循神封、灵墟、神藏、彧中、俞府，而上循喉咙，并人迎挟舌本而终。其支者，自神藏别出，绕心注胸之膻中，以交于手厥阴心包络经也。及其动穴验病，则病饥而又不欲食，盖虚火盛则饥，而不欲食者脾气弱也。面如漆柴，漆则肾之色黑者形于外，而如漆柴则肾主骨者瘦矣。咳唾则有血，（脉入肺中则为咳；而唾中有血，则肾主有损。）喝喝而喘，（脉入肺中，循喉咙，挟舌本，火盛水亏之疾。）坐而欲起，（阴虚不能宁静。）目晄晄无所见，（水亏肝弱。）心如悬若饥状，（脉支者，从肺出络心。）气不足则善恐，心惕惕如人将捕之，（《素问·阴阳应象大论》云：肾在志为恐，恐伤骨。）此皆肾主于骨，骨之气逆而厥，故为肾所生病也。然又有诸病之生，或出本经，或由合经，为口热，为舌干，为咽肿，为上气，为嗌干及痛，（脉循喉咙，挟舌本。）为烦心，为心痛，（脉从肺络心。）为黄疸，（五疸有女劳疸。）为肠澼，（《素问·通评虚实论》《大奇论》皆有肠澼。）为脊股内后廉痛，（脉所经等处。）为痿，（痿有骨痿，义见《痿论》。）为厥，（义见《厥论》。）为嗜卧，（骨痿则嗜卧。）为足下热而痛。（脉起足心涌泉。）故邪气盛则泻之，正气虚则补之，热则疾去其针，以泻之，寒则久留其针，以温之，脉陷下者，则用艾以灸之，若不盛不虚，则只取本经，而不必求之足太阳膀胱经也。如灸者，则当勉强进食，必生长其肉，又宽缓其带，（古人腰必束带。）散披其发，扶大杖，着重履，以缓步之。盖不太劳动，以肾气之衰弱也。（余经不言此法，而唯肾经详言者，以肾经属水，为身之本，而病人多犯其戒，故独言之详。）所谓盛者，何以验之？寸口较人迎之脉，大者二倍，则肾经为实，如《终始篇》所谓泻足少阴肾，而补足太阳膀胱者是也。虚者，何以验之？寸口较人迎之脉，小者二倍，则肾经为虚，如《终始篇》所谓补足少阴肾，而泻足太阳膀胱者是也。

——明·马莳《灵枢注证发微·经脉》

【提要】 本论主要阐述《灵枢·经脉》足少阴之脉的循行、病候及针灸治疗的原则。

张介宾 足少阴脉

肾足少阴之脉，起于小趾之下，邪走足心，（肾为足少阴经也。起于小趾下，斜走足心之涌泉穴。邪，斜同。）出于然谷之下，循内踝之后，别入跟中，（然谷，在内踝前大骨下。内踝之后别入跟中，即太溪、大钟等穴。）以上踹内，出腘内廉，（自复溜、交信，过足太阴之三阴交，以上踹内之筑宾，出腘内廉之阴谷。）上股内后廉，贯脊属肾络膀胱；（上股内后廉，结于督脉之长强，以贯脊中而后属于肾，前当关元中极之分而络于膀胱，以其相为表里也。滑氏曰：由阴谷上股内后廉、贯脊，会于脊之长强穴，还出于前，循横骨、大赫、气穴、四满、中注、肓俞，当肓俞之所，脐之左右属肾，下脐，过关元、中极而络膀胱也。）其直者，从肾上贯肝膈，入肺中，循喉咙，挟舌本；（滑氏曰：其直行者，从肓俞属肾处上行，循商曲、石关、阴都、通谷诸穴，贯肝，上循幽门上膈，历步廊入肺中，循神封、灵墟、神藏、彧中、俞府而上循喉咙，并人迎，挟舌本而终也。愚按：足少阴一经，考之本篇及《经别》《经筋》等篇，皆言由脊里，上注心肺而散于胸中；惟骨空论曰：冲脉者，起于气街，并少阴之经，挟脐上行，至胸中而散。故《甲乙经》于俞府、彧中、神藏、灵墟、神封、步廊等穴，皆云足少阴脉气所发；幽门、通谷、阴都、石关、商曲、肓俞、中注、四满、气穴、大赫、横骨十一穴，皆云冲脉足少阴之会。故滑氏之注如此，实本于《甲乙》《铜人》诸书，而《甲乙》等书实本之《骨空论》也。）其支者，从肺出络心，注胸中。（其支者，自神藏之际，从肺络心注胸中，以上俞府诸穴，足少阴经止于此，而接乎手厥阴经也。胸中，当两乳之间，亦曰膻中。）

——明·张介宾《类经·卷七·经络类·十二、十二经脉》

【提要】 本论主要阐述《灵枢·经脉》肾足少阴之脉的循行，指出其循行所过处均有明确的腧穴。

2.9 心主手厥阴心包络之脉

《灵枢》 心主手厥阴心包络之脉

心主手厥阴心包络之脉，起于胸中，出属心包络，下膈，历络三焦；其支者，循胸出胁，下腋三寸，上抵腋，下循臑内，行太阴少阴之间，入肘中，下臂行两筋之间，入掌中，循中指出其端；其支者，别掌中，循小指次指出其端。是动则病手心热，臂肘挛急，腋肿，甚则胸胁支满，心中憺憺大动，面赤目黄，喜笑不休。是主脉所生病者，烦心心痛，掌中热。为此诸病，盛则泻之，虚则补之，热则疾之，寒则留之，陷下则灸之，不盛不虚，以经取之。盛者寸口大一倍于人迎，虚者寸口反小于人迎也。

——《灵枢·经脉》

【提要】 本论主要阐述心主手厥阴心包络之脉体表循行、体内脏腑属（心包）络（三焦）关系，经脉病候及针灸治疗的原则。

《难经》 心主脉由来*

二十五难曰：有十二经，五脏六腑十一耳。其一经者，何等经也？

然，一经者，手少阴与心主别脉也。心主与三焦为表里，俱有名而无形，故言经有十二也。

——《难经·二十五难》

【提要】 本论主要阐述手厥阴心主之脉设立的原理与意义。

杨上善 手厥阴脉

心主手厥阴心包之脉，（心神为五脏六腑之主，故曰心主。厥阴之脉，行至于足，名足厥阴；行至于手，名手厥阴。以阴气交尽，故曰厥阴。心外有脂，包裹其心，名曰心包。脉起胸中，入此包中，名手厥阴。故心有两经也；心中起者，名手少阴；属于心包，名手厥阴。有脉别行，无别脏形，三焦有气有脉，亦无别形，故手厥阴与手少阳以为表里也。）起于胸中，出属心包，下鬲历络三焦；（自有经历而不络着，手厥阴既是心脏之腑，三焦腑合，故属心包，经历三焦，仍络着也。三焦虽复无形，有气故得络也。）其支者，循胸出胁，下腋三寸，上抵腋下，下循臑内，行太阴少阴之间，入肘中，下臂行两筋之间入掌中，循中指出其端；其支者，别掌中，循小指次指出其端。（循胸出胁之处，当腋下三寸，然后上行，抵腋下方，下循臂也。太阴少阴既在前后，故心主厥阴行中间也。）是动则病手热肘挛腋肿，甚则胸中满，心澹澹大动，面赤目黄。（澹，徒滥反，水摇，又动也。）是心主脉所生病者，烦心心痛，掌中热。（心包既病，故令烦心心痛。）为此诸病，盛则泻之，虚则补之，热则疾之，寒则留之，陷下则灸之，不盛不虚，以经取之。盛者则寸口大一倍于人迎，虚者则寸口反小于人迎。

——唐·杨上善《黄帝内经太素·卷八·经脉之一》

【提要】 本论主要阐述《灵枢·经脉》手厥阴脉的循行、病候及针灸治疗的原则。指出厥阴之意为两阴交尽，心包是指心外脂包，心有两经，心包无明确脏腑形质，故与同为无形之三焦相表里。

张介宾 手厥阴脉

心主手厥阴心包络之脉，起于胸中，（心主者，心之所主也。心本手少阴，而复有手厥阴者，心包络之经也。如《邪客篇》曰：心者，五脏六腑之大主也。诸邪之在心者，皆在心之包络。包络者，心主之脉也。其脉之出入屈折，行之疾徐，皆如手少阴心主之脉行也。故曰心主手厥阴心包络之脉。胸中义见上文。滑氏曰：或问：手厥阴经曰心主，又曰心包络何也？曰：君火以明，相火以位。手厥阴代君火行事，以用而言，故曰手心主，以经而言，则曰心包络，一经而二名，实相火也。）出属心包络，下膈，历络三焦；（心包络，包心之膜络也。包络为心主之外卫，三焦为脏腑之外卫，故为表里而相络。诸经皆无历字，独此有之，盖指上中下而言，上即膻中，中即中脘，下即脐下，故任脉之阴交穴为三膲募也。膲，焦通用。）其支者，循胸出胁，下腋三寸，（胁上际为腋。腋下三寸，天池也，手厥阴经穴始此。）上抵腋下，循臑内，行太阴少阴之间，（上抵腋下之天泉，循臑内行太阴、少阴之间，以手之三阴，厥阴在中也。）入肘中，下臂行两筋之间，（入肘中，曲泽也。下臂行两筋之间，郄门、间使、内关、大陵也。）入掌中，循中指出其端；（入掌中，劳宫也。中指端，中冲也，手厥阴经止于此。）其支者，别掌中，循小指次指出其端。（小指次指，谓小指之次指，即无名指也。其支者，自劳宫别行名指端，而接乎手少阳经也。）

——明·张介宾《类经·卷七·经络类·十二、十二经脉》

【提要】 本论主要阐述《灵枢·经脉》心主手厥阴心包络之脉的循行，指出其所过处均有明确的腧穴。指出名为"心主"，是因心包代君火以行事；名为"心包络"，是包心之膜络，可护卫心主。

沈子禄、徐师曾 心包经之论*

……《灵枢》又曰：诸邪之在于心者，皆在心之包络。包络者，心主之脉也，故独无腧焉。其外经病而脏不病，故独取其经于掌后锐骨之端。……顾英白曰：伟按《甲乙经》云，少阴八穴，其七有治，一无治者，邪弗能容也，故曰无腧焉。经文心主无腧之说，大意止如是耳。前贤岂未见及此耶？外经者，心脏之经络也，脏则在内，经则在外。大凡经络有病，针灸皆得以治之。若至真脏受病，则皆为不可治之证，非独心经然也。心包心主，本无二脏，彼以厥阴为少阴之外经者，乖谬殊甚。

——明·沈子禄、徐师曾《经络全书·前编·分野·四十·掌锐骨》

【提要】 本论引用顾英白等医家观点，结合《内经》《甲乙经》等原文分析，考证并阐释了心包经的内涵，指出心包心主为一脏，厥阴非少阴之外经。

2.10 三焦手少阳之脉

《灵枢》 三焦手少阳之脉

三焦手少阳之脉，起于小指次指之端，上出两指之间，循手表腕，出臂外两骨之间，上贯肘，循臑外上肩，而交出足少阳之后，入缺盆，布膻中，散落心包，下膈，循属三焦；其支者，从膻中上出缺盆，上项，系耳后直上，出耳上角，以屈下颊至𩑢；其支者，从耳后入耳中，出走耳前，过客主人前，交颊，至目锐眦。是动则病耳聋浑浑焞焞，嗌肿喉痹。是主气所生病者，汗出，目锐眦痛，颊痛，耳后肩臑肘臂外皆痛，小指次指不用。为此诸病，盛则泻之，虚则补之，热则疾之，寒则留之，陷下则灸之，不盛不虚，以经取之。盛者人迎大一倍于寸口，虚者人迎反小于寸口也。

——《灵枢·经脉》

【提要】 本论主要阐述三焦手少阳之脉体表循行、体内脏腑属（三焦）络（心包）关系，经脉病候及针灸治疗的原则。

杨上善 手少阳脉

三焦手少阳之脉，（上焦在心下，下膈在胃上口，主内而不出，其理在膻中。中焦在胃中口，不上不下，主腐熟水谷，其理在脐旁。下焦在脐下，当膀胱上口，主分别清浊，主出而不内，其理在脐下一寸。上焦之气如云雾在天，中焦之气如沤雨在空，下焦之气如沟渎流地也。手少阳脉是三焦经隧，通行三焦之血气，故曰三焦手少阳脉也。）起于小指次指之端，上出两指之间，循手表出臂外两骨之间，上贯肘，循臑外上肩，而交出足少阳之后，入缺盆，（上肩交足少阳，行出足少阳之后，方入缺盆也。）布膻中，散络心包，下鬲遍属三焦；（遍，甫见反。散布膻中也。有本布作交者，检非也。三焦是气，血脉是形，而言属者，谓脉气相入也。）其支者，从膻中上出缺盆，上项，系耳后直上，出耳上角，以屈下颊至𩑢；其支者，从耳后入耳中，出走耳前，过客主人前，交颊，至目锐眦。（系，古帝反，有本作侠也。）是动则病耳聋浑浑淳淳，嗌肿喉痹。（浑浑淳淳，耳聋声也。）是主气所生病者，汗出，目锐眦痛，颊痛，耳后肩臑肘臂外皆痛，小指次指不用。（气，谓三焦气液。）为此诸病，盛则泻之，虚则补之，热则疾之，寒则留之，陷下则灸之，不盛不虚，以经取之。盛者则人迎大一倍于寸口，虚者则人迎反小于寸口。

——唐·杨上善《黄帝内经太素·卷八·经脉之一》

【提要】 本论主要阐释《灵枢·经脉》手少阳脉的循行、病候及针灸治疗的原则，指出足少阳脉是三焦的经隧，可通行三焦的血气。

施 沛 三焦经之论

愚按：扁鹊曰气会三焦外一筋，直两乳内，即膻中，为气海者也，故手少阳三焦与手厥阴心主为表里，皆有名无形。盖卫气出于上焦，荣气出于中焦，而脐下肾间动气，则人之生命也，故曰：三焦者，原气之别使，主通行三气，经历于五脏六腑。华元化曰：三焦者，人之三元之气也，总领五脏六腑，荣卫经络，内外左右上下之气也。上者，络脉之系；中者，经脉之系也；下者，人气之系也。盖其系上贯于心，下通于肾，心肾水火相感，而精气溢泄，乃化血收精之系也。故三焦分布人体中，有上中下之异。

——明·施沛《脏腑指掌图·三焦图说》

【提要】 本论主要阐释三焦经的特点、功能与分布等，并以华元化的观点说明三焦与经络的关系：上为络脉之系，中为经脉之系，下为人气之系。

2.11 胆足少阳之脉

《灵枢》 胆足少阳之脉

胆足少阳之脉，起于目锐眦，上抵头角，下耳后，循颈行手少阳之前，至肩上，却交出手少阳之后，入缺盆；其支者，从耳后入耳中，出走耳前，至目锐眦后；其支者，别锐眦，下大迎，合于手少阳，抵于𩠳，下加颊车，下颈合缺盆以下胸中，贯膈络肝属胆，循胁里，出气街，绕毛际，横入髀厌中；其直者，从缺盆下腋，循胸过季胁，下合髀厌中，以下循髀阳，出膝外廉，下外辅骨之前，直下抵绝骨之端，下出外踝之前，循足跗上，入小指次指之间；其支者，别跗上，入大指之间，循大指歧骨内出其端，还贯爪甲，出三毛。是动则病口苦，善太息，心胁痛不能转侧，甚则面微有尘，体无膏泽，足外反热，是为阳厥。是主骨所生病者，头痛颔痛，目锐眦痛，缺盆中肿痛，腋下肿，马刀侠瘿，汗出振寒，疟，胸胁肋髀膝外至胫绝骨外踝前及诸节皆痛，小指次指不用。为此诸病，盛则泻之，虚则补之，热则疾之，寒则留之，陷下则灸之，不盛不虚，以经取之。盛者人迎大一倍于寸口，虚者人迎反小于寸口也。

——《灵枢·经脉》

【提要】 本论主要阐述胆足少阳之脉体表循行、体内脏腑属（胆）络（肝）关系，经脉病候及针灸治疗的原则。

杨上善 足少阳脉

胆足少阳之脉，（足少阳脉，起目锐眦，下行络肝属胆，下行至足大趾三毛，通行胆之血气，故曰胆足少阳脉也。）起于目锐眦，上抵角，下耳后，循颈行手少阳之前，至肩上，却交出手少阳之后，入缺盆；（角，谓额角也。项前曰颈。足少阳脉，从耳后下颈，向前至缺盆，屈回向肩，至肩屈向后，复回向颈，至颈始入缺盆。是则手少阳上肩向入缺盆，肩上自然交足少阳也。足少阳从颈前下至缺盆向肩，即是行手少阳前也；至肩交手少阳已向后，回入缺盆，即是行手少阳之后也。）其支者，从耳后入耳中，出走耳前，至目锐眦后；其支者，别目锐眦下大迎，合手少阳于顿，下加颊车，下颈，合缺盆，以下胸中，贯膈络肝属胆，（大迎，在曲颔前一寸二分骨陷者中。足少阳至大迎已，向顿，与手少阳合已，却邪下向颊车，加颊车已，然后下颈至缺盆，与前直者合。颊车，在大迎上，曲颊端。有本云别目锐眦，迎手少阳于顿。无大合二字。以义置之，二脉双下，不得称迎也。）循胁里，出气街，绕毛际，横入髀厌中；（街，街道也。足阳明脉及足少阳脉气所行之道，故曰气街。股外髀枢，名曰髀厌也。）其直者，从缺盆下腋，循胸过季胁，下合髀厌中，（胁有前后，最近下后者为季胁。有本作胁。）以下循髀太阳，出膝外廉，下外辅骨之前，直下抵绝骨之端，下出外踝之前，循足跗上，入小指次指之间；（膀胱足太阳脉，从髀外下足，因名髀太阳。辅骨绝骨穷也，外踝上阳辅穴也。）其支者，别跗上，入大指之间，循大指歧内出其端，还贯爪甲，出三毛。（其足少阳脉，出大指端，还出回贯甲，复出三毛。一名聚毛，在上节后毛中也。）是动则病口苦，善太息，心胁痛，不能反侧，（胆热，苦汁循脉入颊，故口苦，名曰胆痹。脉循胸胁，喜太息及心胁皆痛也。）甚则面尘，体无膏泽，足少阳反热，是为阳厥。（甚，谓阳厥热甚也。足少阳起面，热甚则头颅前热，故面尘色也。阳厥，少阳厥也。）是主骨所生病者，头角痛，目锐眦痛，（水以主骨，骨生足少阳，故足少阳痛病还主骨也。额角，在发际也。头角，谓顶两箱，额角后高骨角也。顑，谓牙车骨，上抵顑以下者，名为顑骨。）缺盆中肿痛，腋下肿，马刀侠婴，汗出振寒疟，（脉从缺盆下腋，故腋下肿；复从颊车下颈，故病马刀侠婴也。马刀，谓痈而无脓者是也。汗出振寒疟等，皆寒热病，是骨之血气所生病也。）胸胁肋髀膝外至胫绝骨外踝前及诸节皆痛，小指次指不用。（足少阳脉主骨，络于诸节，故病诸节痛也。）为此诸病，盛则泻之，虚则补之，热则疾之，寒则留之，陷下则灸之，不盛不虚，以经取之。盛者则人迎大一倍于寸口，虚者则人迎反小于寸口。

——唐·杨上善《黄帝内经太素·卷八·经脉之一》

【提要】　本论主要阐释《灵枢·经脉》足少阳脉的循行、病候及针灸治疗的原则，指出足少阳脉可通行胆的血气。提出"气街"是足阳明脉及足少阳脉气所行之道。

马　莳　胆足少阳之脉

胆足少阳之脉，起于目锐眦，……虚者，人迎反小于寸口也。〔此言胆经脉气之行，乃为第十一经也。腋下为胁，胁又名肤。曲骨之外为毛际，毛际两旁动脉为气冲。捷骨之下为髀厌，即髀枢也。胁骨之下为季胁。（属肝经穴，名章门。）骱骨为辅骨，外踝以上为绝骨。足面为跗。足大指本节后为歧骨。大指爪甲后为三毛。足少阳胆经起目锐眦之瞳子髎，由听会、客主人上行头角，循颔厌下悬颅、悬厘，由悬厘外循耳上发际，至曲鬓、率谷，由率骨外折，下耳后，循天冲、浮白、窍阴、完骨，又自完骨外折，循本神，过曲差，下至阳白，会睛明，复从睛明上行，循临泣、目窗、正营、承灵、脑空、风池至颈，过天牖，行手少阳之脉前，下至肩上，循肩井，却左右交出手少阳之后，过大椎、大杼、秉风，当秉风前入缺盆之外。其支者，自耳后颞颥间，过翳风之分，入耳中，过听宫，复自听宫至目锐眦瞳子髎之分。其支者，别自目外瞳子髎，而下大迎，合手少阳于顿，当颧髎之分，下临颊车，下颈，循本经之前，与前之入缺盆者相合，下胸中天池之外，贯膈，即期门之所，络肝，下至日月之分，属于胆也。自属胆处，循胁内章门之里，至气冲，绕毛际，遂横入髀厌者之环跳穴。其直行者，从缺盆下腋，循胸，历渊液、辄筋、日月，过季胁，循京门、带脉、五枢、维道、居髎，入上髎、中髎、长强，而下与前之入髀厌者相合。乃下循髀外，行太阳、阳明之间，历中渎、阳关，出膝外廉，抵阳陵泉。又自阳陵泉下于辅骨前，历阳交、外丘、光明，直下抵绝骨之端，循阳辅、悬钟而下，出外踝之前，至丘墟，循足面之临泣、五会、侠溪，乃上入小趾次指之间，至窍阴而终。其支别者，自足跗而临泣，别行入大趾，循歧骨内出大指端，还贯入爪甲，出三毛，以交于足厥阴肝经也。及其动穴验病，则为口苦，（胆汁味苦。）为善太息，（胆气不舒。）为心胁痛，不能转侧，（脉循胁里，出气街。）甚则面微有尘，体无膏泽，（脉所历处，少阳气郁为病。）足外反热，（脉循髀阳，出膝外廉，下外辅骨，抵绝骨，下外踝。）是胆本属少阳，而阳气上厥使然也。凡此皆主骨所生病耳。又有诸病之生，或出本经，或由合经，为头痛，（脉行于头。）为颔痛，（脉加颊车。）为目锐眦痛，（脉起于目。）为缺盆中肿痛，（脉入缺盆，支合缺盆。）为腋下肿，（脉从缺盆下腋，过胁。）为马刀侠瘿，（皆颈项腋胁所生疮名）为汗出，（少阳有火。）为振寒，疟，（少阳为一阳，居阳之里，内有三阴，乃为半表半里，故为振寒，疟。）为胸、胁、肋、髀、膝外至胫、绝骨、外踝及诸节皆痛，（皆脉所经历处。）为足小指之次指，即第四指也，不能举用。然邪气盛则当泻之，正气虚则当补之，热则泻者，疾去其针，寒则温者，久留其针，脉陷下者，则用艾以灸之，若不盛不虚，则以本经取之，而不必求之足厥阴肝经也。所谓盛者，何以验之？人迎较寸口之脉，大者一倍，则胆经为实，如《终始篇》所谓泻足少阳胆，而补足厥阴肝者是也。虚者，何以验之？人迎较寸口之脉，小者一倍，则胆经为虚，如《终始篇》所谓补足少阳胆，而泻足厥阴肝者是也。]

——明·马莳《灵枢注证发微·经脉》

【提要】 本论主要阐释《灵枢·经脉》足少阳之脉的循行、病候及针灸治疗的原则。指出其通行胆经脉气，少阳之气的特点为一阳，居身体之半表半里之间。

2.12　肝足厥阴之脉

《灵枢》　肝足厥阴之脉

　　肝足厥阴之脉，起于大指丛毛之际，上循足跗上廉，去内踝一寸，上踝八寸，交出太阴之后，上腘内廉，循股阴入毛中，过阴器，抵小腹，挟胃属肝络胆，上贯膈，布胁肋，循喉咙之后，上入颃颡，连目系，上出额，与督脉会于巅；其支者，从目系下颊里，环唇内；其支者，复从肝别贯膈，上注肺。是动则病腰痛不可以俯仰，丈夫㿉疝，妇人少腹肿，甚则嗌干，面尘脱色。是肝所生病者，胸满呕逆飧泄，狐疝遗溺闭癃。为此诸病，盛则泻之，虚则补之，热则疾之，寒则留之，陷下则灸之，不盛不虚，以经取之。盛者寸口大一倍于人迎，虚者寸口反小于人迎也。

——《灵枢·经脉》

【提要】 本论主要阐述肝足厥阴之脉体表循行、体内脏腑属（肝）络（胆）关系，经脉病候及针灸治疗的原则。

✤ 杨上善　足厥阴脉 ✤

　　肝足厥阴之脉，（足厥阴脉，从足指上行，环阴器，络胆属肝，通行肝之血气，故曰肝足厥阴脉也。）起于大指丛毛之上，循足跗上廉，去内踝一寸，上踝八寸，交出太阴之后，上腘内廉，循阴股，入毛中，环阴器，抵少腹，挟胃，属肝络胆，上贯鬲，布胁肋，（髀内近阴之股，名曰阴股。循阴器一周，名环也。）循喉咙之后，上入颃颡，连目系，上出额，与督脉会于巅；（喉咙上孔名颃颡。督脉出两目上巅，故与厥阴相会也。）其支者，从目系下颊里，环唇内；其支者，复从肝别贯鬲，上注肺。（肺脉手太阴从中焦起，以次四脏六腑之脉皆相接而起，唯足厥阴脉还回从肝注于肺中，不接手太阴脉何也？但脉之所生，禀于血气，血气所生，起中焦仓廪，故手太阴脉，从于中焦，受血气已，注诸经脉。中焦乃是手太阴受血气处，非是脉次相接之处，故脉环周，至足厥阴，注入脉中，与手太阴脉相接而行，不入中焦也。）是动则病腰痛不可以俯仰，丈夫㿉疝，妇人少腹肿腰痛，甚则嗌干面尘。（肝合足少阳，阳盛并阴，故面尘色也。）是主肝所生病者，胸满欧逆，飧泄狐疝遗溺闭癃。（脉抵少腹挟胃，故生飧泄也。狐夜不得尿，至明始得，人病与狐相似，因曰狐疝。有本作㿉疝，谓偏㿉病也。）为此诸病，盛则泻之，虚则补之，热则疾之，寒则留之，陷下则灸之，不盛不虚，以经取之。盛者则寸口大一倍于人迎，虚者则寸口反小于人迎。

——唐·杨上善《黄帝内经太素·卷八·经脉之一》

　　【提要】　本论主要阐释《灵枢·经脉》足厥阴脉的循行、病候及针灸治疗的原则，指出足厥阴脉可通行肝的血气；解析足厥阴脉循行终点到肺，而不是接续手太阴脉起点入于中焦的原理。

✤ 张介宾　足厥阴脉 ✤

　　肝足厥阴之脉，起于大指丛毛之际，（肝为足厥阴经也。起于足大指，去爪甲横纹后，丛毛际大敦穴。丛毛，即上文所谓三毛也。）上循足跗上廉，去内踝一寸，（足跗上廉，行间、太冲也。内踝前一寸，中封也。）上踝八寸，交出太阴之后，上腘内廉，（上踝过足太阴之三阴交，历蠡沟、中都，复上一寸，交出太阴之后，上腘内廉，至膝关、曲泉也。）循股阴，入毛中，过阴器，（股阴，内侧也。循股内之阴包、五里、阴廉，上会于足太阴之冲门、府舍，入阴毛中之急脉，遂左右相交，环绕阴器，而会于任脉之曲骨。）抵小腹，挟胃属肝络胆，（自阴上入小腹，会于任脉之中极、关元，循章门至期门之所挟胃属肝，下足少阳日月之所络胆，而肝胆相为表里也。）上贯膈，布胁肋，（自期门上贯膈，行足太阴食窦之外，大包之里，散布胁肋，上足少阳渊腋、手太阴云门之下，足厥阴经穴止于此。）循喉咙之后，上入颃颡，连目系，上出额，与督脉会于巅；（颃颡，咽颡也。目内深处为目系。其内行而上者，自胁肋间，由足阳明人迎之外，循喉咙之后入颃颡，行足阳明大迎、地仓、四白之外，内连目系，上出足少阳阳白之外，临泣之里，与督脉相会于顶巅之百会。）其支者，从目系下颊里，环唇内；（此支者，从前目系之分，下行任脉之外，本经之里，下颊里，交环于口唇之内。）其支者，复从肝别贯膈，上注肺。（又其支者，从前期门属肝所行足太阴食窦之外，本经之里，别贯膈，上注于肺，下行至中焦，挟中脘之分，复接于手太阴肺经，以尽十二经之一周，终而复始也。）

——明·张介宾《类经·卷七·经络类·十二、十二经脉》

【提要】　本论主要阐释《灵枢·经脉》肝足厥阴之脉的循行，指出其所过处均有明确的腧穴。指出足厥阴肝经复接于手太阴肺经，形成十二经营气一周的环流。

3

奇 经 八 脉

《素问》 冲、任、督脉※*

任脉者，起于中极之下，以上毛际，循腹里上关元，至咽喉，上颐循面入目。冲脉者，起于气街，并少阴之经，侠脐上行，至胸中而散。任脉为病，男子内结七疝，女子带下瘕聚。冲脉为病，逆气里急。督脉为病，脊强反折。督脉者，起于少腹以下骨中央，女子入系廷孔，其孔，溺孔之端也，其络循阴器合篡间，绕篡后，别绕臀，至少阴与巨阳中络者，合少阴上股内后廉，贯脊属肾，与太阳起于目内眦，上额交巅上，入络脑，还出别下项，循肩髆内，侠脊抵腰中，入循膂络肾；其男子循茎下至篡，与女子等，其少腹直上者，贯脐中央，上贯心入喉，上颐环唇，上系两目之下中央。此生病，从少腹上冲心而痛，不得前后，为冲疝。其女子不孕，癃痔遗溺嗌干。督脉生病治督脉，治在骨上，甚者在脐下营。其上气有音者治其喉中央，在缺盆中者。其病上冲喉者治其渐，渐者上侠颐也。

——《素问·骨空论》

【提要】　本论主要阐述任脉、冲脉、督脉的循行、病候，以及督脉病的针灸治疗。

《难经》 奇经八脉论*

二十七难曰：脉有奇经八脉者，不拘于十二经，何也？

然，有阳维，有阴维，有阳跷，有阴跷，有冲，有督，有任，有带之脉。凡此八脉者，皆不拘于经，故曰奇经八脉也。

……

二十八难曰：其奇经八脉者，既不拘于十二经，皆何起何继也？

然，督脉者，起于下极之俞，并于脊里，上至风府，入属于脑。任脉者，起于中极之下，以上毛际，循腹里，上关元，至喉咽。冲脉者，起于气冲，并足阳明之经，夹脐上行，至胸中而散也。带脉者，起于季胁，回身一周。阳跷脉者，起于跟中，循外踝上行，入风池。阴跷脉者，亦起于跟中，循内踝上行，至咽喉，交贯冲脉。阳维、阴维者，维络于身，溢畜不能环流灌溉诸经者也。故阳维起于诸阳会也。阴维起于诸阴交也。比于圣人图设沟渠，沟渠满溢，流于深湖，故圣人不能拘通也。而人脉隆盛，入于八脉，而不环周，故十二经亦不能拘之。其受邪气，畜则肿热，砭射之也。

二十九难曰：奇经之为病何如？

然，阳维维于阳。阴维维于阴，阴阳不能自相维，则怅然失志，溶溶不能自收持。阳维为病苦寒热，阴维为病苦心痛。阴跷为病，阳缓而阴急。阳跷为病，阴缓而阳急。冲之为病，逆气而里急。督之为病，脊强而厥。任之为病，其内苦结，男子为七疝，女子为瘕聚。带之为病，腹满腰溶溶若坐水中。此奇经八脉之为病也。

——《难经》

【提要】　本论主要阐述奇经八脉的范围、循行及病候。

杨上善　督脉论※

岐伯曰：督脉起于少腹以下骨中央，女子入系庭孔，其孔溺孔之端，（此脉起少腹，循阴器，上至目内眦，复上额交颠入脑，还出别下项，挟脊，入循膂，络肾，然后别从肾上而还至于肾。《九卷》别于畜门，上额循颠，下项脊入骶，络阴器，入脐中，上入缺盆。二经相证，督脉之逆显然。又按考古本，竟于此为任脉之言，而有不识，以此督□□□□□□□□□□腹。《八十一难》云：起下极之输，并脊上行，至于风府，为阳脉之聚。义亦同也。庭孔，溺孔之端孔也。）其络循阴器合篡间，绕篡后，（督脉之络，出庭孔，别左右，循男女阴器，于篡间合，复绕于篡后也。篡音督，此□□□后也。）别绕臀，至少阴与巨阳中络者，合少阴上股内后廉，贯脊属肾，（从篡后复别两箱绕臀，行至足少阴与足太阳中络者，合于少阴，行于股，复贯脊属肾。）与太阳起于目内眦，（从肾与足太阳上行，起于目内眦也。）上额交颠上，入络脑，还出别下项，循肩髆内，挟脊抵腰中，入循膂络肾而止。其男子循茎下至篡，与女子等。（督脉与太阳两道上至目内眦，上额至颠相交已，入脑还出，别为两箱下项，复循左右肩髆之内，挟脊抵腰，循膂络于二肾方止，男女皆同。旧来相传为督脉当脊中唯为一脉者，不可为正也。）其少腹直上者，贯脐中央，上贯心入喉，上颐环唇，上系两目之下中央。（督脉起于少腹以下至额前者，从少腹至肾上行，还来至肾而止。此从少腹直上至两目之下也。贯脐贯心入喉上颐皆一道也，环唇以上复为二道，各当目下直瞳子，故曰中央也。）此生病，从少腹上冲心而痛，不得前后，为冲疝。（从少腹上冲心痛。前后之脉为病，不得前后便，冲疝病也。）其女子不字，癃痔遗溺嗌干，督脉生病，治督脉。（不字，母子不产病也。癃痔遗溺，脉从阴器上行至咽，故为此等病也。任脉冲脉行处相似，故须细别。督脉生病，疗之于督脉，勿疗任脉也。有本无痔字。）

——唐·杨上善《黄帝内经太素·卷十·督脉》

【提要】　本论引用《九卷》《难经》有关论述，阐释督脉循行及特点。提出"督脉生病，疗之于督脉，勿疗任脉"的观点。

杨上善　任脉论※

黄帝曰：妇人之毋须者，毋血气乎？（欲明任脉冲脉之故，因问以起。）岐伯曰：任脉冲脉，皆起于胞中，上循脊里，为经络海。（此经任脉起于胞中，纪络于唇口。皇甫谧录《素问经》任脉起于中极之下，以上毛际，循腹里，上关元，至咽喉。吕广所注《八十一难》本，言任脉与皇甫谧所录文同。检《素问》无此文，唯《八十一难》有前所说。又吕广所注《八十一难》本云：任脉起于胞门子户，挟脐上行至胸中。《九卷》又云：会厌之脉，上经任脉。但中极之下，即是胞中，亦是胞门子户，是则任脉起处同也。《八十一难》一至胸中，一至咽喉。此经所言别络唇口。又云：会厌之脉，上经任脉。是循胸至咽，言其行处，未为终处，至脉络唇口，满四尺五寸，方为极也。又《八十一难》任脉亦□□。又《明堂》言目下巨窌、承泣左右四穴，有阳跷脉任脉之会，则知任脉亦有分歧上行者也。又任冲二脉上行虽别，行处终始其经是同也。旧来为图，任脉唯为一道，冲脉分脉两箱，此亦不可依也。此脉上行，为经络海，任维诸脉，故曰任脉。胞下为膀胱，膀胱包尿，是以称胞，即尿脬也。胞门与子户相近，任冲二脉起于中也。脊里，谓不行皮肉中也。十二经脉、奇经八脉、十五络脉、皮部诸络，皆以任冲二脉血气为大，故为海。）其浮而外者，循腹上行，会于咽喉，别而络唇口。（任冲二脉，从胞中起，分为二道：一道后行，内着脊里而上；一道前行，浮外循腹上络唇口也。）血气盛，则充肤热肉；血独盛，则澹渗皮肤，生毫毛。（任冲之血独盛，则澹聚渗入皮肤，生毫及毛。毛，即须发及身毛也。）今妇人生，有余于气，不足于血，以其数脱血故也，任冲之脉，不营其口唇，故须不生焉。（妇人气多血少，任冲少血，故不得营口以生毫毛也。）黄帝曰：士人有其伤于阴，阴气绝而不起，阴不用，然其须不去，其故何也？宫者之所独去，何也？愿闻其故也。（士人或有自伤其阴，不能复起，然髭须不落。宫刑之法伤者，阴亦不起，何因须独去之也？）岐伯曰：宫者去其宗筋，伤其冲脉，血泻不复，肉肤内结，口唇不营，故须不生。（人有去其阴茎，仍有髭须；去其阴核，须必去者，则知阴核并茎为宗筋也。去其宗筋，泻血过多，肤肉结涩，内不营其口，以无其血，故须不生也。）黄帝曰：其病天宫者，未尝被伤，不脱于血，然其须不生，其故何也？岐伯曰：此故天之所不足也，其任冲不盛，宗筋不成，有气无血，口唇不营，故须不生。（人有天然形者，未尝被伤，其血不脱而须不生者，此以天然不足于血，宗筋不成，故须不生也。）

——唐·杨上善《黄帝内经太素·任脉·卷十》

【提要】　本论引用《九卷》《难经》《明堂》有关论述，阐释任脉循行及特点。提出任脉血盛大，为经络海，任脉有任维诸脉的作用。

杨上善　冲脉论*

黄帝曰：脉行之逆顺奈何？（血气相注，如环无端，未知行身逆顺如何也？）岐伯曰：手之三阴，从脏起手；（夫冲脉亦起于胞中，上行循腹而络唇口，故经曰：任脉冲脉，皆起于胞中，上络唇口。是为冲脉上行与任脉同。《素问》冲脉起于关元，随腹直上。吕广注《八十一难》本云：冲脉起于关元，随腹里直上，至咽喉中。皇甫谧录《素问》云：冲脉起于气街，并阳明之经，挟脐上行，至胸中而散。此是《八十一难》说，检《素问》无文，或可出于别本。气街近在关元之下，冲脉气街即入关元上行，虽不言至咽，其义亦同也。《素问》又云：冲脉与阳明宗筋会于气街。即冲脉与阳明宗筋会气街已，并阳明之经而上，其义不异也。《九卷经》又云：冲脉者，十二经之海也，与少阴之大络，起于肾下，出于气街，循阴股内廉，邪入腘中，循胫骨内廉，并少阴之经，下入内踝之后，入足下；其别者，邪入踝，出属、跗上，入大指之间，注诸络以温足胫，此脉之常动者也。前云冲脉十二经海，黄帝谓跗上动者为足少阴，岐伯别之以为冲脉常动。前云上络唇口，此云上出颃颡。此云注少阴大络出气街，前云起于肾下出气街。此云下至内踝之属而别，前云入内踝之后入足下。前云出属跗上入大指间，此云出跗属下循跗入大指间。其义并同也。冲，壮盛儿。其脉起于脐下，一道下行入足指间，一道上行络于唇口，其气壮盛，故曰冲脉也。脉从身出向四支为顺，从四支上身为逆也。脏，谓心肺。心肺在内，故为阴也。心肺之阴，起于三脉向手，故曰手之三阴，从脏走手。此为从阴之阳，终为阳中之阴也。）……黄帝曰：少阴之脉独下行何也？（足之三阴从足上行，常见跗上动脉，谓是足少阴下行动脉，故致斯问也。）岐伯曰：不然。（脐下肾间动气，人之生命，是十二经脉根本。此冲脉血海，是五脏六腑十二经脉之海也，渗于诸阳，灌于诸精，故五脏六腑皆禀而有之，则是脐下动气在于胞也。冲脉起于胞中，为经脉海，当知冲脉从动气生，上下行者为冲脉也。其下行者，虽注少阴大络下行，然不是少阴脉，故曰不然也。）夫冲脉者，五脏六腑之海也，五脏六腑皆禀焉。其上者，出于颃颡，渗诸阳，灌诸精；（冲脉，气渗诸阳，血灌诸精。精者，目中五脏之精。）其下者，注少阴之大络，出之于气街，循阴股内廉，入腘中，伏行骺骨内，下至内踝之属而别；其下者，并于少阴之经，渗三阴；其前者，伏行出跗属，下循跗入大指间，渗诸络而温肌肉，故别络结则跗上不动，不动则厥，厥则寒矣。（胫骨与跗骨相连之处曰属也。至此分为二道：一道后而下者，并少阴经，循于小络，渗入三阴之中；其前而下者，至跗属，循跗下入大指间，渗入诸阳络，温于足胫肌肉。故冲脉之络，结约不通，则跗上冲脉不动，不动则卫气不行，失逆名厥，故足寒也。）黄帝曰：何以明之？（帝谓少阴下行至跗常动，岐伯乃言冲脉下行至跗上常动者，未知以何明之令人知也。）岐伯曰：以言导之，切而验之，其非必动，然后乃可以明逆顺之行也。（欲知冲脉下行常动非少阴者，凡有二法：一则以言谈导冲脉少阴有动不动，二则以手切按，上动者为冲脉，不动者为少阴。少阴逆而上行，冲脉顺而下行，则逆顺明也。）黄帝曰：窘乎哉！圣人之为道也，明于日月，彻于豪厘，其非夫子孰能导之？（窘，急也。圣人知慧通达之明于日月，故能彻照豪厘之微，如此非岐伯之鉴，谁能言也？）黄帝曰：愿闻人之五脏卒痛，何气使然？或动喘应手者奈何？岐伯对曰：寒气客于冲脉，冲脉起于关元，随腹直上，则脉不通，则气因之，故喘动应手矣。

——唐·杨上善《黄帝内经太素·冲脉·卷十》

【提要】 本论引用《九卷》《难经》有关论述，阐释冲脉循行及特点。提出冲脉起于胞中，为经脉海，从脐下肾间动气所生，上下行者为冲脉；气渗诸阳，血灌诸精；有两条重要支脉，一则并少阴经，渗入三阴之中，一则渗入诸阳络，温于足胫肌肉。

《圣济总录》 奇经八脉论※

论曰：脉有奇常，十二经者，常脉也，奇经八脉，则不拘于常，故谓之奇经。盖言人之气血，常行于十二经，其诸经满溢，则流入奇经焉。奇经有八脉，督脉督于后，任脉任于前，挟任脉者冲脉，能为诸脉之海，阳维则维络诸阳，阴维则维络诸阴，阴阳更相维持，故诸经常调，维脉之外，又有带脉者，束之犹带也，至于两足跷脉，有阴有阳，阳跷得诸太阳之别，阴跷本诸少阴之别，譬犹圣人图设沟渠，以备水潦，斯无滥溢之患，人有奇经，亦若是也。今总集奇经八脉所发者气穴去处，共成一编。

——宋·赵佶《圣济总录·卷一百九十二·奇经八脉》

【提要】　本论概述奇经八脉内容，包括与十二正经的功能区别、基本位置，以及各脉特点等。提出督脉督于后，任脉任于前；阳跷得诸太阳之别，阴跷本诸少阴之别。

滑　寿　奇经八脉论※

曰：脉有奇经八脉者，不拘于十二经何也……故曰奇经八脉也。

（脉有奇常。十二经者，常脉也。奇经八脉，则不拘于十二经，故曰奇经。奇，对正而言，犹兵家之云奇正也。虞氏曰：奇者，奇零之奇，不偶之义。谓此八脉不系正经，阴阳无表里配合，别道奇行，故曰奇经也。此八脉者，督脉督于后，任脉任于前，冲脉为诸阳之海，阴阳维则维络于身，带脉束之如带，阳跷得之太阳之别，阴跷本诸少阴之别云。）

曰：经有十二，络有十五。凡二十七气，相随上下，何独不拘于经也？然圣人图设沟渠，通利水道，以备不然。天雨降下，沟渠溢满，当此之时，霶霈妄作，圣人不能复图也。此络脉满溢，诸经不能复拘也。

（经络之行，有常度矣。奇经八脉，则不能相从也。故以圣人图设沟渠为譬，以见脉络满溢，诸经不能复拘，而为此奇经也。然则奇经，盖络脉之满溢而为之者欤！或曰：此络脉三字，越人正指奇经而言也。既不拘于经，直谓之络脉，亦可也。）

（此篇两节，举八脉之名，及所以为奇经之义。）

——元·滑寿《难经本义·二十七难》

【提要】　本论主要阐释奇经八脉之名、之义、之行，及与正经的关系。指出奇经八脉不系正经阴阳，无表里配合，别道奇行，无有常度。

李时珍　奇经八脉论※

奇经八脉者，阴维也，阳维也，阴跷也，阳跷也，冲也，任也，督也，带也。阳维起于诸阳之会，由外踝而上行于卫分；阴维起于诸阴之交，由内踝而上行于营分，所以为一身之纲维也。阳跷起于跟中，循外踝上行于身之左右；阴跷起于跟中，循内踝上行于身之左右，所以使机关之跷捷也。督脉起于会阴，循背而行于身之后，为阳脉之总督，故曰阳脉之海；任脉起于会阴，循腹而行于身之前，为阴脉之承任，故曰阴脉之海。冲脉起于会阴，夹脐而行，直冲于上，为诸脉之冲要，故曰十二经脉之海。带脉则横围于腰，状如束带，所以总约诸脉者也。是故阳维主一身之表，阴维主一身之里，以乾坤言也。阳跷主一身左右之阳，阴跷主一身左右之阴，以东西言也。督主身后之阳，任冲主身前之阴，以南北言也。带脉横束诸脉，以六合言也。是故医而知乎八脉，则十二经、十五络之大旨得矣；仙而知乎八脉，则虎龙升降玄牝幽微之窍妙得矣。

——明·李时珍《奇经八脉考·八脉》

【提要】　本论主要阐述奇经八脉的特点、循行分布。要点：①阳维、阴维为一身之纲维；阳跷、阴跷使机关之跷捷；督脉为阳脉之总督；任脉为阴脉之承任；冲脉为诸脉之冲要；带脉总约诸脉。②阳维主表，阴维主里，以乾坤言；阳跷主左右之阳，阴跷主左右之阴，以东西言；督主身后之阳，任冲主身前之阴，以南北言；带脉横束诸脉，以六合言。

李时珍　冲脉循行论※

冲为经脉之海，又曰血海。其脉与任脉皆起于少腹之内胞中。其浮而外者，起于气冲（一名气街，在少腹毛中两旁各二寸，横骨两端动脉宛宛中，足阳明穴也），并足阳明、少阴二经之间，循腹上行至横骨（足阳明去腹中行二寸，少阴去腹中行五分，冲脉行于二经之间也。横骨在阴上横骨中，宛如偃月，去腹中行一寸半），挟脐左右各五分，上行历大赫（横骨上一寸，去腹中行一寸半）、气穴（即胞门，一名子户，太赫上一寸，去腹中行一寸半，少阴冲脉之会）、四满（气穴上一寸）、中注（四满上一寸）、肓腧（中注上一寸）、商曲（肓腧上一寸）、石关（商曲上一寸）、阴都（石关上一寸）、通谷（阴都上一寸）、幽门（通谷上一寸，夹巨阙两旁各五分陷中），至胸中而散。凡二十四穴。

——明·李时珍《奇经八脉考·冲脉》

【提要】　本论主要阐述冲脉的特点、循行分布、主要腧穴等。

李时珍　阴跷脉循行论※

张紫阳《八脉经》云：八脉者，冲脉在风府穴下，督脉在脐后，任脉在脐前，带脉在腰，阴跷脉在尾闾前阴囊下，阳跷脉在尾闾后二节，阴维脉在顶前一寸三分，阳维脉在顶后一寸三分。凡人有此八脉，俱属阴神，闭而不开，惟神仙以阳气冲开，故能得道。八脉者，先天大道之根，一气之祖。采之惟在阴跷为先。此脉才动，诸脉皆通。次督脉冲三脉，总为经脉造化之源。而阴跷一脉，散在丹经，其名颇多，曰天根，曰死户，曰复命关，曰邓都鬼户，曰死生根。有神主之，名曰桃康，上通泥丸，下透涌泉。倘能知此，使真气聚散，皆从此关窍，则天门常开，地户永闭。尻脉周流于一身，贯通上下，和气自然上朝，阳长阴消，水中火发，雪里花开。所谓天根月窟闲来往，三十六宫都是春。得之者，身体轻健，容衰返壮，昏昏默默，如醉如痴，此其验也。要知西南之乡，乃坤地尾闾之前，膀胱之后，小肠之下，灵龟之上。此乃天地逐日所生，气根产铅之地也。医家不知有此。

（濒湖曰：丹书论及阳精河车，皆往往以任、冲、督脉、命门、三焦为说，未有专指阴跷者。而紫阳《八脉经》所载经脉，稍与医家之说不同。然内景隧道，惟返观者能照察之。其言必不谬也。）

——明·李时珍《奇经八脉考·阴跷脉》

【提要】　本论主要为李时珍引述道家对阴跷脉地位及与其他奇经关联的认识如：八脉是先天大道之根，一气之祖；阴跷脉为丹道修炼根本等。指出其认识与医家有所不同，属修炼者的内景返观。

❧ 马　莳　伏膂之脉论❈❈ ❧

《疟论》言：日下一节，二十五日下至尾骶，二十六日至于脊内。盖至风府而始，连项骨三椎而言也。此篇曰：日下一节，二十一日则下二十一节，以至尾骶，二十二日则入于脊。盖除风府与项骨之三日而言也。又按：……至考《疟论》，言邪入脊内，注于伏膂之脉，则合伏冲、膂筋而言之。至考《气穴论》《骨空论》，言冲脉所发，皆行于肾经之穴，则冲脉外行肾穴而内行于肾脉，故肾脉与冲脉伏于膂筋之内，遂谓之伏膂之脉，信可以合而为一者也。又按：肾脉从膝内后廉，贯脊属肾，其直行者，从肾上贯肝膈，入肺中。以其贯脊而又直行，则脊之内有膂，膂之内有筋，乃冲、肾之所共行者也。）由是循伏膂之脉而上行，约有九日，此邪在前出于缺盆之中。（系足阳明胃经穴，在前颔下横骨陷中。）其气上行而日高，故其病稍益而早也。

——明·马莳《灵枢注证发微·岁露论》

【提要】　本论通过对《内经》多篇的考查，阐述了伏膂之脉的循行、分布、生理特点等。指出伏膂之脉是肾脉与冲脉共同伏行于膂筋之内的部分。

❧ 张介宾　冲脉循行及生理❈❈ ❧

冲脉起于气街，并足少阴之经会横骨大赫等十一穴，侠脐上行至胸中而散，此言冲脉之前行者也。然少阴之脉上股内后廉，贯脊属肾，冲脉亦入脊内为伏冲之脉。然则冲脉之后行者，当亦并少阴无疑也。《痿论》曰：冲脉者经脉之海也，主渗灌溪谷，与阳明合于宗筋，阴阳总宗筋之会，会于气街而阳明为之长，皆属于带脉而络于督脉。《五音五味》篇曰：冲脉任脉，皆起于胞中，上循背里为经络之海，其浮而外者，循腹右上行，会于咽喉，别而络唇口。《逆顺肥瘦》篇曰：冲脉者五脏六腑之海也，五脏六腑皆禀焉，其上者出于颃颡，渗诸阳灌诸精。其下者注少阴之大络，出于气街，循阴股内廉入腘中，伏行骭骨内下至内踝之后属而别，其下者并于少阴之经渗三阴，其前者伏行出跗属，下循跗，入大指间渗诸络而温肌肉，故别络结则跗上不动，不动则厥，厥则寒矣。《动输》篇曰：冲脉者，十二经之海也，与少阴之大络起于肾下，出于气街，并足少阴之经入足下；其别者，邪入踝，出属跗上，入大指之间，注诸络以温足胫。《海论》曰：冲脉者为十二经之海，其输上在于大杼，下出于巨虚之上下廉。按：此诸篇之义，则冲脉之下行者，虽会于阳明之气街，而实并于足少阴之经。且其上自头，下自足，后自背，前自腹，内自溪谷，外自肌肉，阴阳表里无所不涉。又按：《岁露》篇曰：入脊内，注于伏冲之脉。《百病始生》篇曰：传舍于伏冲之脉。所谓伏冲者，以其最深也，故凡十二经之气血，此皆受之以荣养周身，所以为五脏六腑之海也。

——明·张介宾《类经·卷九·经络类·二十七、任冲督脉为病》

【提要】　本论综合《素问·痿论》《灵枢》之五音五味、逆顺肥瘦、动输、海论、岁露、百病始生等多篇论述，全面阐释冲脉的循行分布及特点等。

张介宾　跷脉论^{※*}

黄帝曰：跷脉安起安止，何气荣水？（跷脉有二，曰阴跷，曰阳跷，皆奇经也。何气荣水，言跷脉为何经之气，乃亦如经水之营行也。跷有五音，跷，皎，乔，脚，又极虐切。）岐伯答曰：跷脉者，少阴之别，起于然骨之后。（少阴之别，足少肾经之别络也。然骨之后，照海也，足少阴穴，即阴跷之所生。按：本篇止言阴跷之起而未及阳跷，惟《缪刺论》曰：邪客于足阳跷之脉，刺外踝之下半寸所。盖阳跷为太阳之别，故《二十八难》曰：阳跷脉者，起于跟中，循外踝上行，入风池。阴跷者，亦起于跟中，循内踝上行至咽喉，交贯冲脉。故阴跷为足少阴之别，起于照海，阳跷为足太阳之别，起于申脉，庶得其详也。）上内踝之上，直上循阴股入阴，上循胸里，入缺盆，上出人迎之前，入頄属目内眦，合于太阳阳跷而上行，气并相还则为濡目，气不荣则目不合（跷脉自内踝直上阴股、入阴、循胸里者，皆并足少阴而上行也。然足少阴之直者，循喉咙而挟舌本。此则入缺盆，上出人迎之前，入頄属目内眦，以合于足太阳之阳跷，是跷脉有阴阳之异也。阴跷阳跷之气，并行回还而濡于目，若跷气不荣，则目不能合。故《寒热病》篇曰：阴跷阳跷，阴阳相交，阳入阴，阴出阳，交于目锐眦，阳气盛则瞋目，阴气盛则瞑目。此所以目之瞑与不瞑，皆跷脉为之主也）。黄帝曰：气独行五脏，不荣六腑何也？（帝以跷脉为少阴之别，因疑其气独行五脏，不荣六腑也，故有此问。）岐伯答曰：气之不得无行也，如水之流，如日月之行不休，故阴脉荣其脏阳脉荣其腑，如环之无端，莫知其纪，终而复始。其流溢之气，内溉脏腑，外濡腠理。（如水之流，如日月之行，皆言不得无行也。阴荣其脏，指阴跷也。阳荣其腑，指阳跷也。言无分脏腑，跷脉皆所必至也。流者流于内，溢者溢于外，故曰：流溢之气，内溉脏腑，外濡腠理，谓其不独在脏也。按：此跷脉之义，阴出阳则交于足太阳，阳入阴则交于足少阴，阳盛则目张，阴盛则目瞑，似皆随卫气为言者，故阴脉荣其脏，阳脉荣其腑也。）黄帝曰：跷脉有阴阳，何脉当其数？岐伯答曰：男子数其阳，女子数其阴，当数者为经，其不当数者为络也。（跷脉阴阳之数，男女各有所属，男属阳，当数其阳；女属阴，当数其阴。故男子以阳跷为经，阴跷为络；女子以阴跷为经，阳跷为络也。）

　　　　　　　　　　——明·张介宾《类经·卷九·经络类·二十八、跷脉分男女》

【提要】　本论结合《内经》《难经》相关论述，全面阐释跷脉的循行分布、生理病理等。主要解释：①阴跷为足少阴之别，起于照海；阳跷为足太阳之别，起于申脉；②男子以阳跷为经，阴跷为络；女子以阴跷为经，阳跷为络。

张志聪　论跷脉[*]

黄帝曰：愿闻脉度。岐伯答曰：手之六阳，从手走头，长五尺，……凡都合一十六丈二尺，此气之大经隧也。

[《五十营》章论气之流行，此章论脉之度数，故曰此气之大经隧，谓营气、宗气所容行之大隧，故维脉不与焉。

手足六阳六阴者，经脉分循于两手两足，三阴三阳，分而为六也。跷脉亦分循左右而上，故合一丈五尺。夫背为阳，腹为阴。督脉主阳，起于目内眦，上额交巅，入络脑，还出别下项，挟脊抵腰中，下循膂络肾。任脉主阴，起于中极之下，以上毛际，循腹里，上关元，至咽喉，上颐，循面入目。任脉从会阴之分，而上行至目，督脉从目绕头而下，至脊之十四椎，故各长四尺五寸。盖气行于任督二脉，阴阳通贯而行也。

尚御公曰：督脉围绕于周身之前后上下，只言四尺五寸，与任脉相等者。（眉批：只以在背循于阳分者为数。）二十八脉皆分阴阳而行，故跷脉之阴阳，男子数其阳，女子数其阴。]

……

黄帝曰：跷脉安起安止，何气营水？……气不营，则目不合。（此节论流溢之精气，从跷脉而布散于脉外，脉外之血气从跷脉而通贯于脉中，气并相还，内外交通者也。夫肾为水脏，受藏水谷之精，水者，流溢于肾脏之精水也。何气营水者，谓阴跷之脉，乃足少阴之别，直上循阴股，入于肾阴，脉内之营气宗气，营运肾脏之水，上循胸里，交于手少阴之心神而化赤，上注于目内眦，合于太阳阳跷而上行，阴跷阳跷之气相并，经脉外内之气，交相往还，则为濡目。如气不营，则目不合，谓流溢于脉外之气，不营于目也。再按：本经《大惑篇》曰：病有不得卧者，卫气不得入于阴，常留于阳。留于阳则阳气满，阳气满则阳跷盛，不得入于阴，则阴气虚，故目不瞑矣。病有不得视者，卫气留于阴，不得行于阳，留于阴则阴气盛，阴气盛则阴跷满，不得入于阳，则阳气虚，故目闭也。此脉外之卫气，复内通于跷脉，外内之血气相并而往还也。）

……

黄帝曰：跷脉有阴阳，何脉当其数？岐伯答曰：男子数其阳，女子数其阴。当数者为经，不当数者为络也。[其数之数，去声，余上声。阴跷之脉，从足上行，应地气之上升，故女子数其阴。（眉批：故督脉只行于背，而交于前之任脉。）阴跷属目内眦，合阳跷而上行，是阳跷受阴跷之气，复从发际而下行至足，应天气之下降，故男子数其阳。

尚御公曰：阴跷乃足少阴之别，阳跷乃足太阳之别。男子之宗营，注于太阳之阳跷。女子之宗营，注于少阴之阴跷。气之所注者，故为大经隧。气不营者，为络脉也。上节论少阴之精水，从阴跷而上并于阳跷。此节论营气宗气之行于跷脉。有男女阴阳之分，二节是当分看。]

——清·张志聪《灵枢集注·脉度》

【提要】 本论主要阐述经脉脉度，及跷脉起止、循行、气血特点等。指出二十八脉皆分阴阳而行，脉度是就气之大经隧而言，不含维脉。提出阴跷、阳跷起着交通脉内外血气的作用。

陈士铎 论任督※*

雷真君曰：任督之脉，在脏腑之外，别有经络也，每为世医之所略。不知此二部之脉不可不讲，非若冲、跷之脉可有可无也。任脉起于中极之下，以上毛际，循腹里，上关元，至咽喉，上颐，循面入目，此任脉之经络也。督脉起于少腹以下骨中央，女子入系廷孔，在溺孔之际，其络循阴器，合篡间，绕篡后，即前后二阴之间也，别绕臀，至少阴，与巨阳中络者合少阴，上股内后廉，贯脊属肾，与太阳起于目内眦，上额交颠上，入络脑，还出别下项，循肩膊，挟脊抵腰中，入循膂络肾，其男子循茎下至篡，与女子等，其少腹直上者，贯脐中央，上贯心入喉，上颐环唇，上系两目之下中央，此督之经也。二经之病，各有不同，而治法实相同也。盖六经之脉络，原相贯通，治任脉之疝瘕，而督脉之遗溺、脊强亦愈也。然此二脉者，为胞胎之主脉，无则女子不受妊，男子难作强以射精，此脉之宜补而不宜泻明矣。

——清·陈士铎《石室秘录·卷五·十五、论任督》

【提要】 本论强调任督二脉具有重要意义，尤其对男女生殖的影响。提出任督二脉虽然病有不同，但治法相同，宜补不宜泻。

宝 辉 跷脉、维脉论*

八脉者，阳跷、阴跷、阳维、阴维、冲、任、督、带也。跷者跷于何经何络？维者维于何经何络？其有形无形，可实指其所在乎？周氏所论，病机体用治法，是耶非耶？

答曰：夫十二经脉，相为表里，阴阳斯偶，前贤论之详矣。顾有偶即有奇，大易之象也。是故复有奇经者焉。冲任督三脉之行。经文班班可考。带脉回身一周，已可考见。惟跷维二脉，起止难详，谨述所得于下焉。跷，履也。跷起于足跟，故曰跷。维，纲也。维络于一身，故曰维。《二十八难》曰：阳跷脉者，起于跟中，循外踝，上行入风池。阴跷脉者，亦起于跟中，循内踝，上行至咽喉，交贯冲脉。阳维阴维者，维络一身，溢蓄不能环流，灌溉诸经者也。故阳维起于诸阳会，阴维起于诸阴交。盖阳跷为足太阳之别，故始申脉。阴跷为足少阴之别，故始照海。二跷既有行道，则不得谓之无形，乃络脉中之气血，行身之左右，与少阳厥阴同行，诸筋所主。然其行不同，皆阴出阳而交于足太阳，阳入阴而交于足少阴，阴阳交互，跷自下而荣于上，大会于目，此跷脉有形之证也。惟既属络脉，则岂若正经有一定循行之路？其不用丈尺计者，以此耳。维则越人明言，灌溉诸经，亦不能究其行度，是本非一脉，故难悉数。虽不曰无形，而未可实指所在，与跷脉有行道可考者异也。阳维主皮肤之气，行身之表。阴维主脂膜之气，行身之里。而阳维以维于诸阳，阴维以维诸阴。诸阳会，诸阴交者。督脉，阳脉之海也。冲脉，阴脉之海也。阴阳维即起于是。何则？饮食入胃，有无数微丝血管，吸其精汁，至领会管，过肺入心。由心下房，出总脉管，以达于督脉，阳维者当起于是。冲为血海，腾精气而上积于胸中，为宗气，人之五味杂投，奚能无毒？谷入于胃，其精者固化血液，而阳明之悍气，不随精者，俱化聚于宗气之区，然后散布周身，阴维者当起于是。斯皆二维之脉，即孙络，故更无行度可计也。况跷脉为病目不瞑，诸脉者皆属于目，跷脉上属目内，则跷脉为络脉不可证耶！维脉为病，发寒热，邪在皮肤，寒热乃生。经络居内，不当复病寒热，则维为孙络，不又可证耶？至周氏所论，体用病机，治法委曲详尽，先得我心。其论桂枝汤之治维病，不徇入太阳经之谬说，尤卓识也。

或谓昔人皆有二维脉起止之度，如阳维起于少阴，而至太阳，阴维起于少阳，而至厥阴，濒湖李氏载之甚详，何可遽谓孙络乎？斯皆误会叔和微旨也。从少阴斜至太阳。少阴，心也。太阳，膀胱也。由心生血，行于孙络，孙络缠布周身，膀胱主一身之表，故以太阳少阴候阳维之脉也。从少阳斜至厥阴。少阳，三焦也。厥阴，心包也。三焦为腹包膜，血挟阳明之悍气，出诸气街，而遍周包膜，返还入总脉管，从心包复归于心，故以少阳厥阴，候阴维之脉也。且脉络论列所主病多肌肉痹痒，汗出恶风等证，虽所刺有阳谷、金门、仆参、客主人、承山，分肉、筑宾穴，究非一经所主，岂一脉而交贯四五经耶？《素问》阳维之脉，肉里之脉者，脉气与太阳少阳相合。阳维维诸阳，故取太阳少阳泄其邪也，即服桂枝汤反烦不解，先刺风池、风府。卫气行孙络，一日一夜，大会于风府，故取风府也。

观此则维脉属孙络明矣。如实有可稽，何卢、华、仲景、叔和诸书不一称之哉？然络脉孙络从未有以比诸跷维者，狂瞽愚论，复望高明一为发其聩也。

——清·宝辉《医医小草·附：游艺志略》

【提要】 本论主要阐述跷脉、维脉与经脉、络脉的关系，并论述其有形无形，其实指所在等。指出跷脉有行道可考，属有形迹可察的经脉；维脉无行度可计，是通过维络诸经脉的微细血络发挥作用，属络脉范畴。

叶 霖 冲脉论*

冲脉者，起于气冲，并足阳明之经，挟脐上行，至胸中而散。

（冲脉为十二经之海，起于气冲，并阳明之脉，挟脐上行而至胸中。《素问·骨空论》言起于气街，并少阴之经，与此异。《灵枢·逆顺肥瘦》篇与此同。盖冲脉起于胞中，为气血之海，乃呼吸之根，人之呼气，由气海循胸膈肺管而出于喉，故以冲为气街，盖指乎此，经文虽互异，而义无害也。

按：人身阴阳原气，皆起于下。故《内经》以广明之后，即为太冲，太冲之地，属之少阴，少阴之前，乃为厥阴。其部为血海，常与太冲腾精气而上，灌溉阴阳，斯则人之元气精气，皆起于下也。由下而起，则分三道而上：其阳者，从少阴之后，行太阳夹脊中道，以总诸阳，名为督；其阴者，由前阴地道而上，行阳明之表，中以总统诸阴，其名为任；而中央一道，则脉起血海，腾精气而上，积于胸中为宗气，以司呼吸，其名为冲。是气则与阳明胃气，俱住中州，亦与血海之营气，俱行十二经脉者也。督脉任脉，皆起胞中，一行脊，一行腹，会于承浆。冲脉则由胞中上行，挟脐而会于咽喉，三脉同起于下极，一源而三歧，故轩岐不曰冲督任，而总其名曰太冲。是太冲者，以一身之精气升降言之，不独为血海言之也。……）

——清·叶霖《难经正义·二十八难》

【提要】 本论主要从《内经》之论，阐释冲脉的循行分布及功能，提出太冲为冲督任三脉之总称，主一身精气升降。

叶 霖 跷脉论*

（阳跷脉起于足外踝申脉穴，而上行入于风池，风池穴在耳后，同身寸之半寸，属少阳胆经。跷者，捷也，主人行走之机，供步履之用也。……阴跷脉起于足内踝骨下之照海穴，而上行至咽喉，交贯冲脉，循颃入眦，与太阳、阳跷脉会。按：两跷脉者，跷以矫举为义，乃络脉中之气血行身之侧，与少阳厥阴同性，两脉主筋，两跷亦主筋也。然其道不同，阴出阳而交于足太阳，阳入阴而交于足少阴，其气每从阴阳根柢和合，以为矫举，而上荣大会于目，故目之瞑开皆宜。其曰阴脉营其脏，阳脉营其腑者，入阴则营脏，入阳则营腑也。男女脉当其数者，男子阳用事，其跷在阳，故男子数断其阳。女子阴用事，其跷在阴，故女子数断其阴也。）

——清·叶霖《难经正义·二十八难》

【提要】 本论主要阐述跷脉的循行分布及功能，认为其属络脉，行身侧而阴阳特性同少阳厥阴，亦主筋。

承淡安 奇经八脉之研究

奇经八脉者，任脉、督脉、冲脉、带脉、阳跷、阴跷、阳维、阴维，别于十二经正经之外者也。然任行身之前，督行身之背，……又曰：经脉者血气之道路也。由是以观，经为神经，脉为血管，二者交相附丽，各尽其造化运行之妙。盖血之行也，由于心脏之鼓动，心鼓动之发生点，则属于心脏神经丛扩张性与收缩性之机能作用，即血管所布之处，亦有此种机能性之神经纤维附绕之，以发挥其输血之作用。《内经》所谓"气主输之"者是也。神经系统之营养，则全侍血行之活泼，《内经》所谓"血主濡之"者是也。然则十二经者，固不但属神经，亦包括一部分之血管于内也。督脉云者，《内经》谓起于下极，贯脊而络脑，统主一身之阳气，考生理解剖脊髓神经，上连于脑，下达尾闾，发出神经三十一对，通达周身四肢，吾人周身之知觉与运动，俱本于此。阳气者，指人身意识筋肉机关之活动力也。阳气旺者，即活动力强，强则神充体健，弱则活动力弱。弱者，意志萎靡也。《内经》之所谓督脉，统一身之阳者，与脊髓神经统人身知觉与运动之神经适相符合，则其为脊髓神经也无疑矣。任脉起于中极之下，循少腹直上，而至咽喉之上，《内经》谓任主血，起于胞中，为血之海，其为病也，男子内结七疝，女子带下瘕聚。今就生理上观察之，心脏为血行器，动静二大脉管俱联于此，静脉名回血管，血液之新鲜者，由动脉输出，复由静脉而回入，静脉有上大静脉与下大静脉，俱在人身之正中线，汇集人身之静脉血，而输入于心脏。万流同归，不啻为血之海，又有名淋巴管者，为养生要素之一。（淋巴液）而联介于静脉之重要管囊也。其系统则附属于血管，沿上下大静脉而行者，有左右总淋巴干，在腹腔者，为肠淋巴干，在胸腔者为气管纵隔淋巴干，颈淋巴干等，其名称固不止是，但其统系之淋巴管、淋巴腺。因淋巴液壅滞而发生淋巴管腺肿胀，结核疝瘕等病，与任病疝瘕相符合，是则《内经》之所谓任脉为大静脉与淋巴干也无疑矣。冲脉云者《内经》谓冲为血海，又谓冲脉者起于气街，并少阴之经，挟脐上行，至胸中而散，是则冲脉者，亦为下大静脉也。带脉起于季胁之下，当十四腰椎之间，《内经》谓如束带回绕一周，约束诸经。就生理言，此处为腰动脉与腰淋巴管干，是则带脉当为动脉与淋巴干矣。阳跷、阴跷、阳维、阴维，就《内经》所载而观之，俱附丽于十二经之中。阳跷为病，阴缓而阳急，阴跷为病，阳缓而阴急，阳维为病，腰溶溶不能自收持。阴维为病，苦心痛，是皆属于神经性之病态，则阴阳跷维，其为一部分之神经也无疑义矣。奇经八脉之观察如上述，今再重复而归纳之，经脉者，包括人身之神经、血管、淋巴管，三种重要器官也，苟许此说为未误。若再进一步分析而研究之，我四千年久守不变之十二经络之学理，不难立得其真义而破其谜矣。

——承淡安《增订中国针灸治疗学》（1933年第4版无锡中国针灸学研究社铅印本）

【提要】 本论主要从神经、血管角度，分析奇经八脉的实质。认为督脉为脊髓神经，任脉为大静脉与淋巴干，冲脉亦为下大静脉，带脉为动脉与淋巴干，阴阳跷维亦为一部分之神经。由此认为，经脉包括神经、血管、淋巴管。这是承淡安在民国初期受西医生理解剖知识影响下的认识，后来其对中医经络的认识又有所变化。

4
络　脉

❮《灵枢》　络脉总论❯※*

　　经脉十二者，伏行分肉之间，深而不见；其常见者，足太阴过于外踝之上，无所隐故也。诸脉之浮而常见者，皆络脉也。六经络手阳明少阳之大络，起于五指间，上合肘中。饮酒者，卫气先行皮肤，先充络脉，络脉先盛，故卫气已平，营气乃满，而经脉大盛。脉之卒然动者，皆邪气居之，留于本末；不动则热，不坚则陷且空，不与众同，是以知其何脉之动也。雷公曰：何以知经脉之与络脉异也？黄帝曰：经脉者常不可见也，其虚实也以气口知之，脉之见者皆络脉也。雷公曰：细子无以明其然也。黄帝曰：诸络脉皆不能经大节之间，必行绝道而出，入复合于皮中，其会皆见于外。故诸刺络脉者，必刺其结上，甚血者虽无结，急取之以泻其邪而出其血，留之发为痹也。凡诊络脉，脉色青则寒且痛，赤则有热。胃中寒，手鱼之络多青矣；胃中有热，鱼际络赤；其暴黑者，留久痹也；其有赤有黑有青者，寒热气也；其青短其，少气也。凡刺寒热者皆多血络，必间日而一取之，血尽而止，乃调其虚实，其小而短者少气，甚者泻之则闷，闷甚则仆不得言，闷则急坐之也。

——《灵枢·经脉》

　　【提要】　本论总体阐述络脉与经脉的区别，络脉的大体分布、诊察方法、刺络方法等。认为络脉是浮而常见之脉，刺络脉须刺其结上，泻其邪而出其血；察络脉颜色以辨寒热等。

❮《难经》　十五络论*❯

　　二十六难曰：经有十二，络有十五，余三络者，是何等络也？
　　然，有阳络，有阴络，有脾之大络。阳络者，阳跷之络也；阴络者，阴跷之络也，故络有十五焉。

——《难经·二十六难》

　　【提要】　本论主要阐述十五络的构成，尤其阐明除十二经之络以外的三络，其阳络、阴络内容，与《内经》十五络不同。

杨上善　络脉论※*

黄帝曰：经脉十二经脉者，伏行分肉之间，深而不见，其常见者，足太阴过于内踝之上，毋所隐故见也。诸脉之浮而常见者，皆络脉也。（十二经脉及诸络脉，其不见者，谓十一经也；其可见者，谓足太阴经，上行至于踝上，以其皮薄故见也；诸余络脉，皆见者也。）六经络手阳明少阳之大络也，起于五指间，上合肘中。（六阳络中，手阳明络，肺腑之络；手少阳络，三焦之络也。手阳明大肠之经，起大指次指之间，即大指次指及中指内间，手阳明络起也。手少阳经，起小指次指间，即小指次指及中指外间，手少阳脉起也。故二脉络起五指间也。）饮酒者，卫气先行皮肤，先充络脉，络脉先盛，故卫气已平，营气乃满，而经脉大盛也。（酒是热谷之液，入胃先行皮肤，故卫气盛。卫气注入脉中故平，营气满。营气满于所入之经，则所入经，脉络大盛动也。）脉之卒然动者，皆邪气居之，留于本末，（十二经脉有卒然动者，皆是营卫之气将邪气入此脉中，故此脉动也。本末，即是此经本末。络脉将邪入于卫气，卫气将邪入于此脉本末之中，留而不出，故为动也。酒即邪也。）不动则热，（若邪在脉中，盛而不动，则当邪居处，蒸而热也。）不坚则陷且空，不与众同，是以知其何脉之病。（当邪居处，热邪盛也，必为坚硬。若寒邪盛多，脉陷肉空，与平人不同。以此候之，知十二经中何经之病。）

雷公曰：何以知经脉之与络脉异耶？黄帝曰：经脉者常不可见，其虚实也以气口知之，脉之见者皆络脉也。（经脉不见，若候其虚实，当诊寸口可知之也。络脉横居，五色可见，即目观之，以知虚实也。）雷公曰：细子无以明其然。（细子，谦称也。经脉诊气口可知虚实，犹未明其络脉见之然也。）黄帝曰：诸络脉皆不能经大节之间，必行绝而道出，入复合于皮中，其会皆见于外。（大节，谓四支十二大节等也。凡络脉之行，至大节间止，缘于络道出节至外，入于皮中，与余络合，见于皮。绝，止也。）故诸刺络脉者，必刺其结上，甚血者虽毋结，急取之以泻其邪而出其血，留之发为痹。（此言疗络所在也。结，谓聚也。邪客于络，有血聚处，可刺去之。虽无聚处，观于络脉血盛之处，即有邪居，可刺去之，恐其邪气停留，发为痹病也。）

——唐·杨上善《黄帝内经太素·卷九·经络别异》

【提要】　本论主要阐释十二络脉的大体部位、生理及病理，及其与十二经脉之差异。

杨上善　十五络论※*

手太阴之别，名曰列缺，（十二正经，有八奇经，合二十脉，名为之经。二十脉中，十二经脉督脉及任脉冲脉，有十四经，各别出一脉，有十四脉，脾脏复出一脉，合有十五脉，名为大络。任冲及脾所出，散络而已；余十三络，从经而出，行散络已，别走余经，以为交通。从十五络，别出小络，名为孙络。任冲二脉虽别，同称一络，名曰尾翳，似不别也。别于太阴□经，故曰别也，余皆仿之。此别走络，分别大经，所以称缺。此穴列于缺减大经之处，故曰列缺也。）起于腋下分间，（腋下分间，即手太阴经也。）并太阴之经直入掌中，散入于鱼际。其病手兑掌热，取之去腕一寸半，别走阳明。（并，薄浪反。络入鱼际，别走阳明经也，阳明与太阴合也，余皆放此。）

……

督脉之别，名曰长强，（督脉诸阳脉长，其气强盛，穴居其处，故曰长强也。）侠膂上项，上散头上，下当肩甲左右，别走太阳，入贯膂。实则脊强，虚则头重，高摇之，侠脊之有过者，取之所别。（侠脊有过，则知督脉两道以为定也。）

任冲之别，名曰尾翳，下鸠尾，散于腹。实则腹皮痛，虚则痒搔，取之所别。（尾则鸠尾，一名尾翳，是心之蔽骨。此之络脉，起于尾翳，故得其名。任冲二经，此中合有一络者，以其营处是同，故合之也。任冲浮络行腹皮中，故实盛痛也。虚以不足，故邪为痒搔。叶牢反。）

脾之大络脉，名曰大包，（脾为中土，四脏之主，包裹处也，故曰大包也。）出泉腋下三寸，布胸胁。实则身尽痛，虚则百节皆纵，此脉若罗络之血者，皆取之所别。（脾之盛气，腋下三寸，当泉腋而出，布于胸胁，散于百体。故实则遍身皆痛，虚则谷气不足，所以百节缓纵。此脉乃是人身之上罗络之血脉也，由是有病皆取之也。）凡此十五络者，实则必见，虚则必下，视之不见，求之上下，人经不同，络脉异所。（盛则血满脉中，故必见。虚则脉中少血，故必下。脉下难见，故上下求之。人之禀气得身，百体不可一者，岂有经络而得同乎？故须上下求之，方得见也。）

——唐·杨上善《黄帝内经太素·卷九·十五络脉》

【提要】 本论主要阐述十五络脉各脉的名称、分布、虚实病候，并论十五络脉之15数目的来源。其中，提出任冲及脾的络脉属于散络；其余十三经络脉从经而出，行散络已，别走余经，以为交通。

张介宾 络脉论*

愚按：本篇以督脉之长强，任脉之尾翳，合为十五络。盖督脉统络诸阳，任脉统络诸阴，以为十二经络阴阳之纲领故也，而《二十六难》以阳跷阴跷合为十五络者，不知阳跷为足太阳之别，阴跷为足少阴之别，不得另以为言也，学者当以本经为正。又按：本篇太阴之别名曰公孙，而复有脾之大络名曰大包，足阳明之别名曰丰隆，而《平人气象论》复有胃之大络名曰虚里。然则诸经之络惟一，而脾胃之络各二。盖以脾胃为脏腑之本，而十二经皆以受气者也，共为十六络。）

——明·张介宾《类经·卷七·经络类·五、十五别络病刺》

【提要】 本论主要阐释十五络脉中任督之络、《难经》阴阳跷脉之络问题，特别解释了脾胃之络各有其二的原因：强调脾胃为脏腑之本，而十二经皆以受气。

张介宾 经脉络脉论**

黄帝曰：经脉十二者，伏行分肉之间，深而不见，其常见者，足太阴过于外踝之上，无所隐故也，诸脉之浮而常见者，皆络脉也（足太阴当作手太阴。经脉深而直行，故手足十二经脉皆伏行分肉之间，不可得见。其有见者，惟手太阴一经，过于手外踝之上，因其骨露皮浅，故不能隐，下文云经脉者，常不可见也，其虚实也，以气口知之。正谓此耳。此外诸脉，凡浮露于外而可见者，皆络脉也。分肉，言肉中之分理也。）六经络，手阳明少阳之大络，起于五指间，上合肘中（此举手络之最大者，以明视络之法也。手足各有六经，而手六经之络，则惟阳明少阳之络为最大。手阳明之络名偏历，在腕后三寸上侧间，别走太阴；手少阳之络名外关，在臂表腕后二寸两筋间，邪行向内，历阳明、太阴别走厥阴。二络之下行者，阳明出合谷之次，分络于大食二指；少阳出阳池之次，散络于中名小三指，故起于五指间。其上行者，总合于肘中内廉厥阴曲泽之次。凡人手背之露筋者，皆显然可察，俗谓之青筋，此本非筋非脉，即蓄血之大络也。凡浮络之在外者，皆可推此而知耳。）饮酒者，卫气先行皮肤，先充络脉，络脉先盛，故卫气已平，营气乃满，而经脉大盛（卫气者水谷之悍气也，其气慓疾滑利，不入于经，酒亦谷之悍气，其慓疾之性亦然，故饮酒者，必随卫气先达皮肤，先充络脉，络脉先盛，则卫气已平，而后营气满，经脉乃盛矣。平，犹潮平也，即盛满之谓。

　　愚按：脉有经络，经在内，络在外；气有营卫，营在内，卫在外。今饮酒者，其气自内达外，似宜先经而后络，兹乃先络而后经者何也？盖营气者，犹原泉之混混，循行地中，周流不息者也，故曰营行脉中。卫气者，犹雨雾之郁蒸，透彻上下，偏及万物者也，故曰卫行脉外。是以雨雾之出于地，必先入百川而后归河海；卫气之出于胃，必先充络脉而后达诸经，故《经水》篇以十二经分配十二水。然则经即大地之江河，络犹原野之百川也。此经络营卫之辨。）

　　脉之卒然动者，皆邪气居之留于本末，不动则热不坚则陷且空，不与众同，是以知其何脉之动也（上文言饮酒者能致经脉之盛，故脉之平素不甚动而卒然动者，皆邪气居之，留于经脉之本末而然耳。邪气者，即指酒气为言。酒邪在脉，则浮络者虽不动，亦必热也；虽大而不坚，故陷且空也。此浮络与经脉之不同，故可因之以知其动者为何经之脉也。此特举饮酒为言者，正欲见其动与不动，空与不空，而经脉络脉为可辨矣。）

　　雷公曰：何以知经脉之与络脉异也？黄帝曰：经脉者常不可见也，其虚实也，以气口知之。脉之见者，皆络脉也（气口者，手太阴肺经也。肺朝百脉，气口为脉之大会。凡十二经脉，深不可见，而其虚实惟于气口可知之，因其无所隐也。若其他浮露在外而可见者，皆络脉而非经也。）雷公曰：细子无以明其然也。黄帝曰：诸络脉皆不能经大节之间，必行绝道而出入，复合于皮中，其会皆见于外（大节，大关节也。绝道，间道也。凡经脉所行，必由溪谷大节之间，络脉所行，乃不经大节，而于经脉不到之处，出入联络以为流通之用。然络有大小，大者曰大络，小者曰孙络。大络犹木之干，行有出入；孙络犹木之枝，散于肤腠，故其会皆见于外。）故诸刺络脉者，必刺其结上，甚血者虽无结，急取之，以泻其邪而出其血，留之发为痹也（凡刺络脉者，必刺其结上，此以血之所聚，其结粗突倍常，是为结上，即当刺处也。若血聚已甚，虽无结络，亦必急取之以去其邪血，否则发为痹痛之病。今西北之俗，但遇风寒痛痹等疾，即以绳带紧束上臂，令手肘青筋胀突，乃用磁锋于肘中曲泽穴次，合络结上，砭取其血，谓之放寒，即此节之遗法，勿谓其无所据也。）

　　……

　　经脉为里，支而横者为络，络之别者为孙，盛而者疾诛之，盛者泻之，虚者饮药以补之（经脉直行深伏，故为里而难见。络脉支横而浅，故在表而易见。络之别者为孙，孙者言其小也，愈小愈多矣。凡人偏体细脉，即皆肤腠之孙络也。络脉有血而盛者，不去之则壅而为患，故当疾诛之。诛，除也。然必盛者而后可泻，虚则不宜用针，故《邪气脏腑病形篇》曰阴阳形气俱不足，勿取以针而调以甘药。即虚者饮药以补之谓。）

——明·张介宾《类经·卷七·经络类·六、经络之辨刺诊之法》

　　【提要】　本论从循行、部位、生理病理特点、诊查、治疗等多个角度，详细阐述了经脉与络脉的区别。要点：①体表唯一可见的经脉是手太阴脉，而非足太阴脉。②手六经之络中唯阳明、少阳之络为最大，人手背之露筋，即其畜血之大络。③见其动与不动、空与不空，是辨别经脉与络脉的重要方法。④"刺络脉者，必刺其结上"，其病理为"血之所聚"，其形态为"结粗突倍常"。⑤人体表的遍布细脉，是孙络。

▲ 张介宾　孙络溪谷之论※*　▲

帝曰：余已知气穴之处，游针之居，愿闻孙络溪谷，亦有所应乎？（游针之居，针所游行之处也。孙络，支别之小络也。溪谷义见后。）岐伯曰：孙络三百六十五穴会，亦以应一岁（孙络之云穴会，以络与穴为会也。穴深在内，络浅在外，内外为会，故曰穴会，非谓气穴之外，别有三百六十五络穴也。），以溢奇邪，以通荣卫（溢，注也，满也。奇，异也。邪自皮毛而溢于络者，以左注右，以右注左，其气无常处而不入于经，是为奇邪。表里之气，由络以通，故以通营卫。荣营通用，下同。），荣卫稽留，卫散荣溢，气竭血著，外为发热内为少气，疾泻无怠，以通荣卫，见而泻之，无问所会（邪客于络，则病及荣卫，故疾泻之，则荣卫通矣。疾，速也。然泻络者，但见其结，即可刺之，不必问其经穴之所会。）。帝曰：愿闻溪谷之会也。岐伯曰：肉之大会为谷，肉之小会为溪。肉分之间，溪谷之会，以行荣卫，以会大气。邪溢气壅，脉热肉败，荣卫不行必将为脓，内销骨髓，外破大胭，留于节凑，必将为败。积寒留舍，荣卫不居，卷肉缩筋，肋肘不得伸，内为骨痹，外为不仁，命曰不足，大寒留于溪谷也。溪谷三百六十五穴会，亦应一岁（有骨节而后有溪谷，有溪谷而后有穴俞。人身骨节三百六十五，而溪谷穴俞应之，故曰穴会，亦应一岁之数。），其小痹淫溢，循脉往来，微针所及，与法相同（邪在孙络，邪未深也，是为小痹，故可微针以治，而用法则同也。）帝乃辟左右而起，再拜曰：今日发蒙解惑，藏之金匮，不敢复出，乃藏之金兰之室，署曰气穴所在。岐伯曰：孙络之脉别经者，其血盛而当泻者，亦三百六十五脉，并注于络，传注十二络脉，非独十四络脉也（三百六十五脉，即首节三百六十五穴会之义。孙络之多，皆传注于十二经之大络，非独十四络穴也。络有十五，而此言十四，内大包即脾经者。），内解泻于中者十脉（解，散也，即《刺节真邪》篇解结之谓。泻，泻去其实也。中者，五脏也，此言络虽十二，而分属于五脏，故可解泻于中。左右各五，故云十脉。）。

——明·张介宾《类经·卷七·经络类·八、孙络溪谷之应》

【提要】　本论主要阐述孙络、溪谷的内涵、特点，及与气穴之间的关系。提出穴会的内涵是：穴深在内，络浅在外，内外为会。

▲ 张志聪　孙络与大络相通论※*　▲

岐伯曰：孙络之脉别经者，其血盛而当泻者，亦三百六十五脉，并注于络，传注十二脉络，非独十四脉络也。（此复申明孙络之与大络相通也。夫经脉之支别曰络脉，络脉之支别曰孙络，而孙络之脉又有与经脉相别而与大络相通者，亦三百六十五脉，并注于大络，复传注于十二脉络，非独十四脉络也。盖言十四脉络之外而又有十二脉络。十四脉络者，十二脏腑与任督之别，共十四大络也。十二脉络者，十二脏腑之经正也。是十二经正与十四大络相通，十四大络复与三百六十五络相通,是以邪舍于孙络,留而不去闭塞不通,不得入于经,流溢于大络而生奇病,故曰以溢奇邪,以通荣卫。)内解泻于中者十脉。(十脉者,谓五脏之脉也。此言孙络三百六十五脉,与十二脉络、十四大络,设有邪客于其间者,当从五脏之经脉以泻解之。盖诸络之原,本于五脏也。故《缪刺》篇曰:凡刺之数,先治其经脉,切而从之,审其虚实而调之。不调者经刺之,有痛而经不病者缪刺之,因视其皮部有血络者尽取之。)

——清·张志聪《素问集注·气穴论》

【提要】　本论主要阐述孙络与大络相通,十二经与十四大络相通。

张志聪　血络论※

黄帝曰:愿闻其奇邪而不在经者。岐伯曰:血络是也,……刺之血出多,色不变而烦悗者,刺络而虚经,虚经之属于阴者,阴脱故烦闷。阴阳相得而合为痹者,此为内溢于经,外注于络,如是者,阴阳俱有余,虽多出血而弗能虚也。

(夫内在阴,外在阳。经络为阴,皮肤为阳。此总结血气之外内出入,相得而和合者也。自外而内者,从皮肤渗于孙脉络脉,而内溢于经。自内而外者,从脏腑之阴而出于经,从经脉而外注于络脉皮肤,外内之相得也。如阴阳俱有余,相合而痹闭于外内之间,虽多出血,而弗能虚也。)

……

黄帝曰:相之奈何? 岐伯曰:血脉者,盛坚横以赤,上下无常处,小者如针,大者如筋,则而泻之万全也。故无失数矣。失数而反,各如其度。

(此申明血气之在经脉而外内出入也。相,视也。盛坚横以赤者,血盛于脉中也。上下无常处者,血气之流行也。小者如针,留血之在孙络也。大者如筋,留血之在经隧也。数者,血脉出入之度数。留血之在经络,则而泻之,故无失其所出之度数矣。所出之度,从经而脉,脉而络,络而孙。如失其所出之数而反者,又从孙而络,络而脉,脉而经,各如其度而外内出入者也。)

——清·张志聪《灵枢集注·血脉论》

【提要】　本论主要阐述血脉分布、特点,及血络诊查等。提出血气在经脉、皮肤可内外出入,贯通相合。

叶　霖　络脉之论※*

十二经有十二络,如手太阴络大肠,手阳明属大肠络肺之类。此云络有十五者,以阳跷之络统诸阳,阴跷之络统诸阴,又以脾之大络总统阴阳诸络也。

按:《灵枢·经脉篇》,十二经别之外,以督脉之长强,任脉之尾翳,脾之大包,合为十五络。盖督脉统络诸阳,任脉统络诸阴,以为十二经络阴阳之纲领故也。若阳跷为足太阳之别,阴跷为足少阴之别,不能统诸阴阳。越人取此,或别有见义,未可知也。然《素问·平人气象论》云:胃之大络,名曰虚里,贯膈络肺,出于左乳下,其动应衣,脉宗气也。虚里一穴,为胃之大络，若动甚则宗气泄矣，是亦不可不知也。夫十二经脉之血气与脉，皮肤之气血，皆生于胃腑水谷之精，而各走其道。经脉十二者，六脏六腑，手足三阴三阳之脉，乃营血营行，伏于分肉之内，始于手太阴肺，终于足厥阴肝，周而复始，以应呼吸漏下者也。即西医所谓运血之脉管也。其出于孙络皮肤者，随三焦出气，溢于孙络，以充肤热肉，澹渗毫毛，卫行于周身，即西医所谓之微丝血管也。由孙络行遍周身，溜于经别。经别者，脏腑之络脉也。

——清·叶霖《难经正义·二十六难》

【提要】　本论指出有关十五络理论的《内经》与《难经》差异，认为经络即西医血管。

5 其 他

5.1 经　筋

《灵枢》　经筋

足太阳之筋，起于足小指上，结于踝，邪上结于膝，其下循足外踝，结于踵，上循跟，结于腘；其别者，结于腨外，上腘中内廉，与腘中并上结于臀，上挟脊上项；其支者，别入结于舌本；其直者，结于枕骨，上头下颜，结于鼻；其支者，为目上网，下结于頄。其支者，从腋后外廉，结于肩髃；其支者，入腋下，上出缺盆，上结于完骨；其支者，出缺盆，邪上出于頄。其病小指支，跟踵痛，腘挛，脊反折，项筋急，肩不举，腋支，缺盆中纽痛，不可左右摇。治在燔针劫刺，以知为数，以痛为输，名曰仲春痹也。

足少阳之筋，起于小指次指，上结外踝，上循胫外廉，结于膝外廉；其支者，别起外辅骨，上走髀，前者结于伏兔之上，后者结于尻；其直者，上乘眇季胁，上走腋前廉，系于膺乳，结于缺盆；直者，上出腋，贯缺盆，出太阳之前，循耳后，上额角，交巅上，下走颔，上结于頄；支者，结于目眦为外维。其病小指次指支转筋，引膝外转筋，膝不可屈伸，腘筋急，前引髀，后引尻，即上乘眇季胁痛，上引缺盆膺乳颈，维筋急，从左之右，右目不开，上过右角，并跷脉而行，左络于右，故伤左角，右足不用，命曰维筋相交。治在燔针劫刺，以知为数，以痛为输，名曰孟春痹也。

足阳明之筋，起于中三指，结于跗上，邪外上加于辅骨，上结于膝外廉，直上结于髀枢，上循胁，属脊；其直者，上循骭，结于膝；其支者，结于外辅骨，合少阳；其直者，上循伏兔，上结于髀，聚于阴器，上腹而布，至缺盆而结，上颈，上挟口，合于頄，下结于鼻，上合于太阳，太阳为目上网，阳明为目下网；其支者，从颊结于耳前。其病足中指支胫转筋，脚跳坚，伏兔转筋，髀前肿，㿗疝，腹筋急，引缺盆及颊，卒口僻，急者目不合，热则筋纵，目不开。颊筋有寒，则急引颊移口；有热则筋弛纵缓，不胜收故僻。治之以马膏，膏其急者，以白酒和桂，以涂其缓者，以桑钩钩之，即以生桑炭置之坎中，高下以坐等，以膏熨急颊，且饮美酒，噉美炙肉，不饮酒者，自强也，为之三拊而已。治在燔针劫刺，以知为数，以痛为输，名曰季春痹也。

足太阴之筋，起于大指之端内侧，上结于内踝；其直者，络于膝内辅骨，上循阴股，结于髀，聚于阴器，上腹，结于脐，循腹里，结于胁，散于胸中；其内者，著于脊。其病足大指支，内踝痛，转筋痛，膝内辅骨痛，阴股引髀而痛，阴器纽痛，下引脐两胁痛，引膺中脊内痛。治在燔针劫刺，以知为数，以痛为输，命曰孟秋痹也。

足少阴之筋，起于小指之下，并足太阴之筋，邪走内踝之下，结于踵，与太阳之筋合而上结于内辅之下，并太阴之筋而上循阴股，结于阴器，循脊内挟膂，上至项，结于枕骨，与足太阳之筋合。其病足下转筋，及所过而结者皆痛及转筋。病在此者主痫瘛及痉，在外者不能俯，在内者不能仰。故阳病者腰反折不能俯，阴病者不能仰。治在燔针劫刺，以知为数，以痛为输。在内者熨引饮药。此筋折纽，纽发数甚者，死不治，名曰仲秋痹也。

足厥阴之筋，起于大指之上，上结于内踝之前，上循胫，上结内辅之下，上循阴股，结于阴器，络诸筋。其病足大指支，内踝之前痛，内辅痛，阴股痛转筋，阴器不用，伤于内则不起，伤于寒则阴缩入，伤于热则纵挺不收。治在行水清阴气。其病转筋者，治在燔针劫刺，以知为数，以痛为输，命曰季秋痹也。

手太阳之筋，起于小指之上，结于腕，上循臂内廉，结于肘内锐骨之后，弹之应小指之上，入结于腋下；其支者，后走腋后廉，上绕肩胛，循颈出太阳之前，结于耳后完骨；其支者，入耳中；直者，出耳上，下结于颔，上属目外眦。其病小指支，肘内锐骨后廉痛，循臂阴入腋下，腋下痛，腋后廉痛，绕肩胛引颈而痛，应耳中鸣痛，引颔目瞑，良久乃得视，颈筋急则为筋瘘颈肿。寒热在颈者，治在燔针劫刺之，以知为数，以痛为输，其为肿者，复而锐之。本支者，上曲牙，循耳前，属目外眦，上颔，结于角。其痛当所过者支转筋。治在燔针劫刺，以知为数，以痛为输，名曰仲夏痹也。

手少阳之筋，起于小指次指之端，结于腕，中循臂结于肘，上绕臑外廉，上肩走颈，合手太阳；其支者，当曲颊入系舌本；其支者，上曲牙，循耳前，属目外眦，上乘颔，结于角。其病当所过者即支转筋，舌卷。治在燔针劫刺，以知为数，以痛为输，名曰季夏痹也。

手阳明之筋，起于大指次指之端，结于腕，上循臂，上结于肘外，上臑，结于髃；其支者，绕肩胛，挟脊；直者，从肩髃上颈；其支者，上颊，结于頄；直者，上出手太阳之前，上左角，络头，下右颔。其病当所过者支痛及转筋，肩不举颈，不可左右视。治在燔针劫刺，以知为数，以痛为输，名曰孟夏痹也。

手太阴之筋，起于大指之上，循指上行，结于鱼后，行寸口外侧，上循臂，结肘中，上臑内廉，入腋下，出缺盆，结肩前髃，上结缺盆，下结胸里，散贯贲，合贲下，抵季胁。其病当所过者支转筋痛，甚成息贲，胁急吐血。治在燔针劫刺，以知为数，以痛为输，名曰仲冬痹也。

手心主之筋，起于中指，与太阴之筋并行，结于肘内廉，上臂阴，结腋下，下散前后挟胁；其支者，入腋散胸中，结于臂。其病当所过者支转筋，前及胸痛息贲。治在燔针劫刺，以知为数，以痛为输，名曰孟冬痹也。

手少阴之筋，起于小指之内侧，结于锐骨，上结肘内廉，上入腋，交太阴，挟乳里，结于胸中，循臂，下系于脐，其病内急，心承伏梁，下为肘网。其病当所过者支转筋，筋痛。治在燔针劫刺，以知为数，以痛为输。其成伏梁唾血脓者，死不治。经筋之病，寒则反折筋急，热则筋弛纵不收，阴痿不用。阳急则反折，阴急则俯不伸。焠刺者，刺寒急也，热则筋纵不收，无用燔针，名曰季冬痹也。

足之阳明，手之太阳，筋急则口目为僻，眦急不能卒视，治皆如右方也。

——《灵枢·经筋》

【提要】　本论主要阐述十二经筋在人体分布的概况，发生疾病时的症状和针刺治疗方法，提出"以痛为输"的论断。

杨上善　论经筋

足大阳之筋，起于小指之上，结于踝，邪上结于膝，其下者，循足外侧结于踵……其支者，出缺盆，邪上出于頄。（十二经筋与十二经脉，俱禀三阴三阳行于手足，故分为十二。但十二经脉主于血气，内营五脏六腑，外营头身四支。十二经筋内行胸腹郭中，不入五脏六腑。脉有经脉、络脉，筋有大筋、小筋、膜筋。十二经筋起处与十二经脉流注并起于四末，然所起处有同有别。其有起维筋缓筋等，皆是大筋别名。凡十二筋起处、结处及循结之处，皆撰为图画示人，上具如别传。小指上，谓足指表上也。结，曲也，筋行回曲之处谓之结□结，经脉有却、筋有结也。颜，眉上也。下结于頄，頄中出气之孔谓之鼻也，鼻形谓之頄也。）其病小指支，跟踵痛，腘挛，脊反折，项筋急，肩不举，腋支，缺盆纽痛，不可左右摇。（纽，女巾反，谓转展痛也。）治在燔针劫刺，（病脉言针灸之，言筋病但言燔针者，但针灸汤药之道，多通疗百病，然所便非无偏用之要也。）以知为数，（所以惟知病瘥为针度数，如病筋痛，一度劫刺不瘥，可三四度，量其病瘥为数也。）以痛为输，（输，谓孔穴也。言筋但以筋之所痛之处，即为孔穴，不必要须依诸输也。以筋为阴阳气之所资，中无有空，不得通于阴阳之气上下往来，然邪入腠袭筋为病，不能移输，遂以病居痛处为输，故曰筋者无阴无阳无左无右以候痛也。《明堂》依穴疗筋病者，此乃依脉引筋气也。）名曰仲春痹。（圣人南面而立，上覆于天，下载于地，总法于道，造化万物，故人法四大而生，所以人身俱应四大。故正月即是少阳，以阳始起，故曰少阳；六月少阳，以阳衰少，故曰少阳。二月大阳，以其阳大，故曰大阳；五月大阳，以阳正大，故曰大阳。三月四月阳明，二阳相合，故曰阳明。十二经筋，感寒湿风三种之气所生诸病，皆曰筋痹。筋痹燔针为当，故偏用之。余脉、肉、皮、筋等痹，所宜各异也。）

……

经筋之病，寒则筋急，热则施纵不收，阴萎不用也。（凡十二经筋，寒则急，热则纵，不用之也。）阳急则反折，阴急则悗不伸。（人背为阳，腹为阴。故在阳之筋急者，反折也；在阴之筋急，则悗而不伸也。）淬刺者，刺寒急，热则筋纵，毋用燔针。（淬，千内反，谓烧针刺之也。问曰：热病皆有行灸，筋热为病，何以不用火针？答曰：皮肉受于热病，脉通而易，故须行灸；筋自受病，通之为难，寒热自在于筋，病以痛为输，不依余输也。）名曰季冬痹。（经筋之病下，总论十二经筋；此之一句，属手少阴筋也。）足之阳明，手之太阳，筋急则口目为辟，目眦急不能卒视，治皆如右方。（检手太阳有耳中鸣、引颔、目瞑之言，无口目辟，亦可引颔即口目辟也。皆用前方寒急淬刺也。）

——唐·杨上善《黄帝内经太素·卷十三·经筋》

【提要】　本论主要阐述十二经筋与十二经脉之异同、关系，及十二筋起处、结处及循结之处、特点等。提出十二经筋与十二经脉，俱禀三阴三阳行于手足；筋有大筋、小筋、膜筋；筋者无阴无阳、无左无右以候痛。

张介宾 十二经筋结支别※

足太阳之筋,起于足小趾,上结于踝,邪上结于膝,(足太阳之筋,起于足小趾爪甲之侧,即足太阳经脉所止之处,至阴穴次也。循足跗外侧上结于外踝昆仑之分,乃邪上附阳而结于膝腘之分。结,聚也。凡后十二经筋所起所行之次,与十二经脉多相合;其中有小异者,乃其支别,亦互相发明耳。独足之三阴,则始同而终不同也,所当并考。愚按:十二经脉之外,而复有所谓经筋者何也?盖经脉营行表里,故出入脏腑,以次相传;经筋联缀百骸,故维络周身,各有定位。虽经筋所行之部,多与经脉相同;然其所结所盛之处,则惟四肢溪谷之间为最,以筋会于节也。筋属木,其华在爪,故十二经筋皆起于四肢指爪之间,而后盛于辅骨,结于肘腕,系于膝关,联于肌肉,上于颈项,终于头面,此人身经筋之大略也。筋有刚柔,刚者所以束骨,柔者所以相维,亦犹经之有络,纲之有纪,故手足项背直行附骨之筋皆坚大,而胸腹头面支别横络之筋皆柔细。但手足十二经之筋又各有不同者,如手足三阳行于外,其筋多刚,手足三阴行于内,其筋多柔;而足三阴、阳明之筋皆聚于阴器,故曰前阴者,宗筋之所聚,此又筋之大会也。然一身之筋,又皆肝之所生,故惟足厥阴之筋络诸筋,而肝曰罢极之本,此经脉经筋之所以异也。)其下循足外踝,结于踵,上循跟,结于腘;(其下,足跗之下也。踵即足跟之突出者,跟即踵上之鞭筋处也,乃仆参申脉之分。结于腘,委中也。)其别者结于腨外,上腘中内廉,与腘中并,(此即大筋之旁出者,别为柔软短筋,亦犹木之有枝也。后凡言别者、支者皆仿此。此支自外踝别行,由足腨肚之下尖处,行少阳之后,结于腨之外侧络穴飞阳之分,乃上腘内廉,合大筋于委中而一之也。)……

——明·张介宾《类经·卷七·经络类·四、十二经筋结支别》

【提要】 本论主要阐述经筋的分布、及其与十二经脉的区别,及人体各部位经筋的不同特点等。要点:①十二经筋所起、所行的顺序,与十二经脉多相合;②经筋联缀百骸,以四肢溪谷之间为最;③筋有刚柔,刚者(手足三阳)所以束骨,柔者(手足三阴)所以相维;④足三阴、阳明之筋皆聚于阴器,前阴为宗筋之所聚,筋之大会。

张志聪 论手足之筋※

此篇论手足之筋,亦如经脉之起于指井,而经络于形身之上下,以应天之四时六气、十二辰、十二月,盖亦秉三阴三阳之气所生也。足太阳之筋,起于足小趾之至阴穴间,循踝膝腨腘,以上臀至项,结于脑后枕骨而上头,至前复下于颜,结于鼻而为目上之纲维,此皆循脉而上经于头。其支者,亦如经脉之支别,从经筋而旁络也。故其病为小趾肿痛,腘挛、脊反折,项筋急,经筋之为病也。肩不举,腋支缺盆中纽痛,不可左右摇,支筋之为病也。燔针,烧针也。劫刺者,如劫夺之势,刺之即去,无迎随出入之法。知者,血气和而知其伸舒也。以痛为输者,随其痛处而即为所取之俞穴也。夫在外者,皮肤为阳,筋骨为阴。病在阴者名曰痹。痹者,血气留闭而为痛也。卯者二月,主左右之太阳,故为仲春之痹。盖手足阴阳之筋,应天之四时,岁之十二月,故其为病,亦应时而生,非由外感也。

——清·张志聪《灵枢集注·经筋》

【提要】　本论主要阐述经筋的循行分布，及特点等。指出十二经筋也是秉三阴三阳之气所生，其为病亦应时而生。

《经络学说的理论及其运用》　十二经筋※

"十二经筋"是经络系统的连属部分。脉有经脉、络脉、孙脉的分别；筋也有大筋、小筋、膜筋的不同，由于它的循行部位及其病候是着重于"筋肉"方面，所以称为"经筋"。但不能单纯地以"筋肉"来代替"经筋"的概念，而主要着重其与经脉之气的联系性，所以杨上善说："经脉引筋气"，意即经脉之气能引导"经筋"的活动。

——上海市中医学会《经络学说的理论及其运用》

【提要】　本论认为，从组成来看，经筋与筋肉密切相关，但不等同于筋肉；从功能来看，其活动依赖于经脉之气的引导，属于经络系统的范畴。

夏治平　经络与肌肉系统的关系※

从《灵枢·经筋》的记载来看，除了手三阴及足太阴经筋的循行涉及胸腹部而外，其他经筋的循行记载，根本与内脏无关。原文对经筋的定义未有明示，历代文献对于经筋也极少提及，然而从经筋的循行与病候来看，与肌肉系统的关系十分密切。且各经病候都主要是用"燔针劫刺，以知为度，以痛为输"的办法来治疗的。显然，这种办法也是符合于肌肉系统疾病的。如果说得直截了当的话，经筋实际上是古代对于肌肉与肌腱等的记载，只不过是按经脉的循行部位加以分类而已。当然其中也有个别地方记载了神经的内容。如"手太阳之筋…结于肘内锐骨之后，弹之应小指之上"。《类经·十二经筋支别》注说："但于肘尖下两骨罅中，以指捺其筋，则酸麻应于小指之上，是其验也。"这里实是讲的尺神经。总之，限于历史条件，当然不能与现代解剖学相比，不可能和肌肉系统丝丝入扣，可这是历史上最早而又较为系统地记载肌肉系统的解剖学资料。

——夏治平、吉传旺《实用临床针灸推拿学》

【提要】　本论依据《灵枢·经筋》有关经筋循行、病候以及治疗方法的论述，认为经筋实际上就是古代对于现代解剖学中肌肉、肌腱的描述，只是其描述的方式与现代不同，而是受经脉理论的影响，以十二经脉循行区域予以分类论述。

5.2 皮　　部

《素问》　皮部论

黄帝问曰：余闻皮有分部，脉有经纪，筋有结络，骨有度量，其所生病各异，别其分部，左右上下，阴阳所在，病之始终，愿闻其道。岐伯对曰：欲知皮部以经脉为纪者，诸经皆然。

阳明之阳，名曰害蜚，上下同法，视其部中有浮络者，皆阳明之络也，其色多青则痛，多黑则痹，黄赤则热，多白则寒，五色皆见，则寒热也。络盛则入客于经，阳主外，阴主内。少阳之阳，名曰枢持，上下同法，视其部中有浮络者，皆少阳之络也，络盛则入客于经。故在阳者主内，在阴者主出，以渗于内，诸经皆然。太阳之阳，名曰关枢，上下同法，视其部中有浮络者，皆太阳之络也，络盛则入客于经。少阴之阴，名曰枢儒，上下同法，视其部中有浮络者，皆少阴之络也，络盛则入客于经，其入经也，从阳部注于经，其出者，从阴内注于骨。心主之阴，名曰害肩，上下同法，视其部中有浮络者，皆心主之络也，络盛则入客于经。太阴之阴，名曰关蛰，上下同法，视其部中有浮络者，皆太阴之络也，络盛则入客于经。凡十二经络脉者，皮之部也。

是故百病之始生也，必先于皮毛，邪中之则腠理开，开则入客于络脉，留而不去，传入于经，留而不去，传入于腑，廪于肠胃。邪之始入于皮也，溯然起毫毛，开腠理；其入于络也，则络脉盛色变；其入客于经也，则感虚乃陷下；其留于筋骨之间，寒多则筋挛骨痛，热多则筋弛骨消，肉烁䐃破，毛直而败。

帝曰：夫子言皮之十二部，其生病皆何如？岐伯曰：皮者脉之部也，邪客于皮则腠理开，开则邪入客于络脉，络脉满则注于经脉，经脉满则入舍于腑脏也，故皮者有分部，不与而生大病也。帝曰：善。

——《素问·皮部论》

【提要】　本论主要论述皮部的命名、内涵、特点，以及与络脉的关系。提出皮有分部，以经脉为纪，部中有浮络，其为十二经络脉；百病始生，必先于皮毛，不与而生大病。

杨上善　络脉皮部论*

黄帝问岐伯曰：余闻皮有分部，（前说十五大络，循其行处以求其病。次说皮部十二络之以十二经上之以皮分十二部，以取其病，故曰皮有部也。）脉有经纪，（大络小络，总以十二大脉，以为皮部经纪。）……视其部中有浮络者，皆阳明之络也，（浮，谓大小络见于皮者也。）其色多青则痛，多黑则痹，（络脉俱有五色，然众络以色偏多者候其别病。邪客分肉之间，迫肉初痛，故络青也。久留为冷为热，或为不仁以成于痹，故络青深为胎黑也。）……络盛则入于经，（盛，大小络盛也。大小络中痛、痹、热、寒、寒热五邪盛者，则循络入经也。）阳主外，阴主内。（阳络主外，阴络主内也。在阳络者主外，在阴络者主内也。）少阳之阳，名曰枢特，上下同法，视其部中有浮络脉者，皆少阳之络也，络盛则入经，故在阳者主内，在阴者主出，渗于内也，诸经皆然矣。（少阳络盛则入于经，故主内也；经盛外溢，故主出也。诸阴阳络主内出者，例以此知也。）

……

是故百病之始生也，（下广论外邪主于百病，次第所由也。）必先客于皮毛，邪中之则腠理开，开则入客于络脉，留而不去，传入于腑，禀于肠胃。（外邪气，风寒暑湿。邪入身为病，先著皮毛，留而不去，则腠理孔开，因开而入，即客于络脉，络脉传入阳经，阳经传入六腑，于是禀肠胃之气以为百病。）邪之始入于皮也，泝然起豪毛，开腠理；（泝，苏护反，流逆上也。谓寒邪逆入腠理也。外邪入身为病也，初著皮毛，能开腠理也。）其入于络也，则络脉盛色变；

（能令络盛色变也。）其入客于经也，则减虚乃陷下；（减气为虚，乃血少脉陷也。）……

　　……

　　夫络脉之见也，其五色各异，青黄赤白黑不同，其故何也？岐伯曰：经有常色而络无常变。（常，谓五色见者定是络色也。然五脏六腑之注定属五行，故脏腑大经各有常色。阴络随于阴经，色亦不改。阳络虽属阳经，以是阳脉之阳，故随时变也。）黄帝曰：经之常色何如？岐伯曰：心赤，肺白，肝青，脾黄，肾黑，皆亦应其经脉之色。（五脏五行之色皆合经脉，故经之色常□也。）黄帝曰：其络之阴阳，亦应其经乎？岐伯曰：阴络之色应其经。阳络之色变无常，随时而行。（络有阴阳，阴络是阴之阴，故随经色不变；阳络是阳之阳，故随时变也。）……

——唐·杨上善《黄帝内经太素·卷九·经脉皮部》

　　【提要】　本论补充说明及解释《内经》络脉、皮部的基本情况，并给出皮部命名理由：皮部十二络，以十二经上之皮分十二部，以取其病，故曰皮有部。

丹波元简　皮部论※

　　害蜚〔马云：阳明而曰害蜚者，阳气自盛，万物阳极，则有归阴之义，故曰害蜚。物之飞者，尤为属阳也。（如《诗经》有四月莠葽，及本草，至夏则草枯，而有夏枯草之类。）吴云：害，与阖同。所谓阳明为阖，是也。蜚，蠢动也。盖阳明者，面也。面者，午也。五月阳气蠢动，而一阴气上，与阳始争，是阖其阳也。张云：蜚，古飞字。蜚者，飞扬也。言阳盛而浮也。凡盛极者必损，故阳之盛也在阳明，阳之损也亦在阳明，是以阳明之阳，名曰害蜚。高云：阳明之阳，行身之前而主阖，阖则不开，有害于飞，故名曰害蜚。蜚，犹开也。简按：诸注未允。盖害、盍、阖，古通用。（《尔雅·释言》：害，盍也。郭注：盍，何不也。或作害。《庄子·则阳篇》云：阖尝舍之。注：何不试舍其所为乎？）《尔雅·释宫》：阖，谓之扉。疏，阖扇也。《说文》曰：阖，门扇也。一曰闭也。蜚，音扉。害蜚，即是阖扉，门扇之谓。《离合真邪论》云阳明为阖。义相通。（害，读为胡腊切。）〕……枢持（《甲乙》持作杼。吴云：枢，枢轴也。所谓少阳为枢，是也。持，把持也。盖少阳居于表里之间，犹持枢轴也。张云：枢，枢机也。持，主持也。少阳居三阳表里之间，如枢之运，而持其出入之机，故曰枢持。简按：据《甲乙》，枢杼，即枢轴。《诗·小雅》：小东大东，杼柚其空。柚，轴同。《淮南·说林训》：黼黻之美，在于杼轴。）

　　关枢（马云：盖少阳为枢，而此太阳为三阳，最在外，则此太阳为关枢也。《阴阳离合论》以阳明为阖，太阳为开。而此以太阳为关。关者，阖也。盖彼就表之表而言，而此对少阳而言耳。吴云：关，固卫也。少阳为枢，转布阳气；太阳则约束，而固卫其转布之阳，故曰关枢。张云：《阴阳离合论》曰太阳为开。辞异而义同也。高云：太阳之阳，行身之背而主开，故名曰关枢。关，犹系也。枢转始开，开之系于枢也。简按：《老子》：善闭者，无关楗而不可开。《说文》：关，以横木持门户也。由是观之，关，无开之义。吴注为长。盖《阴阳离合论》开阖枢，则以形层而言；此篇则以皮部而言。此所以不能无异也。且害蜚、枢持、关枢之类、为三阳三阴之称者，不过借以见神机枢转之义，亦宜无深意焉。）

　　枢儒〔吴云：儒，当作臑。手少阴之脉，下循臑内后廉，足少阴之脉，上股内后廉，皆柔软肉胜之处，故曰臑。枢臑者，枢机运于臑内也，所谓三阴离合，少阴为枢是也。张云：儒，

《说文》：柔也。王氏曰：顺也。少阴为三阴开阖之枢，而阴气柔顺，故名曰枢儒。高云：少阴之阴，从膃胭而上注胸中而止，枢转神机，区别水火，故名曰枢儒。儒，犹区也。简按：诸注亦未允。儒，新校正引《甲乙》作檽，似是。檽（音软）或作梗，又作栭。《尔雅》：栭谓之栾。注：即栌也。疏：谓斗拱也。《苍颉篇》云：栌拱，柱上木也。柱上承斗之曲木也。（见《一切经音义》。）少阴之阴，取名于枢上柱头之檽，故曰枢檽软。今本《甲乙》作枢儒。……〕害肩〔马云：肩，重也。万物从阴而沈，而此阴气有以杀之，故曰害肩。吴云：厥阴脉上抵腋下，故曰害肩。害，阖同。盖言阖聚阴气于肩腋之分，所谓厥阴为阖，是也。张云：肩，任也，载也。阳主乎运，阴主乎载，阴盛之极，其气必伤，是阴之盛也在厥阴，阴之伤也亦在厥阴，故曰害肩。然则阳明曰害蜚，此曰害肩者，即阴极阳极之义。高云：心主之阴起于胸中而主阖，阖则不能外任，故名曰害肩。肩，犹任也。简按：诸注亦未允。盖肩，楄同，枅也。《说文》：枅，屋栌也。徐锴云：柱上横木承栋者，横之似笄也。《说文》又曰：关，门欂栌也。《尔雅·释宫》曰：关，谓之椷。注：柱上欂也。亦名枅。疏：柱上方木。是也。《集韵》：枅，或作楄。阖楄者，谓阖扉上容枢之枅与。）

关蛰〔吴云：关，封也。所谓太阴为关，是也。（简按：《阴阳离合论》太阴为开，而吴云为关，误也。）蛰，蛰虫也。盖太阴者，里也。里者，子也。十一月，万物气皆藏于中，犹封蛰也。张云：关者，固于外。蛰者，伏于中。高云：太阴之阴，循足胫，交出厥阴之前而主开，故曰关蛰。蛰，犹藏也。藏而后开，开之关于蛰也。简按：诸注亦未允。《甲乙》蛰作执。盖蛰，是埶之讹。埶，闑同。《谷梁传》：昭八年，以葛覆质以为埶。范注：埶，门中臬。《释文》：埶，门橛也。《尔雅》：橜，谓之阒。《周礼·考工记》郑注：阒，古文作埶，乃门中橜也。关埶者，取义于门中之橜，左右之扉所合处软。〕

——日·丹波元简《素问识·皮部论》

【提要】 本论重点从文字学角度阐释皮部理论中"害蜚""枢持""关枢""枢儒""害肩""关蛰"等，指出其本义皆为门的部件；害蜚、枢持、关枢为三阳三阴之称，表达神机枢转之义。指出《素问·阴阳离合论》中的"开阖枢"是以形层而言，《素问·皮部论》则以皮部而言，二者有所差别。

❖ 李 鼎 皮部*❖

何谓皮部？它的临床意义怎样？

皮部，是指体表按经络系统分部。《素问·皮部论》说。"皮有分部"并提出了分部的依据："欲知皮部以经脉为纪者，诸经皆然""凡十二经络脉者，皮之部也。"意思是：十二经脉及其所属络脉在体表的分布范围，就是十二皮部。皮部的分区以经络的分布为依据，其范围则较经络为广。如果把经脉比拟作线状分布，络脉为网状分布，皮部则是面的划分。近人从循经感传现象的研究也说明感传路线多数呈带状分布，有的还有较宽的皮肤过敏带或麻木带；在循经皮肤病中，皮疹的出现也多呈带状分布，这些现象被认为与皮部有关。由于十二皮部在诊断、治疗时，手、足六经上下相通，即所谓"上下同法"（《素问·皮部论》)，所以一般只称六经皮部。六经皮部各有专名：阳明名"害蜚"，少阳名"枢持"，太阳名"关枢"，少阴名"枢儒"，厥阴名"害肩"，太阳名"关蛰"。

皮部理论的重要意义，不只是作为体表的分区，而且把这一分区看成是反映疾病和接受治疗的门户。外邪从皮部通过经络可影响脏腑。《素问·皮部论》说："邪客于皮则腠理开，开则邪入客于络脉，络脉满则注于经脉，经脉满则入舍于府藏也。"另一方面，脏腑病变也能通过经络反应于皮部。这样，从体表的诊察和施治就能推断和治疗内部疾病。

第一，诊断方面。皮肤是医者"审、切、循、扪、按"之所在。《灵枢·本脏》说："视其外应，以知其内脏，则知所病矣。"观察皮肤和皮肤表面浮络的色泽变化，是中医望诊的一项重要内容。《灵枢·五色》篇专论观察面部一定部位的色泽变化来诊断疾病，如"青黑为痛，黄赤为热，白为寒"等。《素问·经络论》还提到五色与五脏的对应关系，即"心赤、肺白、肝青、脾黄、肾黑"。近代，在皮肤色诊的基础上，又发展为以观察皮肤丘疹，检查皮下结节、皮肤感觉及导电量的变化等来诊断疾病，这是皮部理论的新发展。

第二，治疗方面。皮部为"内病外治"和"外病内治"奠定了理论基础。内病外治，在针灸临床上应用很广。"卫气先行皮肤，先充络脉"（《灵枢·经脉》），因此，在皮部施治可充分发动卫气，增强抗病能力。传统刺法中，有专刺皮肤的"半刺"、"毛刺"（见《灵枢·官针》），近代又发展成为皮肤针、皮内针等。临床上还有敷贴、艾灸热熨等法，都是通过皮肤的一定部位对病变起作用，常用来治疗某些内脏疾患，如气管炎、哮喘、胆囊炎等。外病内治，是指以内服药治疗某些外科、皮肤科疾患。即根据感病部位所属皮部及与经络脏腑相应关系而施以内治。如对面部痤疮，采用清利胃肠积热的治法；下肢沿肾经出现色素沉着，采用清利膀胱湿热的治法等。临床上往往取得较好的疗效。

临床应用针刺麻醉，可以按切口部位的皮肤循经取穴，对切皮时镇痛有较好效果。这也说明，皮部的分区对循经取穴有重要的指导意义。

——李鼎《针灸学释难》

【提要】　本论认为，皮部就是以十二经脉及其络脉为依据对体表的划分区域，其分布广于十二经脉。皮部不仅仅是一种体表分区的概念，还是反映疾病和接受治疗的门户。

5.3 四　　海

《灵枢》　四海之论*

黄帝问于岐伯曰：余闻刺法于夫子，夫子之所言，不离于营卫血气。夫十二经脉者，内属于脏腑，外络于肢节，夫子乃合之于四海乎？岐伯答曰：人亦有四海、十二经水。经水者，皆注于海。海有东西南北，命曰四海。黄帝曰：以人应之奈何？岐伯曰：人有髓海，有血海，有气海，有水谷之海，凡此四者，以应四海也。黄帝曰：远乎哉！夫子之合人天地四海也，愿闻应之奈何？岐伯答曰：必先明知阴阳表里荥输所在，四海定矣。黄帝曰：定之奈何？岐伯曰：胃者水谷之海，其输上在气街，下至三里。冲脉者为十二经之海，其输上在于大杼，下出于巨虚之上下廉。膻中者为气之海，其输上在于柱骨之上下，前在于人迎。脑为髓之海，其输上在于其盖，下在风府。黄帝曰：凡此四海者，何利何害？何生何败？岐伯曰：得顺者生，得逆者败，知调者利，不知调者害。黄帝曰：四海之逆顺奈何？岐伯曰：气海有余者，气满胸中，悗息面赤；气海不足，则气少不足以言。血海有余，则常想其身大，怫然不知其所病；血海不足，则常想其身小，狭然不知其所病。水谷之海有余，则腹满；水谷之海不足，则饥不受谷食。髓海有余，则轻劲多力，自过其度；髓海不足，则脑转耳鸣，胫酸眩冒，目无所见，懈怠安卧。

——《灵枢·海论》

【提要】 本论主要论述人体四海——髓海、血海、气海、水谷之海的输注出入部位，及发病（有余与不足）表现。

杨上善 四海论*

黄帝问岐伯曰：余闻刺法于夫子，夫子之所言，不离于营卫血气。夫十二经脉者，内属于腑脏，外络于支节，子乃合之于四海何乎？（血，谓十二脉中血也。气，谓十二脉中当经气也。）岐伯曰：人亦有四海十二经水。十二经水者，皆注于海。海有东西南北，命曰四海。黄帝曰：以人应之奈何？岐伯曰：人亦有四海。黄帝曰：请闻人之四海。岐伯曰：人有髓海，有血海，有气海，有水谷之海，凡此四者，所以应四海者也。（十二经水者，皆注东海，东海周环，遂为四海。十二经脉，皆归胃海，水谷胃气环流，遂为气血髓骨之海故也。水谷之海，比于东海也。）黄帝曰：远乎哉，夫子之合人天地四海也，愿闻应之奈何？岐伯曰：必先明知阴阳表里营输所在，四海定矣。（胃脉以为阳，表也。手太阴、足少阴脉为阴，里也。冲脉为十二经脉及络脉之海，即亦表亦里也。）黄帝曰：定之奈何？岐伯曰：胃者为水谷之海，其输上在气街，下至三里。（胃盛水谷，故名水谷之海。胃脉，足阳明也。足阳明脉过于气街、三里，其气上下输此等穴也。……冲脉管十二经脉。大杼是足太阳、手太阳脉所发之穴。巨虚上下廉，则足阳明脉所发之穴。此等诸穴，皆是冲脉致气之处，故名输也。）膻中者为气之海，其输上在柱骨之上下，前在于人迎。（膻，胸中也，音檀。食入胃已，其气分为三道，有气上行经隧，聚于胸中，名曰气海，为肺所主。手阳明是肺府脉，行于柱骨上下，入缺盆，支者上行至鼻，为足阳明，循颈下人迎之前，皆是膻中气海之输也。）脑为髓之海，其输上在其盖，下在风府。（胃流津液，渗入骨空，变而为髓，头中最多，故为海也。是肾所生，其气上输脑盖百会之穴，下输风府也。）黄帝曰：凡此四海者，何利何害？何生何败？岐伯曰：得顺者生，得逆者败；知调者利，不知调者害。（得生得败言逆顺，天也；为利为害言调不，人也。）黄帝曰：四海之逆顺奈何？岐伯曰：气海有余者，气满胸中，急息面赤；气海不足，则气少不足以言。（有余，谓邪气益真气也。面赤，谓气上冲面，阳脉盛也。）血海有余者，则常想其身大，怫然不知其所病；血海不足，则常想其身小，狭然不知其所病。（血多脉盛，故神想见身大也。怫，扶弗反，怫郁不安，不知所苦也。）水谷之海有余者，则腹满胀；水谷之海不足，则饥不受谷食。髓海有余者，则轻劲多力，自过其度；髓海不足，则脑转耳鸣，胫酸眩冒，目无所见，懈殆安卧。（脑减不满颅中，故脑易转、喜耳鸣也。髓不满胫中，故酸疼也。脑虚少，筋肉血等精液不足，故眩冒无所见也。髓虚，四肢腰□无力，故胻懈怠安卧也。酸，息官反。眩，元遍反，瞑目乱也。）黄帝曰：余以闻逆顺，调之奈何？岐伯曰：审守其输而调其虚实，毋犯其害，顺者得复，逆者必败。黄帝曰：善。（输，谓四海之输。）

——唐·杨上善《黄帝内经太素·卷五·四海合》

【提要】　本论主要阐述四海与十二经水、十二经脉的关系。要点：①十二经脉皆归胃海，水谷胃气环流遂为气、血、髓、骨之海。②胃脉为阳，表；手太阴、足少阴脉为阴，里；冲脉为十二经脉及络脉之海，亦表亦里。认为四海之输的选定，与其相关脏腑及经脉循行所过有关。

张介宾　冲脉为十二经之海论※*

冲脉者，为十二经之海，其输上在于大杼，下出于巨虚之上下廉。（此即血海也。冲脉起于胞中，其前行者，并足少阴之经，侠脐上行至胸中而散；其后行者，上循背里为经络之海；其上行者，出于颃颡；下行者，出于足。故其输，上在于足太阳之大杼，下在于足阳明巨虚上下廉。愚按：《动输》篇曰胃为五脏六腑之海。《太阴阳明论》曰阳明者表也，五脏六腑之海也。《逆顺肥瘦》篇曰夫冲脉者，五脏六腑之海也，五脏六腑皆禀焉。此篇言冲脉者，为十二经之海。若此诸论，则胃与冲脉皆为十二经之海，亦皆为五脏六腑之海，又将何以辨之？故本篇有水谷之海、血海之分。水谷之海者，言水谷盛贮于此，营卫由之而化生也。血海者，言受纳诸经之灌注精血于此而蓄藏也，此固其辨矣，及考之《痿论》曰：阳明者，五脏六腑之海，主润宗筋，宗筋主束骨而利机关也。冲脉者，经脉之海也，主渗灌溪谷，与阳明合于宗筋，阴阳总宗筋之会，会于气街而阳明为之长。盖阳明为多血多气之腑，故主润宗筋而利机关。冲脉为精血所聚之经，故主渗灌溪谷。且冲脉起于胞中，并少阴之大络而下行，阳明为诸经之长，亦会于前阴，故男女精血皆由前阴而降者，以二经血气总聚于此，故均称为五脏六腑十二经之海，诚有非他经之可比也。）

——明·张介宾《类经·卷九·经络类·三十二、人之四海》

【提要】　本论结合《内经》多篇中的观点，阐释冲脉为十二经之海的原理与内涵，提出其与血海、水谷之海的区别。

张介宾　胃为水谷之海※*

胃者水谷之海，其输上在气街，下至三里。（人受气于水谷，水谷入口藏于胃，以养五脏气，故五脏六腑之气味，皆出于胃，而胃为水谷之海也。其胃气运行之输，上者在气街，即气冲穴，下者至三里在膝下三寸。）冲脉者，为十二经之海，其输上在于大杼，下出于巨虚之上下廉。（此即血海也。……愚按：《动输篇》曰：胃为五脏六腑之海。《太阴阳明论》曰：阳明者表也，五脏六腑之海也。《逆顺肥瘦篇》曰：夫冲脉者，五脏六腑之海也，五脏六腑皆禀焉。此篇言冲脉者，为十二经之海。若此诸论，则胃与冲脉皆为十二经之海，亦皆为五脏六腑之海，又将何以辨之？故本篇有水谷之海、血海之分。水谷之海者，言谷盛贮于此，营卫由之而化生也。血海者，言受纳诸经之灌注，精血于此而蓄藏也。此固其辨矣，及考之《痿论》曰：阳明者，五脏六腑之海，主润宗筋，宗筋主束骨而利机关也。冲脉者，经脉之海也，主渗灌溪谷，与阳明合于宗筋，阴阳总宗筋之会，会于气街而阳明为之长。盖阳明为多血多气之腑，故主润宗筋而利机关。冲脉为精血所聚之经，故主渗灌溪谷。且冲脉起于胞中，并少阴之大络而下行，阳明为诸经之长，亦会于前阴。故男女精血，皆由前阴而降者，以二经血气总聚于此，故均称为五脏六腑十二经之海，诚有非他经之可比也。）

——明·张介宾《类经·卷九·经络类·三十二、人之四海》

【提要】　本论综合《内经》中多篇有关论述，阐释胃为水谷之海的原理与内涵。

吴师机　脑为髓海论※

脑为髓海，灵之所存，空则眴而冷则遗，亥筋益其髓。

（脑为上丹田，藏气；心为中丹田，藏神；脐下三寸为下丹田，藏精之腑也。背后有三关：脑后曰玉枕关，夹脊曰辘轳关，水火之际曰尾闾关。人诸髓皆属脑，故上自脑，下至尾骶骨，皆精气升降往来之道路也。元宫者，元神之室，灵性之所存也，即泥丸宫。脑有余则轻劲多力，不足则脑转耳鸣，胫酸眩冒，目无所见。风邪中项，乘虚随眼系入脑，则脑转而目眩。脑冷，髓不固，多遗精。按：人以脑为主，而奇恒之腑脑为首。外治贴法，百会穴至要。又，《千金方》膏肓、三里、涌泉三处，百病皆治。膏药亦同。脑病，猪脊筋，晒干，炙，研……）

——清·吴师机《理瀹骈文》

【提要】　本论结合道家观点，阐释脑为髓海的有关内涵，提出人以脑为主，而奇恒之腑脑为首，此为外治贴百会等穴的基础。

王清任　脑髓论※

灵机记性不在心在脑一段，本不当说，纵然能说，必不能行；欲不说，有许多病，人不知源，思至此，又不得不说。不但医书论病，言灵机发于心，即儒家谈道德言性理，亦未有不言灵机在心者。因创始之人，不知心在胸中所办何事。不知咽喉两傍，有气管两根，行至肺管前，归并一根入心，由心左转出，过肺入脊，名曰卫总管，前通气府、精道，后通脊，上通两肩，中通两肾，下通两腿，此管乃存元气与津液之所。气之出入，由心所过，心乃出入气之道路，何能生灵机、贮记性？灵机记性在脑者，因饮食生气血，长肌肉，精汁之清者化而为髓，由脊骨上行入脑，名曰脑髓。盛脑髓者，名曰髓海。其上之骨，名曰天灵盖。两耳通脑，所听之声归于脑。脑气虚，脑髓小，脑气与耳窍之气不接，故耳虚聋；耳窍通脑之道路中，若有阻滞，故耳实聋。两目即脑汁所生，两目系如线，长于脑，所见之物归于脑。瞳人白色是脑汁下注，名曰脑汁入目。鼻通于脑，所闻香臭归于脑。脑受风热，脑汁从鼻流出，涕浊气臭，名曰脑漏。看小儿初生时，脑未全，囟门软，目不灵动，耳不知听，鼻不知闻，舌不言；至周岁，脑渐生，囟门渐长，耳稍知听，目稍有灵动，鼻微知香臭，舌能言一二字；至三四岁，脑髓渐满，囟门长全，耳能听，目有灵动，鼻知香臭，言语成句。所以小儿无记性者，脑髓未满；高年无记性者，脑髓渐空。李时珍曰：脑为元神之腑。金正希曰：人之记性皆在脑中。汪切庵曰：今人每记忆往事，必闭目上瞪而思索之。脑髓中一时无气，不但无灵机，必死一时；一刻无气，必死一刻。

——清·王清任《医林改错·上卷》

【提要】　本论阐述脑髓的生成、功用、生理病理，提出灵机记性在脑，五官的灵性感觉也要靠脑汁所养。

唐容川　脑髓之论[※*]

西医言脑筋，主知觉运动。大脑在前，小脑在后，中为中脑，有裂有回，分歧叠积。耳目口鼻，全与脑通，脑经分布，又散行于脏腑肢体，凡知觉运动，皆脑司之也。此说半是半非，已详辨于上卷五脏所藏篇。至于脑汁究是何物所生，则西医不知。盖肾精生髓，由脊上行以入于脑，是为髓海。在头者名脑，在众骨中者名髓，《内经》盖分为二，故云髓会绝骨，而此与骨、脉、胆、胞合为六者，则分为二而言之也。又西医治脑无药，不知脏腑经脉皆交于脑，源流出入，岂无其路耶。

……至于《内经》言骨，更能探其源头，曰肾生髓，髓生骨，则知腰脊为主骨，四肢为辅骨。骨属肾水，而筋属肝木，筋着于骨者水生木也，骨赖筋连者母用子也。骨中之髓又会于绝骨，齿又骨之余者矣。

……

人有髓海，有血海，有气海，有水谷之海，以应四海。脑为髓海，胞为血海，膻中为气海，胃为水谷之海。

西医论髓，以为知觉运动之主，谓脑髓筋达于脏腑肢体而后能司知觉运动也。西医知脑髓之作用而不知脑髓之来历，所谓脑筋，但言其去路而不知髓有来路，所以西法无治髓之药也，不知背脊一路髓筋，乃是髓入于脑之来路也。

盖《内经》明言肾藏精，精生髓，细按其道路则以肾系贯脊而生脊髓，由脊髓上循入脑，于是而为脑髓，是脑非生髓之所，乃聚髓之所，譬犹海非生水之所，乃聚水之所，故名髓海。既聚于此而又散走脏腑肢体，以供使用，如聚钱者库也，而用钱者人也，人能用钱而钱不能用人，脏腑肢体能用脑髓，非脑髓用各处也。再者髓之生由于肾，欲补髓者即从肾治；肝脉入脑交颠目系贯髓，凡神魂晕迷风狂，皆从肝治之，即是治髓；脑又通鼻，可从肺治；髓筋入心，可从心治；髓筋聚于胃，又可从胃以治之。

——清·唐容川《中西汇通医经精义·卷下·全体总论》

【提要】　本论结合西医学知识，阐述脑与脏腑、经络的联系路径，基于中医关于脑髓的机理，给其治疗脑髓疾病提供了较好的思路与途径。认为：西医角度，脑主知觉运动，但不知脑髓之来历，而无药可治（脑）髓；中医角度，脑为聚髓之所，而髓由肾生，因可从肝、肾、心、胃等脏腑角度论治脑病。

焦顺发　四海[※*]

经文中论述的"四海"将人体从头、胸、腹按节段排列，在节段内脏腑和躯肢有特殊联系。而且总结出的取穴规律，被针刺治病的临床实践证明疗效是显著的。除此之外，"夫十二经脉者，内属于腑脏，外络于肢节"之论述，明确肯定了体表和脏腑是通过"经脉"相连系的。"冲脉为十二经之海"之描记，证明躯肢经脉均会于胸、腹腔之内的冲脉。因为，冲脉主要位于胸、腹腔之内，十二经脉主要位于躯肢。"脑为髓之海"之描述，使人体的经络系统增加了"大海"。因为脊骨空里髓为经络之海，脑又为脊里髓之海。这些重要论点证明"海论"中不仅论述了"四海"，更重要的是描记了对经络系统的新发现。这些发现概括起来讲是人体的经络系统应为：内连腑脏，外络肢节，会于髓，通向脑，布满全身的网络性系统。该系统从头、胸腹、四肢分节段排列，其内外相连，针刺其体表之腧穴对其脏腑之病候有显著疗效。

——焦顺发《针刺治病》

【提要】　本论从"四海"在人体头、胸、腹按节段分布的认识出发，认为躯肢和相应脏腑密切关联的途径就是经脉，并以"冲脉为十二经之海""脑为髓之海"为依据；进一步指出，有关四海的论述，更重要的是体现出对经络系统的认识，即经络是内连腑脏，外络肢节，会于髓，通向脑，布满全身的网络性系统，从头、胸腹、四肢分节段排列，针刺其体表腧穴可治疗脏腑病候。

5.4　气　街

《灵枢》　气街之论※*

请言气街：胸气有街，腹气有街，头气有街，胫气有街。故气在头者，止之于脑。气在胸者，止之膺与背腧。气在腹者，止之背腧，与冲脉于脐左右之动脉者。气在胫者，止之于气街，与承山踝上以下。取此者用毫针，必先按而在久应于手，乃刺而予之。所治者，头痛眩仆，腹痛中满暴胀，及有新积。痛可移者，易已也；积不痛，难已也。

——《灵枢·卫气》

【提要】　本论主要阐述人体四气街的内容以及针刺之法。

杨上善　气街论※*

知六腑之气街者，能解经结挈绍于门户。（街，六腑气行要道也。门户，输穴也。六腑，阳也。能知六腑气行要道，即能挈继输穴门户解结者也。绍，继也。）

……

请言气街：（街，道也。补泻之法，须依血气之道，故请言之也。）胸气有街，腹气有街，头气有街，胻气有街。（胸、腹、头、胻四种，身之要也，四处气行之道，谓之街也。）故气在头者，止之于脑，（脑为头气之街，故头有气，止百会也。）气在胸者，止之膺与背输。（膺中肺输，为胸气之街，故胸中有气，取此二输也。）气在腹者，止之于背输与冲脉于脐左右之动者。（脾输及脐左右冲脉，以为腹气之街，若腹中有气，取此二输也。）气在胻者，止之于气街与承山踝上下。（三阴气街，并与承山，至踝上下，以为胻气之街，若胻有气，取此三处也。）

取此者用豪针，（取此四街之气，宜用第七豪针也。）必先按而在久，应于手，乃刺而予之。（刺气街法也，皆须按之良久，或手下痛，或手下脉动应手知已，然后予行补泻之。）所治者，谓头痛眩，腹中痛满暴胀，（头痛眩仆，可止之于脑，头气街也。腹中痛等，取之于胸及腹气街也。）及有新积痛可移者，易已也；积不痛者，难已也。（胸腹之中有积病而可移者，易已；积而不痛、不可移者，难已也。）

——唐·杨上善《黄帝内经太素·卷十·经脉标本》

【提要】　本论主要阐述气街的内涵与组成，提出胸、腹、头、胫是身之要、四处气行之道。

张介宾　气街论[※*]

请言气街，胸气有街，腹气有街，头气有街，胫气有街（此四街者，乃胸腹头胫之气，所聚所行之道路，故谓之气街。上文言各经有标本，此下言诸部有气聚之所也。）故气在头者，止之于脑（诸髓者皆属于脑，乃至高之气所聚，此头之气街也。）气在胸者，止之膺与背腧（胸两旁为膺，气在胸之前者止之膺，谓阳明少阴经分也；胸之后者在背腧，谓自十一椎膈膜之上，足太阳经诸脏之腧，皆为胸之气街也。）气在腹者，止之背腧与冲脉，于脐左右之动脉者（腹之背腧，谓自十一椎膈膜以下，太阳经诸脏之腧皆是也。其行于前者，则冲脉并少阴之经行于腹与脐之左右动脉，即肓腧、天枢等穴，皆为腹之气街也。）气在胫者，止之于气街，与承山踝上以下（此云气街，谓足阳明经穴，即气冲也。承山，足太阳经穴，以及踝之上下，亦皆足之气街也。）取此者用毫针，必先按而在久，应于手，乃刺而予之（毫针，即第七针也。凡取此四街者，先按所针之处久之，俟其气应于手，乃纳针而刺之。）所治者头痛眩仆腹痛中满暴胀，及有新积痛可移者易已也，积不痛难已也（凡此者，皆四街所治之病。又若以新感之积，知痛而可移者，乃血气所及，无固结之形也，故治之易已。若其不痛，及坚硬如石不动者，其积结已深，此非毫针能治矣。）

——明·张介宾《类经·卷七·经络类·十二、诸经标本气街》

【提要】　本论主要阐述气街的内涵，提出气街是胸、腹、头、胫之气所聚所行之道路。

张志聪　标本气街论[※*]

知六腑之气街者，能知解结契绍于门户；能知虚实之坚软者，知补泻之所在；能知六经标本者，可以无惑于天下。（此章论营行脉中，卫行脉外。然经脉皮肤之血气，外内出入，阴阳相贯，环转之无端也。……盖以经脉所起之处为本，所出之处为标。虚实者，谓血气出于气街，离经脉而荣于肤腠，则经脉虚而皮肤实矣。高下者，谓本在下而标出于上也。气街者，气之径路，络绝则径通，乃经脉之血气，从此离绝，而出于脉外者也。契，合也。绍，继也。门户者，血气所出之门户。知六腑之气街，则知血气之结于脉内者，解而通之，脉内之血气，与脉外之气血，相合相继而行，则知出于气街之门户矣。脉内之血气，从气街而出于脉外；脉外之气血，从井荥而流于脉中，出于气街则经脉虚软，而皮肤石坚；流于脉中，则经脉石坚，而皮肤虚软，故能知虚实，则知补泻之所在矣。皮肤之气血，犹海之布云气于天下，经脉之血气，合经水之流贯于地中，故能知六经之标本，可以无惑于天下。篇名《卫气》者，谓脉内之营气，出于气街，与卫气相将，昼行阳而夜行于阴也。夫营卫者，水谷之精气，营行脉中，卫行脉外，乃无形之气也。水谷之津液，化而为血，以奉生身，命曰营气，乃有形之血，行于经隧皮肤者，皆谓之营气。夫充肤热肉之血，有从冲脉而散于皮肤者，有从大络而出于脉外者，有随三焦出气之津液，化而为赤者，皆谓之营气。盖以血为营，血之气为营气也。此章论行于脉中之营气，出于气街，与卫气相将而行，故篇名《卫气》。曰阴阳相随，外内相贯，血气之生始出入，阴阳离合，头绪纷纭，学者当于全经内细心穷究，庶可以无惑矣。）

……足太阳之本，在跟以上五寸中……足太阴之本，在中封前上四寸之中，标在背腧与舌本也。（此分别十二经脉之本，出于手足之腕踝，其标在于胸腹头气之街。标者，犹树之梢杪，杪绝而出于络外之径路也。本者，犹木之根干，经脉之血气从此而出也。足太阳之本，在跟以上五寸中，其标在于两目而出于头气之街。夫气在头者，止之于脑，两目之脉入于脑，而绝于内也。足少阳之本，在足窍阴之间，其标在耳窗笼之前而出于头气之街。足少阴之本，在内踝下上三寸中，其标在于背俞与舌下之两脉而出于胸气之街。盖气在胸者，止之膺与背俞，谓络脉之循于胸者，或绝于膺胸之间，或行至背俞而始绝也。《根结篇》曰：少阴结于廉泉，舌下两脉廉泉玉英也。盖少阴主先天之精气，及受藏水谷之精，故从本经之络脉而出于胸气之街，复从任脉而上出于廉泉，从冲脉而下出于胫气之街，少阴为水脏而富于精血者也。足厥阴之本，在行间上五寸所，标在背俞而出于胸气之街。足阳明之本，在足之厉兑，标在人迎颊挟颃颡而出于头气之街。颃颡者，鼻之上窍，以收洞涕者也。足太阴之本，在中封前上四寸之中，标在背俞与舌本而出于胸气之街。盖三阳之经，上循于头，是以络脉亦上出于头而始绝。三阴之脉，止于膺胸之间，故络脉亦至膺与背俞而止。按：此章与《根结篇》大义相同，而各有分别，《根结篇》论三阴三阳之开阖枢，此章论十二络脉之标本出入。……）

手太阳之本，在外踝之后……手心主之本。在掌后两筋之间二寸中。标在腋下下三寸也。（手太阳之本，在外踝之后，标在命门之上一寸而出于头气之街。……按：十二经脉之终始，出于井，流于荥，注于俞，行于经，入于合，而内属于脏腑，此脏腑之十二经脉也。十二络脉之本标，乃经脉之支别，故曰此气之大络也。络绝则径通，盖血气从络脉之起处为本，尽处为标而出于气街也。然支络乃经脉之分派，故曰足太阳之本在跟以上五寸中，足少阴之本在内踝下三寸中，盖以本支所分之处为本，而不定在于经俞之穴会也。至于标在头气之街者止之于脑，如太阳之在目内，少阳之在耳中，阳明之在颃颡，乃三阳之络脉绝于头脑之中，亦非头面之穴会也。［眉批：绝，尽也，血气从络脉之尽处而出于气街。］经脉之内属脏腑，外络形身，应神机之出入，血气之从络脉出于气街，运行于肤表，应精气之降升，出入废则神机化灭，升降息则气立孤危，故曰亭亭淳淳，孰能穷之。言血气之升降出入，合天地之化育运行无息者也。）

凡候此者，下虚则厥，下盛则热，上虚则眩，上盛则热痛。故实者绝而止之，虚者引而起之。（虚实者，谓十二络脉之血气，有虚而有实也。下虚下盛者，虚实之在本也，是以下虚则厥，下盛则热。上虚上盛者，虚实之在标也，是以上虚则眩，上盛则热痛。故实者绝而止之，谓绝之于下而止之盛于上也。虚者引而起之，谓引之于上而起之出于下也。此候手足之十二络脉，上出于头气胸气之街者也。朱氏曰：绝者，绝其经脉之血气溢于络脉之中。起者，起其经脉之血气而引出于气街也。此盖以申明血脉之贯通，非补泻之谓也。）

请言气街。胸气有街，……积不痛难已也。（街，路也。气街者，气之径路。络绝则径通，乃络脉之尽绝处，血气从此通出于皮腠者也。止，尽也。止之于脑者，言头气之街，络脉尽于脑也。止之膺与背俞者，谓胸气之街，络脉有尽于膺胸之间者，有从胸上循肩背而始绝者，脉内之血气，或从膺腋之络脉尽处而出于皮肤，或从背俞之络脉尽处而出于皮肤也。夫十二经脉，只出于头气之街、胸气之街者，血气从下而上出于标也。经云：冲脉者，经脉之海也，主渗灌溪谷，与阳明合于宗筋，阴阳总宗筋之会，会于气街，而阳明为之长，皆属于带脉，而络于督脉。是阳明之血气，又从冲脉而出于腹气之街，故与冲脉会于脐之左右动脉也。本经《动输篇》曰：冲脉与少阴之大络，起于肾下，出于气街，循阴股内廉，斜入腘中，腘中乃足太阳之部分，故与足太阳之承山交会于踝上以下，此足少阴又同冲脉而出于胫气之街也。毫针，微细之针，取气之出于皮毛者也。按之在久者，候气之至也。夫少阴阳明，为血气之生始，少阴之血气逆于胫气之街，则不能上行而为头痛眩仆；阳明之血气，逆于腹气之街则不能布散而为腹痛中满。此因少阴阳明之气厥逆，故用毫针，久按以候气，故所治者，头痛眩仆中满也。及有新积痛可移者，积在气分，故为易已。积不痛者，积在血分，故难已也。此盖借积以申明经络出荣血，出于气街，与卫气偕行，环转无端，或有因于气逆，或有因于血逆也。阳明为血气所生之腑，少阴乃先天精气之脏，故复从冲脉出于腹气之街、胫气之街，而充布于皮肤肌腠，是以《动输篇》论足少阴阳明独动不休者，乃血气之盛也。）

——清·张志聪《灵枢集注·卫气》

【提要】　本论主要阐述标本、气街的有关内涵，揭示卫气运行的路径。要点：①脉内之血气，从气街而出于脉外；脉外之气血，从井荥而流于脉中。②经络之营血，出于气街，与卫气偕行，环转无端。③足少阴阳明独动不休、血气盛的原因是：阳明为血气所生之腑，少阴乃先天精气之脏，故复从冲脉出于腹气之街、胫气之街，而充布于皮肤肌腠。

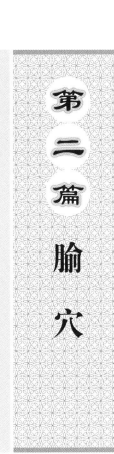

第二篇　腧穴

概　要

【腧穴】　　"腧穴"理论范畴，主要围绕腧穴的"所在"与"所主"两个方面，同时关联着经络和刺灸。对腧穴理论问题的探讨，由此延展为腧穴概念、分类、与经脉关系、定位规范等内容，以及腧穴作用及主治的特点与规律、效应与刺灸关系等。腧穴的这两个方面彼此亦存在关联，即，腧穴"所在"决定腧穴"所主"，因此其各自的有关理论探讨也常相互关涉，往往综合而论。此外，作为针灸施术处，腧穴以外，还有非穴，后者往往也被置于"腧穴"范畴的议题中，古今医家对这部分内容的认识探讨，对理解腧穴概念和针灸疗法要义颇具启发。

1

腧穴总论

❖《灵枢》 节为神气游行出入处❖❖

节之交，三百六十五会，知其要者，一言而终，不知其要，流散无穷，所言节者，神气之所游行出入也，非皮肉筋骨也。

——《灵枢·九针十二原》

【提要】 本论主要阐述节为神气游行出入处。

❖《素问》 气穴论❖

黄帝问曰：余闻气穴三百六十五，以应一岁，未知其所，愿卒闻之。……

脏俞五十穴，腑俞七十二穴，热俞五十九穴，水俞五十七穴，头上五行行五，五五二十五穴，中膂两傍各五，凡十穴，大椎上两傍各一，凡二穴，目瞳子浮白二穴，两髀厌分中二穴，犊鼻二穴，耳中多所闻二穴，眉本二穴，完骨二穴，项中央一穴，枕骨二穴，上关二穴，大迎二穴，下关二穴，天柱二穴，巨虚上下廉四穴，曲牙二穴，天突一穴，天府二穴，天牖二穴，扶突二穴，天窗二穴，肩解二穴，关元一穴，委阳二穴，肩贞二穴，瘖门一穴，脐一穴，胸俞十二穴，背俞二穴，膺俞十二穴，分肉二穴，踝上横二穴，阴阳跷四穴，水俞在诸分，热俞在气穴，寒热俞在两骸厌中二穴，大禁二十五，在天府下五寸，凡三百六十五穴，针之所由行也。

余已知气穴之处，游针之居，愿闻孙络溪谷，亦有所应乎？岐伯曰：孙络三百六十五穴会，亦以应一岁，以溢奇邪，以通荣卫，荣卫稽留，卫散荣溢，气竭血著，外为发热，内为少气，疾泻无怠，以通荣卫，见而泻之，无问所会。

帝曰：善。愿闻溪谷之会也。岐伯曰：肉之大会为谷，肉之小会为溪，肉分之间，溪谷之会，以行荣卫，以会大气，邪溢气壅，脉热肉败，荣卫不行，必将为脓，内销骨髓，外破大腘，留于节凑，必将为败。积寒留舍，荣卫不居，卷肉缩筋，肋肘不得伸，内为骨痹，外为不仁，命曰不足，大寒留于溪谷也。溪谷三百六十五穴会，亦应一岁，其小痹淫溢，循脉往来，微针所及，与法相同。帝乃辟左右而起再拜曰：今日发蒙解惑，藏之金匮，不敢复出。乃藏之金兰之室，署曰气穴所在。

岐伯曰：孙络之脉别经者，其血盛而当泻者，亦三百六十五脉，并注于络，传注十二络脉，非独十四络脉也。内解泻于中者十脉。

——《素问·气穴论》

【提要】 本论主要阐述气穴所包含的内容，及与溪谷、孙络之间的关系。提出溪谷及孙络三百六十五与气穴相应，均是外会大气（外邪），内通荣卫。

孙思邈 孔穴名义※*

凡诸孔穴，名不徒设，皆有深意，故穴名近于木者属肝，穴名近于神者属心，穴名近于金玉者属肺，穴名近于水者属肾，是以神之所藏，亦各有所属，穴名府者，神之所集；穴名门户者，神之所出入；穴名舍宅者，神之所安；穴名台者，神所游观。穴名所主，皆有所况，以推百方，庶事皆然。（穴名五脏，原缺脾）。

凡孔穴者，是经络所行往来处，引气远入抽病也，故经云：灸三壮者，即为足数也。

——唐·孙思邈《备急千金翼方·卷二十八·杂法第九》

【提要】 本论主要阐释穴名的命名方法与意义，提出"凡孔穴者，是经络所行往来处，引气远入抽病"的论断。

杨上善 气穴三百六十五※*

黄帝问岐伯曰：余闻气穴三百六十五，以应一岁，未知其所谓，愿卒闻之。（三百六十五穴，十二经脉之气发会之处，故曰气穴也。）

……

（昔神农氏录天地间金石草木三百六十五种，法三百六十五日，济时所用。其不录者，或有人识用，或无人识者，盖亦多矣。次黄帝取人身体三百六十五穴，亦法三百六十五日。身体之上，移于分寸，左右差异，取病之输，实亦不少。至于《扁鹊灸经》，取穴及名字，即大有不同。近代《秦承祖明堂》《曹子氏灸经》等，所承别本，处所及名，亦皆有异。而除疴遣疾，又复不少，正可以智量之，适病为用，不可全言非也。而并为非者，不知大方之论。所以此之量法，圣人设教有异，未足怪之也。）

……

黄帝问于岐伯曰：余以知气穴之处，游针之居，愿闻孙络溪谷亦有所应乎？岐伯曰：孙络三百六十五穴会，以应一岁，（以下言孙络之会也。十五络脉从经脉生，谓之子也。小络从十五络生，乃是经脉孙络。孙络与三百六十五穴气会，以法一岁之气也。）……溪谷三百六十五会，亦应一岁。（人之大小分肉之间，有三百六十五会也。）

——唐·杨上善《黄帝内经太素·卷十一·气穴》

【提要】 本论主要阐释《内经》气穴概念及归经认识，与溪谷、孙络之间的关系等；对历代医籍所载腧穴的取穴及穴名之异，主张"适病为用，不可全言非"。

🔶 张介宾　三百六十五穴※*

手足诸鱼际脉气所发者，凡三百六十五穴也（手足诸鱼际，言手足鱼际非一也，然则手足掌两旁丰肉处，皆谓之鱼。此举诸鱼际为言者，盖四肢为十二经发脉之本，故言此以明诸经气府之纲领也。总计前数，共三百八十六穴，除重复十二穴，仍多九穴，此则本篇之数。愚按："气穴论"言气穴三百六十五，以应一岁，而"气府论"复言三百六十五。其数既多，又将何所应乎？余尝求之天道，此正所以应人也。夫天象有竖有横，有经有纬，经分南北，纬分东西。如岁数之应天者，特以纬度言之耳，而天之四正四隅，盖无往而非此数，其在人者，故有气穴气府，及孙络溪谷骨度之分，亦无往而不相应，此正天人气数之合也。今考之气穴之数，则三百四十二，气府之数则三百八十六，共七百二十八穴，内除"气府"重复十二穴，又除"气穴""气府"相重者二百一十三穴，实存五百零三穴，是为二篇之数。及详考近代所传十四经俞穴图经总数，通共六百六十穴，则古今之数，已不能全合矣。此其中虽后世不无发明，而遗漏古法者，恐亦不能免也。）

——明·张介宾《类经·卷七·经络类·九、气府三百六十五》

【提要】　本论主要阐述三百六十五穴数量与岁日相合的认识，提出四肢为十二经发脉之本。

🔶 张介宾　少阴独无腧※*

黄帝曰：少阴独无腧……是谓因天之序。（凡脏腑经络，有是脏则有是经，脏居于内，经行于外。心脏坚固居内，邪弗能容，而经则不能无病，故少阴经病者，当取掌后锐骨之端，即神门也。其余脉之出入屈折徐疾，皆如手少阴心主之脉行者，言少阴心主之腧，其行相似，故曰本腧者，言少阴本经之腧，非上文皆在心包之谓也。然则邪在心包脏者，当治心主之腧；邪在少阴经者，当治本经之腧。因其虚实以取之，则邪气去而真气固，乃不失诸经天界之序也。按：《本输》篇所载五脏五腧，六腑六腧，独手少阴经无腧，故此篇特以为问，正欲明心为大主、无容邪伤之义。然既曰无腧，而此节复言取其经于掌后锐骨之端，及如心主脉行本腧等义，可见心脏无病，则治脏无腧；少阴经有病，则治经有腧。故《甲乙经》备载少阴之腧，云少冲为井，少府为荥，神门为腧，灵道为经，少海为合，于十二经之腧始全，其义盖本诸此。）

——明·张介宾《类经·卷二十·针刺类·二十三、持针纵舍屈折少阴无俞》

【提要】　本论主要阐释《内经》"少阴独无腧"是强调"明心为大主、无容邪伤之义"；然"心脏无病，治脏无腧；少阴经有病，则治经有腧"，指出少阴经是有腧穴的。

🔶 张介宾　腧穴与身形关系之论※*

盖诸经腧穴，皆在指之本节后，如手经则太阳之后溪、少阳之中渚、阳明之三间，独少阴之在本节后者，则少府之荥也。手之六经，惟太阴、厥阴则本节后俱无穴，故左右四经凡八痏也。其在足经之腧，则太阳曰束骨，少阳曰临泣，阳明曰陷谷，太阴曰太白，皆在本节之后，其少阴之脉不行于指，厥阴之脉则本节后亦无穴。左右四经止共八穴，故曰足亦如是。

——明·张介宾《类经·卷二十一·针刺类·四十、诸热病死生刺法》

【提要】　本论分析五输穴与关节的关系，指出其中"输"穴多位于本节之后的部位。

张志聪　溪谷之会论※*

帝曰：善。愿闻溪谷之会也。岐伯曰：肉之大会为谷，肉之小会为溪。肉分之间，溪谷之会，以行荣卫，以会大气。（此言肌腠之间，亦所以行荣卫者也。夫肉有大分小分，大分者如股肱之肉，各有界畔，小分者肌肉之内，皆有纹理。然理路虽分，而交相会合，是大分处即是大会处，小分处即是小会处也。分会之间，以行荣卫之气，故名之曰溪谷。《易》曰：山泽通气。如山泽之气，从溪谷以相通。大气，宗气也。愚按：荣气生于中焦水谷之精，流溢于脉中，布散于脉外。专精者，行于经隧。经隧者，胃之大络与五脏六腑之大络也。是荣气之有行于脉中，有行于脉外，有同宗气出于胃之经隧，注于脏腑之大络，而出于肌腠之间。三者之气，交相会合，故曰以行荣卫，以会大气。是以上节论脉中之荣气，与卫气交通于孙络之间；此论布散之荣气，与卫气宗气大会于分肉之外。是卫气之通于脉中，而荣气之行于脉外者也。王芳侯曰：皮肤有血，当知脉外有荣。卫气先行皮肤，先充络脉，是脉中之有卫。故曰：脉萦萦如蜘蛛丝者，阳气衰也。）

——清·张志聪《素问集注·气穴论》

【提要】　本论主要阐述溪谷之会的原理、内涵。指出脉中荣气、脉外荣气、宗气交会于溪谷。

张志聪　气穴论※

黄帝问曰：余闻气穴三百六十五以应一岁，未知其所，愿卒闻之。岐伯稽首再拜对曰：窘乎哉问也。其非圣帝，孰能穷其道焉？因请溢意，尽言其处。（穴乃气之所注，故曰气穴，而不论及于经脉也。所谓气穴所在之处。卒，尽也。）

……

水俞在诸分，热俞在气穴，寒热俞在两骸厌中二穴。（此言寒热之邪，皆从气分而出。夫百病之始生也，皆生于风雨寒暑、风暑、天之阳热，雨水、地之阴寒。感天地之寒热，病吾身之阴阳，是气分之邪，当从气分而出，故名之曰气穴论。谓以上三百六十五穴，以应周天之气数，所以取气，所以泻邪者也。诸分者，大小分肉之间，皮肤肌腠之气分也。气穴者，荣卫血气之所注也。膝解为骸，两骸厌中二穴，谓足少阳之阳陵泉也。夫十一脏腑之气，皆取决于胆，谓少阳主初生之气也，故寒热独取于两骸厌中者，谓在脏在腑。其寒其热之邪，皆从少阳之气以升散，故《邪气脏腑病形篇》曰：其寒热者，取阳陵泉。）

——清·张志聪《素问集注·气穴论》

【提要】　本论主要阐述气穴的内涵，提出"气穴者，荣卫血气之所注也"的观点。

马继兴　经脉与经穴的关系※*

经脉产生的基础，就是在于经穴位置的邻近性（这可能是主要原则）与其用途的类似性两个原则延伸的结果，由体表的若干点的关系形成为具有一定轨道的线（经脉）的。所以如果单纯牵强附会于某些点的作用类似性原则，来作为构成这种人工线的全部原则，应当是一种倒果为因的错误。因为，这就将忽略了点与点之间位置附近的关系。当然，在目前阶段尚未能完全阐明每一个个别刺激点的作用时，如果完全抹杀了经脉中若干刺激点的作用类似性问题，也是同样有所缺陷的。

可见，经脉问题，应当理解为只是一种人工的用以连接个别刺激点的假设线，而这些线是集合了很多距离邻近的刺激点与某些作用类似的刺激点所集合组成的。

上述这些，正是说明了我们在进一步发展针灸学的道路中，应当重视古代的经脉学说中的合理的经验部分，而抛弃其附会的部分。

——马继兴《在巴甫洛夫学说基础上论针灸疗法中的若干基本问题》[《北京中医》1953，2（8）：15]

【提要】　鉴于对经脉的产生与经穴有何种关系，学界认识不一，本论旨在阐明经脉，应当理解为只是一种人工的用以连接个别刺激点的假设线，而这些线是集合了很多距离邻近的刺激点与某些作用类似的刺激点所集合组成的。

焦国瑞　穴点与穴区问题

对于穴位的概念，一般地可以认为是以"点状"的形式分布在体壁上的，所以，也有把穴位叫"刺激点"的。但是，从实际出发，穴位、孔穴、腧穴这些名称，要更为合适些。因为穴位在体壁上不仅是以点状分布的，而且每个穴位还有一定的深度、大小和作用。一般说来，对于穴位的部位和深浅问题，在概念上的争论是不大的；但是，对于穴位的具体定位和穴位的大小，长期以来则是有争论的。有一种看法是，穴位就是一个小的点，扎针时离开这个点就错了，因此这种看法主张把穴位严格地局限在一个很小的点上。实际上有些穴位的具体部位的大小，其差异是较大的，因为穴位的准确性与定穴方法是有很大关系的。……另一种看法是，认为穴位的广度是较大的，甚至认为在人体的体表任何部位上都可以进行针刺，而把穴点扩展到无限的"面"上，这在实际上就否定了穴位的存在和意义，因而这种看法也是不全面的。针灸的临床实践告诉我们，从穴位的总体上来说，每个穴位都是有其一定部位的。但是，穴位既不是局限在某一局部的一个狭小的"点"，也不是一个无限的"面"，而是有的穴位比较大一些，有的穴位比较小一些；有的穴位就更大一些，有的穴位就更小一些。……因此，一方面，穴位是呈点状分布的；但是，穴点又有大有小，有深有浅，并且每个穴位都有自己一定范围的有效限区。我们把这种有效限区，就称为"穴区"。这种穴区，由于穴位所在部位的不同，可以呈圆形、也可呈纵向的或横向的"条状"的穴带（也就是呈带状的穴区）。在穴区内的最敏感处，就是最有效的穴点。对此，在某些病理生理反应上，……也为穴位的存在提供了客观依据。这种敏感点，可以用电学仪器测定，也可用指压法确定。因此，我们认为穴位是呈点状分布的，但又不是普遍地把穴位局限在一个狭小的点上。同样，既把穴位的有效范围看作是一定限度的穴区，但又在穴区内探找最敏感的部位作为最有效的穴点，以便不断地、更准确地探测针灸最有效的部位。

——焦国瑞《针灸临床经验辑要》

【提要】　本论针对穴点与穴区问题，认为腧穴的位置分布有一定的区域范围，并不是局限的、固定的某一点，也不是无限的"面"，即穴区。穴区据其所在部位不同，呈现不同的形状，区域内最敏感的点就是最有效的穴点，即作为诊察或刺激的部位。

陆瘦燕、朱汝功　经络和腧穴的关系※

腧穴是位在经络上经气出入的点站，从经脉支而横出的络脉，也都自腧穴处别出。不论是外邪内传，由络而经，或是病由内生，先经后络，皆须以腧穴为传注的枢纽，所以其病理和治理皆和经络息息相关。……此间对腧穴的主治功能和经络的关系，先分别论述如下：

第一，一般腧穴的主治功能和经络的关系

所有的腧穴，其主治疾病的功能，都不能脱离经络学说的范畴。其关系有下列四方面：

根据每一经脉的病理关系而来、以交会的经脉为根据、根据内脏及经络的表里阴阳和五行相生克关系而来、腧穴的局部主治功能和经络的关系。

第二，腧穴的主治总则和经络的关系

十二经脉所属的腧穴主治功能有一个总的原则，就是四肢部的腧穴可以治疗躯干病，而躯干部的腧穴却不能治疗四肢疾病。这种规律就是根据经脉标本的关系而产生的。

——陆瘦燕、朱汝功《陆瘦燕朱汝功论经络》

【提要】　本论主要阐述经络与腧穴的关系十分密切。一方面，从位置关系来看，腧穴位于经络之上，是气血输注和病邪传注的部位；另一方面，从腧穴主治的角度来看，腧穴主治内容来源于经络病理，腧穴主治作用的发挥依赖于经络循行。

杨医亚　穴的定义※

穴，就是针灸疗法在人身皮肤表面用针术灸术时有效的刺激部位，所以也叫刺激点。腧穴常分布在各经中脉气所发出的部位，多在筋肉之间、关节部的中间、骨的陷凹部，以及动脉的搏动部等地方，这都是古人告诉我们的。实际腧穴的部位，大多数确是在这些地方，这些地方大多是中医所说的"神气游行出入"的地方（包含着神经干或者是神经末梢部多的敏感区）。腧穴不是解剖所能找到的东西，而是用一定的方法来测定的部位，也是由检查者的触感和做检查者的感觉来作决定的。这些用来施用针术或灸术作为治疗疾病及预防疾病的刺激点，就叫作腧穴或叫经穴。

——杨医亚《杨医亚针灸学》

【提要】　本论主要从腧穴的部位与用途两方面来描述其定义，即腧穴多位于筋肉之间、关节部的中间、骨的陷凹部，以及动脉的搏动部等，是接受针刺艾灸刺激从而发挥防病治病作用的部位；且指出腧穴不能从现代解剖所得，而应以临证诊察为据。

焦顺发　针刺部位[※]

本编论述的"针刺部位"，是古代针刺治病专家，在探索和运用针刺治病方法时，将易出现"得气"和疗效显著的部位，先初步选定然后反复验证，明确肯定，历代实践，不断传承的最佳固定"针刺部位"。

因"针刺部位"是通过针刺确定的，范围较小，为此在针灸界习惯称其为点穴、孔穴、腧穴等。这类名称的出现，最好的一面是将"针刺部位"限定在一个特定的"点"；但不利的一面是给正确理解"针刺部位"的含义带来困难。如有些针灸家，将"孔穴"理解成人体先天就有的穴道，后人只是发现而已……由此使"针刺部位"变得神秘莫测，也正因为如此，至今仍在不断研究。

——焦顺发《针刺治病》

【提要】　本论认为，古人在长期的针刺实践中，经过反复观察与验证，逐渐确定了一些易于得气、治病有效的针刺部位，因其部位较为固定即形成所谓的腧穴。但需要注意的是，腧穴（即针刺部位）是在针刺实践中形成的，与具体的针刺密切相关，不是人体先天固有的，这一点关涉到深入把握针刺部位的内涵。

盛燮荪　从针法谈腧穴[※]

经脉与腧穴的发现是通过灸法和针法，而针刺可在腧穴的不同层次进行刺激，《内经》的九针"各不同形而各有所用"是"辨证用针"，是九针用法的主流。其中通过毫针比较纤细的针具，在可以刺入到腧穴的一定深度，并通过不同手法和层次上的先后强弱等变化，既发展了针刺手法，也加深了对腧穴的认识。由于针下有气感而才有气穴、气府等的腧穴概念，于是才有从刺络出血向无出血的刺穴发展。当然，血脉与经脉现在尚无法作确切的区别，但不同腧穴应用不同的刺法是必然的。

——盛燮荪、陈峰《盛氏针灸临床经验集（第一辑）》

【提要】　本论从针法的角度讨论腧穴，认为不仅腧穴的发现是基于针法、灸法的运用，而且不同的针具、手法、刺法、刺入部位层次的深浅等会产生不同的作用，导致对针刺部位的认识逐渐丰富，进而加深了对腧穴的认识，促进了腧穴的发展。

王居易　论腧穴[※]

第一，腧穴的基本概念

腧穴是人体气血在体表聚会、灌渗的重要部位，通过经络联系人体内部组织、器官、脏腑，反映它们的生理或病理变化，并能起到调节、恢复作用。

……

由此看来，腧穴并不是简单的一个点或位置，而是指人体组织衔接处，气血流注于皮、脉、肉、筋、骨在体表上连接的特殊部位，这些特殊部位对气血运行的营养、速度、数量以及内容起着极为重要的调整和平衡作用。

第二，腧穴的功能

气血输注的部位：腧穴是人体经络交叉、汇聚形成的特殊空隙，是"神气之所游行出入"的部位。这些特殊部位对气血运行的内容、速度、数量等有很重要的调整和平衡作用。腧穴运输的物质包含营养物和代谢物，还有气血运行的动力——这种动力可以理解为物理现象中的势能及化学现象中的浓度差，在中医概念中相当于"气"，气推动着液体物质流动，形成"行于经隧，常营无已，终而复始"的营卫气血周流运行。"神气"是看不见的能量，能量流动可以平衡经络气血从而消除疾病。当然这种能量调整是有条件的，在一定范围内可以实现，但是当机体遭受到超出可调整范围的损害时，经络、腧穴自身的调整就无能为力了。

反映脏腑经络状态：在疾病状态下，腧穴又是反映脏腑经络状态的一个部位。经络通过灌渗作用供给周边组织器官所需的营养，同时将所过部位的代谢物、毒素及其他废弃物通过灌渗而排泄出来。如果脏腑或经络出现灌渗障碍或气血不足，腧穴部位就会出现结节、结块、结络、空虚等异常变化，在相应的经络上亦会有反应。

调节气血运行：临床上，腧穴是能够接受各种刺激，控制经络灌渗速度和数量，调节灌渗状态的一个部位。腧穴是缝隙中的特殊结构，可以使气血停留的时间延长，把周边的废物更多地吸进来，同时把其携带的营养物更多地渗透到周边组织。由于各个腧穴的结构不同，其对经络里的气血流动、灌渗所发挥的作用亦不同，从而对经络起到补、泻、和、疏等多种不同效用。

第三，腧穴的特性

腧穴均位于经络缝隙中：凡是腧穴都位于经或络上。目前通行的 361 个标准穴，位于十四经上；有个别的穴位在络脉上，多为阿是穴。

腧穴大多在节上，五节分布有规律：由于人体肌肤筋骨有厚薄刚柔之异，所以腧穴的气血流注亦有高下浅深之差。如腕踝关节以下，肉较少，皮、脉、筋等节较多；而在上下肢和腹部，肌肉相对多，脉、肉、筋等节较多；背部，特别是督脉，肉、筋、骨等节较多。

腧穴位置因人而异，因人体状态而异：对任何人来说，经络的走向和其皮、脉、肉、筋、骨的长短、大小、宽窄都有一定关系。不同个体的腧穴位置都会不同，如举重运动员会宗穴的位置与普通人就不一样。同一个人在不同病理状态下，腧穴位置也会发生某些改变。虽然腧穴在人体的部位是相对稳定的，但具体的位置还要通过循摸来确定。

腧穴因所属经脉不同，功能不同：腧穴功能与其所在经脉及其联系的脏腑有关。如手太阴肺经的腧穴，对肺、气管有治疗作用，而足阳明胃经的腧穴大部分对吞咽、消化病症有较好的治疗作用。另外，因肺主呼吸，亦主皮毛，所以肺经的腧穴还能治疗一部分皮肤病。

同一经脉的腧穴，其功能与所在部位有关：同一条经脉上的腧穴因其所在部位不同，其功能也不相同。如太渊、尺泽均为肺经腧穴，但由于部位不同，其所在五节不同，因此其功能也不同。

——王居易《经络医学概论》

【提要】　本论对于腧穴概念的解释，实则是腧穴功能的体现：输注气血、反映脏腑经络状态、调节气血运行。本论还强调腧穴是一个特殊部位，并不是一个简单的点或位置，一般分布于经络缝隙间的节上，因人体状态而变化，需要通过循摸来确定。腧穴的主治功能，与其所属经脉和所在部位密切相关。这实际上体现了腧穴的分经主治与分部主治的规律。

魏　稼　腧穴与刺灸部位※*

　　腧穴与刺灸部位，在《黄帝内经》中是两个概念，内涵不同。腧穴属刺灸部位之一；而刺灸部位则涵盖了经络、部位、病所、腧穴 4 方面，且在体表分布有点、片（面）、线之异。这与古经络结构定位有线状、带状、片状、块状之异相同。

　　清代名医徐灵胎曾在《医学源流论》中对《黄帝内经》取经络失传深表惋惜。看来，为全面适应临床需要，四者必须兼顾而不可偏废，当然，目前拔罐取部位、皮肤针取经络仍在应用。但在所有外治法应用上，偏重腧穴而忽视取经络、部位现象仍普遍存在。故应把偏重于选腧穴扩大到优选所有刺灸部位上来，对于准确选择刺灸部位与腧穴并提高疗效有重要纠偏意义。

——高希言、宋南昌《魏稼教授针灸医论医案选》

【提要】　本论以《黄帝内经》中针刺的具体部位，包含经络、部位、病所、腧穴四者为例，指出腧穴与刺灸部位的内涵不同，后者更广。论中还指出应纠正临床偏重取腧穴的现象，优选所有刺灸部位。

2
腧穴分类

2.1 经 穴

《素问》 气府论

足太阳脉气所发者七十八穴：两眉头各一，入发至项三寸半，傍五，相去三寸，其浮气在皮中者凡五行，行五，五五二十五，项中大筋两傍各一，风府两傍各一，侠背以下至尻尾二十一节十五间各一，五脏之俞各五，六腑之俞各六，委中以下至足小指傍各六俞。

足少阳脉气所发者六十二穴：两角上各二，直目上发际内各五，耳前角上各一，耳前角下各一，锐发下各一，客主人各一，耳后陷中各一，下关各一，耳下牙车之后各一，缺盆各一，腋下三寸，胁下至胠，八间各一，髀枢中，傍各一，膝以下至足小指次指各六俞。

足阳明脉气所发者六十八穴：额颅发际傍各三，面鼽骨空各一，大迎之骨空各一，人迎各一，缺盆外骨空各一，膺中骨间各一，侠鸠尾之外，当乳下三寸，侠胃脘各五，侠脐广三寸各三，下脐二寸侠之各三，气街动脉各一，伏兔上各一，三里以下至足中指各八俞，分之所在穴空。

手太阳脉气所发者三十六穴：目内眦各一，目外各一，鼽骨下各一，耳廓上各一，耳中各一，巨骨穴各一，曲腋上骨穴各一，柱骨上陷者各一，上天窗四寸各一，肩解各一，肩解下三寸各一，肘以下至手小指本各六俞。

手阳明脉气所发者二十二穴：鼻空外廉项上各二，大迎骨空各一，柱骨之会各一，髃骨之会各一，肘以下至手大指次指本各六俞。

手少阳脉气所发者三十二穴：鼽骨下各一，眉后各一，角上各一，下完骨后各一，项中足太阳之前各一，侠扶突各一，肩贞各一，肩贞下三寸分间各一，肘以下至手小指次指本各六俞。

督脉气所发者二十八穴：项中央二，发际后中八，面中三，大椎以下至尻尾及傍十五穴，至骶下凡二十一节，脊椎法也。

任脉之气所发者二十八穴：喉中央二，膺中骨陷中各一，鸠尾下三寸，胃脘五寸，胃脘以下至横骨六寸半一，腹脉法也。下阴别一，目下各一，下唇一，龈交一。

冲脉气所发者二十二穴：侠鸠尾外各半寸至脐寸一，侠脐下傍各五分至横骨寸一，腹脉法也。

足少阴舌下，厥阴毛中急脉各一，手少阴各一，阴阳跷各一，手足诸鱼际脉气所发者，凡三百六十五穴也。

——《素问·气府论》

【提要】　本论主要阐述腧穴归经的认识与方法，提出"脉之气所发"。

孙思邈　明堂三人图

故经曰：汤药攻其内，针灸攻其外，则病无所逃矣。方知针灸之功，过半于汤药矣。然去圣久远，学徒蒙昧，孔穴出入，莫测经源；济弱扶危，临事多惑。余慨其不逮，聊因暇隙；鸠集今古名医明堂，以述针灸经一篇，用补私阙。庶依图知穴，按经识分，则孔穴亲疏，居然可见矣。旧明堂图年代久远，传写错误，不足指南，今一依甄权等新撰为定云耳。若准明堂正经，人是七尺六寸四分之身，今半之为图，人身长三尺八寸二分，其孔穴相去亦皆半之，以五分为寸，其尺用夏家古尺，司马六尺为步，即江淮吴越所用八寸小尺是也。其十二经脉，五色作之，奇经八脉以绿色为之，三人孔穴共六百五十穴，图之于后，亦睹之便令了耳。仰人二百八十二穴，背人一百九十四穴，侧人一百七十四穴，穴名共三百四十九，单穴四十八名，双穴三百一名。

——唐·孙思邈《备急千金要方·卷二十九·明堂三人图第一》

【提要】　孙思邈以"依图知穴，按经识分"的理念，依甄权明堂图制定"明堂三人图"。此图中，十二经脉以五色标注，奇经八脉以绿色标识，三人图共有腧穴 650 个，仰人 282 穴，背人 194 穴，侧人 174 穴，穴名共计 349 个，双穴 301 个。

滑　寿　脉气所发[※]

手太阴肺经穴歌：手太阴肺十一穴。中府云门天府列。侠白尺泽孔最存。列缺经渠太渊涉。鱼际少商如韭叶。

手太阴肺之经（凡十一穴，左右二十二穴。是经多气少血。）

肺之为藏，六叶两耳，四垂如盖，附着于脊之第三椎中，有二十四空，行列分布诸藏清浊之气，为五藏华盖云。

手太阴之脉，起于中焦，下络大肠，还循胃口，上膈属肺。

起，发也。络，绕也。还复也。循，巡也，又依也治也。属，会也。中焦者，在胃中脘，当脐上四寸之分。大肠，注见本经。胃口，胃上下口也。胃上口，在脐上五寸上脘穴。下口，在脐上二寸下脘穴之分也。膈者，隔也；凡人心下有膈膜与脊胁周回相着，所以遮膈浊气，不使上熏于心肺也。手太阴起于中焦：受足厥阴之交也，由是循任脉之外，足少阴经脉之里，以次下行，当脐上一寸水分穴之分，绕络大肠；手太阴阳明相为表里也。乃复行本经之外，循胃上口，逦迤上膈而属会于肺，荣气有所归于本脏也。

从肺系横出腋下，下循臑内，行少阴心主之前，下肘中。

肺系，谓喉咙也；喉以候气，下接于肺。肩下胁上际曰腋。膊下对腋处为臑，肩肘之间也。臑尽处为肘，臂节也。自肺脏循肺系出而横行，循胸部第四行之中府云门，以出腋下，下循臑内，历天府侠白，行手少阴手心主之前，下入肘中，抵尺泽穴也。盖手少阴循臑臂，出小指之端。中府穴：在云门下一寸，乳上三肋间，动脉应手陷中。云门：在巨骨下，侠气户傍二寸陷中，动脉应手，举臂取之。天府：在腋下三寸臑内廉动脉中。侠白：在天府下去肘五寸动脉中。尺泽：在肘中约文上动脉中。

循臂内上骨下廉，入寸口上鱼，循鱼际，出大指之端。

肘以下为臂。廉，隅也，边也。手掌后高骨傍，动脉为关。关前动脉为寸口。曰鱼，曰鱼际云者：谓掌骨之前，大指本节之后，其肥肉隆起处，统谓之鱼。鱼际，则其间之穴名也。既下肘中，乃循臂内，上骨之下廉，历孔最列缺，入寸口之经渠太渊以上鱼，循鱼际出大指之端，至少商穴而终也。端，杪也。孔最穴：去腕上七寸。列缺：去腕侧上一寸五分，以手交叉头指（当作食指）末，筋骨罅中络穴也。经渠：在寸口陷中。太渊：在掌后陷中。鱼际：在大指本节后内侧前脉中。少商：在大指端内侧，去爪甲如韭叶，白肉内宛宛中。

其支者，从腕后直出次指内廉出其端。

臂骨尽处为腕。脉之大隧为经。交经者为络。本经终于出大指之端矣；此则从腕后列缺穴，达次指内廉出其端，而交于手阳明也。

是动则病肺胀满，膨膨而喘咳，缺盆中痛，甚则交两手而瞀，此为臂厥。是主肺所生病者，咳嗽上气，喘渴烦心，胸满，臂内前廉痛，掌中热。气盛有余，则肩背痛风寒（寒字疑衍），汗出中风，小便数而欠。虚则肩背痛寒，少气不足以息，溺色变，卒遗矢无度。盛者，寸口大三倍于人迎。虚者，寸口反小于人迎也。

……

按：任督二脉之直行者，为腹背中行诸穴所系，今特取之，以附十二经之后，如骨空论所载者，兹不与焉，其余如冲带维 所经之穴，实则寄会于诸经之间尔，诚难与督任二脉之灼然行腹背者比，故此得以略之。虽然，因略以致详，亦不害兼取也，故其八脉全篇，仍别出于左方云。右十四经正文，并与金兰循经同。

——元·滑寿《十四经发挥·卷中》

【提要】　本论（节选起首之肺经及最后任督之按语为例）明确提出"十四经"这一概念，并将归经的腧穴按十四经脉气血流注排列，即"十四经穴"。其解释经脉的循行，也和具体的腧穴联系在一起。"十四经穴"与经脉学说相互融合，而成为全身腧穴的主体。

张介宾　气府三百六十五

（《素问·气府论》全）足太阳脉气所发者七十八穴：（详考本经下文，共得九十三穴，内除督脉、少阳二经其浮气相通于本经而重见者凡十五穴，则本经止七十八穴。近世经络相传，足太阳左右共一百二十六穴，即下文各经之数，亦多与今时者不同。盖本篇所载者，特举诸经脉气所发及别经所会而言，故曰气府；至于俞穴之详，仍散见各篇，此犹未尽。）

……

手足诸鱼际脉气所发者，凡三百六十五穴也。（手足诸鱼际，言手足鱼际非一也。然则手足掌两旁丰肉处，皆谓之鱼。此举诸鱼际为言者，盖四肢为十二经发脉之本，故言此以明诸经气府之纲领也。总计前数，共三百八十六穴，除重复十二穴，仍多九穴，此则本篇之数。愚按："气穴论"言气穴三百六十五以应一岁，而"气府论"复言三百六十五，其数既多，又将何所应乎？余尝求之天道，此正所以应人也。夫天象有竖有横，有经有纬，经分南北，纬分东西，如岁数之应天者，特以纬度言之耳，而天之四正四隅，盖无往而非此数。其在人者，故有气穴气府及孙络溪谷骨度之分，亦无往而不相应，此正天人气数之合也。今考之气穴之数，则三百四十二，气府之数则三百八十六，共七百二十八穴，内除"气府"重复十二穴，又除"气穴""气府"相重者二百一十三穴，实存五百零三穴，是为二篇之数。及详考近代所传十四经俞穴图经总数，通共六百六十穴，则古今之数，已不能全合矣。此其中虽后世不无发明，而遗漏古法者，恐亦不能免也。）

——明·张介宾《类经·卷七·经络类·九、气府三百六十五》

【提要】　本论主要阐述对腧穴归经的认识及方法。指出：气府是诸十五经脉气所发及别经所会之处；四肢为十二经发脉之本。

赵缉庵　辨经认穴

昔人谓针一穴而必取五穴，治一经而先辨三经，盖恐其认穴不真，则针灸错用；经络不清，则阴阳倒治。其实不必泥此。人身寸寸是穴，前后左右，取二三穴，则可比较真切。阳经穴眼，多在骨侧陷处，按之酸麻；阴经穴眼，按之多有动脉应手。初学针法，固不得不多取几穴，以防错误；然用针熟者，伸手便得。在背数脊椎；在腹量肚脐；在头面发际，于骨缝有隙处求之；在手足四肢，则于筋骨侧陷中取之。针过一次，则成熟眼，分寸不失，自无差误。至于阴阳经络，各有交会起落。太阳行身之背，少阳行身之侧，阳明行身之前。直脐而上者为任脉，挟脐两旁各旁开半寸而上者，为足少阴肾脉——又为冲脉，冲脉并于肾脉，冲脉无穴，针肾脉即是针冲脉。挟脐两旁，各旁开二寸，由上而下者，为足阳明胃脉。脐上二寸，又各旁开六寸者，为脾募章门穴。乳际上直量四寸，至近腹处第二肋间者，为肝募期门穴。肝脉环阴器，抵小腹，挟胃，贯膈，布胁肋、循喉咙之后，与督脉会于巅。挟脊两旁，各旁开寸半，为足太阳经穴。挟脊两旁，各旁开三寸，亦为足太阳经穴。此阴阳经络之在腹背也。其在手，则阳经由手指外侧，循手背而行，至头面。阴经由足内侧而上行入腹。阴升阳降，手足皆同。无论初学久学，必须先辨经认穴。经络分明，则取穴无差谬；而临证时始学辨经，用针时始学取穴，则迟矣，亦多错矣！

——赵寿毛《赵缉庵针灸按摩真传·卷一·六、辨经认穴》

【提要】　本论首先论述针灸学习时一定要先熟练掌握辨经认穴，临证时才能不出差错。该论重点在于说明人身各部的取穴方法，背部数脊椎、腹部量肚脐、头面发际找骨缝、手足四肢找筋骨凹陷中。太阳、少阳、阳明分别行身之后、侧、前，任脉、冲脉、肾脉均从脐部循行而上，胃脉、肝脉、督脉、足太阳脉等在腹背循行均有规律，阴升阳降是其主要特点。

承淡安　关于刺针点

刺针点即经穴，于经穴学篇已有详记；为初学者更明了起见，不厌烦琐，以古来先哲之说引证之：

　　凡诸病之起，皆为气（神经）血（血液）之壅滞，不能宣通所致，故以针开导之。欲施针之得效，必详知脏腑与经络，洞悉邪气所伏之处，挨取俞穴，必中肯綮，乃为要事。故俞穴为针科之金科玉律，诸般之病，皆循此而施行之。

　　在《医心方》俞穴定六百六十六；在《千金方》举六百五十穴；至日本大正七年十二月由文部省经穴调查员之研究，改正为一百二十穴，即左右合二百二十四穴。然而，在针科之临床上，俞穴尚嫌不足。依编者常于解剖学生理学之基础上研究所得各脏器之位置与作用，神经、血管之分布情状，以定刺点，及应用之经穴多能奏效显著。

　　——承淡安《中国针灸学讲义·第一编·第三章·第八节、关于刺针点》（新编本）

　　【提要】　本论主要对刺针点进行论述，认为疾病是由于气（神经）血（血液）之壅滞，不能宣通所致，所以临证必先详知脏腑经络，邪气所伏之处，以取腧穴。但即便《医心方》《千金方》等诸多腧穴也仍嫌不足，临证时针刺点还应根据解剖学、生理学知识，神经、血管的分布情况来确定，如此疗效才能更显著。

承淡安　刺激点与疾病

　　疾病繁多，难于列举，举而别之，可分为神经系病、呼吸器病、循环系病、消化器病、泌尿生殖器病、内分泌病、运动器病、五官器病等等，悉从其组织器官之主要作用而分之。

　　合而言之，组织器官之机能，无一非神经之作用，亦无一不受其中枢之大脑领导指挥，而为有规律之行动，假使某部器官受外来之袭击，或大脑皮质失却调整作用，为营其自卫或维持生活需要之作用而失去平衡，致发生病候，因发生部位之不同，而病候亦不同，但千态万变，不外乎太过或不及。

　　所谓太过，即是其组织受中枢之指挥，发生紧张状态，亢进现象，如体温增高，分泌增加，充血发炎，疼痛痉挛诸症候。

　　所谓不及，即是神经呈衰弱现象；如体倦无力，食欲不振、心悸气促、麻痹不仁诸症候。

　　针灸治疗，即从病候上寻取其有关之神经，予以刺激，反射大脑，引起其调整作用，其紧张者为抑制之手术，衰弱者为兴奋之手术，以达到产生疗效之结果。

　　——承淡安《中国针灸学讲义·第四编·第三章·前言》（新编本）

　　【提要】　本论从神经、大脑中枢的调节与指挥功能，论述了人体机能太过与不及状态产生的原因；由此说明针灸治疗疾病，即是调整这种神经的亢进或衰弱状态，并反射到大脑，从而产生抑制或兴奋的疗效。这是民国时期从神经生理病理角度，来说明针刺作用原理的一些典型认识。

焦国瑞　经穴与奇穴问题

　　经穴的名称是根据中医经络学说命名的。这类穴位都是分布在人体经络系统体壁部分的循行路线上的。根据经络学说，穴位的分布和经络系统的关系最密切的经络路线共有十四条。所以，经穴也叫十四经穴。奇穴，是与经穴相对应命名的，这是指十四经穴以外的穴位，所以也叫经外奇穴。经穴与奇穴的分类法，是按照经络学说的概念区分的。这些穴位都是在长期医疗实践中逐步总结出来的。但是，由于人们在思想上常常受着传统概念的影响，往往把经穴与奇穴割裂开来，重视或者强调经穴的作用，而忽视奇穴的作用。这种认识是不全面的，因为不论是经穴、奇穴或非固定穴，都是长期实践的产物。实践证明，经穴与奇穴是各有其特点的。经穴的历史悠久，穴位作用的观察时间较长，很多穴位的疗效是显著的，而且按照经络学说用循经取穴方法治疗某些病症或进行针刺麻醉，常可收到良好的效果；然而，奇穴则是在实践中陆续发现的新穴，对某些病症有着很好的效果，特别是对于针灸适应证的新的领域有着重要作用。……因此，奇穴不但是使穴位不断得到充实的来源，而且也是对经穴在应用上不足的一个有效的补充。还须指出，随着新穴的不断发现和对穴位作用的进一步认识，穴位的分类方法和排列次序也将出现新的变革。因此，对经穴与奇穴都应该用历史的和发展的观点，从实际出发，并在实践中细心观察，认真总结，以便在防治疾病上发挥更大的作用。

——焦国瑞《针灸临床经验辑要》

【提要】 本论针对经穴与奇穴的区别与联系问题，认为经穴与奇穴只是依据与十四经脉的关系而区分，对其不应割裂认识，更不能厚此薄彼，两者作用相互补充，要从历史发展的角度看待，并在临床实践中进一步总结。

2.2 奇 穴

杨继洲 穴有奇正之论*

穴有奇正策

问：九针之法，始于岐伯，其数必有取矣。而灸法独无数焉，乃至定穴，均一审慎，所谓奇穴，又皆不可不知也。试言以考术业之专工。

尝谓：针灸之疗疾也，有数有法，而惟精于数法之原者，斯足以窥先圣之心。圣人之定穴也，有奇有正，而惟通于奇正之外者，斯足以神济世之术，何也？法者，针灸所立之规；而数也者，所以纪其法，以运用于不穷者也。穴者，针灸所定之方；而奇也者，所以翊夫正以旁通于不测者也。数法肇于圣人，固精蕴之所寓；而定穴兼夫奇正，尤智巧之所存。善业医者，果能因法以详其数，缘正以通其奇，而于圣神心学之要，所以默蕴于数法、奇正之中者，又皆神而明之焉，尚何术之有不精，而不足以康济斯民也哉？

……至于定穴，则自正穴之外，又益之以奇穴焉。非故为此纷纷也，民之受疾不同，故所施之术或异，而要之非得已也，势也，势之所趋，虽圣人亦不能不为之所也已。……苟能即此以审慎之，而临症定穴之余，有不各得其当者乎？虽然，此皆迹也，而非所以论于数法奇正之外也。圣人之情，因数以示，而非数之所能拘；因法以显，而非法之所能泥；用定穴以垂教，而非奇正之所能尽，神而明之，亦存乎其人焉耳。故善业医者，苟能旁通其数法之原，冥会其奇正之奥，时可以针而针，时可以灸而灸，时可以补而补，时可以泻而泻，或针灸可并举则并举之，或补泻可并行则并行之。治法因乎人，不因乎数；变通随乎症，不随乎法；定穴主乎心，不主乎奇正之陈迹。譬如老将用兵，运筹攻守，坐作进退，皆运一心之神以为之。而凡鸟占云裰、金版六韬之书，其所具载方略，咸有所不拘焉。则兵惟不动，动必克敌；医惟不施，施必疗疾。如是虽谓之无法可也，无数可也，无奇无正亦可也，而有不足以称神医于天下也哉！管见如斯，惟执事进而教之！

——明·杨继洲《针灸大成·卷三·策》

【提要】　本论主要阐述穴有奇正的不同，在于治病所需；提出"治法因乎人，不因乎数；变通随乎症，不随乎法；定穴主乎心，不主乎奇正之陈迹"的论断。

《腧穴学》　论奇穴※

奇穴，是指没有归属于十四经的腧穴，因其有奇效，故称"歓"。又因其在十四经以外，故又称为"经外奇穴"。《灵枢·刺节真邪》称"奇输"。它是在阿是穴的基础上发展起来的，其中有明确位置，且有名称的称为"有名奇穴"；一些仅有明确位置，但尚未定名的则称为"无名奇穴"；前者占绝大多数，后者为数较少。这类腧穴的主治范围比较单纯，多数对某些病证有特殊疗效如百劳穴治瘰疬，四缝穴治小儿疳积等。

奇穴的分布虽然较为分散，有的在十四经循行路线上；有的虽不在十四经循行路线上，但却与经络系统有着密切联系；有的奇穴并不指某一个部位，是由多穴位组合而成，如十宣、八邪、八风、华佗夹脊等；有些虽名为奇穴，其实就是经穴，如胞门、子户，实际就是水道穴；四花据《针灸聚英》（简称《聚英》）指出就是胆俞、膈俞四穴；灸瘵穴据《聚英》指出就是心俞二穴等。

——杨甲三《腧穴学》（五版教材）

【提要】　本论指出奇穴之义有二：不属于十四经，对某种病症有特殊疗效。指出奇穴较多，情况也较复杂。如：从命名来看，有的有名称，亦有无名称者；从分布来看，有的分布于十四经脉循行线上，亦有在经外者；从所指内容来看，有的奇穴是多个的合称，有的奇穴实则为经穴。

2.3　反　应　点

王可贤　不定穴论

穴曰不定，乃无名不定之所之穴也。既不居于奇经八穴，又不居于十二正经，即经外之奇穴亦不在也。然用此穴者，必于奇经八脉、十二正经及经外奇穴熟习百练，始能用者也。凡八奇经、十二正经、经外奇穴，共计七百六十二穴也。此不定穴者，即在此七百六十二穴之外也，然又在于七百六十二穴之中矣。果能于此熟习百练，而不定之穴即得矣。盖不定者，非真不定也。即病之所在处，即其穴之所在也。医者苟能精于七百穴，此人身之肌肉筋骨，心也无所不知，即所谓造乎其极。到此地位，则心手无所范围也。语云：七十而从心所欲，不逾矩，此之谓也。学者于不定穴之名义，可深长思矣。若果知此，则针学思过半矣，不定穴可不知之哉。

不定穴何在？曰：即痛处、痒处、肿处、胀处、酸处、麻处是也。凡取之时，先问病人痛麻在何处，然后用二圆针，依法审处，或深或浅，消息推寻。即如病在奇经八脉，或在十二正经，或在经外奇穴，不知其穴名，亦即可谓不定穴也。何必出此数经之七百六十二穴，方为其穴也，此取不定穴之法，学者宜熟玩也。

即得其穴，在左手大指掐穴，掐为十字纹，右手持针。若行温针，令病咳嗽一声，即时内针，行三才法毕，或补或泻，依法行之，病去然后退针。若行火针，亦令病者咳嗽一声，将针刺尽，即时退针可也。二针皆宜照前法行之，此不再赘矣。

不定穴主何病？曰在头主头痛，在腹主腹痛，在表主表，在里主里，痛者主痛，痒者主痒，麻酸主麻酸，风寒主风寒，随时所主，主者亦不定病也。善能针不定一穴，即可治不定名之万病，岂可忽之哉。

——王可贤《金针百日通》（宁波东方针灸学社铅印本.1934）

【提要】 本论指出，不定穴是属于无名称、部位不定的腧穴，是奇经、十二正经、经外奇穴之外的腧穴。不定穴位于病之所在处，即痛处、痒处、肿处、胀处、酸处、麻处，均是其所在范围。作者还指出，如果病在奇经八脉、十二正经、经外奇穴处，推寻揣摩其病处，不知其穴名，也可谓不定穴。总之，不定穴是没有固定部位的腧穴，即《内经》中所讲的"以痛为输"。

焦国瑞 固定穴与非固定穴问题

固定穴，是指穴位的位置有一定的部位，它包括上述的经穴和奇穴。非固定穴，是指没有固定位置的孔穴，即上述的阿是穴，这类穴位是在一定的病理生理状态的反应下出现的。在固定穴与非固定穴的应用上，常常由于思想上的片面性出现以下情况：一是重视固定穴，忽视非固定穴，认为非固定穴沿有固定的位置。因而就不认真地应用、观察和总结；二是对于非固定穴的滥用。实践证明，这种看法是不全面的。这是因为，非固定穴在一定条件下，有时能呈现固定穴所不能出现的作用，而显示出很好的效果，特别是在以疼痛为主症的某些病症尤为明显。另外，从穴位发展的过程上看，有些固定穴位也是从非固定穴位中逐步确定下来的。因此，非固定穴位也是对于固定穴位在临床上的重要补充和产生新穴的来源。所以，无论对固定穴位的作用或是对非固定穴位的作用，都是应该进行认真观察和总结的。至于对非固定穴位的滥用，则是轻视非固定穴位的另一种表现，因为这是错误地认为，既然有非固定穴一说，就可以随便地扎针了，就可以在穴位的定位问题上不必再花费力气了，就可以不用很认真地探找穴位的准确性了。实践告诉我们，即使是对于非固定穴的运用，也必须是按照一定的要求运用的，滥用就会产生不良后果，这是必须注意的。

——焦国瑞《针灸临床经验辑要》

【提要】 本论针对固定穴与非固定穴的问题，认为固定穴来源于非固定穴，非固定穴是固定穴的重要补充，两者关系密切，临证既不能轻视非固定穴，也不能滥用非固定穴，根据病情，合理选用。

《经络学说的理论及其运用》 经络穴位与压痛点的关系※

所谓压痛点，是在体表位置上的某一点加以按压，发生较敏感的痛觉之谓。这些"压痛点"，往往是因病种的不同，而特定地反应在某些经络路线之上。

经络是阴阳元气循行的路线，当人体有疾病的时候，其反应就在经络上表现出来。因此，经穴就是经络上的反应点。所以"压痛点"正好说明祖国医学经络学说的系统性。

——上海市中医学会《经络学说的理论及其运用》

【提要】 本论认为，压痛点是疾病状态下经络路线某些体表位置上的反应点，腧穴也是位于经络上的反应点。从本质来看，腧穴也属于压痛点范畴，但后者范围更广。

郭效宗 针灸有效点*

什么是针灸有效点？按一定的体表和解剖标志将构成人体的四大部：头颈部、躯干部、上肢部、下肢部各分成Ⅰ、Ⅱ、Ⅲ、Ⅳ 4 个区，并划出贯穿全身上下的纵行经线和沟通各区前后的横行纬线。这样，发病部位（病位）即可以用某部、某区及其所处的经纬线来标定，那么，在病位本区（病位所在的区）、病位同区（与病位本区序号相同的区）、病位经纬线交叉点、病位相应、病位相对、病位水平延长线与同指线交叉点、病位提升、病位经纬固定的一定部位，往往可审出使患者自觉症状和体征明显减轻或消失的点即为有效点。这种分区、划线、定点的规律，即为有效点规律。

有效点的内涵，在《灵枢》中有过类似的记载。《灵枢·经筋》中："以痛为腧"，张介宾云："但按其腧穴之处，必痛而解，即其所也。"《灵枢·癫狂》云："以手按之，立快者是也。"《灵枢·九针十二原》曰："五脏有疾也，应出十二原。十二原各有所出，明知其原，睹其应，而知五脏之害矣。"笔者认为，根据诊断确定病位和异常反应部位，按整体分区定点，头部五指线起始点，经纬划线规律，通过审穴方法审出的点，能使患者自觉症状和体征消失或改善，即为针灸治疗的有效点。

由于疾病的部位、阶段和机体反应的差异性，在病人身上可以审出具有不同性质和不同作用的反应点即"有效点"，主要可分为如下三类：

第一，良性点

在发病急性期，根据审有效点规律，按压某些点后可以使病人的主要症状立即获得缓解，甚至消失，这些点即为"良性点"。

第二，阳性点

在疾病的缓解期，临床症状已不明显，或病人表达不清具体病位时按压某些点，可以使病人即时出现酸、麻、胀、痛等不舒适的感觉，这些点叫"阳性点"。阳性点具有诊断和治疗的双重作用，但主要用于确定其相应的治疗点，即为"阳性点"。

第三，阴性点

根据审出有效点的规律，找到能消除阳性点的异常反应，酸、麻、胀、痛的点，叫做阴性点。如胃脘痛者，在病位相对侧经纬交叉处出现阳性点，经按压手法在病位水平线上及上肢、下肢同区指趾线经纬交叉处可找到使阳性反应点消失，胃脘痛显著缓解的点，即为"阴性点"。

上述"良性点""阳性点""阴性点"统称为有效点。疾病诊断结合审出的点应用得当，许多针灸的适应证往往可取得满意的疗效。

——郭效宗《针灸有效点理论与临床》

【提要】　本论旨在阐明，针灸有效点是在病变状态下，对人体不同区域进行审察按压而获得的对疾病诊断和治疗有作用的局部体表。根据疾病部位、病理阶段以及患者体质差异，针灸有效点有三种表现形式：能够缓解或消失症状的良性点、能够诊断和治疗的阳性点、能消除阳性点的阴性点。针灸有效点的获得重在依据疾病病位对人体进行分区、划线的仔细探查，探查的重点是局部的异常反应。

田从豁　临证点穴及寻找敏感点

临证点穴就是预定针刺穴位前，一定要先用指压，它可帮助取穴准确，感传增强，能提高疗效。另外，就是寻找敏感点。揉按体察指下有结节、条索状物、空软气泡等感觉，或患者感到按压此处时较舒适或酸痛部位，即定为阿是穴，在这些部位针灸易得气，一旦感传达到病变部位，往往立即见效。

——杨涛《仁心圣手田从豁》

【提要】　本论从临床实践角度指出，针刺前的点穴有助于找到腧穴的准确位置，能增强针感感传，与临床疗效直接相关。针灸临床不仅取用具体的腧穴，还需要在患者肢体上有针对性地寻找、揣摩敏感点，往往在这些特殊部位针灸，可迅速起效。

2.4　耳　穴

《经络学说的理论及其运用》　耳针疗法问题*

最近耳针发展得很快，疗效也很高，但是有人说耳针是和十四经脉无关的，这个说法值得考虑。从局部来治疗整体，或从外表以治内脏，其所以取得效果，必然通过经络关系，而其分部治疗，也必与十二经有关。《灵枢·邪气脏腑病形篇》说："十二经脉三百六十五络，其血气皆上于面而走空窍，其精阳气上走于目而为视，其别气走于耳而为听。"《丹溪心法》也说："盖十二经脉，上络于耳"，"诸宗脉之所附"，这些说法，都证明耳针之应用，与十二经络有密切的关系。

——上海市中医学会《经络学说的理论及其运用》

【提要】　本论主要针对否认耳针疗法与经脉理论关联的认识，引述古代医家相关论述，阐明耳与经络存在极为密切的联系，耳针疗法从局部以治疗整体，必然是通过经络而发挥调节作用的。

2.5　类　穴

2.5.1　五输穴

《灵枢》　脏腑所出皆在五输※*

黄帝曰：愿闻五脏六腑所出之处。岐伯曰：五脏五腧，五五二十五腧；六腑六腧，六六三十六腧。经脉十二，络脉十五，凡二十七气，以上下，所出为井，所溜为荥，所注为腧，所行为经，所入为合，二十七气所行，皆在五腧也。

——《灵枢·九针十二原》

【提要】　本论主要阐明脏腑所出皆在五输，用针者当知脏腑经脉之血气生始出入。

《灵枢》　五输

黄帝问于岐伯曰：凡刺之道，必通十二经络之所终始，络脉之所别处，五输之所留，六腑之所与合，四时之所出入，五脏之所溜处，阔数之度，浅深之状，高下所至。愿闻其解。岐伯曰：请言其次也。

肺出于少商，少商者，手大指端内侧也，为井木；溜于鱼际，鱼际者，手鱼也，为荥；注于太渊，太渊，鱼后一寸陷者中也，为输；行于经渠，经渠，寸口中也，动而不居，为经；入于尺泽，尺泽，肘中之动脉也，为合。手太阴经也。

心出于中冲，中冲，手中指之端也，为井木；溜于劳宫，劳宫，掌中中指本节之内间也，为荥；注于大陵，大陵，掌后两骨之间方下者也，为输；行于间使，间使之道，两筋之间，三寸之中也，有过则至，无过则止，为经；入于曲泽，曲泽，肘内廉下陷者之中也，屈而得之，为合。手少阴经也。

肝出于大敦，大敦者，足大指之端，及三毛之中也，为井木；溜于行间，行间，足大指间也，为荥；注于太冲，太冲，行间上二寸陷者之中也，为输；行于中封，中封，内踝之前一寸半，陷者之中，使逆则宛，使和则通，摇足而得之，为经；入于曲泉，曲泉，辅骨之下，大筋之上也，屈膝而得之，为合。足厥阴也。

脾出于隐白，隐白者，足大指之端内侧也，为井木。溜于大都，大都，本节之后下陷者之中也，为荥；注于太白，太白，腕骨之下也，为输；行于商丘，商丘，内踝之下，陷者之中也，为经；入于阴之陵泉，阴之陵泉，辅骨之下，陷者之中也。伸而得之，为合，足太阴经也。

肾出于涌泉，涌泉者，足心也，为井木；溜于然谷，然谷，然骨之下者也，为荥；注于太溪，太溪，内踝之后，跟骨之上，陷者中也，为输；行于复溜，复溜，上内踝二寸，动而不休，为经；入于阴谷，阴谷，辅骨之后，大筋之下，小筋之上也，按之应手，屈膝而得之，为合。足少阴经也。

膀胱出于至阴，至阴者，足小指之端也，为井金；溜于通谷，通谷，本节之前外侧也，为荥；注于束骨，束骨，本节之后陷者中也，为输；过于京骨，京骨，足外侧大骨之下，为原；

行于昆仑，昆仑，在外踝之后，跟骨之上，为经；入于委中，委中，腘中央，为合。委而取之，足太阳经也。

胆出于窍阴，窍阴者，足小指次指之端也，为井金；溜于侠溪，侠溪，足小指次指之间也，为荥；注于临泣，临泣，上行一寸半陷者中也，为输；过于丘墟，丘墟，外踝之前下，陷者中也，为原；行于阳辅，阳辅，外踝之上，辅骨之前，及绝骨之端也，为经；入于阳之陵泉，阳之陵泉在膝外陷者中也，为合，伸而得之。足少阳也。

胃出于厉兑，厉兑者，足大指内次指之端也，为井金，溜于内庭，内庭，次指外间也，为荥；注于陷谷，陷谷者，上中指内间，上行二寸陷者中也，为输；过于冲阳，冲阳，足跗上五寸陷者中也，为原，摇足而得之；行于解溪，解溪，上冲阳一寸半陷者中也，为经；入于下陵，下陵，膝下三寸，胻骨外三里也，为合；复下三里三寸为巨虚上廉，复下上廉三寸，为巨虚下廉也，大肠属上，小肠属下。足阳明胃脉也，大肠小肠皆属于胃，是足阳明也。

三焦者，上合手少阳，出于关冲，关冲者，手小指次指之端也，为井金；溜于液门，液门，小指次指之间也，为荥；注于中渚，中渚，本节之后陷者中也，为输；过于阳池，阳池，在腕上陷者之中也，为原；行于支沟，支沟，上腕三寸，两骨之间陷者中也，为经；入于天井，天井，在肘外大骨之上陷者中也，为合，屈肘乃得之。三焦下腧，在于足大指之前，少阳之后，出于腘中外廉，名曰委阳，是太阳络也。手少阳经也。三焦者，足少阳太阴之所将，太阳之别也，上踝五寸，别入贯腨肠，出于委阳，并太阳之正，入络膀胱，约下焦，实则闭癃，虚则遗溺，遗溺则补之，闭癃则泻之。

手太阳小肠者，上合手太阳，出于少泽，少泽，小指之端也，为井金；溜于前谷，前谷，在手外廉本节前陷者中也，为荥；注于后溪，后溪者，在手外侧本节之后也，为输；过于腕骨，腕骨，在手外侧腕骨之前，为原；行于阳谷，阳谷，在锐骨之下陷者中也，为经；入于小海，小海，在肘内大骨之外，去端半寸陷者中也，伸臂而得之，为合，手太阳经也。

大肠上合手阳明，出于商阳，商阳，大指次指之端也，为井金；溜于本节之前二间，为荥；注于本节之后三间，为输；过于合谷，合谷在大指歧骨之间，为原；行于阳溪，阳溪，在两筋间陷者中也，为经；入于曲池，在肘外辅骨陷者中，屈臂而得之，为合，手阳明也。

是谓五脏六腑之腧，五五二十五腧，六六三十六腧也。六腑皆出足之三阳，上合于手者也。

——《灵枢·本输》

【提要】 主要论述五脏之每一脏有井、荥、输、经、合五种腧穴，五五计二十五穴，六腑的每一腑有井、荥、输、原、经、合六种腧穴，六六计三十六穴。这些穴各有专名和定位。

《难经》 脏井荥有五，腑独有六*

六十二难曰：脏井荥有五，腑独有六者，何谓也？

然：腑者，阳也，三焦行于诸阳，故置一俞，名曰原。腑有六者，亦与三焦共一气也。

——《难经·六十二难》

【提要】 本论主要阐释阳经五输穴之外另置原穴的差异及道理。

❖《难经》 井穴*❖

六十三难曰:《十变》言:五脏六腑荥合,皆以井为始者,何也?

然,井者,东方春也,万物之始生,诸蚊行喘息,蜎飞蠕动,当生之物,莫不以春而生。故岁数始于春,日数始于甲,故以井为始也。

六十四难曰:《十变》又言:阴井木,阳井金,阴荥火,阳荥水,阴俞土,阳俞木,阴经金,阳经火,阴合水,阳合土,阴阳皆不同,其意何也?

然,是刚柔之事也。阴井乙木,阳井庚金。阳井庚,庚者,乙之刚也。阴井乙,乙者,庚之柔也。乙为木,故言阴井木也。庚为金,故言阳井金也。余皆仿此。

——《难经·六十三难、六十四难》

【提要】 本论主要阐述五输穴以井穴为始的原因,以及阴阳经脉五输穴与五行的配属关系,认为此乃基于阴阳五行之理。

❖《难经》 五输穴所主*❖

六十八难曰:五脏六腑,皆有井荥俞经合,皆何所主?

然,经言:所出为井,所流为荥,所注为输,所行为经,所入为合。井主心下满,荥主身热,输主体重节痛,经主喘咳寒热,合主逆气而泄。此五脏六腑其井荥俞经合所主病也。

——《难经·六十八难》

【提要】 本论主要论述五输穴的定义及各自所主病。

❖ 杨上善 五输及原穴论※*❖

肺出少商,少商者,手大指内侧也,为井;(肺脉从脏而起,出至大指次指之端,今至大指之端,还入于脏,此根据经脉顺行从手逆数之法也。井者,古者以泉源出水之处为井也,掘地得水之后,仍以本为名,故曰井也。人之血气出于四肢,故脉出处以为井也。手足三阴皆以木为井,相生至于水之合也;手足三阳皆以金为井,相生至于土之合也。所谓阴脉出阳,至阴而合,阳脉出阴,至土而合也。)溜于鱼际,鱼际者,手鱼也,为荥;(腕前大节之后,状若鱼形,故曰手鱼也。脉出少商,溢入鱼际,故为荥也。焉迥反。)注于太泉,太泉者,鱼后下陷者之中也,为输;(输,送致聚也。《八十一难》曰:五脏输者,三焦行气之所留止。故肺气与三焦之气送致聚于此处,故名为输也。)行于经渠,经渠者,寸口之中也,动而不居,为经;(寸口之中,十二经脉历于渠浍,故曰经渠。居,停也。太阴之脉动于寸口不息,故曰不居。经者,通也,肺气至此常通,故曰经也。)入于尺泽,尺泽者,肘中之动脉也,为合,手太阴经也。(如水出井,以至海为合,脉出指井,至此合于本脏之气,故名为合,解余十输,皆放于此。)

……

膀胱出于至阴,……过于京骨,京骨者,外踝之下也,为原;(齐下动气者,人之生命,十二经之根本也，故名曰原。三焦者，原气之别使，主行三气，经营五脏六腑。故原者，三焦之尊称也，是以五脏六腑皆有原也。肺之原出太泉，心之原出大陵也，肝之原出太冲，脾之原出太白，肾之原出太溪，手少阴经原出神门掌后兑骨之端。此皆以输为原者，以输是三焦所行之气留止处也。六腑原者，胆原出丘墟，胃原出冲阳，大肠原出合骨，小肠原出完骨，膀胱原出京骨，三焦原出阳池。六腑者阳也，三焦行于诸阳，故置一输名原，不应五时也。所以腑有六输，亦与三焦共一气也。）

——唐·杨上善《黄帝内经太素·卷十一·腧穴》

【提要】　本论主要以手太阴肺脉及足太阳膀胱脉之本输为例，阐释井、荥、输、经、合等五输穴及原穴的含义、命名原理等。

张介宾　五输穴论

黄帝曰：愿闻五脏六腑，所出之处，……六六三十六腧（五腧，即各经井荥腧经合穴皆谓之腧，六腑复多一原穴，故各有六腧。）经脉十二，络脉十五，凡二十七气以上下（脏有五，腑有六，而复有手厥阴心主一经，是为十二经，十二经各有络脉，如手太阴别络在列缺之类是也，此外又有任脉之络曰屏翳，督脉之络曰长强，脾之大络曰大包，共为十五络，十二十五，总二十七气，以通周身上下也。）所出为井（脉气由此而出，如井泉之发，其气正深也。）所溜为荥（急流曰溜，小水曰荥，脉出于井而溜于荥，其气尚微也。溜，力救切。荥，盈、荣二音。）所注为腧（注，灌注也。腧，输运也。脉注于此而输于彼，其气渐盛也。）所行为经（脉气大行，经营于此，其正盛也。）所入为合（脉气至此，渐为收藏，而入合于内也。）二十七气所行，皆在五腧也（二十七经络所行之气，皆在五腧之间也。）节之交，三百六十五会，知其要者，一言而终，不知其要，流散无穷（人身气节之交，虽有三百六十五会，而其要则在乎五腧而已，故知其要则可一言而终，否则流散无穷而莫得其绪矣。）所言节者，神气之所游行出入也，非皮肉筋骨也（神气之所游行出入者，以穴俞为言也，故非皮肉筋骨之谓，知邪正之虚实而取之弗失，即所谓知要也。《小针解》曰节之交，三百六十五会者，络脉之渗灌诸节者也，即此神气之义。）

——明·张介宾《类经·卷八·经络类·十四、井荥腧经合数》

【提要】　本论主要阐述五输穴理论，以及腧穴概念内涵。

张介宾　井荥腧经合解

然经络遍身，无往非穴，今各经之井荥腧经合穴，皆在手足而不逾肘膝者，正以手肘足膝，是为四关。四关者，乃关节之处，所以系周身三百六十五节之气也。本篇曰：节之交，三百六十五会。所言节者，神气之所游行出入，非皮肉筋骨也。又曰：四关主治五脏。是知周身经络，皆不出于四关，而十经之要穴，皆不离于手足，欲求经络之妙者，必加意于关节之会焉。

——明·张介宾《类经图翼·卷四·经络二·井荥腧经合解》

【提要】 本论主要阐释经脉腧穴分布与关节之间的关系，提出"周身经络，皆不出于四关，而十经之要穴，皆不离于手足"的部位分布规律。

张志聪 五脏六腑之所出※*

黄帝曰：愿闻五脏六腑所出之处。岐伯曰：五脏五腧，五五二十五腧。六腑六腧，六六三十六腧。经脉十二，络脉十五，凡二十七气，以上下所出为井，所流为荥，所注为腧，所行为经，所入为合，二十七气所行，皆在五腧也。（眉批：二十七气行于上下五腧，从四旁而入于中，与二十七气相合）（此言用针者，当知脏腑经脉之血气生始出入。夫荣卫气血，皆生于胃腑水谷之精，荣行脉中，卫行脉外，血行脉中，气行脉外。然脉内之血气，从络脉而渗灌于脉外；脉外之气血，从络脉而流注于脉中，外内出入相通也。五脏内合五行，故其腧五。六腑外合六气，故其腧六，盖六气生于五行而有二火也。经脉十二，六脏六腑之经脉也。络脉十五，脏腑之十二大络，及督脉之长强、任脉之尾翳、脾之大包，凡二十七脉之血气，出入于上下手足之间，所出为井，所流为荥，所注为腧，所行为经，所入为合，此二十七气之所行皆在于五腧。盖十二经脉之血气，本于五脏五行之所生，而脉外皮肤之气血，出于五脏之大络，流注于荥腧，而与脉内之血气相合于肘膝之间。此论脏腑经脉之血气出入。）

……

五脏有六腑，六腑有十二原，十二原出于四关，四关主治五脏。五脏有疾，当取之十二原。十二原者，五脏之所以禀三百六十五节气味也。（此论气味所生之津液，从脏腑之膏肓，外渗于皮肤络脉，化赤为血，荣于经腧，注于脏腑，外内出入之相应也。）

——清·张志聪《灵枢集注·九针十二原》

【提要】 本论主要阐述五输为脏腑血气出入之处。

2.5.2 下合穴

《灵枢》 合治内腑※

黄帝曰：余闻五脏六腑之气，荥输所入为合，令何道从入，入安连过，愿闻其故。岐伯答曰：此阳脉之别入于内，属于腑者也。黄帝曰：荥输与合，各有名乎？岐伯答曰：荥输治外经，合治内腑。黄帝曰：治内腑奈何？岐伯曰：取之于合。黄帝曰：合各有名乎？岐伯答曰：胃合于三里，大肠合入于巨虚上廉，小肠合入于巨虚下廉，三焦合入于委阳，膀胱合入于委中央，胆合入于阳陵泉。黄帝曰：取之奈何？岐伯答曰：取之三里者，低跗；取之巨虚者，举足；取之委阳者，屈伸而索之；委中者，屈而取之；阳陵泉者，正竖膝予之齐，下至委阳之阳取之；取诸外经者，揄申而从之。

——《灵枢·邪气脏腑病形》

【提要】 本论主要阐述六腑病要取下合穴治疗，并说明其机理及取穴方法。

杨上善　腑病合输论※

黄帝曰：荥输与合，各有名乎？岐伯答曰：荥输治外经，合治内腑。（五脏六腑，荥输未至于内，故但疗外经之病。此言合者，唯取阳经属内腑者，以疗内腑病也。）

——唐·杨上善《黄帝内经太素·卷十一·腑病合输》

【提要】　本论主要阐述下合穴主治腑病的原理，解释所谓"合"穴，位于内连通于六腑的阳经，实即足阳经。。

张介宾　手之三阳下合在足※*

黄帝曰：余闻五脏六腑之气，荥输所入为合，令何道从入？入安连过？愿闻其故（五脏六腑，皆有五腧，五腧之所入为合，即各经之合穴也。然手之三阳，复有连属上下，气脉相通者，亦谓之合，故此以入安连过为问。）岐伯答曰：此阳脉之别入于内，属于腑者也（此下言六阳之经，内属于腑，因以明手之三阳，下合在足也。）黄帝曰：荥输与合，各有名乎？岐伯答曰：荥输治外经，合治内腑（荥腧气脉浮浅，故可治外经之病。合则气脉深入，故可治内腑之病。）……（按：大肠小肠三焦，皆手三阳之经。然大小肠为下焦之腑，连属于胃，其经虽在上，而气脉不离于下，故合于足阳明之巨虚上下廉。三焦为孤独之腑，其于三部九候，无所不统，故经之在上者属手，腧之在下者居足。所以十二经中，惟此手之三阳乃有下腧，故《本输》篇曰：大肠小肠，皆属于胃。三焦下腧，在于足小指之前，少阳之后，出于腘中外廉，名曰委阳。即此谓也。）

——明·张介宾《类经·卷二十·针刺类·二十四、六腑之病取之于合》

【提要】　本论主要阐述下合穴理论，指出"手之三阳，下合在足"，因于上下"气脉相通"。

2.5.3　原穴

《难经》　十二经原穴*

六十六难曰：经言：肺之原，出于太渊；心之原，出于大陵；肝之原，出于太冲；脾之原，出于太白；肾之原，出于太溪，少阴之原，出于兑骨；胆之原，出于丘墟；胃之原，出于冲阳；三焦之原，出于阳池；膀胱之原，出于京骨；大肠之原，出于合谷；小肠之原，出于腕骨。十二经皆以俞为原者，何也？

然，五脏俞者，三焦之所行，气之所留止也。

三焦所行之俞为原者，何也？

然，脐下肾间动气者，人之生命也，十二经之根本也，故名曰原。三焦者，原气之别使也，主通行三气，经历于五脏六腑。原者，三焦之尊号也。故所止辄为原，五脏六腑之有病者，皆取其原也。

——《难经·六十六难》

【提要】　本论主要阐述十二经原穴所出之处，提出"三焦所行之俞为原"的理论。

2.5.4　俞募穴

《灵枢》　背俞穴法

黄帝问于岐伯曰：愿闻五脏之腧，出于背者。岐伯曰：胸中大腧在杼骨之端，肺腧在三焦之间，心腧在五焦之间，膈腧在七焦之间，肝腧在九焦之间，脾腧在十一焦之间，肾腧在十四焦之间，皆挟脊相去三寸所，则欲得而验之，按其处，应在中而痛解，乃其腧也。

——《灵枢·背俞》

【提要】　本论主要阐述背俞穴的定位、取法，以及灸刺之法。提出背俞动态取穴法，在于"按其处，应在中而痛解"。

《难经》　俞募穴*

六十七难曰：五脏募皆在阴，而俞在阳者，何谓也？

然，阴病行阳，阳病行阴，故令募在阴，俞在阳。

——《难经·六十七难》

【提要】　本论主要阐述五脏俞募穴的分布特点及其与病变的关系。

2.5.5　八脉交会穴

窦汉卿　论交经八会穴*

交经八穴者，针道之要也。然不知执氏之所述，但序云：乃少室隐者之所传也。近代往往用之弥验。予少时，尝得其本于山人宋子华，以此术行于河淮间四十一年，起危笃患，随手应者，岂胜数哉！予嗜此术，亦何啻伯伦之嗜酒也。第恨斯学之初，心术未偿，手法未成，而兵火荐至，家藏图籍与其的本悉亡之，今十五年矣，切求而莫之获。近日得之于铜台碑字王氏家，其本悉如旧家所藏，但一二字，讹及味之亦无所害矣。予复试此，此一一精捷，疾莫不瘳。苟诊视之，明俾上下合而攻之，如会王师，擒微奸，捕细盗，虽有不获者，寡矣。噫！神乎哉，是术也。……

八穴交会

公孙(通冲脉)
内关(通阴维)　}合于胸心胃

临泣(通带脉)
外关(通阳维)　}合于目锐眦耳后颊颈肩缺盆胸膈

后溪（通督脉）
申脉（通阳跷）｝合于内眦颈项耳肩膊小肠膀胱

列缺（通任脉）
照海（通阴跷）｝合于肺系喉咙胸膈

——金·窦汉卿《针经指南·流注八穴序》

【提要】　本论主要阐述交经八穴法的渊源、内容等，强调其为针灸要穴的意义。

高　武　针刺担截法之论*

担截之中法数何？有担有截起沉疴。我今作此拦江赋，何用三车五辐歌。
先将八法为定例，流注之中分次第。心胸之病内关担，脐下公孙用法拦。
头部须还寻列缺，痰涎壅塞及咽干。噤口喉风针照海，三棱出血刻时安。
伤寒在表并头痛，外关泻动自然安。眼目之证诸疾苦，更用临泣使针担。
后溪专治督脉病，癫狂此穴治还轻。申脉能除寒与热，头风偏正及心惊。
耳鸣鼻衄胸中满，好用金针此穴寻。但遇痒麻虚即补，如逢疼痛泻而迎。
更有伤寒真妙诀，三阴须要刺阳经；无汗更将合谷补，复溜穴泻好用针。
倘若汗多流不绝，合谷补收效如神。四日太阴宜细辨，公孙、照海一般行；
再用内关施截法，七日期门可用针。但治伤寒皆用泻，要知《素问》坦然明。
流注之中八造化，常将木火土金平。水数亏兮宜补肺，水之泛滥土能平。
春夏井荥宜刺浅，秋冬经合更宜深。天地四时同此数，三才常用记心胸；
天地人部次第入，仍调各部一般匀。夫弱妇强亦有克，妇弱夫强亦有刑；
皆在本经担与截，泻南补北亦须明。经络明时知造化，不得师传枉用心；
不遇至人应不授，天宝岂可付非人。按定气血病人呼，重搓数十把针扶；
战提摇起向上使，气自流行病自无。
（右《拦江赋》不知谁氏所作，今自凌氏所编集泻本针书表录于此。）

——明·高武《针灸聚英·卷四·拦江赋》

【提要】　本论是《针灸聚英》作者高武引录"拦江赋"的内容，主要论述了针刺担截法，以及说明八脉交会穴的适应证、取穴以及常用针刺补泻的治疗方法。

高　武　八法八穴之论

九种心疼涎闷，结胸翻胃难停，酒食积聚胃肠鸣，水食气疾膈病。
脐痛腹疼胁胀，肠风疟疾心疼，胎衣不下血迷心，泄泻公孙立应。
中满心胸痞胀，肠鸣泄泻脱肛，食难下隔酒来伤，积块坚横胁抢。
妇女血痛心疼，结胸里急难当，伤寒不解结胸膛，疟疾内关独当。
手足中风不举，痛麻发热拘挛，头风痛肿项腮连，眼肿赤痛头旋。

齿痛耳聋咽肿，浮风搔痒筋牵，腿疼胁胀肢偏，临泣针时有验。

肢节肿痛臂冷，四肢不遂头风，背胯内外骨筋攻，头项眉棱皆痛。

手足热麻盗汗，破伤眼肿睛红，伤寒自汗表烘烘，独会外关为重。

手足急挛战掉，中风不语痫癫，头疼眼肿泪涟涟，腿膝背腰痛遍。

项强伤寒不解，牙齿腮肿喉咽，手麻足麻破伤牵，盗汗后溪先砭。

腰背强痛腿肿，恶风自汗头疼，雷头赤目痛眉棱，手足麻挛臂冷。

吹乳耳聋鼻衄，痫癫肢节烦憎，遍身肿满汗头淋，申脉先针有应。

痔疟便肿泄利，唾红溺血咳痰，牙痛喉肿小便难，心胸腹疼饮噎，

产后发强不语，腰痛血疾脐寒，死胎不下膈中寒，列缺乳痈多散。

喉塞小便淋涩，膀胱气痛肠鸣，食黄酒积复脐并，呕泻胃翻便紧。

难产昏迷积块，肠风下血常频，隔中决气气疰侵，照海有功必定。

——明·高武《针灸聚英·卷四·八法八穴歌（西江月调）》

【提要】 本论是高武引录"八法八穴歌"的内容，文中以短小、精炼的歌赋形式归纳总结了公孙、内关、临泣、外关等八脉交会穴各腧穴的主治病症。

汪 机 论八脉交会穴*

或曰：八穴治病，多有效者，何如？

曰：人身正经十二，奇经有八，大络十五，小络三百余，皆所以行气血也。圣人取穴，三百六十有六，按岁之三百六十六日也。后人以为未尽，更取奇穴，是犹置闰月也。故经络不可不知，孔穴不可不认。不知经络，无以知血气往来；不知孔穴，无以知邪气所在。知而用，用而的，病乃可安。今之用八穴者，络穴六，经穴二，余络余经置而不用，速求巧捷，遂悖圣经。又有六十六穴，拘于日时开阖用之，犹未周备，而况拘于八穴者乎！盖八穴，病在气分，则有可劫之功；若在血分，徒损元气，病何由安，正是血病而泻气也。邪在血分，则直求病之所在而取之可也。今人泥而不用，良可笑耶。

——明·汪机《针灸问对·卷上》

【提要】 本论主要阐述经络、腧穴的意义，认为八脉交会穴数目有限，治病不可拘泥而用。

吴 崑 八脉交会穴法*

八法者，八穴之法，公孙、内关、临泣、外关、后溪、申脉、列缺、照海是也。以八穴交会奇经八脉，而分主乎表、主乎里、主乎表里之间也。仲景妙于伤寒，以其有六经之辨。予今以八法为妙者，以其分主八脉，而该乎十二经也。创为针家一大法门。求之古籍，不称作者何人，或以为少室异人所传，理或然也。盖在窦氏之前，已有其教。每下针以四痛为主，皆泻络远针之法，四面攻讨之兵也。刺家但主八法，随证加针，不过五七孔穴，无难去之疾矣！训如后方。

公孙 ｜合　临泣 ｜合　后溪 ｜合　列缺 ｜合
内关 ｜　　外关 ｜　　申脉 ｜　　照海 ｜

诀曰：

公孙冲脉胃心胸，内关阴维会总同。

公孙二穴，在足大指内侧本节后一寸，白肉际，足太阴络，别走阳明者。内关二穴，在手臂内两筋之间，去掌后横纹二寸，手心主络，别走少阳者。言公孙二穴，通乎奇经之冲脉；内关二穴，通乎奇经之阴维脉。冲脉起止并足少阴，循腹里，从肺出络心，注胸中，故主胃与心胸诸疾。阴维者，维持腹内六阴之脉也。手心主之脉，起于胸中，出属心包络，下膈，历络三焦，故亦主胃与心胸诸疾，而云会总同也。取此四穴，针气一行之后，三焦快然，疾去内和。例之汤液，则泻心、凉膈、大小陷胸、调胃承气诸方之力也。

临泣胆经连带脉，阳维目锐外关逢。

临泣二穴，在足小指次指本节后外侧，筋骨缝陷者中，足少阳胆经之所注也。外关二穴，在腕后二寸，两骨间陷者中，手少阳络，别走手心主者。带脉为奇经之一，环身一周，若束带然，故名带脉。阳维为奇经之一，维持诸阳，抵目外眦。四穴者，主手足少阳半表半里诸疾，针气一行之后，中外皆和，营卫流畅。例之汤液，则三化、双解、大小柴胡、通圣、温胆诸方之力也。

后溪督脉内眦颈，申脉阳跷络亦通。

后溪二穴，在手小指本节后一寸，横纹尖上陷中，拳而取之，手太阳脉所注。申脉二穴，在足外踝下陷中，容爪甲许。言后溪通乎督脉，申脉为阳跷所生。四穴主手足太阳二经诸疾，针气一行，大汗如注，则表邪尽去。例之汤液，则桂枝、麻黄、葛根、大小青龙诸方之旨也。

列缺会任行肺系，阴跷照海膈喉咙。

列缺二穴，去腕一寸五分，两手交叉，食指点到处是穴，当筋骨罅中，手太阴之络，别走阳明者。照海二穴，足少阴肾经所发，在足内踝骨下一寸，白肉际，阴跷脉所生。言列缺二穴，会乎任脉而行于肺系。照海二穴，为阴跷脉所生，少阴肾脉所发，少阴肾脉循喉咙，系舌本。取此四穴，针气一行之后，肺膈安和，喉咙清利。例之汤液，则二冬、二母、犀薄甘桔诸方之旨也。

以上八法，下针必以四穴为主，或补手而泻足，或补足而泻手，左右亦复如是，如兵之奇正相生，或以正为奇，或以奇为正，针之善物也。《旁通集》中揆八法四条，宜互玩。

——明·吴崑《针方六集·卷二·八法针方直诀八句（训义）》

【提要】　本论主要阐述八脉交会穴法的原理与应用，认为是针家一大法门，指出八穴分主八脉而包含十二经，为远取之法，并与方药类比其主治作用。

2.5.6　根溜注入

杨上善　根溜注入※

足太阳根于至阴，流于京骨，注于昆仑，入于天柱、飞阳也。（输穴之中，言六阳之脉，流井荥输原经合五行次第至身为极。今此手足六阳，从根至入，流注上行，与《本输》及《明堂流注》有所不同。此中根者皆当彼所出，此中流者皆当彼所过，唯手太阳流，不在完骨之过，移当彼经阳谷之行，疑其此经异耳。此中注者皆当彼行，唯足阳明不当解溪之行，移当彼合下陵，亦谓此经异耳。此中入者并与彼不同，六阳之脉皆从手足指端为根，上络行至其别走大络称入。入有二处，一入大络，一道上行至头入诸天柱，唯手足阳明至颈，于前人迎、扶突。《流注》以所出为井，此为根者，井为出水之处，故根即井也。天柱，挟项大筋外廉陷中，足太阳之正经也。飞阳在足外踝上七寸，足太阳之大络也。）

——唐·杨上善《黄帝内经太素·卷十·经脉根结》

【提要】 本论主要阐述手足六阳经之根溜注入，指出这些腧穴起于手足指端为"根"，上行至其别走大络处或头颈处为"入"，与五腧穴之流注有所不同。

3

腧穴主治和作用

孙思邈　孔穴主对法[※]

论曰：凡云孔穴主对者，穴名在上，病状在下，或一病有数十穴，或数病共一穴，皆临时斟酌作法用之。其有须针者，即针刺以补泻之，不宜针者，直尔灸之。然灸之大法，但其孔穴与针无忌，即下白针若温针讫，乃灸之，此为良医。

——唐·孙思邈《备急千金要方·卷三十·孔穴主对法》

【提要】　本论提出"孔穴主对"的概念，论述腧穴主治的表达形式及用法。

王可贤　穴中有病，穴中无病说

前人治病，只说某穴治某病，不说某穴有某病。说某穴治某病者，针此一穴，以治某某之病。若穴中无病，便无效矣。说某穴有某病者，先不用针，以两手揣摩此穴，如果有病，其血中自有积滞之气象，自是不同。审查确实，然后用温火二针，针到穴中，便觉沉紧异常，其效验亦为异常。古人以穴治病，吾今则以穴寻病。有病可用针，无病即已矣。问碌碌为无益之事也。如穴中无病，即无积滞之气众，当别求他穴。若他穴有积滞之气象，其病即在他穴，即当自他穴治之。此事确理顺之法，便宜行之。凡我同人，勿妄为之。穴中有病，穴中无病，宜详审而处之也可。

——王可贤《金针百日通》（宁波东方针灸学社铅印本.1934）

【提要】　本论论述了腧穴中有病与无病的不同状态，认为能够通过医者双手的揣摩得知。如果有病，其血中自有积滞之象，针入穴中便觉沉紧异常。针刺前必须要通过揣摩，先找到有积滞感的腧穴，这样针刺该腧穴对疾病才能有效。这种以穴循病的方法，与古代所称揣穴法很相似，均强调选取针刺部位时要注意寻找气血瘀积、滞涩处，亦即邪气所在之处。

王可贤　大穴藏大病，小穴藏小病，大穴治大病，小穴治小病说

闻之中央政府，一国之总机关也。总统不良，乃一国之蠹也。地方政府为一国各部之分机

关也。分机关之不得人，乃地方人民之蠹也。天下国家如此，人心亦当如此也。故大穴藏大病，小穴藏小病，大穴治大病，小穴治小病。大穴者如脊部督脉之风池、风府、百会、大椎等穴是也。又如腹部上脘、下脘、气海、关元等穴是也。大穴有病，一身皆病。即所谓总统不良，一国人民之蠹也。治此等穴可愈全身之大病。小穴者如手足部各经在手之间使内关、曲池、合谷等穴是也。又如在足之阴交、复溜、昆仑、绝骨等穴是也。若小穴有病，即地方司治者不良，亦即地方人民之蠹也。治此等穴可愈各部之小病。呜呼，天地之大，一人之身尽之矣；病症之多，内伤外感尽之矣。病虽多端，提纲不可失。故曰大穴藏大病，小穴藏小病；大穴治大病，小穴治小病，认病治病，只此而已矣。

——王可贤《金针百日通》（宁波东方针灸学社铅印本.1934）

【提要】 本论提出穴有大穴、小穴之分，大穴多位于头项躯干，如督脉的风池、风府、百会、大椎等穴，及腹部上脘、下脘、气海、关元等穴；小穴多位于四肢，如手之内关、曲池、合谷等穴；足之阴交、复溜、昆仑、绝骨等穴。大穴藏大病，小穴藏小病；大穴治大病，小穴治小病。反映了对腧穴主治特点及其分类的一种认识。

《针灸学》 四肢腧穴主治特点[※*]

四肢腧穴，尤其是肘与膝以下的腧穴，除了局部穴主治局部病而外，并有主治全身疾患的特殊功能。因此在四肢方面，不仅采取分区的方法来总结，更重要的是采取分经的方法来进行总结，因为分区总结只能总结局部穴主治局部病的规律，不能总结穴主治全身疾病的规律。

……

由此可以理解到，古人以四肢为名，划分手三阴和手三阳、足三阴和足三阳、都是根据四肢腧穴的主治特点进行划分的。

——江苏省中医学校针灸学科教研组《针灸学》（1957版）

【提要】 本论指出，四肢尤其是肘膝以下腧穴主治的最大特点，在于能够主治全身疾病。据此认为，手足三阴三阳经脉的划分，是基于四肢腧穴的这个主治特点，间接反映了经脉与腧穴之间的密切关联。

《针灸学》 腧穴的作用[※]

第一，近治作用

这是一切腧穴（包括十四经穴、奇穴、阿是穴）主治作用所具有的共同特点。这些腧穴均能治疗该穴所在部位及邻近组织、器官的局部病症。……

第二，远治作用

这是十四经穴主治作用的基本规律。在十四经穴中，尤其是十二经脉在四肢肘、膝关节以下的腧穴，则不仅能治局部病症，还可以治疗本经循行所及的远隔部位的组织、器官、脏腑的病症。有的甚至具有影响全身的作用。……

第三，特殊作用

从临床实践证明，针刺某些腧穴，对机体的不同状态，可起着双重性的良性调节作用。……

总之，十四经穴的主治作用，归纳起来大体是：本经腧穴能治本经病，表里经腧穴能相互治疗表里两经病，邻近经穴能配合治疗局部病。

——南京中医学院《针灸学（全国高等医药院校试用教材）》（1979 年出版）

【提要】　本论从主治范围的角度，对"腧穴的作用"进行分类论述。主治腧穴所在局部或邻近的病症，即为近治作用；主治腧穴远隔部位的病症，即为远治作用；具有一些特殊效应的为特殊作用。所有腧穴都具有近治作用，经穴尤其是四肢肘膝以下的腧穴多具有远治作用，少数腧穴具有特殊作用。

焦国瑞　针灸腧穴的作用问题[※]

穴位，是在人体上进行针灸治病的部位，它的作用是很广的。这种作用，是在穴位上给予适度的刺激后，通过人体的生理功能的反应出现的。所以，研究体表穴点及其深部的与人体各器官的机能活动之间的联系，就成为认识穴位作用的重要课题了。因为人体是一个完整的统一体，它的活动（包括各个系统和各个器官的活动）是在其自身的进化过程中的矛盾运动——即对立统一的运动中进行的，而人体的某一体表及其深部只不过是完整机体的一个组成部分。因此，人体的体表及其深部就与人体的其他部分，通过复杂的途径以各种形式（主要是神经的、体液的和经络的）发生着密切而复杂的联系。针灸穴位的作用就是在这种复杂的联系中产生的，离开这种复杂的联系就无法认识穴位的作用。

……

在这里，我们只是根据在临床上的体验和有关资料，着重对穴位作用本身方面讨论以下几个问题。

第一，穴位的局部作用与整体作用

穴位的局部作用，是指针灸后在穴位的局部及其较小的范围内产生的作用；整体作用是指针灸某一穴位后产生范围较大的整体性作用。大部分穴位都有这种局部作用和整体作用。……对穴位的整体作用，一般都比较重视；但是对于穴位的局部作用，则未能引起充分的重视。实践证明，穴位的整体作用，无论是临床效果或其理论意义都有重要价值。但是，对于穴位的局部作用也是不能忽视的。因为穴位的局部作用既是普遍性的，而且在实际应用上也有很大的作用。……所以，对于穴位的局部作用和整体作用，都是应该认真研究的。

第二，穴位的邻近作用与远隔作用

穴位的邻近作用是指在针灸的邻近处产生的作用，远隔作用是指在与针灸处相隔较远或很远部位产生的作用。这两种作用都是很重要的。实践证明，每个穴位除了局部作用外，几乎都可以在邻近部位产生作用。所以，穴位的邻近作用在临床上是被广泛应用的。至于穴位的远隔作用，则无论在实际应用上或理论研究上都有更为重要的意义。然而，由于穴位的邻近作用和局部作用的应用，有些时候就把针灸看作是一种"头痛针头"、"脚痛针脚"的直接对症疗法，而忽视其邻近作用。应该指出，穴位的邻近作用是很重要的，这种作用对躯体的各种神经痛和运动障碍都有很好的效果。穴位的远隔作用在临床应用上是很有成效的。……因此，我们在进行临床研究和实验研究时，对穴位的邻近作用和远隔作用都不能忽视，以期在这些方面能有进一步的发现。

第三，穴位的单一作用与综合作用

穴位的单一作用是指某一穴位对某一病症产生的作用，……穴位的综合作用是指某一穴位具有治疗多种病症的作用。……穴位的综合作用，在许多情况下都可以呈现出来。

……

穴位的综合作用，是针灸治病的一个很显著的特点，在治疗上有很大的优越性。我们曾注意到穴位不仅具有综合作用，而且同一个穴位还具有治疗两种相反病理状态的作用。……这样，在实践中就给我们形成了针灸治病的实质乃是通过调整作用而实现的概念。据此，我们认为，针灸的兴奋与镇静作用（即补与泻的作用）只是达到调整作用的一种形式。还须指出，同一穴位的治疗两种相反病理状态的作用，不但可以在不同的病人身上出现，而且还可以在同一个病人的同一次治疗时出现。

第四，穴位的一般作用与特殊作用

穴位的一般作用是指一般穴位都具有的局部作用和邻近作用；穴位的特殊作用是指某些穴位对某些病症所具有的特殊作用。……穴位的特殊作用在许多穴位上都可以呈现出来。

……

穴位的特殊作用，不仅从临床疗效上可以呈现出来，而且在实验研究中也观察到了这种作用。……穴位的这种特殊作用，对于临床治疗和理论研究都是极为重要的。在这方面，今后应该引起更大的重视。

第五，穴位的即时作用和远期作用

在穴位上给以刺激后，既可以产生即时作用，也可以产生远期作用。即时作用，是指在穴位上给以刺激后很快就出现的效果；远期作用，是指针灸后的作用可以持续到一个较长的时间。

穴位的即时作用，在治疗疼痛、痉挛、麻痹、呕吐、休克等病症时，显现的最为明显。……因此，针灸的速效，常常被称之为"立竿见影"的。这是针灸治病的一个很大的特点。穴位的速效，有些时候是医生和病人所想象不到的。

……

穴位作用的速效，不但在临床上从自觉症状和体征方面可以看出来，而且在实验观察中也可得到证实。

……

穴位的远期作用（即蓄积作用或重积作用）对于积累疗效是很重要的。因为有些病症，虽然我们力争而且有些也能收到速效，但是对于某些慢性病，在一般情况下则常常是需要针灸较多的次数之后，才能显示出明显的疗效或得以治愈的。……因此，对于某些慢性病的治疗，如果一时收不到速效时，是不应该轻易放弃治疗的，以免病人失去有可能治愈或好转的机会。

第六，穴位的治疗作用和诊断作用

穴位的治疗作用已为人们所熟知，并且已在临床上广泛地应用了。然而穴位不仅有治疗作用，而且对某些疾病也有诊断作用，并已早在《灵枢经·官能篇》中就有了记载。但是，穴位的诊断作用，并没有像穴位的治疗作用那样得到相应的发展。到19世纪末，国外医学家在实践中也发现了内脏病理状态在体壁上呈现"过敏点"，或"过敏带"的现象，这就是医学上所熟知的"海德氏过敏带"，并且已把它应用于某些疾病的诊断上。后来证明，这些"过敏点"

是和针灸的一部分穴位相吻合的。这就再一次证明，只要观察到的现象是真实的，它就必定为尔后的实践所证实。此后，生理学上"反射论"的出现，就为这一事实部分地提供了现代生理学的解释。

按照反射论的理论，现代生理学已经证明，内脏器官的机能状态可以反射性地影响到皮肤及其深部的肌肉组织以及其他有关器官，这就是：内脏→皮肤、内脏→肌肉反射的理论；反转过来，皮肤及其深部的肌肉组织的机能状态，也可以反射性地影响到内脏及其相应的器官，这就是：皮肤→内脏、肌肉→内脏反射的理论。事实上，应用穴位治疗疾病，就是皮肤、肌肉→内脏反射理论在医学发展史上最早的和最广泛、最有效的具体应用；而穴位的诊断作用，则是把皮肤、肌肉→内脏反射的应用反转过来，即：内脏→皮肤、肌肉反射在诊断上的具体应用。在这些方面，针灸学已经积累了丰富的临床经验和理论知识。

穴位在诊断方面的应用，虽然还没有像在治疗方面那样广泛，但是，它在实际应用和理论研究上都是不能忽视的。同时，内脏器官机能状态与体壁相关的新线索，还在不断地被发现。……这些现象还可以在今后的实践中作进一步的观察和验证。只要我们在这些方面给予充分的注意，进行科学的观察和总结，穴位的治疗和诊断方面的作用，就会不断地有新的发现。

第七，穴位的保健作用和预防作用

人体上的某些穴位，很早以来就被认为具有保健作用和预防作用。例如，背部的大椎穴、腹部的气海穴和关元穴、小腿的足三里穴等等，一直就被认为是这类穴位。在临床上，穴位的预防作用已开始应用于疾病的预防方面，并取得了一定的成效。

——焦国瑞《针灸临床经验辑要》

【提要】　本论对腧穴作用从更多角度进行归纳和划分，认为有局部作用、邻近作用，也有整体作用、远隔作用，应同等重视；从腧穴作用的性质来看，有单一作用、一般作用，也有综合作用、特殊作用；从腧穴作用的时效来看，有即时作用，也有远期作用，两者体现于不同病症治疗中；从腧穴作用的用途来看，广泛运用于保健预防、诊断、治疗等。

《腧穴学》　腧穴的作用※

腧穴的作用与脏腑、经络有密切关系，主要表现在反应病证以协助诊断和接受刺激、防治疾病两方面。

第一，反映病证，协助诊断

《灵枢·邪客》说："肺心有邪，其气留于两肘；肝有邪，其气留于两腋；脾有邪，其气留于两髀；肾有邪，其气留于两腘。"张介宾《类经》注说："凡病邪久留不移者，必于四肢八溪之间有所结聚，故当于节之会处索而刺之。"说明腧穴在病理状态下具有反应病候的作用。因此，临床上常用压背俞穴、募穴、郄穴、原穴的方法，察其腧穴的压痛、过敏肿胀、硬结、凉、热，以及局部肌的坚实虚软程度，并审其皮肤的色泽、瘀点、丘疹、脱屑、肌肉的隆起、凹陷等来协助诊断，这就是《灵枢·官能》"察其所痛，左右上下，知其寒温，何经所在"，以及《灵枢·刺节真邪》"用针者，必先察其经络之实虚，切而循之，按而弹之，视其应动者，乃后取之而下之"的具体运用。

近来，在利用腧穴协助诊断方面又有新的发展，如耳麻中耳穴的测定，对原穴用导电量的测定，对十二井穴用知热感度的测定等，通过仪器对这些腧穴的测探，可以在一定程度上反应经络、脏腑、组织器官的病变，为协助诊断增添了新的内容。

第二，接受刺激，防治疾病

《素问·五脏生成篇》说："人有大谷十二分，小溪三百五十四名，少十二俞，此皆卫气所留止，邪气之所客也，针石缘而去之。"指出腧穴不仅是气血输注的部位，也是邪气所客之处所，又是针灸防治疾病的刺激点。腧穴防治疾病的关键就是接受适当的刺激以通其经脉，调其气血，使阴阳归于平衡，脏腑趋于和调，从而达到扶正祛邪的目的。腧穴在防治疾病方面可从以下三方面加以论述：

近治作用：这是一切腧穴（包括十四经穴、奇穴、阿是穴）主治作用的具有的共同特点。这些腧穴均能治疗该穴所在部位及邻近组织、器官的病证。如眼区的睛明、承泣、四白、球后各穴，均能治眼病；耳区的听宫、听会、翳风、耳门诸穴，均能治疗耳病；胃部中脘、建里、梁门诸穴，均能治疗胃病等。

远治作用：这是十四经腧穴主治作用的基本规律。在十四经腧穴中，尤其是十二经脉在四肢肘、膝关节以下的腧穴，不仅能治局部病证，而且能治本经循行所涉及的远隔部位的组织、器官脏腑的病证，有的甚至具有影响全身的作用。如足三里穴不但能治疗下肢病证，而且对调整消化系统的功能，甚至对人体防卫、免疫反应方面都具有很大的作用。……

特殊作用：临床实践证明，针刺某些腧穴，对机体的不同状态，可起着双重性的良性调整作用。如泄泻时，针刺天枢能止泻；便秘时，针刺天枢又能通便。心动过速时，针刺内关能减慢心率；心动过缓时，针刺内关又可使之恢复正常。此外，腧穴的治疗作用还具有相对的特异性，如大椎退热，至阴矫正胎位等，均是其特殊的治疗作用。

——杨甲三《腧穴学》（五版教材）

【提要】 本论对于腧穴的作用的阐述，分为诊断与治疗两个方面。在诊断方面，因脏腑经络病变，腧穴处可有病理性改变，通过诊察腧穴处的肌肤形态、色泽、压痛等，可诊断疾病。在治疗方面，腧穴的治疗作用，是通过经络来实现的。按其治疗作用性质可分为：所有腧穴都具有的近治作用、经穴尤其是肘膝以下的经穴所具有的远治作用、某些腧穴所具有的特殊作用。

夏治平 腧穴的主治作用[*]

从多种多样的腧穴主治作用中，用比较的方法，去寻找其中的规律性，归纳起来，主要有以下几个方面。我们对于这些作用，都应该理解为相对的。

第一，普遍性。每一个腧穴都能主治局部和范围大小不等地邻近部位的组织器官及其深部内脏疾病。这种作用不受经络循行部位的限制。……

第二，特异性。腧穴主治的特异性从两方面讲。一方面肘、膝关节以下的腧穴，除了主治局部和邻近部位疾病外，还能治疗远距离的头面、躯干或内脏的疾病，这种主治作用与经络有关。……另一方面是某些腧穴的个性：如足三里、关元、气海等穴有强壮作用……腧穴具有某些特异性，是否有其规律性等问题现在尚待进一步研究。特异性是几种作用中最重要的一点，着重研究腧穴的特异性，对指导临床实践具有重要意义。

第三，双向性。是指腧穴对机体产生的良性双向性的调整作用，即在机体不同的功能状态下，刺激某一腧穴可具有截然相反的作用。……

第四，协同性。两个以上穴位同时使用，可以增强其治疗效果，这主要在于选用的腧穴在主治部位或主治性质上具有共同之处。……

第五，敏感性。腧穴具有有限的敏感性（指针刺与推拿后产生的治疗效应）……

——夏治平、吉传旺《实用临床针灸推拿学》

【提要】 本论将腧穴主治作用的规律性，归纳为五个方面：其一、普遍性：指腧穴能主治局部病变；其二、特异性：指肘膝以下腧穴主治远隔部位病变以及某些腧穴特有的治疗作用；其三、双向性：某些腧穴对机体有双向调整作用；其四、协同性：主治相同的腧穴，合用可产生协同作用；其五、敏感性：指腧穴的治疗效应有一定的限度。普遍性、特异性、双向性，是从腧穴主治性质角度的论述；协同性，则是基于选穴、配穴角度的论述；敏感性，是从腧穴治疗效应特点角度论述。

夏治平　经络循行、病候与腧穴主治关系※*

经络的循行，病候的出现，腧穴的主治，三者在部位上是一致的，指出四肢部腧穴治疗远距离部位疾病的重要性。换言之，经脉循行到哪里，本经病候便出现在哪里，本经在四肢部的腧穴便能治疗到哪里；反过来头身部的腧穴却很少治疗四肢部位的疾病，这与当时临床实际情况和古代文献记载是一致的。

——夏治平、吉传旺《实用临床针灸推拿学》

【提要】 本论所谓的经络循行、病候与腧穴主治的一致性，主要是从四肢部（尤其是肘膝以下）腧穴的角度而言，而头身部的腧穴很少有这种特性。

盛燮荪　腧穴体用观※

在《内经》中"皮部""血络""经脉""经筋""骨空"等均有专论，这些都可视为从刺五体为主的针法向腧穴定位发展中的一些基础，以下几点值得思考：

皮肉脉筋骨五体，在以五脏为中心的脏象学说形成以后，用五刺法治脏腑疾病，腧穴主治范围更广泛。但当调气针法形成和过于强调经气作用以后，五体针法渐被淡化。

近代发展起来的多种微针疗法，如梅花针、皮内针、腕踝针、头皮针、腹针、针刀、粗针等疗法，用五体针法来印证，尚有发展余地。

腧穴作为点的形态，古人以天人相应观用山川溪谷等定穴名，其中以水系学说来形容经脉经穴，但是往往忽略腧穴从体表定位到腧穴空间的实体（五体）。用体用的思考方法，主体为产生作用之物与其作用，亦即产生作用的东西为体，通过用来知道体的确实存在，腧穴的实体在宏观认知阶段，五体是腧穴之体。但长期来在腧穴学领域里，对于腧穴功能的解释轻"体"而重"用"，导致用很多的推理来形容所谓"穴性"，使腧穴的原本作用所在反而被掩盖，这是否受脏象学说"象"的影响？从这一观点分析，在经络实质至今未能探明的情况下，舍腧穴之实体而大言其用，诸如用药性来解释穴性等不免有些牵强。

——盛燮荪、陈峰《盛氏针灸临床经验集（第一辑）》

【提要】 本论以《内经》中刺皮肉脉筋骨的五体针法为基础，指出腧穴的空间实体包含五体，调气针法形成并占主导以后，五体（即腧穴的空间实体）在针刺临床中逐渐淡化，转而强调的是腧穴的"用"（即主治功能）。对于腧穴的认识，应当是"体"和"用"两个方面认识的结合。

盛燮荪 腧穴性能的探索※

腧穴是因其对某一病证有治疗作用而确定下来的，因而穴位具有"有效性"或者说"功能性"，这是腧穴最基本的特性。其次是十四经经穴是经络学说的一个重要方面，经穴是处在经脉上的点，因而经络的基本功能，如"运行气血，协调阴阳""抗御疾病、反映证候""传导感应、调整虚实"，同样也是穴位所具有的功能。而经脉病候和经脉的主治规律为"经脉所过，主治所在"，十二经脉内属脏腑，外联肢节，经穴在内属外联之间具有"输注气血""反应病痛"和通过调节气血阴阳而有"防治疾病"的功能，而且随经穴所在不同经脉，不同节段而功能不一。这种穴与经的关系，可以称之为腧穴的经络属性，也是腧穴最基本的性能。

对于腧穴性能辨识，古今文献中都曾作较多的探讨，近代有以药性喻穴性的，如合谷能发汗，可类比为解表药，足三里能止泻，相同于消导药等，究属穴位尚有双向调节作用的功能，殊难划一，现选几则较有参考意义者作简要评述。

——盛燮荪、陈峰《盛氏针灸临床经验集（第一辑）》

【提要】 本论主要阐述腧穴特性：其最基本的是具有有效性或功能性，即能主治某些病证；从与经络的关系而言，腧穴具有经络属性。即经络所具有的运行气血、抗御疾病、传导感应等功能，亦为经络上的腧穴所具有；且腧穴是经脉内属脏腑、外联肢节的重要体现，能够"输注气血""反应病痛""防治疾病"。

盛燮荪 经穴主治功能的规律性与特殊性※

十二经脉各有不同的经脉病候和主治范围，而每一经脉上的穴位，既有能主治该经脉所属脏腑的病，也都能主治经脉循行部位的形体疾患，这就是经穴主治的共性和规律性。但同经脉上不同节段，不同部位的穴位，又多有其有异于其他穴位的治疗作用，这是其个性和特殊性。……

根据多年来对腧穴主治功能的探索，并通过临床实践，深感只有通过对腧穴特殊性的认识，才能区别穴与穴之间性能上的差异，并进而掌握这一部分腧穴的作用规律性，在辨证取穴时才能用穴精练，组方合理。……

同一经脉的腧穴，它们虽有相同作用的一面，但又有不同作用的一面，其不同作用就是其特殊性。

某一腧穴虽对几个脏腑的功能和病变发生影响，但对其中的一个脏腑的影响是主要的，对其他脏腑的影响是次要的。应认定这一腧穴对某一脏腑的特异性。

某一腧穴对某一疾患或症状有特效而其他穴位所不及者，如少商治急性咽喉炎，曲池穴治颈淋巴结炎等。

某一腧穴对躯干某一部位的疼痛或功能障碍具有特殊的相应关联者，如合谷对口齿疾患，中渚治颈项痛，内关治胸痛等均具有特殊性。

——盛燮荪、陈峰《盛氏针灸临床经验集（第一辑）》

【提要】　本论主要阐述经穴主治既有共性（规律性），也有其特殊性，两者对于临床选穴均有重要指导意义。共性主要表现为：经穴都能主治所属经脉循行部位以及经脉所属脏腑的疾病。特殊性主要表现为：同一经脉所属经穴，既有共性，也有不同作用；某一经穴虽能主治多个脏腑疾病，但对某一脏腑疾病具有特异性；某一经穴对某些症状具有特异性；某一经穴对某些部位有主治上的特异性。

盛燮荪　腧穴的五个基本特性※

第一，主治部位相应性。经络学说认为穴位通过经络与内脏相通，可以反映脏腑疾病，也可通过针灸调节经气沟通内外而起到治疗作用。一般地说，脏腑、经络、腧穴三者是相关联的，这本是循经取穴的基本要点，但一条经络路线上少则11穴，多则40多穴，究竟哪一穴对该脏腑或躯干病痛最为有效呢？何况还有经外奇穴、新发现的有效穴等可容选择，而取穴宜少而精，所以要熟悉穴位特性。其中对常用穴与某病症的效应相应性或者相关性是必须了解的。前人总结的五总穴诀："面口合谷收"就是指明了合谷穴对面部、口腔部疾病如头痛牙痛等最有效，这种相应特性是为本经其他穴位所不及的（关于相应取穴法可参考本书有关章节）。

第二，功能多样性、双向性。一个穴位的主治功效可表现为多样性，如足太阴脾经阴陵泉以治本经本脏病症如腹胀、水肿、泄泻等脾胃病，但又主遗精，阴茎痛等肾和生殖器官病症。而对小便失禁和小便癃闭，针阴陵泉都有显效而呈现双向作用。

第三，分布部位对称性。十二经腧穴以任督脉为中轴左右对称分布，主治作用相同，在针治脏腑疾病时一般都取双穴。取双穴可加强调节经气的作用，从针刺操作上来说，左右两穴的针感应是相同的，但在临床上对于一些针刺感应出现较慢的患者，或因取穴大致上是正确的，但进针角度、深度不合而迟迟不能得气者，可先从另一侧穴位调整，探索针刺得气点，然后调节先前所针的穴位。

第四，穴位深广度有层次性。穴位不只是体表定位的一个点而是一个立体空间，它有一定的深度和广度，深度可从皮脉肉筋骨五体分层次。穴位的广度因穴而异，小者如攒竹，仅在眉头眶上狭缝中，大为环跳穴，在股骨大转子旁其形如环故名，可以有多处进针点和可作多方向刺，针刺感应也不同。

第五，针感遥传性。针刺入腧穴以得气为第一要务，在得气的前提下才能进行调气。不同腧穴的得气情况不同，皮薄肉少处的穴位常以点刺出血或以知为度，在肌肉丰满筋骨间隙处穴位，针感常能向远处传导，并且能获得比只有局部针感的效果好。

上述五点特性，前两点关系到辨证取穴，后三点是针刺选穴和行针时须先明了，才能扎好每一根针。

——盛燮荪、陈峰《盛氏针灸临床经验集（第一辑）》

【提要】　本论主要阐述腧穴的基本特性。概括为以下五个方面：其一、主治部位相应性：即某穴对某一部位病症有较好主治作用；其二、功能多样性、双向性：即腧穴主治是多方面的，有的腧穴还具有双向调整作用；其三、分部部位对称性：十二经经穴左右对称分布，主治相同；其四、穴位深广度有层次性：即腧穴不仅是体表局限的点，更是有丰富层次的空间结构；其五、针感遥传性：不同空间结构的腧穴，针感传导有别。前两者特性，关涉辨证选穴。后三者特性，则与具体的针刺操作关联。

盛燮荪　十二经穴穴组现象*

虽然国家标准《经穴部位》的颁布明确了各经脉腧穴的规范，但在临床运用时发现，腧穴在经脉上的分布有疏密不均的情况。如手太阴肺经，在腕上寸口处有密集三穴，而关后至肘部仅仅只有两个穴位。其他的经脉上的腧穴分布也有同样的情况。因此，对这些密集处经穴从解剖的神经、血管、肌肉进行分析，并对主治证归类后发现，其组织结构与其主治功能均十分相似。这些腧穴可归纳成组，这是一种"穴组现象"。

穴组现象的特点是：

在同一经脉上，1～3 寸之间有 2～3 穴位。

同一穴组穴位的局部组织，神经、血管、肌肉分布大致相同或完全相同。

《针灸甲乙经》、《铜人腧穴针灸图经》、《针灸大成》等所载腧穴主治功能，穴组各穴的主治有两种以上主治证相同。

……

对于在同一经脉上出现的穴组情况，分析起来可能有三种原因。

第一，针刺不同肌体组织的变化

根据经与穴的发展过程分析，在刺穴疗法之前，有一个很长的刺脉疗法时期……因此，腧中有相当一部分正是早期的刺脉部位逐渐演化而来。在"气穴"、"气府"的腧穴概念未形成之前，古人的针灸部位是很广泛的，有刺灸脉者，有刺肉者，有刺筋者。既然是刺脉，其刺激部位就应当有一定范围而不是一个点。故早期用于刺脉刺络之一脉可能有相应的演变为二穴三穴，1 寸之内可分为二穴。如在手太阴的寸口脉、手少阴经的神门脉等古代切脉部位都有腧穴密集的分布。对这些由脉诊部位演绎而来的腧穴，近代学者称"脉口穴"，而分布在脉口较远属于"脉气所发"的腧穴名为经脉穴。穴组现象正是从刺脉向刺穴演变过程中所形成。

第二，针刺术式改进的因素

古代以石为针，只能用于体表的揩摩或浅表刺出血，从金属针的出现到《内经》九针的规范化刺法，其中如锋针、毫针、长针等当时来说比较纤细的针具，能刺入到穴位的较深处，从而可以在腧穴的空间进行刺激而发挥其更佳的作用。针刺法也从原来以刺络取血向刺经刺穴的取气方向发展，所刺的点也因而名为"气穴"。从原来作体表揩摩或浅刺刺络的针法到金属针可以作点状而深入的刺激，因而在一脉之上，自然地就可能分成几个"气穴"的点，并且是多针齐下、多穴点同刺的。这在《内经》的刺法中可以得到印证。如"傍针刺者，直刺傍刺各一"

是邻近二个穴点同刺，"齐刺者，直入一，傍入二"是同时刺三个点，其他如扬刺"正刺一傍刺四"，豹文刺"左右前后同刺"，都是局部多刺激点的针法，因而可以想象这些刺法也是穴组形成的一个原因。

随着刺法的发展，在金元明时期出现的透穴刺法，常常是针二穴或多穴。如列缺透太渊治疗寒痰兼咳嗽，头维透悬厘治疗眼昏、眉目间痛。也可以是作为二穴同用的穴组现象。

第三，天人相应观的人为推寻

在天人相应观的影响下，人为地为凑合一岁之数而增添穴点，这在《内经》中有文可据，"黄帝曰：'余闻气血三百六十五以应一岁，未知其所，愿卒闻之……凡三百六十五穴，针之所由行也。'帝曰："余已知气穴之所，游针之居，愿闻孙络溪谷，亦有所乎？'岐伯曰：'孙络百六十五穴会，亦应一岁……'"（《素问·气穴论》）实际上在《内经》中记载仅 160 穴，后世遵经义而增加穴位数使之达到一岁之数，在这过程中，势必会在比较常用而有效部位分列出多个穴点。当然也不能排除因不同针灸医家在同一部位有不同的穴点定位经验，其后整理者兼收并蓄导致近处穴点并列的可能。

——盛燮荪、陈峰《盛氏针灸临床经验集（第一辑）》

【提要】 本论从腧穴主治与部位之间的关系中，总结提出"十二经穴穴组现象"，即某一经脉的某一区域内较密集地分布若干经穴，这些经穴的局部组织基本相同，其主治病证也有两种以上基本相同，但该经脉的其他区域则无此现象。论中还指出，穴组现象的原因在于：其一、早期刺脉为主，不同的针刺点衍变为后来的腧穴；其二、针具及刺法的衍变，所带来的刺激部位的增加；其三、天人相应观影响下，兼杂医家个体的取穴经验，人为增加腧穴。

盛燮荪 腧穴横向组合※

除了经脉上有穴组现象外，腧穴的横向组合应用，也是经络与腧穴相关的临床实际。如背俞与督脉同节段腧穴，腹部腧穴与任脉同水平穴，四肢异经同部位的腧穴，也都有作用类似、部位组织结构相同的情况。它们之间也有共同点，笔者称之为"横向组合"穴。它的特点是：

在同一水平横面上有 2～5 个穴位。

局部组织，神经、血管、肌肉分布大致相同或完全相同。

据《针灸甲乙经》《铜人腧穴针灸图经》《针灸大成》等所载腧穴主治功能，穴组各穴的主治有两种以上主治证相同。

腧穴的横向组合，这些同一水平的腧穴，其作用相同，说明这些穴位对相近位置的脏腑有共同作用。虽然它们隶属不同的经脉，但在胸腹部又有它们的共同特点。

胸腹部的腧穴的横向组合的另一个重要因素是五脏六腑的募穴与俞穴都集中在背部腹部。关于募穴和俞穴定义如下：募穴是五脏六腑之气汇集于胸腹部的腧穴，俞穴是脏腑之气输注于背部的腧穴。因此在对脏腑病取用时，胸腹的诊断和治疗是以脏腑所属经来决定的。故在胸腹部横向取穴，将更有助于疾病的治疗，更切合临床的运用。横向组合穴应用除了如上述背腹部腧穴的邻近组合，而且五输穴的"井主心下满，荥主身热，俞主体重节痛，经主喘咳寒热，合主逆气而泄"、井穴同刺治昏厥是横向同用之范例。

——盛燮荪、陈峰《盛氏针灸临床经验集（第一辑）》

【提要】 本论基于腧穴部位和主治相关，提出"腧穴横向组合"，即不同经脉在相同水平面上分布多个腧穴，其腧穴空间内的组织结构基本相同，这些腧穴的主治病证有多种相同。针灸临床，常选择这些横向组合上的腧穴配合运用，主治同一病证，以增强协同作用，如临床常用的俞募配穴。

杨长森 腧穴主治规律※

每一个腧穴的主治作用，除了个性特点以外，还与周围的邻近腧穴，同一经脉上的腧穴存在某种相似或者相同。

就同一经脉上，尤其是肘膝关节以下区域，若干个腧穴主治作用存在相似和相近，故而该区域腧穴主治存在分经规律和特点。这种作用特点，又与每一经脉的循行分布分不开来。另一方面，相邻两条或者三条经脉，又具有共同的联系部位和组织，因此出现经穴主治的共性特点。即腧穴主治的分经规律。

就邻近部位而言，相近部位的腧穴在腧穴主治上也存在相似或者相近，显示了腧穴主治作用的部位特点。即腧穴主治的分部规律。

——杨长森编、张建斌、杨国秀整理《杨长森针灸学讲稿》

【提要】 本论主要阐述腧穴主治的规律。如：从与经脉关系的角度来看，存在分经规律，即某几条经脉上的腧穴有共同的主治；从与部位的关系角度而言，存在分部规律，即部位相近的腧穴，其主治也相近。

武连仲 穴性论※

穴性即腧穴的属性特点，是穴位的归经、功用、特殊性的总概括。明确穴性的目的在于应用辨证施治，完成科学的组方配穴，提高临床疗效。

……

对比、借喻类推等是中医的特色，类比天、人、地之间规律是总结穴性内涵的方法之一。主治与穴性之间是有主次关系的，穴性为本，主治为末。穴性蕴含腧穴的功能，主治是功能的具体主病。穴性决定主治，穴性是有生理基础的，是对经络气血的影响，是对邪正的作用，主治是其运用和发挥。针灸操作方法取决于穴性，针灸选穴要依据穴性选择，穴位的不同刺法可以产生不同的效应，不同穴性的穴位合理配伍能够增强疗效。针灸医师必须掌握内、外治法，中药属内，针灸属外。用药如用兵，用穴亦如用兵，兵未动，先知敌我排兵布阵，必须知人善任，才能百战不殆；处方用药必须熟知药性，用针配穴亦如用兵。针灸医师也必须掌握穴性，用针如用药，依据不同的辨证，因证立法选穴，选用合适的手法，理法方穴术浑然一体，而获良效。

我在临床实践中精研穴性，习故悟新，对穴性有了更进一步认识。一是按照中药药性象形类比法归纳出穴位的独特性能和功效，总结验证了很多具有特异性治疗作用的穴位，如颈臂穴、通灵穴等。二是同中求异，区分具有类似治疗作用的不同穴位的穴性，临证根据辨证结果灵活选取，如手少阴心经腕部神门、阴郄、通里、灵道四穴都有安神的作用，但神门偏于补心气，阴郄偏于滋心阴，通里偏于泻心火，灵道偏于通心脉；复溜、太溪、肾俞三穴均有补肾的功效，复溜为肾经母穴，偏于补肾阴，太溪为肾经原穴，偏于补肾气，肾俞为背俞穴，偏于补肾阳。三廉泉的区别运用，也是同中求异之典型。三是临证选穴配伍，针对辨证，服从治则，辨证审因，严谨精简，疗效取决于穴性，穴位的不同刺法可以产生不同的效应，总结出一穴多向刺法，如风池四刺、太阳四刺、攒竹四刺、肩贞四刺、风府、哑门、带脉刺法等。四是擅用组穴，选用有特异性治疗作用的经验穴组成有效处方，如筛选出脑病三才、偏瘫三才、五心穴、胫前三针等治疗脑病的特色穴位组，并结合穴性，根据辨证，提出升清降浊针法、三阳启泰针法、开结散聚针法等。

——武连仲《针灸新悟—针刺治神之理法方穴术》

【提要】　本论主要阐述穴性是对腧穴的归经、功用、特殊性的概括，并不等同于主治；穴性为本，主治为末；针灸的选穴、配穴，乃至刺法操作，都与穴性密切相关。有关穴性的主要内容：以中药药性类比穴性；在主治基本相同的腧穴中区别不同穴性；依据穴性运行不同刺法；腧穴配伍注重穴性。

谢锡亮　经穴的主治原则※

一般针灸书上经穴占很大篇幅，有十四经穴，经外奇穴，又有许多新穴，加起来在千数以上，人身几乎寸寸是穴。每一个穴都有其一定的主治作用，有的一穴治多病，和药物一样非常复杂，要一一记住实属不易。如何由博返约，抓住要领，掌握原则，执简驭繁，临床使用中得心应手，是值得研究的问题。明代杨继洲在《针灸大成》上说："三百六十五络，所以言其烦也，而非要也。""不得其要，虽取穴之多，亦无以济人。"为了使学者容易学会经穴的主治作用，我们在这些经验的启发下，将复杂的经穴主治归纳为六条原则（当然也不可能包括全面），以便于记忆、应用。

第一，本经的穴道治本经的病

凡是属于一条经脉的穴道，其主治作用是大同小异的。多数是可以治疗其本脏腑本经脉所发生的疾病的，同时也治疗本经所主和本脏腑开窍的病候。

……

第二，有表里关系经的穴道治有表里关系经的病

人体十二经脉是由十二脏腑发出的……六脏六腑配为六对，即一脏配一腑，一阴配一阳，有经脉联系互相沟通，称为表里关系，也就是阴阳配偶的脏腑属络关系。每经都是属脏络腑，属腑络脏，互相属络，加强了内在联系，在肢体循行路上又有络脉的联系。脏经的穴能治腑经的病。腑经的穴能治脏经的病。

……

第三，局部的穴道治局部的病

人体所有穴道大多数都有一个共同点，即均可治疗该穴所在部位、邻近组织器官及相应脏腑的疾病。不论头面、颈项、胸腹、腰背、胁肋、关节、四肢、手足，哪个局部有病，不分经脉，都可以在局部和邻近取穴。

……

第四，经络所通，主治所在

凡经脉、络脉、奇经八脉、十二经别等所通过到达和交会、交叉、交接、联属的地方，只要脉气相通，在这些路线上的穴道，不论距离远近，路线曲直，只要"经脉所通"，即是"主治所在"，也就是"脏腑所属，主治所为"。

……

第五，特定的穴位治特定的病

人们在千百年间无数次的实践中认识到，特殊的穴位各有其特殊的作用。如十四经中的要穴：五俞、俞募、原络、下合穴、八脉交会穴、八会穴、郄穴等，各有其特殊的作用，临床应用时需要考究，这里从略。其次是经外奇穴，这是十四经以外的穴位，也各有独特的作用。

……

第六，经穴的特异性和双关

经穴的特异性：近代研究证实，许多经穴有一定的特异性，如针刺内关、人中、中冲有升高血压的作用；针刺风池、曲池、三阴交则有降低血压的作用；针刺合谷、外关治疗外感，则可引起血管扩张发汗解表；针刺内关能使血管收缩，起到强心作用。这种现象在病理状态下更易显示出来。多次针灸大椎、肾俞、曲池、中脘、足三里、三阴交、关元等强壮穴位，则可以调动人体内在的一切积极因素，增加人体抗病和防卫免疫能力。这是因为针灸后能使血液循环旺盛，消化、吸收、代谢功能增强，甚至可以调整体液，调节内分泌等，使功能状态亢进者减弱，功能低落者增强。

在临床上最明显的经穴特异性，如针刺颊车、地仓、阳白可以疗面瘫；针刺环跳、委中、阳陵泉可以治疗坐骨神经痛。但对这两种病反过来取穴则无效。

经穴的双关性：所谓双关性就是"双向性"。某些经穴具有"双关"性的主治作用，如合谷穴既能发汗，又能止汗；天枢穴既能止泻，又能通便；内关穴可使心动过缓的人心跳加快，但心动过速时可使心率减缓，恢复正常。所以说，针刺穴道对机体具有双向良性的调整作用，这一特点是针灸治病广泛、安全的保证。……

——谢锡亮《谢锡亮灸法》

【提要】 本论将经穴主治原则总结为六个方面。其中，"本经的穴道治本经的病""有表里关系经的穴道治有表里关系经的病""经络所通，主治所在"，这三点从本质上来看是基本一致的，都是基于经络循行来论述经穴主治的。"特定的穴位治特定的病""经穴的特异性和双关"，这两点是从经穴主治的特殊性角度来总结的。"局部的穴道治局部的病"，这一点是经穴主治的共性。

◀ 魏 稼 腧穴非特异性※* ▶

众所周知，腧穴具有相对特异性，如今提出非特异性命题需要论证：一、首先，《黄帝内经》对腧穴部位叙述较为笼统。腧穴的游移性、难确定性随处可见，如委中在"腘中外廉"，背俞按动态型过敏点取穴等均有隐性可变意蕴，说明腧穴部位的非特异性由来已久。二、金元时代兴起的子午流注、灵龟八法、灵龟飞腾等时间针法，以辨时取穴替代辨证取穴，实质上否定了以往腧穴主治理论，现代报道肯定了其治疗作用，进而表明腧穴的非特异性已从部位扩展到主治领域。三、元代以后针灸歌赋中有"寸寸人身皆是穴，但开筋骨莫狐疑"之说，意味着腧穴的非特异性空间够大了。似乎腧穴只需在筋骨中寻找即可，无须斤斤计较分毫而精细入微。四、针灸中提出"宁失其穴，勿失其经"（《扁鹊神应针灸玉龙经》），则提示着同经腧穴的非特异性更加显著。五、再看古今文献，常见一种病症选用的腧穴可达数十，一个腧穴可治疗数十种病症，字里行间，也透露出腧穴主治的广谱性与非特异性轨迹；其次，与腧穴精确定位有关的腧穴面积问题，历代文献为何始终不置一词，讳莫如深？其难言之隐也因腧穴本来就有非特异性之故；加上刺激部位在针灸学领域本有点、片、线之异，除穴点面积小而局限外，其拔罐面积较大而呈圆形，七星针刺部位则呈线状分布，以致难以表述，不敢冒犯腧穴具有特异性这个禁区，只好避而不谈了。六、从现代研究看，我国学者早已获得针灸具有双向调节作用与腧穴具有相对特异性等结论，其双向性、特异性，也隐含非特异性之意。在针麻研究中，有人不用经穴而直接刺激神经亦效；有人提出只要给机体以刺激就是取效的关键，而选择腧穴似无关紧要，几乎把腧穴的非特异性扩大到近乎否定的地步了。……凡此说明腧穴有较大的可异化的非特异性空间毋庸置疑。

——高希言、宋南昌《魏稼教授针灸医论医案选》

【提要】　本论主要从腧穴的部位与主治两个方面，来阐述其所提出的"腧穴非特异性"。腧穴的部位方面，从古代文献记载以及临床取穴等角度，认为腧穴部位有非特异性。腧穴的主治方面，以时间针法、"宁失其穴，勿失其经"，及腧穴主治记载庞杂及现代研究等，说明腧穴主治也存在非特异性。

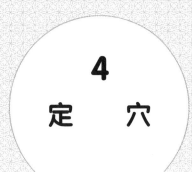

4

定 穴

◆ **孙思邈 同身寸取穴法**※* ◆

凡孔穴在身，皆是脏腑荣卫血脉流通，表里往来各有所主，临时救难，必在审详。人有老少，体有长短，肤有肥瘦，皆须精思商量，准而折之，无得一概，致有差失。其尺寸之法，依古者八寸为尺，仍取病者男左女右手中指上第一节为一寸。亦有长短不定者，即取手大拇指第一节横度为一寸。以意消息，巧拙在人。其言一夫者，以四指为一夫。又以肌肉纹理节解缝会宛陷之中，及以手按之，病者快然。如此仔细安详用心者，乃能得之耳。

——唐·孙思邈《备急千金要方·卷二十九·灸例第六》

【提要】 本论主要阐述同身寸取穴法，提出取穴因人而异的准确方法。

◆ **孙思邈 点灸法**※* ◆

凡点灸法，皆须平直，四体勿使倾侧，灸时孔穴不正，无益于事，徒破好肉耳。若坐点，则坐灸之，卧点则卧灸之，立点则立灸之，反此亦不得其穴矣。

——唐·孙思邈《备急千金要方·卷二十九·灸例第六》

【提要】 本论主要阐明，施用灸法时，须使身体平直，点穴才能准确。施灸时的姿势与点穴时的姿势应相同。

◆ **《圣济总录》 骨度统论**※ ◆

论曰：凡用针当先明骨节，骨节既定，然后分别经络所在，度以身寸，以明孔穴，为施刺灸，观病所在，或浅或深，若在皮毛，若在血脉，是动者治其气，所生病者治其血。在浮络者取其浮络之血，在筋者以燔针劫刺之，有余则泻，不足则补，不盛不虚，以经取之，治之大体也。然人身骨节之数，三百六十有五，以应一期之日。骨节所在，大小长短，广狭厚薄，或隐或显，有势无势，有体无体，有液无液，皆有定体，实刺法之先务也，《内经》具载，但有骨空去处，其骨度之说，徒有其名，未载其法。至于三百六十之数，因亦泯然，使用针之人，妄意腧穴，不知骨节本原，徒为针灸，未得其法，枉伤肌肉，良可惜也。今撷自古医经，有骨度之数，析骨之论，凡三百六十五骨之法，以此论骨胳，其庶矣。故著于篇，以冠针法之首云。

——宋·赵佶《圣济总录·卷一百九十一·骨度统论》

【提要】　本论主要阐述如下两个观点：①凡用针当先明骨节；②骨节所在皆有定数。

庄　绰　论量同身寸取穴法

《千金方》云：尺寸之法，依古者八寸为尺，仍取病者男左女右手中指上第一节为一寸。亦有长短不定者，即取手大拇指第一节横度为一寸，以意消息，巧拙在人。《外台方》亦同上法。又一云：三寸者，尽一中指也。《圣惠方》云：今取男左女右手中指第二节，内度两横纹相去为一寸。自依此法，疗病多愈。今以此为定穴取寸，石藏用亦用《圣惠方》为准。以蜡纸条子或薄篾，量患人男左女右手中指中节横纹上下相去长短为一寸，谓之同身寸。（若曲指节旁取指侧中节上下两交角相去远近为一寸。若伸指即正取中指自上节下横纹至中节中，从上第二条横纹长者相去远近为一寸。当曲指一寸长短，亦相符合。然人之身手指，或有异者。至于指纹亦各不同，更在此意详度之也。）此折纸篾与同身寸相等为六寸，逐寸以墨界之，勿令长短，有所出入不同，截断收之，俟以此量灸穴。自脊中第四椎下停，分两旁各三寸为膏肓腧，足太阳膀胱经脉气之所发也。

——宋·庄绰《灸膏肓腧穴法·量同身寸法第一》

【提要】　本论引用《千金方》《太平圣惠方》《外台秘要方》等相关内容，说明同身寸取穴方法。

沈　括　论取穴法

先定穴，令患人平身立正，取一细绳撇之，勿令展缩，顺脚底贴肉坚踏之。男左女右，其绳前头与大拇指端齐，后头令当脚根中心，向后引绳，循脚肚贴肉直上，至曲䐐中大横纹截断。又令患人解发分两边，令见头缝，自囟门平分至脑后，乃平身正坐，取向所截绳一头，令与鼻端齐，引绳向上，正循头缝，至脑后贴肉垂下。循脊骨，引绳向下至绳尽处。当脊骨，以墨点记之（墨点不是灸处）。又取一绳子，令患人合口，将绳子按于口上，两头至吻，却拘起绳子中心，至鼻柱根下止。如此便齐两吻截断，将此绳展令直，于前来脊骨上墨点处。横量取平，勿令高下，绳子先中折，当中以墨记之，却展开绳子横量，以绳子上墨点，正压脊骨上墨点为正。两头取中，勿令高下，于绳子两头，以白圈记，白圈是灸穴也。以上是第一次点二穴。

次二穴，令其人平身正坐，稍缩臂膊。取一绳绕项，向前双垂，与鸠尾齐。鸠尾是心岐骨，人有无心岐骨者。至从胸前两岐头下量取一寸，即是鸠尾也。即双截断，却背翻绳头向项后，以绳子中停取心正，令当喉咙结骨上。其绳两头夹项双垂，循脊骨以墨点记之。（墨点不是灸处）又取一绳子，令其人合口。横量齐两吻截断，还于脊骨上墨点横量如法。绳子两头以白圈记之，白圈是灸穴处。

以上是第二次点穴。通前共四穴，同时灸，日别各七壮。至第二穴，壮累灸至一百，或一百五十壮为妙。候灸疮欲瘥，又依后法灸二穴。

——宋·沈括《苏沈良方·卷一·取穴法》

【提要】　本论主要阐述取穴之法，提出定穴、点穴等操作步骤。

王执中　论膏肓穴取穴法※＊

灸膏肓功效，诸经例能言之，而取穴则未也。《千金》等方之外，庄绰论之最详，然繁而无统，不能定于一。予尝以意取之，令病人两手交在两膊上（灸时亦然），胛骨遂开，其穴立见。以手指摸索第四椎下两旁各三寸，四肋三间之中间，按之酸疼是穴。灸至千百壮，少亦七七壮，当依《千金》立点立灸，坐点坐灸，卧点卧灸云。（若只合爪在两膝头中点穴，亦得。）

——宋·王执中《针灸资生经·背俞第三行左右二十八穴》

【提要】　本论主要阐述膏肓穴的取穴之法，强调重灸膏肓治病。

陈　会　论折量之法

臣谨曰：夫针灸之术，其旨微矣。穴法之讹，其来远矣。如背俞膏肓数穴，皆起死回生之要穴，而折量分寸皆致讹谬。臣获善同陈先生亲授，一穴一法毫厘有据。且如背俞，前贤书中皆云夹脊各寸半是，共折三寸，分二旁取之。殊不知言夹脊，其夹字是除骨而言。若带脊骨，当以两旁各二寸，共折四寸分两旁。又如膏肓二穴，当除第一椎小骨不算。若连第一椎数下，当在五椎下两旁各三寸半，共折七寸分两旁，按其酸疼处乃是真穴。臣每依此灸疗，多获痊愈。又折量之法，世俗盗学妄传，自头部、背部、手足部，一概用同身寸量之，殊不知头部有头部之尺寸，腹部有腹部之尺寸，横直尺寸俱不同，各有其要，惟背部、手足部并用同身寸取之。学者于兹，不可不注意焉，故书此以正之。

——明·陈会《神应经·折量法》

【提要】　本论主要阐述取穴时折量分寸的正确运用。指出同身寸主要适用于背、手足部，而头、腹部的横直尺寸并不相同，因此不可一概用之。

徐春甫　取穴尺寸论※

人身经脉十四，络脉十五，原穴十二，诚为一身枢要。纲维之大，不可以不熟会于胸中。至于取法，如《标幽赋》云：取五穴用一穴而必端，取三经用一经而可正。今世之医惟取中指中节，谓之同身寸，凡取诸穴悉依之，其亦未之思耳。殊不知同身之义，随身之大小肥瘦长短，随处分折而取之，则自无此长彼短之弊，而庶几乎同身之义有准矣。若以中指为法，如瘦人指长而身小，则背腹之横寸岂不太阔耶；如肥人指短而身大，则背腹之横寸岂不太狭耶。古人所以特谓同身寸法者，盖必同其身体，随在而分折之，固无肥瘦长短之差讹也。如头部则以前眉中直上至后大杼骨共折一尺八寸，眼内眦角至外眦角为一寸，头部直横寸法悉依此准。如背部自大椎下至尾骶共折三尺，横寸第二行连脊分开各二寸，第三行连脊分开各三寸半，背部直横寸法悉依此准。如腹部天突至膻中折六寸，歧骨至脐折八寸，脐下至毛际折五寸，两乳对折八寸，腹部直横寸法悉依此准。如四肢尺寸，手肘内曲泽穴至经渠为一尺，足膝至踝尖为一尺六寸，踝尖至地为三寸，亦不独以中指为法也。何后世不论背腹，概以中指谓之同身，简而行简，讹而愈讹。愚故悉图背腹，总较尺寸，以备考取之便。倘考有未尽、法有未周，惟同志者订之，庶斯集之无遗憾也。

——明·徐春甫《古今医统大全·卷六·取穴尺寸图说》

【提要】　本论主要阐述同身寸的内涵，强调正确运用取穴尺寸度量方法，指出中指同身寸有其应用范围而不可一概用之，重视骨度折量法的运用。

徐春甫　腹部取穴尺寸※*

膺部腹部横寸，并用对乳间横折作八寸，膺腹横寸取穴悉依上法。直寸取穴，依心胸歧骨下至脐共折八寸，脐下至毛际横骨折五寸，天突至膻中折作六寸八分，下行一寸六分为中庭，上取天突至中庭共折八寸四分，手足穴并用中指寸取之。

谨按同身尺寸，头之大骨围二尺六寸，胸围四尺五寸，腰围四尺二寸，发所覆者颅至项尺二寸……项发以下至骨长二寸半，膂骨以下至尾骶二十一节长三尺。（周身经穴随处而取之，则其长短阔狭各合其度，而自无过与不及之弊矣。今人悉以中指一寸通身取之，乌得为之同身？当曰同指。必其随所处而取其穴道，故曰同身寸。）

——明·徐春甫《古今医统大全·卷六·腹部》

【提要】　本论主要阐述腹部取穴尺寸折量法的正确运用，区分横寸、直寸的不同，指出要"同身"，而非"同指"。

《针灸学（未经审定教材草稿）》　定穴方法※

前面所记的孔穴度量的方法，固然是主要定穴方法之一，但由于孔穴所在的部位不同，个人身体解剖的位置有时也有些出入。因此在定穴的时候，还可以采用或参考以下几种方法，以求定穴更为正确。

第一，根据解剖形态的特点。一般来说，穴位很少在骨骼隆起之处或肌腱之上。大多数在骨骼隆起旁边的凹陷处，两骨相接的关节附近，或肌肉及肌腱之间的凹陷处。……

第二，参考指压时的感觉。先在预定的孔穴之处，用手指（以拇指或食指为便利）以适当的指力按压，患者如感酸、胀、麻或较其他处为敏感（精神失常，知觉障碍者例外）的时候，可以有助于确定穴位。

第三，参考针刺时的感觉。在针刺到一定深度时，一般患者均能产生相应的感觉，如酸、麻、胀，沉重感等，因此也可以针刺后有无这种相应的感觉而测定孔穴的位置是否准确。

——中医研究院中医教材编辑委员会《针灸学（未经审定教材草稿）》（1956 年）

【提要】　本论认为，定穴方法除依照固定尺寸来确定外，还应结合其他一些方法，以便更准确定位、更符合临床实际，如：局部解剖形态、切循局部的感觉、针刺局部的感觉等。

焦国瑞　腧穴部位与定穴体位问题

针灸时取穴正确与否，直接影响治疗效果，而取穴是否准确又和定穴时所采取的体位有重要关系。因此，要想把穴位定得比较准确，就必须重视定穴时所采取的体位。除针灸书刊上记述的一般性体位和某些穴位的特殊体位外，我们在实践中还摸索到一种"紧张性体位"。这种体位是在某些情况下为了达到特殊的针刺目的而采用的。……当采取这种特殊的紧张性体位取穴针治后，就产生了很好的效果，收效既快，疗效保持的时间又长。此后，当我们遇到身体其他某些部位的软组织扭伤时，就在相应的部位采用这种"紧张性体位"进行治疗，从而大大提高了效果。随着在实践中受到的启发，我们又把"紧张性体位"试用于某些一般穴位，由于体位的紧张度的改变使针感产生得更为理想了，而针感的理想与否又与疗效有密切关系，这样就为提高疗效能动地创造了有利条件。可以看出，孔穴部位与定穴体位的关系，也是穴位研究工作中的一个重要课题。

——焦国瑞《针灸临床经验辑要》

【提要】　本论针对腧穴部位与定穴体位问题，认为定穴准确要重视体位，需要采取适当的体位，结合临床实践，提出"紧张性体位"，有助于达到理想的针感，从而提高疗效。

王居易　切循取穴※*

多年来临床针灸医师皆遵守骨度定位取穴法。临床证明这种定位仍有失精准。需知骨度法虽有骨骼、肌肉、血脉的比例之常，但个体的差别仍有不同。故《灵枢·经脉》谓："若夫八尺之士，皮肉在此，外可度量切循而得之。……"后人只强调"度量"（骨度法），忽略了"切循"二字。后世针家亦有认识到"切循"重要者如元代窦材。经络之分肉可切循而得之，大多腧穴亦可切循而得之。因此针家皆应牢记经络腧穴都应度量，更要切循，才能确定其位置。

——王居易《针灸医案讲习录》

【提要】　本论旨在阐明"经络腧穴都应度量，更要切循，才能确定其位置"。论中指出，因存在患者个体差异，故仅以骨度分寸取穴依然不够准确，还应加强对局部的切循，如此才能符合腧穴特点，准确定位。因此，骨度和切循在临床取穴中必须紧密结合。

王居易　以摸为准认识腧穴移位的现象※

要准确找取腧穴的位置，医生必须循摸出反应最强的部位，按压的部位应出现以下感觉：
第一，有缝隙、塌陷；
第二，有气感（医生能感觉到气所在）；

第三，患者能感到或酸或麻或痛等异常感觉。

以上感觉出现的同时，医生手感与病人的感觉一致则最好。

——王居易《针灸医案讲习录》

【提要】　本论主要提倡"以摸为准认识腧穴移位的现象"，指出临床取穴不应固守腧穴定位的描述，而强调医者的切循、揣摸在定取腧穴中的重要性。还指出循摸局部的感觉，包括医者与患者两方面，两者一致则佳。

魏　稼　动穴

"动穴"，即动态型腧穴的简称。乃指遍布体表，无具体名称、数量，无固定部位，且隐现无常，或呈游移状态，如阿是穴等一类腧穴即是。是与简称"静穴"的另一类有特殊名称、有一定数量且有固定部位而相对不变的静态型腧穴，如十四经穴、经外奇穴相对而言的。将所有针灸腧穴区分为动静两大类，可以更好体现腧穴的性质与特征。动、静两类腧穴的定位依据不同，前者多据临床检测结果取穴，而后者则按文献记述定位。

动穴与阿是穴相同之处是均属动态型输穴；不同之处则是前者一般按压诊、视诊、电诊、热诊……检测后定位；后者则指直取主动显现的病所或被动按压的敏感点取穴。故动穴可包括阿是穴，而阿是穴则难涵盖动穴。

长期以来，人们多偏重于静穴的临床应用，对动穴却未引起足够的关注。为打破这一思维定式，加大动穴的探索力度、扩大动穴的应用范围、增加动穴的使用频率，将对开发动穴潜能，提高临床疗效乃至发展与重构腧穴理论都有重要的现实与深远意义。

——高希言、宋南昌《魏稼教授针灸医论医案选》

【提要】　本论提出腧穴可分为动、静两类："动穴"即无具体名称、无固定部位、无一定之数的腧穴，反之为"静穴"。动穴多据临床查按而取穴。认为临床多偏重于静穴，而对动穴未引起足够关注。

第三篇

刺灸

概　要

　　【刺灸】　　"刺灸"实际包括刺法与灸法两方面，而历代有关理论探讨主要集中在刺法上，少数的灸法内容则常融于刺法论述中。刺法之论大致可分为操作技术、作用原理、应用法则等三个方面，其中更受关注的是针刺反应与效应、补泻刺法、作用原理。针刺方法种类虽多，但对刺法要素、作用等内容，多见于补泻刺法的理论探讨中。也有结合腧穴等其他因素的论述，反映了刺法与施术处之间的密切关联。部分从生物医学、自然科学视角对刺灸法的研究认识，集中在针刺反应、针灸作用与原理、补泻等方面。另有关于针刺疗法的适用范围、针刺与艾灸关系、针灸与用药的关系等应用性问题的论述，多属切合针灸临床实践的经验总结。

1 针刺

1.1 针刺总论

《灵枢》 论针刺之要^{※*}

请言其道。小针之要，易陈而难入，粗守形，上守神，神乎，神客在门，未睹其疾，恶知其原。刺之微，在速迟，粗守关，上守机，机之动，不离其空，空中之机，清静而微，其来不可逢，其往不可追。知机之道者，不可挂以发，不知机道，叩之不发，知其往来，要与之期，粗之暗乎，妙哉工独有之。往者为逆，来者为顺，明知逆顺，正行无问。逆而夺之，恶得无虚，追而济之，恶得无实，迎之随之，以意和之，针道毕矣。

——《灵枢·九针十二原》

【提要】 本论主要阐述针刺要道：针刺须守神机，以针知气往来。

《灵枢》 解针刺之要^{※*}

所谓易陈者，易言也。难入者，难著于人也。粗守形者，守刺法也。上守神者，守人之血气有余不足，可补泻也。神客者，正邪共会也。神者，正气也。客者，邪气也。在门者，邪循正气之所出入也。未睹其疾者，先知邪正何经之疾也。恶知其原者，先知何经之病所取之处也。刺之微在数迟者，徐疾之意也。粗守关者，守四肢而不知血气正邪之往来也。上守机者，知守气也。机之动不离其空中者，知气之虚实，用针之徐疾也。空中之机清净以微者，针以得气，密意守气勿失也。其来不可逢者，气盛不可补也。其往不可追者，气虚不可泻也。不可挂以发者，言气易失也。扣之不发者，言不知补泻之意也，血气已尽而气不下也。知其往来者，知气之逆顺盛虚也。要与之期者，知气之可取之时也。粗之暗者，冥冥不知气之微密也。妙哉！工独有之者，尽知针意也。往者为逆者，言气之虚而小，小者逆也。来者为顺者，言形气之平，平者顺也。明知逆顺，正行无问者，言知所取之处也。迎而夺之者，泻也。追而济之者，补也。

——《灵枢·小针解》

【提要】　本论主要阐释《灵枢·九针十二原》所论针刺要道，提出针刺守血气有余不足可补泻的原理。

《灵枢》　九针之宜※*

凡刺之要，官针最妙。九针之宜，各有所为，长短大小，各有所施也，不得其用，病弗能移。疾浅针深，内伤良肉，皮肤为痈；病深针浅，病气不泻，支为大脓。病小针大，气泻太甚，疾必为害；病大针小，气不泄泻，亦复为败。失针之宜，大者泻，小者不移。已言其过，请言其所施。

病在皮肤无常处者，取以镵针于病所，肤白勿取。病在分肉间，取以员针于病所。病在经络痼痹者，取以锋针。病在脉，气少当补之者，取以锃针于井荥分输。病为大脓者，取以铍针。病痹气暴发者，取以员利针。病痹气痛而不去者，取以毫针。病在中者，取以长针。病水肿不能通关节者，取以大针。病在五脏固居者，取以锋针，泻于井荥分输，取以四时。

——《灵枢·官针》

【提要】　本论主要阐述九针各有所施用。须根据病症的不同，选取适宜的针具与刺法。

《灵枢》　刺有逆顺制宜※*

黄帝曰：逆顺五体者，言人骨节之小大，肉之坚脆，皮之厚薄，血之清浊，气之滑涩，脉之长短，血之多少，经络之数，余已知之矣，此皆布衣匹夫之士也。夫王公大人，血食之君，身体柔脆，肌肉软弱，血气慓悍滑利，其刺之徐疾浅深多少，可得同乎？岐伯答曰：膏粱菽藿之味，何可同也？气滑即出疾，其气涩则出迟，气悍则针小而入浅，气涩则针大而入深，深则欲留，浅则欲疾。以此观之，刺布衣者深以留；刺大人者微以徐，此皆因气慓悍滑利也。

黄帝曰：形气之逆顺奈何？岐伯曰：形气不足，病气有余，是邪胜也，急泻之。形气有余，病气不足，急补之。形气不足，病气不足，此阴阳气俱不足也，不可刺之，刺之则重不足，重不足则阴阳俱竭，血气皆尽，五脏空虚，筋骨髓枯，老者绝灭，壮者不复矣。形气有余，病气有余，此谓阴阳俱有余也，急泻其邪，调其虚实。故曰：有余者泻之，不足者补之，此之谓也。故曰：刺不知逆顺，真邪相搏。满而补之，则阴阳四溢，肠胃充郭，肝肺内膜，阴阳相错。虚而泻之，则经脉空虚，血气竭枯，肠胃㒲辟，皮肤薄著，毛腠夭膲，予之死期。故曰用针之要，在于知调阴与阳，调阴与阳，精气乃光，合形与气，使神内藏。故曰上工平气，中工乱脉，下工绝气危生。故曰下工不可不慎也。必审五脏变化之病，五脉之应，经络之实虚，皮之柔粗，而后取之也。

——《灵枢·根结》

【提要】　本论主要阐述针刺因人体质及形气逆顺不同而制宜，提出用针之要在于：针对不同体质之人的气血滑涩强弱，而选择针具大小、进针深浅、留针久暂等；根据形气病气有余、不足的情况，正确补泻，和调阴阳。

《灵枢》 针道与天道※*

黄帝曰：余闻九针九篇，余亲授其调，颇得其意。夫九针者，始于一而终于九，然未得其要道也。夫九针者，小之则无内，大之则无外，深不可为下，高不可为盖，恍惚无穷，流溢无极，余知其合于天道人事四时之变也，然余愿杂之毫毛，浑束为一，可乎？岐伯曰：明乎哉问也！非独针道焉，夫治国亦然。黄帝曰：余愿闻针道，非国事也。岐伯曰：夫治国者，夫惟道焉，非道，何可小大深浅，杂合而为一乎？黄帝曰：愿卒闻之。岐伯曰：日与月焉，水与镜焉，鼓与响焉。夫日月之明，不失其影；水镜之察，不失其形；鼓响之应，不后其声。动摇则应和，尽得其情。黄帝曰：窘乎哉！昭昭之明不可蔽。其不可蔽，不失阴阳也。合而察之，切而验之，见而得之，若清水明镜之不失其形也。五音不彰，五色不明，五脏波荡，若是则内外相袭，若鼓之应桴，响之应声，影之似形。故远者司外揣内，近者司内揣外，是谓阴阳之极，天地之盖，请藏之灵兰之室，弗敢使泄也。

——《灵枢·外揣》

【提要】 本论主要阐述针道合于天道，提出"远者司外揣内，近者司内揣外"的论断。

《灵枢》 用针与用兵*

黄帝曰：余以小针为细物也，夫子乃言上合之于天，下合之于地，中合之于人，余以为过针之意矣，愿闻其故。岐伯曰：何物大于天乎？夫大于针者，惟五兵焉。五兵者，死之备也，非生之具。且夫人者，天地之镇也，其不可不参乎！夫治民者，亦唯针焉。夫针之与五兵，其孰小乎？

黄帝曰：病之生时，有喜怒不测，饮食不节，阴气不足，阳气有余，营气不行，乃发为痈疽。阴阳不通，两热相搏，乃化为脓，小针能取之乎？岐伯曰：圣人不能使化者，为之邪不可留也。故两军相当，旗帜相望，白刃陈于中野者，此非一日之谋也，能使其民，令行禁止，士卒无白刃之难者，非一日之教也，须臾之得也。夫至使身被痈疽之病，脓血之聚者，不亦离道远乎。……

黄帝曰：夫子之言针甚骏，以配天地，上数天文，下度地纪，内别五脏，外次六腑，经脉二十八会，尽有周纪，能杀生人，不能起死者，子能反之乎？岐伯曰：能杀生人，不能起死者也。黄帝曰：余闻之则为不仁，然愿闻其道，弗行于人。岐伯曰：是明道也，其必然也，其如刀剑之可以杀人，如饮酒使人醉也，虽勿诊，犹可知矣。黄帝曰：愿卒闻之。岐伯曰：人之所受气者，谷也。谷之所注者，胃也。胃者，水谷气血之海也。海之所行云气者，天下也。胃之所出气血者，经隧也。经隧者，五脏六腑之大络也，迎而夺之而已矣。

黄帝曰：上下有数乎？岐伯曰：迎之五里，中道而止，五至而已，五往而脏之气尽矣，故五五二十五而竭其输矣。此所谓夺其天气者也，非能绝其命而倾其寿者也。黄帝曰：愿卒闻之。岐伯曰：阙门而刺之者，死于家中，入门而刺之者，死于堂上。黄帝曰：善乎方，明哉道，请著之玉版，以为重宝，传之后世，以为刺禁，令民勿敢犯也。

——《灵枢·玉版》

【提要】 本论将"生人"之针具合于三才，与"杀人"之五兵相较而论，指出针若用之不当，亦可造成机体伤害，甚至夺命的后果。

《灵枢》 人体对针药耐受的差异※*

黄帝问于少俞曰：筋骨之强弱，肌肉之坚脆，皮肤之厚薄，腠理之疏密，各不同，其于针石火焫之痛何如？肠胃之厚薄坚脆亦不等，其于毒药何如？愿尽闻之。少俞曰：人之骨强筋弱肉缓皮肤厚者耐痛，其于针石之痛、火焫亦然。黄帝曰：其耐火焫者，何以知之？少俞答曰：加以黑色而美骨者，耐火焫。黄帝曰：其不耐针石之痛者，何以知之？少俞曰：坚肉薄皮者，不耐针石之痛，于火焫亦然。

黄帝曰：人之病，或同时而伤，或易已，或难已，其故何如？少俞曰：同时而伤，其身多热者易已，多寒者难已。

黄帝曰：人之胜毒，何以知之？少俞曰：胃厚色黑大骨及肥者，皆胜毒；故其瘦而薄胃者，皆不胜毒也。

——《灵枢·论痛》

【提要】 本论主要阐述体质与针、灸及药的耐受性关系，提出骨强、筋弱、肉缓、皮肤厚者耐针刺和灸灼之痛，反之则不然。

《素问》 砭石生东方※*

故东方之域，天地之所始生也，鱼盐之地，海滨傍水，其民食鱼而嗜咸，皆安其处，美其食。鱼者使人热中，盐者胜血，故其民皆黑色疏理，其病皆为痈疡。其治宜砭石，故砭石者，亦从东方来。

——《素问·异法方宜论》

【提要】 本论阐述砭石疗法源自古代中国东部，认为其鱼盐之地，当地人食鱼而嗜咸，皮肤色黑疏松，易得痈疡之病，所以产生相应的砭石疗法。

杨上善 调气三要※*

黄帝问伯高曰：余闻气有逆顺，脉有盛衰，刺有大约，可得闻乎？（设此三问，为调气之要也。）伯高对曰：气之逆顺者，所以应天下阴阳四时五行也。（一，知逆顺，谓知四时五行逆顺之气，依而刺也。）脉之盛衰者，所以候血气之虚实有余不足。（二，知候脉，谓候寸口人迎血气虚实也。）刺之大约者，必明知病之可刺，与其未可刺，与其已不可刺也。（三，知刺法，谓知此病可刺、此未可刺、此不可刺也。约，法也。）

黄帝曰：候之奈何？伯高曰：兵法：无迎逢逢之气，（逢，蒲东反，兵气盛也）无击堂堂之陈。刺法曰：无刺熇熇之热，熇，呼笃反，热炽盛也。堂堂，兵盛貌。兵之气色盛者，未可即击，待其衰然后击之。刺法亦尔，邪气盛者，消息按摩，折其大气，然后刺之，故曰无刺熇熇热也。）无刺漉漉之汗，（漉漉者，血气泄甚大虚，故不可刺之也。）无刺浑浑之脉，（浑浑，浊乱也。凡候脉浊乱者，莫知所病，故不可刺也。）无刺病与脉相逆者。（形病脉不病，脉病形不病，名曰相反。逆，反也。）黄帝曰：候其可刺奈何？伯高曰：上工，刺其未生者也；（内外二邪虽有，未起病形，刺之以为上工也。）其次，刺其未盛者也；（已成微病，未为盛者，刺之以为上工者也。）其次，刺其已衰者；（病虽已衰，未即能愈，刺之以为中工者也。）下工，刺其方袭也，与其形之盛者也，与其病之与脉相逆者也。（方，正方。袭，重也。正病重叠，病形复盛，病脉相反，刺之以为下工者也。）故曰：方其盛也，勿敢毁伤，刺其已衰，事必大昌。（言工有损益也。）故曰：上工治不病，不治已病。此之谓也。（不病，未病之病也。已病，已成病也。）

——唐·杨上善《黄帝内经太素·卷二十三·九针之三·量顺刺》

【提要】 本论主要阐述三个方面的内容：①提出针刺调气三要——知逆顺，知候脉，知刺法；②解读《内经》针刺时机；③指出针刺未起病形以为上工。

孙思邈　用针之论*

夫用针刺者，先明其孔穴，补虚泻实，送坚付濡，以急随缓，荣卫常行，勿失其理。夫为针者，不离乎心，口如衔索，目欲内视，消息气血，不得妄行。针入一分，知天地之气。针入二分，知呼吸出入，上下水火之气。针入三分，知四时五行、五脏六腑、逆顺之气。针皮毛腠理者，勿伤肌肉。针肌肉者，勿伤筋脉。针筋脉者，勿伤骨髓。针骨髓者，勿伤诸络。

东方甲乙木，主人肝、胆、筋膜、魂。南方丙丁火，主人心、小肠、血脉、神。西方庚辛金，主人肺、大肠、皮毛、魄。北方壬癸水，主人肾、膀胱、骨髓、精、志。中央戊己土，主人脾、胃、肌肉、意智。

针伤筋膜者，令人愕视失魂。

伤血脉者，令人烦乱失神。

伤皮毛者，令人上气失魄。

伤骨髓者，令人呻吟失志。

伤肌肉者，令人四肢不收失智。

此为五乱，因针所生。

若更失度者，有死之忧也。所谓针能杀生人，不能起死人，谓愚人妄针必死，不能起生人也。

又须审候与死人同状者，不可为医。与亡国同政者，不可为谋，虽圣智神人，不能活死人，存亡国也。故曰：危邦不入，乱邦不居。凡愚人贪利，不晓于治乱存亡，危身灭族，彼此俱丧，亡国破家，亦医之道也。

凡用针之法，以补泻为先，呼吸应江汉，补泻校升斗，经纬有法则，阴阳不相干，震为阳气始（火生于寅），兑为阴气终（戌为土墓），坎为太玄华（冬至之日夜半，一阳爻生）。离为太阳精（为中女之象），欲补从卯南（补不足地户至巽为地虚），欲泻从酉北（天门在乾）。针入因日明（向寅至午），针出随月光（从申向午，午为日月光之位），如此思五行，气以调营卫，用以将息之，是曰：随身宝。

　　凡用锋针针者，除疾速也，先补五呼，刺入五分留十呼，刺入一寸留二十呼，随师而将息之。刺急者，深纳而久留。刺缓者，浅纳而疾发针。刺大者，微出其血。刺滑者，疾发针浅纳而久留之。刺涩者，必得其脉，随其逆顺久留之，疾出之，压其穴，勿出其血。诸小弱者，勿用大针，然气不足宜调以百药。余三针者，正中破痈坚、瘤结、息肉也，亦治人疾也。火针亦用锋针，以油火烧之，务在猛热，不热即于人有损也。隔日一报，三报之后，当脓水大出为佳。

　　巨阙、太仓、上下脘，此之一行有六穴，忌火针也。大癥块当停针转动须臾为佳。

　　每针常须看脉，脉好乃下针，脉恶勿乱下针也。下针一宿发热恶寒，此为中病，勿怪之。

——唐·孙思邈《备急千金要方·卷二十九·用针略例》

　　【提要】　本论主要阐述一般刺法及补泻刺法的原则与方法。针刺在于通过腧穴补虚泻实，行针者须专注而谨慎，针刺不同深度感觉不同，皮毛腠理、肌肉、筋脉、骨髓，针刺对象分不同层次，不能失其度，伤及无关组织。有死候者不能治疗。用针之法，以补泻为先，调营卫之气。随脉之急、缓、大、小、滑、涩而刺有不同方法。

杜思敬　九针之论

　　镵针，平半寸，长一寸六分，其头大末锐。其病热在头身，宜此。

　　员针，其身员锋如卵形，长一寸六分。肉分气满，宜此。

　　鍉针，锋如黍粟之锐，长三寸五分。脉气虚少，宜此。

　　锋针，刃三隅，长一寸六分。泻热出血，发泄痼病，宜此。

　　铍针，一名破针，末如剑锋，广二分半，长四寸。破痈肿，出脓血。

　　员利针，尖如毫，且员且利，中身微大，长一寸六分。调阴阳，去暴痹。

　　毫针，法象毫，尖如蚊虻喙，长三寸六分。调经络，去疾病。

　　长针，锋如利，长七寸。痹深居骨解腰脊节腠之间者宜此。

　　燔针，一名焠针，长四寸。风虚合于骨解皮肤之间者宜此。

——元·杜思敬《针经摘英集·九针式》

　　【提要】　本论主要阐述古代九针的形状、尺寸及主治各有不同。较之《灵枢·九针十二原》的论述更为简洁。论中对各针长度、宽度、形状等的描述，与《灵枢》所论内容大意一致，但对主治病症的叙述则有所不同。应注意的是，所论"燔针"，在《灵枢》中为"大针"。

窦汉卿　标本针刺之论※*

　　不穷经络阴阳，多逢刺禁；既论脏腑虚实，须向经寻。

　　……

　　明标与本，论刺深刺浅之经；住痛移疼，取相交相贯之径。岂不闻脏腑病，而求门海俞募之微；经络滞，而求原别交会之道。更穷四根三结，依标本而刺无不痊；但用八法五门，分主客而针无不效。八脉始终连八会，本是纪纲；十二经络十二原，是为枢要。一日刺六十六穴之法，方见幽微；一时取十二经之原，始知要妙。

——金·窦杰《针经指南·针经标幽赋》

【提要】 本论归纳概括针灸重要原理、原则和要穴等，认为针刺当重经络阴阳、脏腑虚实，须知标本、根结，俞募穴、五输穴、十二经脉原穴、八脉交会穴等，以及子午流注针法。

刘 纯 针法论

先说平针法，含针口内温，按揉令气散，陷穴故教深，持针安穴上，令他嗽一声，随嗽归天部，停针再至人，再停归地部，待气候针沉。气若不来至，指甲切其经，次提针向病，针退天地人。

（先以揉按，令其气散。次掐穴定，力重些最好。右手持针，安于穴上，随令患者嗽一声，左右用针，转入天部，皮肤之间也。少时左右进至人部，肌肉之间也。再少时进至地部，筋骨之间也。凡穴当一寸许，如此作三次进之。大抵疼痛实泻，麻痹虚补。经云：针法手如握虎，如待贵人。凡取穴手指，前哲又有八法。弹而怒之，迎而夺之，使经气胀满，令邪气散而正气行也。循而扪之，随而济之，抚摩上下，见动脉之处，摄而按之，推而纳之，以手指加力按所针之穴，使邪气泄而易散，病人不知其针。爪而下之，切而散之，方寸即见，其穴端正，使针易入不瘥，病人亦不知其痛。）

补必随经刺，令他吹气频，随吹随左转，逐归天地人，待气停针久，三弹更熨温，出针口吸气，急急闭其门，泻欲迎经取，吸则内其针，吸时须右转，依次进天人，转针仍复吸。依法要停针，出针吹出气，摇动大其门。

（凡出针不可猛出，必须作两三次。徐徐转而出之，则无血。若猛出者，必见血也。有晕针者，夺命穴救之。男左女右，取左不回，却再取右，女亦然。此穴正在手膊上侧，筋骨陷中，即是虾蟆儿上边也，从肩至肘，正在当中。凡刺之道，必须知禁忌。经云：毋刺浑浑之脉，熇熇之热，漉漉之汗。如大风大雨，严寒盛暑，卑湿烦躁，便黑吐血，暴然失听，失明，失意，失便溺，失神，及七情五伤醉饱，皆不可刺。乘车马远来，亦候气血定，然后刺之。）

——明·刘纯《医经小学·卷五·针法》

【提要】 本论主要阐述三才进针法进针时左手和右手的配合操作，随咳进入，分天、人、地三层进针，再结合迎随补泻方法、呼吸、针孔开阖等补泻方法的操作。此外，还指出对晕针者采用夺命穴救治。

汪 机 刺法论

问曰：《宝命全形论》所言刺法，古圣传心之要典也。今之针士，略无一言以及之，何耶？

曰：古语微奥，必须沉潜玩味，乃能深契。今人喜简厌繁，但求熟于歌赋，其于圣经，视为虚文，孰肯留心于此哉？今吾子有志于此，可谓知本者矣，敢详述之于下。岐伯曰：凡刺之真，必先治神。（专其精神，不妄动乱，刺之真要，其在兹乎！）五脏已定，九候已备，后乃存针。（先定五脏之脉，备循九候之诊，而有太过不及者，然后乃存意于用针之法。）众脉不见，众凶弗闻。外内相得，无以形先。（众脉，谓七诊之脉。众凶，谓五脏相乘。外内相得，言形气相得也。无以形先，言不以己形之盛衰寒温料病人之形气，使同于己。）可玩往来，乃施于人。（玩，谓玩弄，言精熟也。经曰：谨熟阴阳，无与众谋。此其类也。）人有虚实，五虚勿近，五实勿远，至其当发，间不容瞚。（人之虚实，非其远近而有之，盖由气血一时之盈缩耳。然其未发，则如云垂而视之可久；至其发也，则如电灭而指所不及。迟速之殊，有如此矣。瞚，音舜。《太素》作眴。）手动若务，针耀而匀。（手动用针，心如专务于一事。针耀而匀，谓针形圆净，上下匀平也。）静意视义，观适之变，是谓冥冥，莫知其形。（冥冥，言血气变化之不可见也。故静意视息，以义斟酌，观所调适经脉之变易耳。虽且针下用意精微，而测量之，犹不知变易形容谁为其象也。《新校正》云：观其冥冥者，形容荣卫之不形于外，而工独知之。以日之寒温，月之虚盛，四时气之浮沉，参伍相合而调之。工常先见之，然而不形于外，故曰观其冥冥。）见其乌乌，见其稷稷，从见其飞，不知其谁，（乌乌，叹其气至；稷稷，嗟其已应。言所针之得失，如从空中见飞鸟之往来，岂复知其所使之元主耶！是但见经脉盈虚而为信，亦不知其谁之所召遣耳！）伏如横弩，起如发机。（血气之未应针，则伏如横弩之安静；其应针也，则起如机发之迅疾。）帝曰：何如而虚？何如而实？（言血气既伏如横弩，起如发机。然其虚实，岂留呼而可为准定耶？虚实之形，何如而约之？）岐伯曰：刺虚者，须其实；刺实者，须其虚。（刺虚须其实者，阳气隆至，针下热，乃去针也；刺实须其虚者，留针阴气隆至，针下寒，乃去针也。言要以气至有效而为约，不必守息数而为定法。）经气已至，慎守勿失。（勿变更也，无变法而失经气也。）深浅在志，远近若一，如临深渊，手如握虎，神无营于众物。（深浅在志，知病之内外也。远近如一，深浅其候等也。如临深渊，不敢堕也。手如握虎，欲其壮也。神无营于众物，静志观病人，无左右视也。）

——明·汪机《针灸问对·卷上》

【提要】　本论认为《内经》有关刺法的论述，乃是"传心之要典"，对"今人喜简厌繁，但求熟于歌赋"，而视经典为"虚文"的情况提出批评，因而阐释《素问·宝命全形论》有关论述。

汪　机　针刺手法论[※*]

机按：古人针法，压按、弹怒、爪切，多用左手，施之于未刺之先，以致其气。气至，顺针刺之，别无法也。今之针法，虽十有四，多用右手施之于既针之后，未针之前，不闻有致气之说。古人针入气至，补则推而内之而已，泻则动而伸之而已；气若不至，停针待之而已；待之不至，不过男则浅针候之于卫分，女则深针候之于荣分。何尝有所谓飞针引气，提针运气种种诸法者哉？且今之十四法，字虽异而法实同，言虽殊而意则复。观其设心，无非夸多衒能，巧施手势，以骇人之视听也。殊不知众人信之，乌可与识者道哉！兹焉援古证今，知针者必有所别。

……

机按：古人用针，于气未至，惟静以久留，待之而已。待之气至，泻则但令吸以转针，补则但令呼以转针。如气已至，则慎守勿失，适而自护也。何其简而明，切而当哉！舍此之外，别无所谓法也。今人于气之未至也，安知静以久留？非"青龙摆尾"，则"赤凤迎源"；非"进气"，则"留气"。气之已至也，安知慎守勿失？非"白虎摇头"，则"苍龟探穴"；非"调气"，则"纳气"。"阴中隐阳""阳中隐阴"，或施"龙虎交战"，或行"龙虎升腾"，或用"子午捣臼"，或运"抽添"秘诀，无非巧立名色，聋瞆人之耳目也。岂肯用心扩充其古法之未备，拯救其时习之难变哉！且其所立诸法，亦不出乎提按、疾徐、左捻右捻之外，或以彼而参此，或移前而挪后，无非将此提按、徐疾、左捻右捻六法，交错而用之耳！舍此别无奇能异术之可称焉。是古非今，难逃僭逾。知我者，必以我为不得已焉。

又按：《素问》扪循、切散、弹怒、爪下、推按，是施于未针之前，凡此不惟补可用，而泻亦可用也。故曰通而取之也。

——明·汪机《针灸问对·卷中·十四法》

【提要】 本论中，汪机推崇《素问》《难经》等经典中的补泻方法，认为后人的十四针法、"青龙摆尾""赤凤迎源""白虎摇头""苍龟探穴"等多种针刺补泻方法，归根结底不外乎提按、疾徐、左捻右捻等手法的配合，但均是巧立名目，对针刺补泻并没有实质性的充实和发展。

李 梴 神针大要有四论[*]

神针大要有四：曰"穴法"（周身三百六十穴，统于手足六十六穴。六十六穴，又统于八穴，故谓之"奇经"。），曰"开阖"（燕避戊己，蝠伏庚申，物性且然，况人身一小天地乎？故缓病必俟开阖，犹瘟病必依运气；急病不拘开阖，犹杂病舍天时而从人之病也。），曰"迎随"（迎者，逆也；随者，顺也。逆则为泻，顺则为补。迎随一差，气血错乱，目前或见小效，久后必生异症。谚云：目不针不瞎，脚不针不跛。），曰"飞经走气"。（今人但知飞经走气为难，而不知迎随明，而飞走在其中矣。）

——明·李梴《医学入门·卷一·针灸·子午八法》

【提要】 本论主要阐明针刺治疗有四个要素：穴法、开阖、迎随、飞经走气，称"神针大要"，并结合临床分别予以阐发。

杨继洲 诸家得失论

问：人之一身，犹之天地，天地之气，不能以恒顺，而必待于范围之功，人身之气，不能以恒平，而必待于调摄之技。故其致病也，既有不同，而其治之，亦不容一律，故药与针灸不可缺一者也。然针灸之技，昔之专门者固各有方书，若《素问》、《针灸图》、《千金方》、《外台秘要》，与夫补泻灸刺诸法，以示来世矣。其果何者而为之原欤？亦岂无得失去取于其间欤？诸生以是名家者，请详言之！

对曰：天地之道，阴阳而已矣。夫人之身，亦阴阳而已矣。阴阳者，造化之枢纽，人类之根抵也，惟阴阳得其理则气和，气和则形亦以之和矣。如其拂而戾焉，则赞助调摄之功，自不容已矣。否则，在造化不能为天地立心，而化工以之而息；在夫人不能为生民立命，而何以臻寿考无疆之休哉？此固圣人赞化育之一端也，而可以医家者流而小之耶？愚尝观之《易》曰：大哉乾元，万物资始；至哉坤元，万物资生。是一元之气，流行于天地之间，一阖一辟，往来不穷，行而为阴阳，布而为五行，流而为四时，而万物由之以化生，此则天地显仁藏用之常，固无庸以赞助为也。然阴阳之理也，不能以无愆，而雨旸寒暑，不能以时若，则范围之功，不能无待于圣人也。故《易》曰：后以裁成天地之道，辅相天地之宜，以左右民，此其所以人无夭札，物无疵厉，而以之收立命之功矣。然而吾人同得天地之理以为理，同得天地之气以为气，则其元气流行于一身之间，无异于一元之气流行于天地间也。夫何喜怒哀乐心思嗜欲之汩于中，寒暑风雨温凉燥湿之侵于外，于是有疾在腠理者焉，有疾在血脉者焉，有疾在肠胃者焉。然而疾在肠胃，非药饵不能以济；在血脉，非针刺不能以及；在腠理，非熨焫不能以达，是针灸药者，医家之不可缺一者也。夫何诸家之术惟以药，而于针灸则并而弃之，斯何以保其元气，以收圣人寿民之仁心哉？然是针与灸也，亦未易言也。孟子曰：离娄之明，不以规矩，不能成方圆；师旷之聪，不以六律，不能正五音。若古之方书，固离娄之规矩，师旷之六律也。故不溯其源，则无以得古人立法之意，不穷其流，则何以知后世变法之弊。今以古之方书言之，有《素问》、《难经》焉，有《灵枢》《铜人图》焉。有《灵枢》《铜人图》焉，有《千金方》、有《外台秘要》焉，有《金兰循经》、有《针灸杂集》焉。然《灵枢》之图，或议其太繁而杂；于《金兰循经》，或嫌其太简而略；于《千金方》，或诋其不尽伤寒之数；于《外台秘要》，或议其为医之蔽；于《针灸杂集》，或论其未尽针灸之妙，溯而言之，则惟《素》《难》为最要。盖《素》《难》者，医家之鼻祖，济生之心法，垂之万世而无弊者也。夫既由《素》《难》以溯其源，又由诸家以穷其流，探脉络，索荣卫，诊表里，虚则补之，实则泻之，热则凉之，寒则温之，或通其气血，或维其真元，以律天时，则春夏刺浅，秋冬刺深也。以袭水土，则湿致高原，热处风凉也。以取诸人，肥则刺深，瘠则刺浅也。又由是而施之以动摇进退，搓弹摄按之法，示以喜怒忧惧，思劳醉饱之忌，穷之以井荣俞经合之源，究之以主客标本之道，迎随开合之机。夫然后阴阳和，五气顺，荣卫固，脉络绥，而凡腠理血脉，四体百骸，一气流行，而无壅滞痿痹之患矣。不犹圣人之裁成辅相，而一元之气，周流于天地之间乎？先儒曰：吾之心正，则天地之心亦正，吾之气顺，则天地之气亦顺。此固赞化育之极功也，而愚于医之灸刺也亦云。

——明·杨继洲《针灸大成·卷三·策·诸家得失策》

【提要】　本论指出人身如天地宇宙，亦为一元之气运行其中，由此分阴阳表里，依疾病所在而采取适宜的治疗方法，医者对针、灸、药三者均需精通，缺一不可。古书中《素问》《难经》最重要，溯其源，穷其流，则针灸学主要知识都在其中。

吴　崑　针药短长

药类始于《神农本经》，盖三百六十五种；延至于今时《本草》所载，通计一千八百九十二种，药何繁也！至于针，则九者而已，针何寡也！然有穷年积岁引药无功者，一遇针家施治，危者立安，卧者立起，跛者立行，是药之多不如针之寡也；然针不难泻实，而难补虚，一遇尪羸，非饮之甘药不可，是针之补不如药之长也。上工以神良自期，必两者通明而时出之，始为全技。

——明·吴崑《针方六集·旁通集·针药短长》

【提要】　本论主要阐述药物与针刺各有所长，有常年服药无效者，用针刺治疗立即显效。

针刺泻实容易而补虚难，遇到极虚的病人一定要服药，这是针刺不如药物之处。医者须针药两者都能掌握，方为全面。

吴　崑　知针知药[*]

古昔良工，率针药并神，故名高一世。末世持针者不知针，用药者不知药，不能不为之太息。有如针家不明经之阴阳奇正、往来逆顺，穴之八法、五门、四根三结，法之补泻迎随、疾徐进退，吾不知其何以为针。药家不审六经所宜、五脏所入，与夫升降浮沉、寒热温平、良毒之性，宣通补泻、轻重滑涩燥湿、反正类从之理，吾不知其何以为药。如是而欲治病，病何赖焉？

——明·吴崑《针方六集·旁通集·两不精良》

【提要】　本论主要针砭时弊，论当时的医家"持针者不知针，用药者不知药"，针家对针灸经络、腧穴、针刺补泻手法等不了解；药家对六经辨证、五脏络属与药物的药性、正治反治等理论不明白，如此如何能治病？

张介宾　持针之道[※*]

持针之道，坚者为宝，正指直刺，无针左右。（坚而有力，则直达病所。正而不斜，则必中气穴。）神在秋毫，属意病者，审视血脉者，刺之无殆。（医之神见，在悉秋毫，必精必确，加意病者，详审血脉，然后刺之，庶无危殆。）方刺之时，必在悬阳，及与两卫。（悬，犹言举也。阳，神气也。凡刺之时，必先举神气为主，故曰悬阳。两卫者，卫气在阳，肌表之卫也，脾气在阴，脏腑之卫也，二者皆神气所居，不可伤犯，凡用针者，首宜顾此，故曰两卫。《师传》篇曰：脾者主为卫。）神属勿去，知病存亡。（此即悬阳之义，故存亡系之。）血脉者，在腧横居，视之独澄，切之独坚。（上文言神气之所居，此言血脉之所在也。视之独澄者，必欲索其隐。切之独坚者，必欲拨其本也。）

……

刺实须其虚者，留针，阴气隆至，乃去针也，刺虚须其实者，阳气隆至，针下热，乃去针也。（自此至下文神无营于众物者，皆释前《宝命全形论》之义。阴气隆至，针下寒也，阳邪已退，实者虚矣。阳气隆至，针下热也，元气已复，虚者实矣，故皆可去针也。）经气已至，慎守勿失者，勿变更也。（慎守勿失，勿变更者，戒其主持不定，多生惑乱，不惟无益，反招损也。）浅深在志者，知病之内外也。（内宜刺深，外宜刺浅，最当在意，不可忽也。）

近远如一者，深浅其候等也。（深者取气远，浅者取气近，远近虽不同，以得气为候则如一也。）如临深渊者，不敢堕也（言行针之际，当敬慎若此也。）手如握虎者，欲其壮也，（持针如握虎，欲其坚而有力也，）神无营于众物者，静志观病人，无左右视也。（神志不定，先从目始，目静则神静，神静则志专，病以静观，方无失也，故无左右视。）义无邪下者，欲端以正也。（此即前篇正指直刺、无针左右之义。）必正其神者，欲瞻病人目，制其神，令气易行也。

（目者神之窍，欲正病者之神，必瞻其目，制彼精神，令无散越，则气为神使，脉道易行也。）

——明·张介宾《类经·卷十九·针刺类·七、用针虚实补泻》

【提要】 本论对《内经》所论医者重视治神、察患者气血盛衰变化，以及守针下得气感，静观其变等操作方法，进行了深入分析和阐发。

徐灵胎 治法之变论*

医书之最古者《内经》，则医之祖乃岐黄也。然《本草》起于神农，则又在黄帝之前矣。可知医之起，起于药也。至黄帝，则讲夫经络脏腑之原，内伤外感之异，与夫君臣佐使，大小奇偶之制，神明夫用药之理。医学从此大备。然其书讲人身脏腑之形，七情六淫之感，与针灸杂法为多，而制方尚少。至伊尹有汤液治病之法，然亦得之传闻，无成书可考。至扁鹊、仓公，而汤药之用渐广。张仲景先生出，而杂病伤寒，专以方药为治，遂为千古用方之祖。而其方，亦俱原本神农、黄帝之精义，皆从古相传之方，仲景不过集其成耳。自是之后，医者以方药为重，其于天地阴阳，经络脏腑之道，及针灸杂术，往往不甚考求。而治病之法，从此一变。

——清·徐灵胎《医学源流论·卷下·医学渊源论》

【提要】 本论认为，医起于药，但至《内经》所载岐黄之道，经络脏腑、针灸方法、制方原理等皆备，而以针灸为多。伊尹发明汤液治病，至扁鹊、仓公而汤药之用渐广。张仲景出，而杂病、伤寒专以方药为治，遂为千古用方之祖。自此之后，医者以方药为重，"其于天地阴阳，经络脏腑之道，及针灸杂术，往往不甚考求"。治病之法，由从此发生转变。

徐灵胎 针灸失传论

《灵》《素》两经，其详论脏腑经穴疾病等说，为针法言者，十之七八，为方药言者，十之二三。上古之重针法如此，然针道难而方药易，病者亦乐于服药而苦于针。所以后世方药盛行而针法不讲。今之为针者，其显然之失有十，而精微尚不与焉。两经所言十二经之出入起止，浅深左右，交错不齐，其穴随经上下，亦参差无定。今人只执同身寸依左右一直竖量，并不依经曲折，则经非经而穴非穴，此一失也。两经治病，云某病取某穴者固多，其余则指经而不指穴。如《灵枢·终始》篇云：人迎一盛，泻足少阳，补足太阴；《厥病》篇云：厥头痛，或取足阳明、太阴，或取手少阳、足少阴。耳聋取手阳明，嗌干取足少阴。皆不言其穴，其中又有泻子补母等义。今则每病指定几穴，此二失也。两经论治，井、荥、输、经、合最重。冬刺井，春刺荥，夏刺输，长夏刺经，秋刺合。凡只言某经，而不言某穴者，大部皆指井荥五者为言。今则皆不讲矣，此三失也。补泻之法，《内经》云：吸则内针，无令气忤；静以久留，无令邪布。吸则转针，以得气为故；候呼引针，呼尽乃去，大气皆出为泻。呼尽内针，静以久留，以气至为故；候吸引针，气不得出，各在其处，推阖其门，令神气存，大气留止为补。又必迎其经气，疾内而徐出，不按其痏为泻；随其经气，徐内而疾出，即按其痏为补。其法多端。今则转针之时，以大指推出为泻，搓入为补，此四失也。纳针之后，必候其气。刺实者，阴气隆至乃去针；刺虚者，阳气隆至乃出针。气不至，无问其数，气至即去之，勿复针。《难经》云：先以左手压按所针之处，弹而努之，爪而下之。其气来如动脉之状，顺而刺之。得气因而推内之，是谓补。动而伸之，是谓泻。今则时时转动，俟针下宽转，而后出针，不问气之至与不至，此五失也。凡针之深浅，随时不同。春气在毛，夏气在皮肤，秋气在肌肉，冬气在筋骨，故春夏刺浅，秋冬刺深，反此有害。今则不论四时，分寸各有定数，此六失也。古之用针，凡疟疾、伤寒、寒热咳嗽，一切脏腑七窍等病，无所不治。今则只治经脉、形体、痿痹、屈伸等病而已，此七失也。古人刺法，取血甚多，《灵枢·血络论》言之最详。而头痛腰痛，尤必大泻其血，凡血络有邪者，必尽去之。若血射出而黑，必令变色，见赤血而止，否则病不除而反有害。今人则偶尔见血，病者医者已惶恐失据，病何由除？此八失也。《内经》刺法，有九变十二节。九变者，输刺、远道刺、经刺、络刺、分刺、大写刺、毛刺、巨刺、淬刺。十二节者，偶刺、报刺、恢刺、齐刺、扬刺、直针刺、输刺、短刺、浮刺、阴刺、傍刺、赞刺。以上二十一法，视病所宜，不可更易，一法不备，则一病不愈。今则只直刺一法，此九失也。古之针制有九：镵针、员针、鍉针、锋针、铍针、员利针、毫针、长针、大针，亦随病所宜而用，一失其制，则病不应。今则大者如员针，小者如毫针而已，岂能治痼疾暴气？此十失也。其大端之失已如此，而其尤要者，更在神志专一，手法精严。经云：神在秋毫，属意病者，审视血脉，刺之无殆。又云：经气已至，慎守勿失，深浅在志，远近若一，如临深渊，手如握虎，神无营于众物。又云：伏如横弩，起如发机。其专精敏妙如此。今之医者，随手下针，漫不经意，即使针法如古，志不凝而机不达，犹恐无效，况乎全与古法相背乎？其外更有先后之序，迎随之异，贵贱之殊，劳逸之分，肥瘦之度，多少之数，更仆难穷。果能潜心体察，以合圣度，必有神功。其如人之畏难就易，尽违古法，所以世之视针甚轻，而其术亦不甚行也。若灸之一法，则较之针所治之病，不过十之一二。知针之理，则灸又易易耳。

——清·徐灵胎《医学源流论·卷下·针灸失传论》

【提要】 本论主要阐述针灸之所以失传的十个原因：①只执同身寸，不依经脉之曲折取穴，取穴不准；②经典中某病多取某经，不固定腧穴，今多固定几穴；③言某经者多指五输穴，今则不讲；④经典中补泻之法有多种，今则仅以转针之时，大指推出为泻，搓入为补；⑤针刺不注重气至与否；⑥针刺不论四时深浅所宜；⑦古代针刺治疗脏腑诸窍多种疾病，今只治经脉形体痿痹屈伸等病；⑧刺血疗法的忽视；⑨《内经》多种刺法没有继承，只多用直刺一种方法；⑩古有九针，如今只有员针、毫针等，针具种类较单一，因此有些疾病无法治疗。此外，针刺手法传承不得其法等，均造成针刺疗法的逐渐萎缩。

李学川 针灸汤药脏腑经络并重之论※*

……人身内而脏腑，外而经络毛腠，不过一气一血相为流贯，故病有内有外，有由外及内，有由内达外，循环无端，息息相通。知汤液而不知针灸，是知人有脏腑，而不知有经络毛腠也；知针灸而不知汤液，是知人有经络毛腠，而不知有脏腑也。病虽万变，人只一身，医者必离而二之，可乎哉？且医而不知针灸，将不知脏腑、经络之相为表里乎？不知脏腑、经络之相为表里，则脉络之交会、起止，气血之生死、出入，又乌从而测之？

——清·李学川《针灸逢源·序》

【提要】　本论指出，人体内为脏腑、外为经络，两者相为表里，气血内外贯通，熟知经络、脏腑，脉络交会、起止，气血运行规律，才能对疾病的传变、转归等有正确判断。

赵缉庵　论毫针之利益

《内经》九针，虽各有所用，而用途最广，针治最多者，莫如毫针。毫针细如牛毛，能针三百六十五穴，无论手足四肢，腹背头面，邪轻邪重，未有不宜使用毫针者，故毫针为医家第一便利必需之针，除深邪远痹，腹内积块，宜用略粗较长之针外，其他气血凝滞、经络不通及一切风寒燥湿诸疾痛，皆可以毫针行补泻。其利益多，针细易于进穴，不致费时费力，一利也；进穴后便于搓转，提插无滞，二利也；病者不觉痛苦，无畏针之患，三利也；针细则针孔亦小，不致有伤穴旁好肉，四利也；脉络粗者为经脉，细者为络脉，极细者为孙络，伤一孙络，则闭一气道，针细则无伤络之虞，五利也；针后穴眼被粗针摇大，病者多觉疼痛，又易招风，针细则孔小而穴眼不痛，封闭又紧，自无疼痛招风之患，六利也；进穴后行补泻时，若遇邪多正虚者，非留针时久，未能尽邪补虚，细针则不伤穴旁骨肉，可以久留搓转，终无他害，七利也。种种利益，不胜枚举，世之行针者，奈之何不用毫针而用粗针哉！

——赵寿毛《赵缉庵针灸按摩真传·卷二·二十一、论毫针之利益》

【提要】　本论主要阐述毫针是临床使用时最为便利、必需，用途最广的针具。论中列举了毫针七个方面的优点，如针细易进针，进穴后便于捻转、提插，患者不觉痛苦、不畏针，针孔小不致伤及肌肉，不伤络，不致招风，针细可以久留针搓转，不会产生害处，等。

赵缉庵　论同病同穴同针法而有无效验或迟速之分

同一病也，同一治也，同一穴也，而针之浅深补泻，手法出入，无不同也，何以有效有不效？或效迟效速，不一其状也。盖补者补其不足，有把彼注此之势，譬如洒水浇田，一时不洒，则一时断流，一时缓洒，则一时缓流。针家手法熟者，运气取气，亦如浇田者不住洒浇，洒必满斗，则水不断流，而灌溉尽亩。补针亦犹是也，故有效而速也，反此者则无功。泻者泻其有余，又似从井取水，以四架辘轳，不住汲取，时久而井水竭，否则功停而泉源足矣。针家手法熟者，驱邪逐邪，亦如以辘轳取水，手不停而时又久，则井水易见涸竭，泻针亦犹是也，故有效而速也，反此者则无功。针家以手熟为高妙，熟则开关过节，飞经走气，凡所施龙虎龟凤等法，无不招招中规，针针合度，且又连续不断，进退有情，故虚易补而实易泻。手法不熟者，运气不到，催气不速，时紧时松，或缓或急，气将到而忽停，邪将去而顿止，为功亏于一篑，姑息最易养奸，此所以效小而迟也。

——赵寿毛《赵缉庵针灸按摩真传·卷二·三十、论同病同穴同针法而有无效验或迟速之分》

【提要】　本论主要阐述针刺同病、同穴、同针法，为何疗效不同的原因。以洒水浇田比喻针刺补法，以辘轳取水喻针刺泻法，强调针家要以手法熟练为妙，手法熟练则针刺效速，手法不熟则运气不到，常常功亏一篑，则效小而迟。

承淡安　针灸刺激强弱之适用及针刺程序※

一般属于神经兴奋之症候，如痛、痉挛、炎症，其初起者，每用强刺激以抑制之，久病或体气已衰者，则用中刺激作持久之捻运，或用留针法以解散之。机能衰弱，麻痹、萎缩，则用轻刺激以调整之，此常法也。在临床应用上，随视其所刺激之部位而使用刺激之强弱，亦有分别：凡内脏病症、五官病症，在身半以上者，如须用强刺激，只可减为中刺激，须用中刺激者，只可减少捻运或减少壮炷。在身半以下之肢末，其刺激程度，须较上半身为强，此为编者临床应用之法则，提供参考。

——承淡安《中国针灸学讲义·第四编·第四章·第四节》（新编本）

【提要】　本论从神经机能兴奋、衰弱的不同，论述针刺刺激强弱所起抑制、调整作用的不同，以说明针刺刺激强弱与不同病症的适应关系。接着进一步阐述了刺激强弱与刺激部位的相应关系，身半以上和身半以下有刺激强弱的区别。

承淡安　针灸效果不一致之原因

针灸刺激之治病，与药物之治病不同，药物含有抗生素与维生素及化学作用，对病体有物质上之补充，针灸则全凭刺激作用，激发其本身之自卫自治能力，故有同一之病候，但因病者此种能力之各自不同，而收效亦不能一致，如习见之肩膀痛，则取常用之肩髃穴，有略针即效，有久捻乃效，有留针即效，有加灸乃效，亦有因久捻或灸而病反更增者，其间虽有年龄、体质，或病之新久关系，但在临床上，即使正确地根据这些情况推断，每有预测为一时难效或认为一时可收速效者，其结果适得其反，如年老久病者，收效应迟而未必迟，年青新病者，收效应速而又未必速，此种情况，于临床上数见不鲜，尤以妇女为多，其故不明，只有认为恢复能力之强弱不同而已，至真实理由，尚有待于学者再作实际之观察与研究焉。

——承淡安《中国针灸学讲义·第四编·第四章·第五节》（新编本）

【提要】　本论首先说明针灸治病与药物治病的不同，进而阐明针灸不同患者取得不同效果的原因，与患者本身自卫自治能力密切相关，还与年龄、体质、病之新久均有关系。如果与年龄、体质、病之新久的预后推测不相符的，究其原因主要在于患者个人的恢复能力强弱不同，其中的具体机理有待进一步观察和研究。

承淡安　针与灸效果之特点

就临床上实际观察，针之收效，比较灸治为速，而效果之持久性，灸治较针治为强。事实表现如此，其理由尚待研究，虽有人认为针刺能直达其深层神经而激发其机能，故收效速。灸则因其影响于血球关系及抗体增加，故效用较能持久，此亦仅属于合理之推测而已。而一般疾病之反复，则以其已病之神经组织，其感应性较原有健区为强，每因气候转换，情感变动，过劳不节，调摄失宜，而激发其复病，此无关针灸效果之持久问题，而为其本身之调摄问题与生理机能之自然问题耳。

——承淡安《中国针灸学讲义·第四编·第四章·第六节》（新编本）

【提要】 本论主要阐述针与灸的疗效特点，针刺起效速而疗效持久性弱，灸治起效慢而疗效持久性好，其原因有待研究。论中论及有学者从针刺刺激神经功能，灸治影响血液中的血球及抗体的角度进行解释。还论述了疾病治疗中发生反复的多种原因，认为这些情况下的病情反复，与针灸的效果持久性无关，多属患者自身的调摄问题。

1.2 针刺深度与方向

《灵枢》 刺有深浅※*

脉之所居深不见者刺之，微纳针而久留之，以致其空脉气也。脉浅者勿刺，按绝其脉乃刺之，无令精出，独出其邪气耳。所谓三刺则谷气出者，先浅刺绝皮，以出阳邪；再刺则阴邪出者，少益深，绝皮致肌肉，未入分肉间也；已入分肉之间，则谷气出。故《刺法》曰：始刺浅之，以逐邪气而来血气；后刺深之，以致阴气之邪；最后刺极深之，以下谷气。此之谓也。故用针者，不知年之所加，气之盛衰，虚实之所起，不可以为工也。

——《灵枢·官针》

【提要】 本论主要阐述脉有深浅，而刺之有法；一刺之中有三刺之法，由浅及深。

《灵枢》 五脏刺※*

凡刺有五，以应五脏。一曰半刺，半刺者，浅纳而疾发针，无针伤肉，如拔毛状，以取皮气，此肺之应也。二曰豹文刺，豹文刺者，左右前后针之，中脉为故，以取经络之血者，此心之应也。三曰关刺，关刺者，直刺左右，尽筋上，以取筋痹，慎无出血，此肝之应也，或曰渊刺，一曰岂刺。四曰合谷刺，合谷刺者，左右鸡足，针于分肉之间，以取肌痹，此脾之应也。五曰输刺，输刺者，直入直出，深纳之至骨，以取骨痹，此肾之应也。

——《灵枢·官针》

【提要】 本论主要阐述刺五体以应五脏的五种刺法。半刺，刺表皮，取皮气，应肺；豹文刺，刺中脉，取经络之血，应心；关刺，刺中筋，取筋痹，应肝；合谷刺，刺分肉间，取肌痹，应脾；输刺，刺至骨，取骨痹，应肾。

《灵枢》 三刺※*

凡刺之属，三刺至谷气，邪僻安合，阴阳易居，逆顺相反，沉浮异处，四时不得，稽留淫泆，须针而去，故一刺则阳邪出，再刺则阴邪出，三刺则谷气至，谷气至而止。所谓谷气至者，已补而实，已泻而虚，故以知谷气至也。邪气独去者，阴与阳未能调，而病知愈也。故曰补则实，泻则虚，痛虽不随针，病必衰去矣。

——《灵枢·终始》

【提要】 本论主要阐述不同针刺深度所达致的作用不同。

《素问》 刺要论

黄帝问曰：愿闻刺要。岐伯对曰：病有浮沉，刺有浅深，各至其理，无过其道。过之则内伤，不及则生外壅，壅则邪从之。浅深不得，反为大贼，内动五脏，后生大病。

故曰：病有在毫毛腠理者，有在皮肤者，有在肌肉者，有在脉者，有在筋者，有在骨者，有在髓者。是故刺毫毛腠理无伤皮，皮伤则内动肺，肺动则秋病温疟，溯溯然寒栗。刺皮无伤肉，肉伤则内动脾，脾动则七十二日四季之月病腹胀，烦不嗜食。刺肉无伤脉，脉伤则内动心，心动则夏病心痛。刺脉无伤筋，筋伤则内动肝，肝动则春病热而筋弛。刺筋无伤骨，骨伤则内动肾，肾动则冬病胀腰痛。刺骨无伤髓，髓伤则销铄胻酸，体解㑊然不去矣。

——《素问·刺要论》

【提要】 本论主要论述刺法的要领，在于"各至其理，无过其道"，当根据病的浮沉，把握针刺的不同深度。若深浅不当，或针刺时损伤无关组织，易触动相应内脏之气而患病。

《素问》 刺齐论

黄帝问曰：愿闻刺浅深之分。岐伯对曰：刺骨者无伤筋，刺筋者无伤肉，刺肉者无伤脉，刺脉者无伤皮，刺皮者无伤肉，刺肉者无伤筋，刺筋者无伤骨。帝曰：余未知其所谓，愿闻其解。岐伯曰：刺骨无伤筋者，针至筋而去，不及骨也。刺筋无伤肉者，至肉而去，不及筋也。刺肉无伤脉者，至脉而去，不及肉也。刺脉无伤皮者，至皮而去，不及脉也。所谓刺皮无伤肉者，病在皮中，针入皮中，无伤肉也。刺肉无伤筋者，过肉中筋也。刺筋无伤骨者，过筋中骨也。此之谓反也。

——《素问·刺齐论》

【提要】 本论主要阐述针刺需知浅深有别，守"五体"（皮肉脉筋骨）所在而刺，不伤及其他组织。

杨上善 三刺※*

所谓三刺则谷气出者，先浅刺绝皮以出阳邪；（三刺者，阳邪刺，阴邪刺，谷道气刺也。阳邪浮浅在皮，故一刺浅之，阳邪得出也。）再刺则阴邪出者，少益深，绝皮致肌肉，未入分间也；（阴邪次深，在于肌肉，故再刺出之也。）已入分肉之间，则谷气出。（谷气者，正气也。

故后刺极深，以致正气也。）故《刺法》曰：始刺浅之，以逐邪气而来血气；后刺深之，以致阴气之邪；最后刺极深之，以下谷气。此之谓也。（逐邪气者，逐阳邪。来血气，引正气也。下，谷气不下，引之令下也。）故用针者，不知年之所加，气之衰盛，虚实之所起，不可以为工也。（人之大忌，七岁以上，次第加九，至一百六，名曰年加也。不知年加气之衰盛虚实为不知也。）凡刺之属，三刺至谷，（三刺得于谷气也。）邪僻妄合，（阴阳二邪，妄与正气相合。一也。）阴阳易居，（脏腑一气相乘，名曰易居。二也。）逆顺相反，（营气逆肺，卫气顺脉，以为相反。三也。）沉浮异处，（春脉或沉，冬脉或浮，故曰异处。四也。）四时不得，（谓四时脉不相顺。五也。）稽留淫泆，（言血气或有稽留壅遏，或有淫泆过度。六也。）须针而去。（以此六过，故须微针以去之也。）一刺则阳邪出，再刺则阴邪出，三刺则谷气至，谷气至而止。所谓谷气至者，已补而实，已泻而虚，故以知谷气至也。（已补而实，已泻而虚，皆正气至，故病愈也。）邪气独去者，阴与阳未能调，而病知愈也。（行补泻已，邪气已去，以阴阳未调，病虽不愈，后必愈矣。）故曰补则实，泻则虚，痛虽不随针减，病必衰去矣。（引上经证也。）

——唐·杨上善《黄帝内经太素·卷二十二·九针之二·三刺》

【提要】　本论主要阐述《内经》"三刺"原理，其本质在于用针祛除浅、深层次邪气，激发正气而至，这与补虚泻实是一致的。

杨继洲　针刺深浅论*

问：诸家刺齐异同。

答曰：《灵枢》所言：始刺浅之，以逐邪气，而来血气（谓绝皮以出阳邪也）。后刺深之，以致阴气之邪（谓阴邪出者少，益深绝皮，致肌肉未入分肉间也）。最后取刺极深之，以下谷气（谓已入分肉之间，则谷气出矣），此其旨也。余读《难经》，常见针师丁德用所注，乃言人之肌肉，皆有厚薄之处，但皮肤之上，为心肺之部，阳气所行；肌肉之下，为肝肾之部，阴气所行也。是说所以发挥《灵枢》之旨，却甚详明。至于孙氏《千金方》所言：针入一分，则知天地之气（亦与始刺浅之，而来血气意合）。针入二分，则知呼吸出入，上下水火之气（亦与后刺深之，以致阴气意合）。针入三分，则知四时五行，五脏六腑逆顺之气（亦与最后极深，以下谷气意合，乃根本也）。《玄珠密语》言：入皮三分，心肺之部，阳气所行。入皮五分，肾肝之部，阴气所行（取象三天两地之数）。此说可谓详明矣。及夫后贤所著，则又有自一分，而累至于十分之说，此法益详且密矣。大抵博约不同，其理无异，互相发明，皆不必废。

——明·杨继洲《针灸大成·卷四·经络迎随设为问答（杨氏）》

【提要】　本论主要阐述针刺深浅分层次，所调相应之气有所不同。《灵枢》《难经》《千金方》《玄珠密语》对此各有不同叙述，其内涵基本一致，可相互补充说明。

张志聪　针刺层次论**

故一针皮，二针肉，三针脉，四针筋，五针骨，六针调阴阳，七针益精，八针除风，九针通九窍，除三百六十五节气，此之谓各有所主也。（一至五针，刺形层浅深之次序。人之声音，由肾之所发，故五针骨也。阴阳二气，分而为三阴三阳，故六针调阴阳气。阴精七损，故当益之。八风为邪，故当除之。节之交三百六十五会，络脉之渗灌诸节者也，故九窍节气，闭者通之，实者除而去之。此之谓九针之各有所主。夫圣人起天地之数也，一而九之，故以立九野，九而九之，九九八十一，以起黄钟数焉，盖以针应数也。是九针之道。一中有九，九九八十一以应律数。若谓一针在皮，六针调气，又不可与言针矣。）

——清·张志聪《素问集注·针解》

【提要】　本论主要阐述《素问·针解》论九针中有"刺形层浅深之次序"，即针刺深浅分为皮、肉、脉、筋、骨五个层次；说明了九针内容的立意依据和理论内涵。

王乐亭　透刺※*

第一，一穴贯两经（或数经）沟通经气

用一根针刺入某腧穴，得气后，即可通过手法，引导经气流行，感传之所及与针刺的深度、手法的强弱密切相关。当透刺到另一腧穴时，再行手法，使之得气，针芒所向则气至病所，这样两经的经气就会沟通交融。若久病入阴，即可从阳引阴；若病在阳，犹可从阴引阳。有时也可根据五行生刻制化的规律，而采取相近而又可能的穴位透刺。例如王乐亭老医生治疗便秘时，往往从阳陵泉透刺至足三里，以木疏土；由于两经的经气交融，气血得以流通疏峻，以加强治疗作用；有时在透刺的过程中，可以通过两条以上经络，其治疗作用就更加广泛和明显。

第二，一穴担两穴，免伤卫气

针刺某一腧穴，必然要经过皮肤、肌肉而至筋骨或深入脏腑近处。所谓透刺又与一般沿皮刺有所不同，进针深、刺激重，由于补泻手法的实施而达到一定的治疗作用。然而，凡大毫针刺破皮肤，在表之卫气必然受损伤，若为三棱针刺破，非但伤气而且耗血，正如《素问·刺要论》所说："是故刺毫毛腠理勿伤皮，皮伤则内动肺。"所以，针刺一穴而从皮下深处透至另一穴，这样起码减少刺破另一处的皮肤，既能免伤皮卫之气，又能够达到针刺两穴的治疗效果。

——北京中医医院《金针王乐亭》

【提要】　本论主要阐述从一穴透刺到邻近经脉的另一穴时，一方面能够沟通两条经脉之间的经气，使其治疗作用更为广泛和加强；另一方面，仅刺入一穴的皮肤便能刺激两个腧穴，也减少了对另一穴皮肤表层卫气的伤害。

盛燮荪　针刺方向※

第一，掌握针刺方向的旨意

在临床实践中，掌握不同针刺方向，不仅是为了适合在不同腧穴部位作针刺，也是构成导气、补泻手法的主要组成部分，特别是在针某些腧穴时，只有通过一定的方向才能刺达应刺的部位，较好地发挥其治疗作用。

第二，针刺方向意在得气与通经导气

针刺方向是以针刺入腧穴以后，针尖刺入的上下左右空间的方向为依据，其目的是在于得气和通经导气。针刺必须获得感应才能产生效果，感应能向远处传导，可以提高疗效。

第三，针刺方向与腧穴主治作用的关系

这二者之间的关系是：腧穴的主治作用，是通过刺、灸而产生的，就针刺而言，不同的手法，即使施于同一腧穴，也会出现不同的作用，甚至可以得到完全相反的效果。

第四，针刺方向与针刺手法的关系

针刺方向也是某些针刺手法中的基本组成部分。如迎随补泻法中的"针芒补泻法"以"针头逆其经脉循行而刺为迎为泻，针头顺其经脉循行而刺为随为补"的方法，主要是以"针向"为主来区分补泻的。

——盛燮荪、陈峰《盛氏针灸临床经验集（第一辑）》

【提要】 本论主要阐述针刺方向不仅是为了适应不同腧穴位置的针刺操作，而且在临证中有重要作用，关涉多方面内容。如：与针刺得气和通经导气有关，有助于针感传导；与腧穴主治相关；以针刺方向是否顺逆经脉循行方向确定针刺补泻。

盛燮荪 透穴针法※

透穴针法又称透针刺法、透刺法、一针二穴法。其主要特点在于"透刺"，即运用毫针从一个穴点刺达邻近穴点或相近的腧穴或部位，从而充分发挥针体在腧穴空间的调气作用，而获取更佳的效果。透刺方法虽有浅表沿皮透刺和直针深刺透刺等多种透刺形式，但就针体进入机体的深度而言，透针刺法是属于毫针深刺之法。

……

透穴针法是以毫针透刺穴位为其特点，已如前述，但有的一针两穴，有的一针多穴，或单向透刺，或多向透刺。主要是根据中医脏腑经络学说，在辨证论治的原则下决定应取和被透刺之穴，其次是根据病灶部位之不同来决定透刺的方向和角度。兹分述如下：

按脏腑表里、经络迎随和异经相贯的学说，根据不同病证来确定如何透穴。这一透刺法，又有下面三种不同情况：

第一，本经穴位间透刺

凡病证单纯，按"病位分经"和"循经取穴"的原则选取本经穴位，但根据"逆经刺为泻、顺经刺为补"的原则，在本经穴位间进行透刺，如风热头痛取"中渚透液门"，是逆经透刺，泻三焦之风热。而耳鸣、手指拘挛麻木则用"液门透中渚"，属顺经为补，疏调经气之法。其他如"百会透前顶、后顶""合谷透三间"等透穴法，也都是根据经脉迎随来区分和应用的。

第二，表里经穴位之间透刺

根据脏腑经脉的表里关系、在表里经脉之间进行透刺，以贯连经气，如内关、外关之间或三里、阴陵泉之间的透刺，是按"病先起阴者，先治其阴，而后治其阳。病先起阳者，先治其阳，而后治其阴"（《灵枢·终始》），或从阴引阳，或从阳引阴来决定其进针之穴和透刺之穴。

第三，主治作用相近的邻近异经穴位间透刺

某些病证常涉及几条经脉的病变,则取本经穴位为主,并在邻近的异经穴位中间进行透刺,如心悸、胸闷、失眠取"神门透大陵";头痛项强取"风池透风府"或"风池透风池";腹痛、腹泻、呕吐取"公孙透涌泉"等法,取其穴位功能相近,部位邻近,一针贯透2~3穴,以增强针刺效果。

以上三种透穴的形式,主要根据中医脏腑经络表里相关学说和在中医辨证论治的基础上来应用。因此,在明辨病证的所属经脉以外,还应该熟悉穴位的主治功能,特别对该穴位所处邻近穴位的主治功能,方能有的放矢地透刺。……总之,不同之透刺,有充分发挥穴位主治功能的作用,而决不是无原则地透刺。

——盛燮荪、陈峰《盛氏针灸临床经验集（第一辑）》

【提要】　本论主要阐述"透穴针法"的作用依据,在于利用针具在不同腧穴空间调气,以发挥更好的疗效。不同腧穴之间如何透刺,须遵循中医脏腑经络学说。大致可分为三种形式:其一、本经穴位间透刺:根据透刺方向与经脉循行方向的顺逆关系,以"逆经刺为泻、顺经刺为补";其二、表里经穴位之间透刺:依据经脉之间的表里关系,透刺以沟通经气;其三、主治作用相近的邻近异经穴位间透刺:依据对于腧穴主治作用的把握。

张　仁　深透刺法[※]

所谓深透刺,指深刺或透刺,或深刺加透刺。此法运用得当,可明显提高疗效。……由于透刺法多用于透穴,故临床上多称透穴法,亦有称为透针法、透穴针法等。透刺法在临床上具有不少优点,它可以精简用穴而又能扩大针刺的作用。如通过透刺能加强表里经及邻近经脉的沟通。不过临床上一般多用浅透法。特别值得一提的是,头部组织浅薄难以深刺,躯体某些穴位浅刺难以得气,深刺又恐损及内脏,用透刺法既可催气导气,又免于招致意外,施术颇为安全。

我主张对一些深痼之疾,用深透刺法更能增强刺激量,针感容易扩散、传导,起到分别刺两穴（或数穴）所不能起的作用。

——张仁《针灸秘验——50 年针灸临证实录》

【提要】　本论主要阐述透刺法临床较为常用,能够加强相邻经脉或腧穴之间的经气沟通,扩大治疗作用。此论倡导的深透刺法,针刺较深,有利于增强刺激量、扩散针感,对于那些病程久、病位深的疾病能够更好地发挥治疗作用。

张　仁　掌握针刺方向[※]

我在临床中发现,在进针过程中,把握好针刺方向,确有助于提高疗效。可以分为以下两类。一种是在不同的穴位,或因病症虚实,以迎随补泻之法,决定针刺方向;另一种是按病位所在,决定针刺方向,如腕踝针刺法。我体会较深的则是:同一个穴位,通过采用不同的针刺方向,促进、激发针感的传导,并控制这种针感向疾病方向传导,可以用来治疗不同的病症。

——张仁《针灸秘验——50 年针灸临证实录》

【提要】 本论主要阐述针刺方向与疗效密切相关。针刺方向调整的决定因素，有两个主要方面：一个是针刺方向与经脉循行方向是否一致，决定针刺补泻的效应；另一个则是病位所在决定着针刺方向，后者又关系着针感的传导。

1.3　行针与辨气

《灵枢》　据脉察气※*

所谓气至而有效者，泻则益虚，虚者脉大如其故而不坚也，坚如其故者，适虽言快，病未去也。补则益实，实者脉大如其故而益坚也，夫如其故而不坚者，适虽言快，病未去也。故补则实，泻则虚，痛虽不随针减，病必衰去。

——《灵枢·终始》

【提要】 本论主要阐述针刺时可根据脉象虚实的变化而诊察、辨析补泻是否达到"气至而有效"。

《灵枢》　针刺气行*

黄帝问于岐伯曰：余闻九针于夫子，而行之于百姓，百姓之血气各不同形，或神动而气先针行，或气与针相逢，或针已出气独行，或数刺乃知，或发针而气逆，或数刺病益剧，凡此六者，各不同形，愿闻其方。

岐伯曰：重阳之人，其神易动，其气易往也。黄帝曰：何谓重阳之人？岐伯曰：重阳之人，熇熇高高，言语善疾，举足善高，心肺之脏气有余，阳气滑盛而扬，故神动而气先行。

黄帝曰：重阳之人而神不先行者，何也？岐伯曰：此人颇有阴者也。黄帝曰：何以知其颇有阴也？岐伯曰：多阳者多喜，多阴者多怒，数怒者易解，故曰颇有阴，其阴阳之离合难，故其神不能先行也。

黄帝曰：其气与针相逢奈何？岐伯曰：阴阳和调而血气淖泽滑利，故针入而气出，疾而相逢也。

黄帝曰：针已出而气独行者，何气使然？岐伯曰：其阴气多而阳气少。阴气沉而阳气浮，沉者内藏，故针已出，气乃随其后，故独行也。

黄帝曰：数刺乃知，何气使然？岐伯曰：此人之多阴而少阳，其气沉而气往难，故数刺乃知也。

黄帝曰：针入而气逆者，何气使然？岐伯曰：其气逆与其数刺病益甚者，非阴阳之气，浮沉之势也，此皆粗之所败，上之所失，其形气无过焉。

——《灵枢·行针》

【提要】 本论主要阐述针刺气行因人而异，重点分析神动而气先针行、气与针相逢、针已出气独行、数刺乃知等反应与体质关系，及发针而气逆、数刺病益剧等情况，及其阴阳气血特点。

《灵枢》 用针调气及解结*

用针之类，在于调气，气积于胃，以通营卫，各行其道。宗气留于海，其下者注于气街，其上者走于息道。故厥在于足，宗气不下，脉中之血，凝而留止，弗之火调，弗能取之。用针者，必先察其经络之实虚，切而循之，按而弹之，视其应动者，乃后取之而下之。六经调者，谓之不病，虽病，谓之自已也。一经上实下虚而不通者，此必有横络盛加于大经，令之不通，视而泻之，此所谓解结也。

——《灵枢·刺节真邪》

【提要】 本论主要阐述用针调气的原理，以及刺络"解结"的方法及原理。

《难经》 知气至气尽*

八十难曰：经言有见如入，有见如出者，何谓也？

然，所谓有见如入者，谓左手见气来至，乃内针，针入见气尽，乃出针。是谓有见如入，有见如出也。

——《难经·八十难》

【提要】 本论主要阐述针刺"有见如入，有见如出"的具体操作方法，并强调左手的重要性。

杨上善 知针虚实寒热得中之法**

黄帝曰：何如而虚，何如而实？岐伯曰：刺虚者须其实也，刺实者须其虚也，（虚为病者，补之须实；实为病者，泻之须虚也。）终气以至，慎守勿失，（得气补泻，终时慎之，勿使过与不及也。）深浅在志，（志，记也。计针下深浅，可记之，不得有失。深浅有失，更增其病，故须记。）远近若一，（使之得中，不可过与不及，故曰若一也。）形如临深渊，手如握虎，神无营于众物。（行针专务，设二喻以比之：一如临深渊，更营异物，必有颠坠之祸；亦如握虎不坚，定招自伤之害。故行针调气，不可不用心也。）

……

虚实之要，九针最妙者，……刺其实须其虚者，留针，阴气降至，乃去针也。（刺于热实，留针使针下寒，无热乃出针。）刺其虚须其实者，阳气降至，针下热，乃去针也。（刺于寒虚，留针使针下热，无寒乃出针也。）降之已至，慎守勿失者，勿变更。（寒温之气，降至针下，勿令太过不及，使之变为余病也。）深浅在志者，知病之内外也。（下针浅深得气，即知病在脏腑也。）近远如一者，深浅其候等也。（深浅得候，即知合中，不令过与不及。）……

——唐·杨上善《黄帝内经太素·卷十九·知针石》

【提要】　本论是杨上善对《内经》针刺虚实补泻操作法的阐发。其强调针刺深浅、补泻手法都要适度，行针调气必须专心致志。

王国瑞　论气至**[※*]

轻滑慢而未来，沉涩紧而已至。（指弹其穴，穴下气轻、滑、慢，气未至也，勿刺，待气至方可刺也。穴下气来沉、涩而急，即可刺也。）既至也，量寒热而留疾；未至者，据虚实而候气。（气至也，可留则留，可速则速。寒则留，热则速，不可失时。候气未至，或进或退，或按或提等，引气至方可刺也。）气之至也，若鱼吞钩饵之浮沉。（气至穴下，若鱼吞钩，若蚁奔走，或浮或沉也。）气未至也，似潜处幽堂之深邃。（穴下气不至，若虚堂无人，刺之无功，不可刺也。）气至速而效速，气至迟而不治。（气之至也，刺之即愈；气未至也，如刺绣工，徒劳人尔。）……凡刺者，使本神朝而后入；既刺也，使本神定而气随。神不朝而勿刺，神已定而可施。（神者，脉也。脉息见于穴下，气至可刺之；脉息不至则不均，不全则不定穴下气分，不可刺也。至慎！至慎！）

——元·王国瑞《扁鹊神应针灸玉龙经·注解〈标幽赋〉》

【提要】　本论主要阐述气至与未至的区别，指下弹穴，穴下气"轻滑慢"则未至，"沉涩而急"则已至可刺。针刺气至后，根据症状寒热确定留针时间长短，寒则留，热则疾出针。气未至则需使用进退、按提等方法催气。气至后"若鱼吞钩，若蚁奔走，或浮或沉也"，气未至"若虚堂无人，刺之无功"，针刺气至速迟与起效快慢相应。

汪　机　论候气法[※]

病未退者，针下如根，推之不动，转之不移，此为邪气吸拔其针，未可出针，出则病复。再须补泻，停以待之，直候病势已退，针下微松，如鱼吞钓之状，乃真气至也，方可出针豆许，搓而停之。补者，吸之去疾，急扪其穴；泻者，呼之去徐，不闭其穴。

……

（机按：赋言针下沉紧，为邪气盛；针下微松，为正气至。此但可以候气于针下也，必须参究《素》《难》诸说，始知四时八节，何者为邪，何者为正，犯之而有其时，中之而有其处，或以波陇之起而察其外，或以三部九候而诊其内。知脉之异于常者为邪，审脉之应于时者为正。如此，则取之以时，治之有准，庶几万举而万全也。苟不知此，徒以赋言针下沉紧为邪，微松为正，或逢其冲而误作邪者有也，或追其往而谬为正者有也，宁免偏之为害哉？故比次《素》《难》诸说于此，实所以发赋之所未发欤！）

——明·汪机《针灸问对·卷中·候气法》

【提要】　本论主要阐发针下候气法。论中指出，针下沉紧为邪气，针下微松为正气至。以外，还需通过脉诊，诊察邪气与正气在人体的运动变化，了解"脉之异于常者为邪，审脉之应于时者为正"，如此才能治疗恰当。以免将"逢其冲""追其往"误认为是邪气至或正气至，避免针下操作有失偏颇。

马　莳　针刺治神※*

帝曰：人生有形，不离阴阳，……道无鬼神，独来独往。[此言欲用针者有五法，而其法为甚神也。伯言用针之法有五，其妙发乎五行，正以五行者，木伐于金，火灭于水，土达于木，金缺于火，水绝于土，万物皆具五行，其胜负之理尽然，非止一物而已。故用针之法亦有五者，悬布于天下之广，特黔首日用饮食，饱则弃余，莫能知此妙耳。五者惟何？一曰治神，盖人有是形，必有是神，吾当平日预全此神，（《上古天真论》云‘积精全神’），使神气既充，然后可用针以治人也。二曰知养身，盖人有是身，不可不善养之，吾当平日预养己身，使吾身却疾，然后可因己以治人也。（《阴阳应象大论》曰‘以我知彼，用之不殆’。）三曰知毒药为真，盖毒药攻病，气味异宜，吾当平日皆真知之，然后可用之不谬。四曰制砭石小大，盖砭石为针可以治疾，吾当平日预制此针小大得宜，庶不至于临时乏用也。五曰知腑脏血气之诊，盖人之腑脏有虚有实，其血气有多有少，如前篇之谓，吾当平日预知诊法，凡虚补实泻、出血出气、恶血恶气之义，无不知之，庶不至于冥行也。是五法既立，各有所先，即本文谓治神先于养身之谓，则用针之方，正有合于五行之妙矣。今末世补虚泻实，虽众所共知，而法则天地，随应而动，如响随声，如影随形，无鬼无神，如有鬼神，如有鬼神独往独来，此乃用针之法，可谓至神，实非众人所能知也。下节乃详言之。]

帝曰：愿闻其道。岐伯曰：凡刺之真，必先治神……伏如横弩，起如发机。

[此言用针者，当始终曲尽其妙法也。伯言凡刺家真要之法，必先治己之神气。上曰治神者，平日之功，而此曰治神者，临针之法，盖惟神气既肃，而后可以专心用针也。病人五脏，吾乃定之，或虚或实，无不明也；病人之脉，吾能诊之，九候所在，无不周也。夫然后存心于针而用之。然犹未敢轻用其针也。方其始焉，众脉不见，众凶弗闻之时，必察形气相得之何如，或形盛气衰，或气盛形衰，或形气俱衰俱盛，莫不知之，（《玉机真脏论》云：形气相得，谓之易治；形气相失，谓之难治。）切不可以吾形之盛衰寒温，而料病人之形气，使之强同于己也。然犹未敢轻用其针也，吾方神气不散，意念精专，当玩其针，一施用则病人之气往来于针下者何如，乃可以施针于人也。然犹未敢轻用其针也，刺虚者必待其实，刺实者必待其虚，此乃末后去针之法，今则亦预玩之。人有五虚，五脏皆当至于既实，而后可以去针；人有五实，五脏皆当至于既虚，而后可以去针；但五虚勿可以近速，恐实邪之尚留；五实勿可以迟远，恐正虚之难复。至其已虚已实，可以发针之际，则所间特止瞬息耳。（按：《玉机真脏论》亦有五虚五实，但此就针法而言。）此法必皆熟玩于心，夫然后可以施针也。及将施针之时，手动用针，若专于事务而不敢二。目耀其针，自有上中下等而极其匀，斯时也，入针浅深，各随经络矣。（《灵枢·经水论》岐伯曰："刺足阳明，深六分，留十呼；足太阳，深五分，留七呼；足少阳，深四分，留五呼；足太阴，深三分，留四呼；足少阴，深二分，留三呼；足厥阴，深一分，留二呼。手之阴阳，其受气之道近，其气之来疾，其刺深者，皆无过二分；其留，皆无过一呼。"当入针之时，此法正宜施矣。）但针正在穴，吾必静其志意，潜视针下之妙，默观适然之变，是谓至冥。"至冥"，无形可测。（《八正神明论》云：观其冥冥者，言知血气营卫之不形于外，而工独知之，以日之寒温，月之盛虚，四时气之浮沉，参伍相合而调之，工常先见之，然而不形于外，故曰观于冥冥焉。）及其气之至也，如乌之集；其气之盛也，如稷之盛。但见其气有往来，如鸟之飞，并不知谁为之主而然也。若刺虚者而未实，刺实者而未虚，则针犹在穴，伏如横弩，不敢轻发。及刺虚者而已实，刺实

者而已虚，则针方去穴，起如发机，不敢复留。用针始终，妙法如此，故曰道无鬼神，独来独往，若有鬼神也。]

帝曰：何如而虚？……神无营于众物。

（此言刺虚刺实，以虚与实为候，而余法皆当慎守也。凡刺病人之虚者，必待其实，即《针解》篇之所谓阳气隆至，针下热乃去针也。凡刺病人之实者，必待其虚，即《针解》篇之所谓留针，阴气隆至，乃去针也。正以待其各经之气已至，或虚或实，然后去针，此乃指守其法而勿失，即《针解》篇之所谓勿变更也。不惟是也，病之或浅或深，在吾志以运之，即《针解》篇之所谓知病之内外也。气来或远或近，正与病之深浅而若一，即《针解》篇之所谓深浅其候等也；用针之际，始终慎守，如临深渊，心不敢坠，如握虎然，手不敢肆，自始时治神以迄于今，其神专一凝静，无敢营营于众物，即《针解》篇之所谓静志以观病人，无左右视也。斯则用针之法无有不全，始可乘其已虚已实而出针矣。）

——明·马莳《素问注证发微·宝命全形论》

【提要】　本论主要阐述《素问·宝命全形论》针刺治神的内涵。指出用针时，医者必须做到精神专一，谨慎观察，细心体会针下感觉；针下虚实，应从患者感知针下寒、针下热来判断。

马　莳　神之大义[※*]

今余已闻阴阳之要，虚实之理，倾移之过……可以致死，不可以致生。

[此言守一之旨，在于守道以生神。故明暗异状，而夭病当知也。（按：神之为义，有指人身之血气言者，如《素问·八正神明论》所谓"血气者，人之神，不可不谨养"也。有指人身自有神气而言者，如《上古天真论》所谓"形与神俱"、"积精全神"。《调经论》所谓"神有余有不足"，本经《九针十二原》所谓"所言节者神气之所游行出入也"，《本神》篇所谓"两神相搏谓之神，怵惕思虑则伤神也"。有指医工之针法言者，如《八正神明论》所谓"请言神，神乎神"，则指上工之心法有如是也。有自医工本身神气言者，如《终始》篇所谓"专意一神"，《宝命全形》篇所谓"一曰治神"，皆指未针之时而言；又如《九针十二原》所谓"神在秋毫"、"神属勿去"，《宝命全形》篇《针解》篇所谓"神无营于众物"，皆指用针之时而言也。有自病人神气言者，如《九针十二原》所谓"上守神"，《终始》篇所谓"以移其神"，《八正神明论》所谓"善养神者，必知形之肥瘦，营卫血气之盛衰"，《针解》篇所谓"正其神"、"制其神"也。有自赞扬医工言者，如《邪气脏腑病形》篇所谓"知其病，命曰神"也；又自道之神妙而言，如《天元纪大论》所谓"阴阳不测谓之神"。然亦可以指赞扬神圣而言也，若此篇所谓"神与俱成"、"神自得之"、"生神之理"，乃就医工之精神、心法、针法而统言之也。必神之生，然后可以行诸方，故谓之曰守一。）]

——明·马莳《灵枢注证发微·病传》

【提要】　本论主要考辨《灵枢》《素问》中有关"神"的含义，认为所指对象有医者与病者的不同；论中归纳了"自医工本身神气言"的有关治神内容，指出"皆指用针之时而言也"。

马 莳 气至而有效论※*

所谓气至而有效者……病必衰去。

［此承上文而言补泻之法，候气至而有效也。《九针十二原》篇有云：刺之要，气至而有效，效之信，若风之吹云，明乎若见苍天。夫所谓气至而有效者，正以其泻者已虚而补者已实也。盖泻则益之以虚，虚者贵于脉之不坚，所以脉尽如其旧，而按之不坚也。（大如其旧，犹今之所谓尽如其旧，非脉之盛大也。）苟坚如其初，则适才虽言病去复旧，其病尚未去也。补则益之以实，实者贵于脉之坚，所以脉尽如其旧，而按之坚。苟不坚如其初，则适才虽言身体已快，其病尚未去也。夫然则脉之坚与不坚，虚实之所由验也，故补之而实，则脉必坚；泻之而虚，则脉必不坚。其病有痛者虽不随针而即去，然亦必以渐而衰矣。……（按：此则用药以补泻，而病之去否，亦可以脉之坚否为验矣。）］

凡刺之属，三法至谷气……痛虽不随针，病必衰去矣。（此节大意，见前《官针》第五节。）

［此承上文而言病必衰去者，正以三法行而谷气至也。凡刺法之所属有三，由初刺次刺三刺，以致其谷气来至者，何哉？盖病者始时邪僻之气，妄合正脉，阴阳诸经似相易而居，表里逆顺似相反而行，脉气浮沉似所处各异，其邪气稽留淫泆，必待针以去之耳。故初刺之以出其阳气之邪，再刺之以出其阴气之邪，三刺之以致其谷气，则已补而实，已泻而虚，故已知其谷气之至也。斯时也，邪气已去，阴阳诸经虽未即调，而知其病之必愈。上文所谓补则实，泻则虚，病虽不随针即去，而病必衰去者，复何疑哉？］……

深居静处，占神往来……以移其神，气至乃休。

（此言用针者，当预养其神以行针也。凡用针者，虽占病者之神气往来，然必先自养其神气。故深居静处，闭户塞牖，魂魄神意精气皆会于一，令志已在针，方浅而留之，或微而浮之，以移病者之神，候其真气已至而乃止针也。）

——明·马莳《灵枢注证发微·终始》

【提要】　本论主要阐释《灵枢》"气至而有效者""三刺之以致其谷气"的含义，气至与否可通过脉象变化体察，脉之坚与不坚为虚实补泻效果的判断方法，"补之而实，则脉必坚；泻之而虚，则脉必不坚"，如此病必渐好。一般经过三次针刺后谷气至，也就是达到了补而实、泻而虚的治疗效果。医者施针时必须先调其神，精神专注方可对患者身心起到调整、治疗作用。

杨继洲 论候气之法*

问：候气之法何如？

答曰：用针之法，候气为先，须用左指，闭其穴门，心无内慕，如待贵人，伏如横弩，起若发机；若气不至，或虽至如慢，然后转针取之。转针之法，令患人吸气，先左转针，不至，左右一提也。更不至者，用男内女外之法，男即轻手按穴，谨守勿内；女即重手按穴，坚拒勿出。所以然者，持针居内是阴部，持针居外是阳部，浅深不同，左手按穴，是要分明。只以得气为度，如此而终不至者，不可治也。若针下气至，当察其邪正，分其虚实。经言：邪气来者紧而疾，谷气来者徐而和，但濡虚者即是虚，但牢实者即是实。此其诀也。

——明·杨继洲《针灸大成·卷四·经络迎随设为问答（杨氏）》

【提要】 本论主要阐述"用针之法，候气为先"，论述了候气的三种方法：一是静待气至；二是转针之法：患者吸气，先左转针，不至再左右一提；三是对上述两法仍不至者，则区分男女进一步采用按穴、提插等手法催气。

吴 崑 飞经走气四法议

赋云：若夫过关过节，催运经气，用飞经走气之法。一曰青龙摆尾，如扶船舵，不进不退，一左一右，慢慢拨动。二曰白虎摇头，似手摇铃，进方退圆，兼之左右，摇而振之。三曰苍龟探穴，如入土之象，一进三退，钻剔四方。四曰赤凤迎源，展翅之仪，入针至地，提针至天，候针自摇，复进其元，上下左右，四围飞旋。

此四法之说，不出《素问》"摇大其道"一句，谓摇大孔穴之道，令病邪出之易耳。今谓用之飞经走气，谬矣！盖由摇泄孔穴，经气大虚，为麻为痒，随经而见，遂以为飞经走气耳。且经气流行，无一息之停，特为病邪作实，滞塞不通，因而为患。针家摇大其道，泄去病邪，通其滞塞，稍觉麻废，或随经而汗，则经气复通，而四体康矣。其实，经何尝飞，气何尝走耶？故谓之通经接气则当，谓之飞经走气则愚。其循摄爪切，皆所以散沉痼之邪，以病邪久留关节，故以指循环其间，按摄其上，爪搔其经，切挥其掐，所以竭其匿伏之邪，兵家搜山穷穴之技也。

——明·吴崑《针方六集·旁通集·飞经走气四法议》

【提要】 本论指出《金针赋》中各种"飞经走气"方法，诸如"青龙摆尾""白虎摇头""苍龟探穴""赤凤迎源"，均属于《素问》"摇大其道""泄去病邪，通其滞塞"的行针运气方法，且认为"飞经走气"称谓不妥，称"通经接气"更为妥当。

张介宾 用针之道以气为主※*

近代用针撮要，凡足以发明本经，开导后人等法，有不可不知者。如用针之道，以气为主，知虚知实，方可无误。虚则脉虚而为痒为麻，实则脉实而为肿为痛。虚则补之，气至则实；实则泻之，气去则虚。故用补用泻，必于呼吸之际，随气下针，则其要也。下针之法，先以左手扪摸其处，随用大指爪重按切掐其穴，右手置针于穴上。凡用补者，令病人咳嗽一声，随嗽下针，气出针入。初刺入皮，天之分也；少停进针，次至肉中，人之分也；又停进针，至于筋骨之间，地之分也。然深浅随宜，各有所用。针入之后，将针摇动搓弹，谓之催气。觉针下沉紧，倒针朝病，向内搓转，用法补之。或针下气热，是气至足矣。令病者吸气一口，退针至人之分，候吸出针，急以指按其穴，此补法也。凡用泻者，令其吸气，随吸入针，针与气俱内。初至天分，少停进针，直至于地，亦深浅随宜而用。却细细摇动，进退搓捻其针如手颤之状，以催其气。约行五六次，觉针下气紧，即倒针迎气，向外搓转以用泻法。停之良久，退至人分，随嗽出针，不闭其穴，此为泻法。故曰欲补先呼后吸，欲泻先吸后呼，即此法也。所谓转针者，搓转其针，如搓线之状，慢慢转之，勿令太紧，泻左则左转，泻右则右转，故曰捻针向外泻之方，捻针向内补之诀也。所谓候气者，必使患者精神已潮，而后可入针。针既入矣，又必使患者精神宁定，而后可行气。若气不潮针，则轻滑不知疼痛，如插豆腐，未可刺也。必候神气既至，针下紧涩，便可依法施用。入针后轻浮虚滑迟慢，如闲居静室，寂然无闻者，乃气之未到；入针后沉重涩滞紧实，如鱼吞钓，或沉或浮而动者，乃气之已来。虚则推内进搓以补其气，实则循扪弹怒以引其气。气未至，则以手循摄，以爪切掐，以针摇动，进捻搓弹，其气必至。气既至，必审寒热而施治。刺热须其寒者，必留针候其阴气隆至也；刺寒须其热者，必留针候其阳气隆至也，然后可以出针。然气至速者，效亦速而病易痊；气至迟者，效亦迟而病难愈。生者涩而死者虚，候气不至，必死无疑，此因气可知吉凶也。

——明·张介宾《类经·卷十九·针刺类·十四、经脉应天地呼吸分补泻》

【提要】　本论主要阐述用针以调气为主，以及三才进针法，配合呼吸补泻方法，捻转补泻方法等内容。论中还阐述了具体的催气、候气方法，以及依据医者手下感觉和患者针下凉热感判断气至等。

张介宾　气至论※*

刺之而气不至，无问其数。（无问其数者，必以气至为度也。即如待贵人，不知日暮之谓。）刺之而气至，乃去之，勿复针。（气至勿复针，恐其真气脱也。候气详义，有按在前十四。）针各有所宜，各不同形，各任其所为。（皮肉筋骨，病各有处，用针各有所宜也。）刺之要，气至而有效，效之信，若风之吹云，明乎若见苍天，刺之道毕矣。（刺以气为要，以效为信，得其要则效，故如风之吹云。邪气去则正气见，故明乎若见苍天也。）

……

右主推之，左持而御之，气至而去之。（右主推之，所以入针也。左持而御之，所以护持也。邪气去而谷气至，然后可以出针。）

……

故一刺则阳邪出，（初刺之，在于浅近，故可出阳分之邪。）再刺则阴邪出，（再刺之，在于深远，故可出阴分之邪。）三刺则谷气至，谷气至而止。所谓谷气至者，已补而实，已泻而虚，故以知谷气至也。（三刺之，在候谷气。谷气者，元气也。止，出针也。盖邪气来也紧而疾，谷气来也徐而和，必邪气去而后谷气至。故已补而实则虚者坚，已泻而虚则坚者软，是以知谷气之至也。）邪气独去者，阴与阳未能调，而病知愈也。故曰补则实，泻则虚，痛虽不随针，病必衰去矣。（谷气至者，知邪气之去也。虽阴阳经气未见即调，而病则已愈，故上文曰补则实，泻则虚，病必衰去矣。）

——明·张介宾《类经·卷十九·针刺类·十六、候气》

【提要】　本论主要阐述针刺气至的重要性，指出气至才能有效，并比较分析了一刺、二刺、三刺的不同作用；三刺而谷气至，方能达到补虚或泻实的治疗效果。

张介宾　凡刺之真必先治神论※*

故针有悬布天下者五，黔首共馀食，莫知之也。（悬布天下，言示人之广也。五，义如下文。黔首，黎民也。共，皆也。馀食，犹食之弃馀，皆不相顾也。黔，音钳。）一曰治神。（医必以神，乃见无形，病必以神，血气乃行，故针以治神为首务，《汤液醪醴论》曰：形弊血尽而功不立者，神不使也，正此之谓。）二曰知养身。（不知养身，置针于无用之地，针家不可不知，如《终始》篇云新刺勿内，已刺勿醉，已刺勿怒，已刺勿劳，已刺勿饱，已刺勿饥，已刺勿渴之类皆是也。）三曰知毒药为真。（治病之道，针药各有所宜，若真知非药不可而妄用针者，必反害之，如《邪气脏腑病形》篇曰：诸小者，阴阳形气俱不足，勿取以针而调以甘药也。《根结》篇曰：形气不足，病气不足，此阴阳气俱不足也，不可刺之。此即《病传》论所谓守一勿失万物毕者之义。）四曰制砭石小大。（古者以砭石为针，用为外治之法，自黄帝始造九针以代石，故不曰九针而曰砭石，然制有小大，必随病所宜，各适其用也。）五曰知腑脏血气之诊。（不知腑脏，则阴阳表里不明，不知血气，则经络虚实不辨，皆不足以言针。）五法俱立，各有所先。（针治未施，法应预立，五者之用，当知所先。）今末世之刺也，虚者实之，满者泄之，此皆众工所共知也。（言浅近易知也。）若夫法天则地，随应而动，和之者若响，随之者若影，道无鬼神，独来独往。（法天则地，超乎凡矣。随应而动，通乎变矣。故能如响应声，如影随形，得心应手，取效若神。所谓神者，神在吾道，无谓鬼神，既无鬼神，则其来其往独惟我耳。）

　　帝曰：愿闻其道。岐伯曰：凡刺之真，必先治神。（此以病者之神为言。神者，正气也，得神者昌，失神者亡，故刺之真要，必先以正气为主。）五脏已定，九候已备，后乃存针。（再定五脏之属，悉九候之诊，得其虚实所在，然后存意于针而用之。）众脉不见，众凶弗闻，外内相得，无以形先。（众脉众凶，言其多也，泛求其多，则不得其要，故见众脉者不见脉之真，闻众凶者弗闻凶之本，必因脉以合外，因证以合内，表里相参，庶乎无失，是外内相得也，不察其迹而察其所以迹，是无以形先也。所谓知其要者一言而终，不知其要流散无穷，其义即此。）可玩往来，乃施于人。（玩，谓精熟，犹玩弄也。往，言既往。来，言将来。原始反终，惟穷理者能之。必能若是，乃可施治于人。）人有虚实，五虚勿近，五实勿远。（五虚五实，如《调经论》云：神、气、血、形、志，各有有余不足，凡此十者，其气不等也。《玉机真脏论》曰：脉盛，皮热，腹胀，前后不通，闷瞀，此谓五实。脉细，皮寒，气少，泄利前后，饮食不入，此谓五虚也。虚病不利于针，故五虚勿近，实邪最所当用，故五实勿远，盖针道难补而易泻耳。）至其当发，间不容瞚。（发，出针也。瞚，瞬同。言针发有期，或迟或速，在气机之顷，不可以瞬息误也。）手动若务，针耀而匀。（动，用针也。务，专其务而心无二也。耀，精洁也。匀，举措从容也。）静意视义，观适之变。（适，至也。变，虚实之变也。观之以静，察变之道也。）是谓冥冥，莫知其形。（冥冥，幽隐也。莫知其形，言血气之变不形于外，惟明者能察有于无，即所谓观于冥冥焉。）见其乌乌，见其稷稷，从见其飞，不知其谁。（此形容用针之象有如此者。乌乌，言气至如乌之集也。稷稷，言气盛如稷之繁也。从见其飞，言气之或往或来，如鸟之飞也。然此皆无中之有，莫测其孰为之主，故曰不知其谁。）伏如横弩，起如发机。（血气未应，针则伏如横弩，欲其强锐也。血气既应，针则退如发机，欲其迅速也。前第七章帝曰何如而虚，何如而实一节，原在此末，今类附于彼，当与此连阅。）

　　——明·张介宾《类经·卷十九·针刺类·九、宝命全形必先治神五虚勿近五实勿远》

　　【提要】　本论主要阐述《素问·宝命全形论》两处针刺需"治神"的含义，前者指医者之神，后者指患者之神，释为正气。并对针刺操作过程中的候气、守气方法进行了说明。

◆ 张志聪　凡刺之真必先治神 ※*◆

　　帝曰：形弊血尽，而功不立者何？岐伯曰：神不使也。（经曰：针石之道，在皮肉筋脉骨，各有所处，病各有所宜，各不同形，各以任其所宜。弊，止也。形弊者在皮肉筋骨，刺已止矣。血尽者在血脉，亦已尽其疏通矣。而不能奏功者，用针之工，神不使也。《灵枢经》曰：粗守形，上守神，神乎，神客在门。）帝曰：何谓神不使？岐伯曰：针石，道也。精神不进，志意不治，故病不可愈。[此申明工不守神也。《经》曰：神在秋毫，属意病者，神属勿去，知病存亡。又曰：凡刺之真，必先治神，静意治义，观适之变，浅深在志，远近若一，如临深渊，手如握虎，神无营于众物。今粗工不知针石之道，精神不进，志意不治，故病不可愈也。（眉批：此言精神坏弛，针石不能治其外。）] 今精坏神去，荣卫不可复收，何者？嗜欲无穷，而忧患不止，精气弛坏，荣泣卫除，故神去之，而病不愈也。（此论病者之精神坏弛，而病不能愈也。夫气生于精，精阳之气，化水谷之精微，而后生此荣卫。精坏神去，故荣卫不可复收。此论荣卫之生于精气也。或者嗜欲无穷，则坏其精矣；忧患不止，则伤其气矣；精气坏弛则荣血凝泣，而卫气除去矣，故神去之而病不愈。此言神由荣卫精气之所生也。生于精气者，先天所生之神也。神生于荣卫者，后天谷液之所生也。）

——清·张志聪《素问集注·汤液醪醴论》

【提要】 本论主要阐述针刺时医者需"治神"，精神专注，谨慎用心，才能起效；同时，患者的精、气、神亦不能虚衰，否则针刺也不可起效。文中说明了医患两方面"神"的含义完全不同，针刺治疗时两者都不可或缺。

赵缉庵 治神

盖人之精神气血，互相为用，气为神之使，神为气之帅，神之所注，气即至也。习拳艺者，以手足打人，意以手打，则握拳而气注于手。意以足踢，则举足而气注于足，是明证焉。故凡医者针病时，审视其致病系因神志误用而得，则于未针前或未用指针及循切法时，先察病者之喜怒，按脏气相胜之理，设词以调其神志，则神移志变，气血流行上下。结者先为之解，升者先为之降，忧思者而诱之为喜笑，悲哀者而导之为欢乐，神动气随，自与前不同矣，然后徐徐循切，依次进针，则邪易泻而虚易实。然所谓治神妙用，不能与病者言也，在医者临证审察，自为变通耳。

——赵寿毛《赵缉庵针灸按摩真传·卷四·一、治神》

【提要】 本论主要阐述对于神志病的针刺治疗方法。论中指出，在针刺之前宜先察患者的喜怒哀乐，再"按脏气相胜之理，设词以调其神志，则神移志变，气血流行上下"；待其"神随气动"，然后"徐徐循切，依次进针"而补虚泻实。

赵缉庵 邪气、谷气之区别

气行穴下，搓转针柄，而知为邪气、谷气者，指下感觉也。转针无滞，则知气松，转针费力，则知气紧，转针不动，则知气闭结而邪盛。气松者邪轻，气紧者邪重，气闭结者经络不通，是以搓转针柄之紧松，可审知病邪之轻重。然邪气在穴下致针紧，谷气在穴下亦致针紧，在医者指下觉察耳。邪气紧而急，谷气紧而缓。邪气忽紧忽松，其紧也针下如有物缠绕，谷气往来均匀，始终无异，略觉紧而不致滞针。邪气有促迫象，谷气见和平象。邪气抵针吸针，天人地何部邪盛，则何部尤紧，不利提插，谷气则进针行针，上下自然，即用子午捣臼手法，亦出入均平而无滞。久用针者，不必问病邪轻重，而针下自能知觉。气松者为虚，松甚者为过虚，曰气未至，邪未来也，循之按之，以助其来。曰不得气，正不至也，正终不至者为虚极。曰针如插豆腐者死是也。则谷气不行也，《内经》谓："无胃气"也，谷气可以辨虚实，别生死，谓之真气可也，谓之生命亦可也。

——赵寿毛《赵缉庵针灸按摩真传·卷二·第二章·二十三、邪气、谷气之区别》

【提要】 本论主要阐述针刺时邪气至、谷气至，医者指下出现的不同感觉。邪气为致病之气，谷气为水谷之气，即人体的正气。邪气紧而急，谷气紧而缓，邪气会有抵针、吸针之感，且不利于提插；谷气来时进针、行针操作，针的出入略觉紧而不致滞针，即均平无滞感。当气未至、邪未来时则针下松，宜催气以帮助得气。当人体状态虚极时，即使催气也难以得气，针下如插豆腐，谷气不行，即是无胃气、真气虚之状态，此为死候。

🌸 赵缉庵　用针之时注意要点 🌸

施术时，非惟注意病者之症状、经穴之真确及补泻之用法，且要专心致志，聚精会神，凝气注视针上，以医者之精气神，促动病者之精气神。一持针，完全是菩萨心肠，不论贫富贵贱，老少男女，一视同仁。问苦除疾，如父母之于赤子，惟其疾之忧。不贪财，不好色，不宿怨，施恩不望报，始能收针灸之效。《内经》所谓"手如握虎，势若擒龙，心无外慕，如待贵宾"，戒医者谨慎小心，集中精神，以施治疗，以除疾苦，否则龙虎反能伤人也。余等行针时，或被问而谈话，或体力疲困而不振，精神不贯，不能运气，病者则觉针痛，急改手法而运气，则痛止。可见施术时，非按法注意不可。

——赵寿毛《赵缉庵针灸按摩真传·卷一·十七、用针之时注意要点》

【提要】 本论主要阐述针刺治疗时一些注意的要点。如：应做到专心致志，凝气注视针，不分贵贱老少，一视同仁等，才能收到很好的疗效。反之，精神不集中，不凝神运气，则易导致患者疼痛，甚至伤害患者。

🌸 赵缉庵　论进针后施行手法，病者形态感觉不同 🌸

行针时或补或泻，不外左右搓转，病者气被损益，形状感觉不同，有觉麻木者，有觉疼痛者，有不麻不痛抽掣难忍者，此系病者体质邪气所致，非因手法有异也。医者慎勿遽行出针，致生姑息养奸之害。盖出针与否，以针下气紧气松为断。气紧邪未退，虽麻痛抽掣难忍，亦必稍微轻缓，略停手而再为搓转。若针下气果松邪退正足，虽病处尚未痊愈，而气尽针松，亦必按法出针。盖此经手法施尽而未愈，或医者认病未确，可再为诊断，续针他经之穴，一针未愈，不妨再针，一次未愈，不妨多次，出针以针松气尽为标准，不以疾病有无为进退也。

——赵寿毛《赵缉庵针灸按摩真传·卷二·二十八、论进针后施行手法，病者形态感觉不同》

【提要】 本论主要阐述针刺行针补泻时，患者感觉不同，是因为患者体质和邪气所致，并不是由于医者的手法所致；施治中出针与否，应以针下气紧气松为判断标准，针松气尽才可出针。若一经之穴不行，可再针他经；一次没治愈，可针刺多次。

赵缉庵　辟市医行针之谬

进针后或补或泻，则宜行针，然行针者手不离针，针不离手，以手行针，以针行气，气闭而行之使开，气聚而行之使散，气不至而行之使来，气有余而行之使损，此行泻针意也。气寒而行之使热，气虚而行之使实，气迟缓而行之使急速，气不足而行之使增加，此行补针意也。行者，往来不息，即不住循按，不住搓转，未有手不动而针自行之理，亦未有针不转而气自行之法。市医误解行针之意，则误用行针之法，尝见其每针一病，于进针落穴后，将针直插穴内，诫病者勿稍移动，己则移坐旁边，饮茶吸烟，迟久，将针柄略转三两次，或以指头轻弹数下，又照前离开，问其何意，则云："补泻也""弹努也"，甚或早插一针，晚乃取出，其无理非法之行，实有人不解者。夫释手不动，插针何益？以时久插针为行法，何异于樵采者身被荆棘刺入，徒伤好肉，而无益病邪乎？行针者，行其气也，欲泻其气者，如用抽气筒抽气，不住抽压，则筒乃成空，停手不抽，而求其气空，有是理乎？欲补其气者，如洒水浇田，不住洒浇，则田乃尽溉而畦四满。停手不洒，而求田畦满，又有是理乎？故行针者，于进针后，更觉手忙，眼与针一，心与针合，左手不离穴，右手不离针，又要循按，又要搓转，又要提插捣臼，又要手颤飞动，又要闻声以辨病者呼吸，又要切脉以验病邪退否。泻法也，针未松而邪未退，不能离穴。补法也，寒未热而气未足，不能停手。一针未愈，再针他穴，针下邪去正足，乃可停行出针。以转针为行法，以手转针为行法，以医者之手转针为行法。若市医之插针不动，迟久出针，非行也，欺人之术也，谬之甚矣。

——赵寿毛《赵缉庵针灸按摩真传·卷二·二十九、辟市医行针之谬》

【提要】 本论主要阐述医者进针后应持续行针，不住地搓转、循按，使虚者补之，实者泻之，寒者热之，热者寒之；待到针下松，邪气退、正气足时才可以停止行针，然后出针。如果进针后就不再动针，过很久才出针；或进针后只是间断地捻转、弹拨数下，都不是正确的行针法。

朱　琏　针感※

针刺治病时，患者会产生一定的感觉，这种感觉简称为"针感"。可能即古代针灸医书上所谓的"得气"。

我们进行针刺，是用针直接刺激人体一定部位的神经，通过神经调节作用来治病的。所以只要针刺接触到神经，必然会出现针感。医者按不同的病症采取不同的手法，从而控制对神经刺激的强弱，因而针刺时出现的针感也是多种多样的。出现针感时不仅患者感觉到，一般有经验的医者，在执针的手指上也能觉察到沉胀松紧跳动一类的反应。针刺治病，必须达到一定的针感，这是绝不可少的要求，因要有针感才能获得应有的疗效。

......

上述针感，由于针刺的手法不同，同一手法的方向、深度不同，感觉反应情况也不同。有的会单独出现，或者先出现一两种，后出现另外的一两种，或者几种同时出现。

......

针治时，除了特殊情况以外，一般患者都是会有针感的。但各种针感出现的情况，除前面已提到的与针刺的部位、使用手法有关而外，与患者的个体差异和他当时的精神状态等因素，都有密切关系。这些因素有变化时针感即可能不一样。医者只要选穴准确，手法适当灵活，善于与患者密切合作，细心体会，并要患者随时反映感觉情况，大体可以做到要重就重，要轻就轻，运用自如，而不是盲目地过重过轻的刺激。总而言之，医者对于针感，一定要摸清规律，心中有数，做到得心应手。不要轻易使用快速的重刺激，而要尽量避免产生不必要的痛感、过重的胀感和强烈难受的触电感，才能使患者获得舒松的感觉，这就是对针感的基本要求。

——朱琏《新针灸学》

【提要】 本论将针刺时患者产生的一定感觉称为"针感"，认为可能即是古人所说的得气，为针刺刺激神经所致，指出不同的刺激方式或刺激量，会导致不同的针感表现；针感是获得疗效不可少的要求，其与针刺部位、针刺手法、体质因素等密切相关；医者针刺时应注意把握以上因素，有效地控制针感，不盲目追求针感。

陆瘦燕、朱汝功　针刺补泻调经气[※]

补泻的意义和作用，扼要地说，就是通过一定的手法来调整机体内部的平衡关系，其作用在于御邪扶正，疏通经脉，以使荣卫调和，阴阳平秘，而达到治愈疾病的目的，这些效果的取得，总的原因即是由于针刺能激发经气，疏泄邪气而致，所以补泻的作用对经气的影响特别重要。

......

经气的和通与否是导致疾病发生的重要原因。真气禀受于先天，赖后天水谷化生的营卫之气为养，并不断充实，是维持人体生命的物质基础。经脉之气偏亢或偏衰时，必然影响营卫之气流行而出现有余或不足的现象；营卫之气壅滞不行，也必然造成经脉之气的病态。针刺补泻的目的，就是要通过一定的手法刺激，重新调整营卫气血与经气之间的不协调关系，从而发挥治病作用。针对经气的有余或不足，刺法也必须分别补泻；同时经脉本身有内外、阴阳、顺逆、终始的分别，所以补泻方法也就必须有种种不同的分别。

——陆瘦燕、朱汝功《陆瘦燕朱汝功论刺灸》

【提要】 本论主要阐述疾病产生，主要在于经气的"和通与否"；针刺之所以能够治疗疾病、发挥补泻作用的基础，在于对经气的激发与调节，后者才是补泻效应产生的关键。经气即经络之气，由此也体现出经络与针刺疗法的密切关联。

陆瘦燕、朱汝功　针刺得气与补泻[※]

得气是针刺治疗取得疗效的先决条件，也是施行补泻的先决条件。得气时，须要辨别所得的气是正气还是邪气。《灵枢·终始》说"邪气来也紧而疾，谷气来也徐而和"，如果得气后感觉针下紧涩，往往是邪实的指征（患者肌肉紧张或肌纤维缠住针体等原因除外），须先用泻法祛其邪，而后按病情的需要，施用各种不同手法；如果得气后，感觉针下徐和而紧满，则是正常的现象，即所谓谷气或正气，即可施行当用手法。得气之感还体现在施行补泻手法后，是否能达到要求的标准。补泻所应达到的效果是有标准的。……补法达到要求时，应觉针下紧满，改变了施术以前的松疏现象而若有所得；泻法则必须要求下针后改变原有的紧涩现象而若有所失，这样才算达到了补虚泻实的要求。也就是说，气的虚实感应是补泻是否达到要求的客观依据。

——陆瘦燕、朱汝功《陆瘦燕朱汝功论刺灸》

【提要】　本论主要阐述得气是针刺取效的前提，《内经》对此早已论述。不惟如此，本论更明确指出，得气与针刺补泻密切相关。本论基于《灵枢·终始》"邪气、谷气"之论，认为应根据针下所得之气的不同，施以不同的补泻手法，且针刺补泻的效应亦可从不同的得气之感体会出来。

陆瘦燕、朱汝功　留针的补泻问题

　　留针与补泻，一般均认为短暂留针为补，久长留针为泻。目前临床上差不多对所有的病都采用留针的方法，确实能收到良好的效果，因此，有人对留针的补泻作用发生怀疑。笔者认为，留针时间的多少是相对的，不是绝对的。同时，留针的补泻作用还决定于所行手法的性质。例如，施行补法后留针，就能加强补的作用；施行泻法后留针，就能加强泻的效果。留针的特点就是能将手法的刺激加强加深，从而发挥更大的力量。在留针过程中，还可以反复施行补法或泻法，可使数个较弱的刺激量综合起来，加强补泻的作用。所以留针是针刺补泻施术过程中的一个重要环节。

——陆瘦燕、朱汝功《陆瘦燕朱汝功论刺灸》

【提要】　关于留针操作，早在《内经》中已有较丰富的论述，涉及病证、体质、刺法、经脉、四时等多方面因素，旨在促进邪气的消散或正气的来复。本论认为，留针是针刺补泻操作中的一个重要环节，能增强所行补法或泻法的作用。

单玉堂　针刺得气意义※

　　得气是针刺取效的关键，也是判断体质强弱、正邪盛衰、施行补泻手法的标志。一般情况下，只要机体的神经系统反射正常，取穴准确，深浅适宜，手法得当，针刺时就会发生气至现象。
　　总之，得气迅速则疗效较好；若得气慢或不得气则疗效较差，甚至无效。针刺能否取效，得气是关键。

——单玉堂《单玉堂针灸配穴通俗讲话》

【提要】　本论主要阐述针刺得气是决定疗效的关键因素，得气的强弱、快慢与疗效密切相关。针刺是否得气，取决于体质状态、取穴、针刺手法等。得气时会发生气至现象，有助于临床识别。

杨医亚　得气与疗效的关系[※]

第一，刺入后，稍留针，即感针下得气，其感应与传导均大，这种病人在治疗上的效果比较显著。

第二，针入组织后，患者从容自得，针得气慢，感觉与传导力均弱，这种病人治疗效果就较差。

第三，经过施行各种手法，针不得气时，病人多系体质弱和久病，效果更慢，甚至于无效。这也并不是说不产生感觉，就绝对无效，因为虽然没有产生患者自觉方面的感觉，并不等于没有刺激，有的没有感觉也见效，不过有的没有感觉收效不大，应根据情况来决定。

——杨医亚《杨医亚针灸学》

【提要】　本论从临床角度，将针感与疗效的关系分为三种情况：针感与传导均强，一般疗效显著；针感与传导均弱，则联系也较差；无针感一般见于久病或体质较弱的患者，基本乏效，但临床也并非绝对如此。

郑魁山　针刺行气^{※*}

按病位行气：要根据病位的深浅和表里决定针刺和行气的部位。如表证和皮肤疾患，病位浅，应在天部候到感应，并且使之放散、传导以通调腠理；病邪在肌肉、经络和半表半里证，病位居中，应在人部候到感应，并且使之放散传导，以疏通经络；病邪在脏腑、骨髓之里证和痛证，病位深，应在地部候到感应，并且使之放散、传导，以调理脏腑和镇痛。《针灸大成·南丰李氏补泻》中说："除寒热病，宜于天部行气；经络病，宜于人部行气；麻痹、疼痛，宜于地部行气"，就是按病位行气的方法。

按病情行气：要根据病情之虚实，决定针之补泻。如久病、气短、便溏、脉弱无力的虚证或进针后针下空虚及出针时针下仍轻滑的，应用弹、捻、提、按等补法，促其针下稍涩，热感传导以补其虚；新病、胸满、腹痛、便结、脉大有力的实证或进针后紧涩及退针时针下仍过于沉紧的，应用搓、摇、循、摄等泻法，促其针下松滑凉感放散以泻其实。《素问·针解篇》中说："刺虚则实之者，针下热也，气实乃热也；满而泻之者，针下寒也，气虚乃寒也"，就是按病情行气的方法。

——郑魁山《郑氏针灸全集》

【提要】　本论主要阐述针刺行气是取得疗效的重要环节，不同的病证有不同的行气要求。从病位角度而言，病位的深浅决定了行气所在部位的深浅，即病在何处，行气亦至何处；从病情性质而言，虚证、实证各有相应补泻手法及针感。

于书庄 施针旨在得气※

针刺手法取得治病的效果是由不同性质的针感（气）、针感的强度以及针刺的深度三个方面组成的。《灵枢·九针十二原》指出，"刺之要，气至而有效"。实践证明，气（针感）的性质是多样的，一般针感有酸、胀、痛、麻、触电感、抽搐感、凉感、热感等几种，这些不同性质的针感，各有其适应证。因此，针刺时必须根据病情的虚实寒热，病程的久暂，病人体质的强弱，个体对针刺的敏感程度，以及根据某种病的不同时期，寻找适宜的针感，给予适当的强度，则是针刺手法取得治病效果的本质。所以说，一个医生如果具有随意获取各种针感以及控制针感的能力，的确是针灸医生的一项操作技术。探讨具体病情、具体病人，以及某种病的不同时期的最佳针感，则是一项重要课题。

——邓良月、陈佑邦《当代中国针灸临证精要》

【提要】 本论主要阐述施针旨在得气，强调针感对于针刺疗效的重要性。论中指出，针感有多种，患者对针感的敏感程度也各有异，病证虚实寒热也有差异。因此，临证之时，需要综合考虑上述因素，从针刺深度、针感强度等方面进行相应控制，以确保取得最佳、最合适的针感。

刘冠军 怎样激发经气※

第一，明确诊断，确定属经

因经脉本身有"经脉所过，主治所在"的功能，同时又有所属脏腑和症候，所以临床必须运用以症定经，以经治病。只有把疾病属经搞清楚，才能选穴准确，才能不失其经，才能激发失调的经气，才能使经气进入病所。如扭伤，压痛在脊柱上，表明督脉经气失调，刺龈交出血有效。如果压痛在膂脊两侧，表明病在膀胱，当刺委中有效。

第二，分清虚实，适当刺激

感传好坏，除手法因素外，又决定于机体的强弱，疾病的虚实。针刺要根据不同体质，不同疾病，使刺激量与病体相适应，才能唤起反应，收到"气至"有效的目的。

总之，要激发经气，使经气通畅，就必须通过以症定经，以经治病，使病、经穴相适应，再根据体质的强弱，疾病的虚实，给以适当针刺，才能使针感沿经"上下出入"，远达病所。

——刘冠军《医学存真录》

【提要】 本论主要阐述经气感应（即"气至"）及经气达至病所，是取得针刺疗效的重要基础和前提。因此，针刺实践中应注意激发人体的经气。除了具体的针刺手法操作，其主要取决于两个方面因素：其一，准确辨证属于何经病变，取用相应经穴；其二，根据病证虚实和体质强弱进行针刺。

刘冠军 怎样控制感传※

临床实践证明，针刺感传有的呈带状，有的呈片状，有的"专经"传，有的伞状传，有的麻，有的木……，如果任其自然存在，就不能达到"气至效速"的目的。这就必须研究如何控制它，一般应做到：

第一，深度适当，方向准确

根据穴位不同，采用适当深度，以引起针感，如《内经》说的"已入分肉之间，则谷气出"。掌握深度后，还要注意针刺方向。欲使感传进入病区，就必须使针尖、针刺方向斜向病所。

第二，阻滞封闭，接气通经

感传多数是呈"双向性"，但治疗要使之传入病所，可采用按截封闭法，即"欲气上行，按之在后，欲气下行，按之在前"。用封闭法，指力要强，要靠近针刺穴位。如果效果不显，可用接气通经法，它分首尾沿经针刺。如针足三里，欲使感传上行腹部，可在梁丘、髀关、梁门按次针之，可使经气通达全经，引气达腹。

第三，循揉引气，趋向病所

适用于针下仅局部有感觉，不向远处扩散者，可通过沿经按揉、叩击，以帮助经气运行，使之趋向病所。

第四，虚补实泻，中病则止

虚证当补，虚指正气虚，正气不足而言。可用补法来振奋正气，增强机体的抗病能力。

要补，先进针提插3次到天部，留针不动以候气，然后分天、人、地三部提插捻转，每部行九阳数（提插9次，捻转9次，计27次），然后提到天部，行随济卧针，留针5～10分钟，为一次操作法。如不出现热感，可同上反复进行二三次。最后由上向下刮针9次，留10呼，以消散针感，快出，扪闭穴孔。总之，根据《难经》"当补之时，从卫取气"，先浅后深，向深部要快速重插，捻转指力要轻，顺着经气循行方向刺入，这样使针具占据了容纳经气的空隙，使经气受到了压力，则必然使经气运行加快、活跃，温度亦随之升高，主观产生热感，达到热补的目的。

要泻，先进针提插3次到地部，留针不动以候气，然后分地、人、天三部提插捻转，每部行六阴数（提插6次，捻转6次，计18次）。然后提到天部，行迎夺卧针，留针5～10分钟，为一次操作法。如不出现凉感，可同上反复进行二三次。最后由下向上刮针6次，留针10呼，以消散感觉，慢出，不闭穴孔。

总之，根据《难经》"当泻之时，从营置气"，先深后浅，向浅部要快速猛提，捻转指力要重，逆着经气方向刺入，这样必然使穴处造成一个空间，则可容纳更多的经气，使经气本身膨胀，内能被消耗，结果经气则不活泼，温度亦随之下降，主观产生凉感，达到凉泻的目的。

——刘冠军《医学存真录》

【提要】 本论主要阐述经气感应和感传是多种多样的，如何使得经气感传向一定方向或病所，关涉针刺疗效。因此，针刺取得经气感应后，还必须有效控制经气感传，需要注意以下几个方面：其一，掌握适当的针刺深度，针刺方向朝向病所。其二，按截封闭腧穴特定位置，可控制感传方向；依次序针刺某一经脉所属腧穴可接气通经，引导感传。其三，循经按揉、叩击有助经气运行。其四，根据正邪虚实，采用相应的补泻手法，取得不同的经气感应。

盛燮荪 凉热补泻法中得气点的把握

在施行凉热补泻法时，把握住"得气点"是至为关键的。前面介绍的古代医家针法中，有分成浅深两个层次行针，有分天人地三个层次行针，但仅说"三进三退""三出三入"的提插多少，究其目的无非是通过多层次的一定量的刺激，建立起基础感应，即要在"得气沉紧"的基础上，才能引导出凉或热的感应，这一经验已为后世学者所共识，近代文献报道中也大多强调这一点。但针体在从浅至深或从深退至浅部的行针过程中，在腧穴空间的哪一个部位才是最易产生凉热针感之点呢？对此，古今文献中都少有指明，竟成不传之秘。笔者早年寻师访友，多处观察，终悟其要：不论凉热手法，当获得基础针感后，针尖应停留在人部，然后加大左转针捻转力度和押手按压的分量（烧山火应大于透天凉）使针下之气尤为紧满，烧山火应向内按，但又应似按未按之状，使针尖在人部与地部之间着力，同时应紧按针柄或扳倒针柄，使气感持续以待至；透天凉则应右捻针，并轻轻上提，亦应呈似提未提之状，使针尖始终在人部与天部之间着力，静待凉生。

——盛燮荪、陈峰《盛氏针灸临床经验集（第一辑）》

【提要】 本论主要阐述在施行凉热补泻法时，把握住"得气点"是至为关键的。论中指出，针刺过程中，无论是分两层还是三层操作（提插捻转），都应当在得气的基础上，才能产生凉热感应。这种认识的源头在《难经》。关于最易产生凉热感应的层次，论中指出得气后针尖在人部之时，行相应提插捻转操作手法，最易产生凉热感应，这是凉热补泻操作中的关键。

张 仁 治神为先，医患相得[※]

治神守气是针灸治病的基本原则。其意义在于一是在针灸施治前后注重调治患者的精神状态；二是在针灸操作过程中，医者专一其神，意守神气；患者神情安定，意守感传。我觉得治神与守气是充分调动医者、患者两方面积极性的关键措施，能提高疗效，同时还能有效防止针灸异常现象和意外事故的发生。

第一，治神

我认为有以下两方面内容：医患相得、心理疏导。

第二，守气

所谓守气，"守"住，保持的意思。"气"，针刺所得之气，所激发的气。我的理解，应该分广义和狭义两个方面。狭义的守气，指保持针感，使之不要迅速消失；广义的守气，指使患者保持得气的状态。要守气，尤其是广义守气，须具备以下三个条件：

一是要求医生在操作技术上，精益求精，日臻完美，否则守气不易。……因此要做到取穴正确，进针无痛，得气迅速且能恰到好处，全神贯注，谨慎操作，守气不失，使针感不仅能维持整个留针过程，而且在针后还可维持适当长的时间。

二是要求患者，平心静气，仔细体验，使得气的感觉不仅能加以保持，而且还可以使针感向病所方向诱导。要达到这一点，既有患者充分理解和信任，也离不开医者的心理暗示。有的医家称此为养气，有利于保持得气状态。

三是要求诊室宽敞、环境安静空气新鲜。否则，也会严重影响守气的。

上面我将治神和守气分为两个方面，实际上是合而为一，密不可分的。

——张仁《针灸秘验——50 年针灸临证实录》

【提要】 本论主要阐述治神与守气是针灸治病的基本原则。论中指出，治神更强调对神的控制，守气更侧重于对针下之气的控制。但两者又关系密切，治神是守气的前提，要达到守气也包含了对神的要求。无论是治神，还是守气，其要求均指向医患双方，只有医患双方共同做到治神、守气，才能取得疗效。

王居易　良好针感的要求*

理想的针感会有良好的针刺疗效，所以每个腧穴适当的针感可以决定是否有疗效。

第一个要求是腧穴的准确定位。腧穴皆在缝隙里，摸得越准，疗效越好。如果对腧穴结构理解得不够，位置取得不准，理解病机再好、选经配穴再适也没有用，因为不会有针感，无针感就无理想疗效。

第二个要求是寻找对某症候有明显反应的相应腧穴，即有酸痛感的，或有反应的（如结节等），或能使症候产生改变的腧穴。取有这些反应的穴位往往能取得良好的疗效，甚至当时就会出现症状改善或消失的效果。

第三个要求是针刺的深度。在某一个病人身上、某一个时段里、某一个腧穴的得气深度都不同，因为不仅每个人的身体（包括经络和腧穴结构）都有特异性，腧穴的深度在不同的季节或身体状态下也会产生变动。医生只有通过提插才能发现该腧穴得气的深度，经验丰富后就能知道某一个腧穴的得气深度。

第四个要求是针感传导的方向和长度。每个腧穴都有不同的针感方向的要求，但长度的要求是一样的。针感传导的距离越长效果越好。

——王居易《针灸医案讲习录》

【提要】 本论主要阐述针感与疗效密切相关。论中指出，针感取决于针刺部位以及针刺操作两方面。从针刺部位来看，一方面取穴定位要准确，另一方面要切循局部反应点，这样才能保证针刺部位精准。从针刺操作来看，一方面针刺深度要因人因病因针刺部位而定，否则影响得气；另一方面，要促使针感向一定的方向、更远的距离传导。

周德安　得气论*

第一，什么叫得气？

在中医学术领域里所说的"气"，其含义非常广泛，其中有维持人体正常生理活动和抗御病邪的"正气""真气""元气""阳气""经气"等，也有泛指一切致病因子的所谓"邪气"。而我们通常所说的"得气"，则属于前者范畴之内。在针刺过程中，施行一定的手法，使针刺部位得到经气的感应，这种感应包括两个方面的内容，一方面是患者产生的酸、麻、胀、痛、沉、痒、冷、热、触电样、水波样等感觉，另一方面是术者感到针下沉紧而涩。二者结合则为"得气"。而"得气"又是通过针刺作用在人体运行气血的通路——经络以及经络上的腧穴而实现的。

……

第二，针刺应得什么样的气？

《灵枢·终始》中说："邪气来也紧而疾，谷气来也徐而和"。意思是：正常的"得气"（谷气）感应，是针下满实而缓，患者感到舒适；不正常的"得气"（邪气）感应，则是针下紧急，运针滞涩，患者感到痛苦。而我们在针刺治疗中所需要的"气"则是"谷气"。"谷气"到来与否则需要医患密切合作，双方均需细心体察，排除杂念，屏息以待，临床称之为"察气"，如察觉到的不是"谷气"而是"邪气"，则需要进行缓慢的提插、捻转，排除"邪气"，使"谷气"来复，这一过程，称之为"调气。

——周德安《针灸八要》

【提要】 本论主要阐述针刺得气是指针刺部位得到的经气感应，主要包括患者和医者的感应。论中指出，针下之气有谷气、邪气之分，其相应的感应也有区别，临证操作时应注意辨别。临证治疗需要的是得谷气，而非邪气。如所来为邪气，则应通过一定的针刺操作，促使谷气来至。

周德安 针刺取气[※]

"得气"既然如此重要，当针刺时，一些患者不能产生"得气"现象，或"得气"不够理想时，则需要我们进一步"取气"。所谓"取气"，就是施行一定的手法，使针下产生一定感应的一种操作方法，也可以说"取气"是"得气"的手段，而"得气"则是行针"取气"的目的。

临床中影响"得气"的因素是多方面的，如果属于取穴不准或针刺角度有偏差，以及针刺没有达到一定深度，则应重新调整针刺的部位、角度和深度，如此则往往可以使患者产生"得气"感应。如系患者患病较久，正气衰弱，正气不易来复，或因其他原因造成局部感觉迟钝者，可采取手法"催气""行气"和留针候气，促使正气来复，即可产生"得气"现象。总之，"得气"与否取决于患者的素质和病理变化，其次与取穴的准确程度及施术手法有关。

——周德安《针灸八要》

【提要】 本论主要阐发促进针刺得气的取气方法，而影响得气的因素较多，取气方法要根据不同情况定，如果是因为针刺手法或刺激方面所导致的，则应在针刺的具体操作上进行调整；如果是属于患者体质或病理因素所致者，则应通过一系列的手法操作或留针，促使经气来至。这两方面都属于针刺取气的范畴。

周德安 治病先治神[※]

医者不应只是单纯地治病，更应该治心"神"，全面细致地了解病情，使患者对医者产生信任感，积极配合治疗，这就是治病先治神的核心内容，也是治病取效的基础。

笔者十分重视"神"在疾病发生、发展和预后中的作用，提出了"治病先治神"的理论。在长期的临床实践中，制定了针对不同证情的镇静安神、补益安神、重镇安神、疏肝安神等治神原则，创立了针灸治神的基本方剂——"四神方"和治神十法，扩大了"金针"王乐亭"五脏俞加膈俞""督脉十三针"和传统"开四关"等方法的临床应用范围，取得了良好疗效。

……

"神"对于疾病的发生、发展和预后均有重要作用，针灸"治神"对于疾病治疗有重要意义，"治神"是针灸治病大法，为针灸治病的要旨。

所谓"治神"，有多层含义：其一，治神是指医者自身治神；其二，治神是指治患者之神；其三，治神主要是指通过针灸，调动患者元神的调控作用。

——周德安《针灸八要》

【提要】　本论所阐述的"治病先治神"，较《内经》中"治神"涵义为广，不仅是要注重医者和患者两方面的"神"，还包括在治疗中以针灸方法调动患者元神，具体方法有针灸治神"四神方"和治神十法。

◀ 石学敏　治神守气※ ▶

针灸治病，十分注重调节经气的虚实，也就是发挥对脏腑、经络的调节作用。经气在针灸疗法中的体现有得气、气行、气至病所等形式。而得气的快慢，气行的长短，气至病所的效应，常常又与患者的体质，对针刺的敏感度，取穴的准确性，针刺的方向、角度、深度、强度、补泻手法等因素密切相关，在这些众多的因素之中，医者的治神守气，患者的意守感传往往对诱发经气、加速气至、促进气行和气至病所起到决定性的作用。

——石学敏《石学敏针灸全集》

【提要】　本论主要阐述针灸治病在于调经气，而经气的诱发、运行速度、气至病所等具体操作要求，又关涉取穴、体质、针刺、补泻等诸多方面因素，其中最为决定性的、起主导作用的是医者的治神守气。只有做好治神守气，才能顺利达到上述具体要求，产生调节经气的作用。

◀ 张　缙　针下辨气 ▶

针下辨气，是指通过对不同针感的分析，来辨识针下紧而急的"邪气"与徐而和的"谷气"。辨识的方法，主要是通过施术者体会针下沉紧的程度，同时也参照患者的主诉。一切补泻手法都是在气的基础上操作的，因此说辨气与补泻的关系极为密切。在正确辨气的基础上，再适当地运用补泻手法，临床效果就能很好地提高。

——高希言、张忆虹《张缙教授针灸医论医案选》

【提要】　本论阐明针下辨气是指通过对不同针下感觉的体认，辨别针下所得之气是正气或邪气；只有能正确辨别针下之气，才能据此施行针刺补泻。

张　缙　气至病所※

气至病所是提高临床疗效的关键所在，催气行气的目的即在于气至病所，临床实践和循经感传研究都证明了只有气至病所，才能提高针灸的疗效。我们把循经感传多见于患者，多见于病经，多见于病所部位称之为趋病性。这种趋病性不仅反映了脏腑器官的效应性，而且对于临床研究也是一个值得注意的客观现象。

——高希言、张忆虹《张缙教授针灸医论医案选》

【提要】　本论主要阐述古代医家提出的气至病所，是针灸取效的关键。论中从临床和现代研究的角度指出，循经感传的趋病性的客观现象与气至病所相符。

1.4　补泻刺法

《灵枢》　论针刺补泻※*

凡用针者，虚则实之，满则泄之，宛陈则除之，邪胜则虚之。《大要》曰：徐而疾则实，疾而徐则虚。言实与虚，若有若无，察后与先，若存若亡。为虚与实，若得若失。虚实之要，九针最妙，补泻之时，以针为之。泻曰必持纳之，放而出之，排阳得针，邪气得泄，按而引针，是谓内温，血不得散，气不得出也。补曰随之，随之意若妄之，若行若按，如蚊虻止，如留如还，去如弦绝，令左属右，其气故止，外门已闭，中气乃实，必无留血，急取诛之。

——《灵枢·九针十二原》

【提要】　本论主要阐述针刺补泻的操作要点、特点。

《灵枢》　解针刺补泻※*

所谓虚则实之者，气口虚而当补之也。满则泄之者，气口盛而当泻之也。宛陈则除之者，去血脉也。邪胜则虚之者，言诸经有盛者，皆泻其邪也。徐而疾则实者，言徐纳而疾出也。疾而徐则虚者，言疾纳而徐出也。言实与虚，若有若无，言实者有气，虚者无气也。察后与先，若亡若存者，言气之虚实，补泻之先后也，察其气之已下与常存也。为虚与实，若得若失者，言补者必然若有得也，泻则怳然若有失也。

——《灵枢·小针解》

【提要】　本论主要阐述针刺补泻的原理，包括：据寸口脉虚实而定补或泻；徐疾补泻以入针、出针快慢而定；针刺后可由气之得或失的反应而判断补泻效果。

《灵枢》　方圆补泻※

是故工之用针也，知气之所在，而守其门户，明于调气，补泻所在，徐疾之意，所取之处。泻必用圆，切而转之，其气乃行，疾而徐出，邪气乃出，伸而迎之，摇大其穴，气出乃疾。补必用方，外引其皮，令当其门，左引其枢，右推其肤，微旋而徐推之，必端以正，安以静，坚心无解，欲微以留，气下而疾出之，推其皮，盖其外门，真气乃存。用针之要，无忘其神。

——《灵枢·官能》

【提要】　本论主要阐述用针需知调气和补泻方法。泻法需力量势猛，动作幅度大而明显，注重"气"由内而外出的行针过程；补法则力量轻柔和缓，动作幅度小而不明显，注重"气"由外入内的行针过程。

《灵枢》　持针纵舍*

黄帝曰：持针纵舍，余未得其意也。岐伯曰：持针之道，欲端以正，安以静，先知虚实，而行疾徐，左手执骨，右手循之，无与肉果，泻欲端以正，补必闭肤，辅针导气，邪得淫泆，真气得居。黄帝曰：扞皮开腠理奈何？岐伯曰：因其分肉，左别其肤，微纳而徐端之，适神不散，邪气得去。

——《灵枢·邪客》

【提要】　本论主要阐述针刺操作及补泻的正确方法。

《素问》　释方圆补泻※*

帝曰：余闻补泻，未得其意。岐伯曰：泻必用方，方者，以气方盛也，以月方满也，以日方温也，以身方定也，以息方吸而内针，乃复候其方吸而转针，乃复候其方呼而徐引针，故曰泻必用方，其气乃行焉。补必用圆，圆者，行也，行者移也，刺必中其荣，复以吸排针也。故圆与方，非针也。故养神者，必知形之肥瘦，荣卫血气之盛衰。血气者，人之神，不可不谨养。

——《素问·八正神明论》

【提要】　本论主要阐释针刺方圆补泻的"方圆"含义、方法及其原理。

《素问》　针刺补泻※*

经言气之盛衰，左右倾移，以上调下，以左调右，有余不足，补泻于荣输，余知之矣。此皆荣卫之倾移，虚实之所生，非邪气从外入于经也……吸则纳针，无令气忤，静以久留，无令邪布，吸则转针，以得气为故，候呼引针，呼尽乃去，大气皆出，故命曰泻。

帝曰：不足者补之奈何？岐伯曰：必先扪而循之，切而散之，推而按之，弹而怒之，抓而下之，通而取之，外引其门，以闭其神，呼尽纳针，静以久留，以气至为故，如待所贵，不知日暮，其气以至，适而自护，候吸引针，气不得出，各在其处，推阖其门，令神气存，大气留止，故命曰补。

帝曰：候气奈何？岐伯曰：夫邪去络入于经也，舍于血脉之中，其寒温未相得，如涌波之起也，时来时去，故不常在。故曰方其来也，必按而止之，止而取之，无逢其冲而泻之。真气者，经气也。经气太虚，故曰其来不可逢，此之谓也。故曰候邪不审，大气已过，泻之则真气脱，脱则不复，邪气复至，而病益蓄，故曰其往不可追，此之谓也。不可挂以发者，待邪之至时而发针泻矣。若先若后者，血气已尽，其病不可下，故曰知其可取如发机，不知其取如扣椎，故曰知机道者不可挂以发，不知机者扣之不发，此之谓也。

帝曰：补泻奈何？岐伯曰：此攻邪也，疾出以去盛血，而复其真气，此邪新客，溶溶未有定处也，推之则前，引之则止，逆而刺之，温血也。刺出其血，其病立已。

……邪之新客来也，未有定处，推之则前，引之则止，逢而泻之，其病立已。

——《素问·离合真邪论》

【提要】　本论主要阐述针刺补泻的方法，主要是呼吸补泻刺法，兼论候气之法。

《素问》　针刺补泻解^{※*}

黄帝问曰：愿闻九针之解，虚实之道。岐伯对曰：刺虚则实之者，针下热也，气实乃热也。满而泄之者，针下寒也，气虚乃寒也。菀陈则除之者，出恶血也。邪胜则虚之者，出针勿按。徐而疾则实者，徐出针而疾按之。疾而徐则虚者，疾出针而徐按之。言实与虚者，寒温气多少也。若无若有者，疾不可知也。察后与先者，知病先后也。为虚与实者，工勿失其法。若得若失者，离其法也。虚实之要，九针最妙者，为其各有所宜也。补泻之时者，与气开阖相合也。九针之名，各不同形者，针穷其所当补泻也。刺实须其虚者，留针阴气隆至，乃去针也。刺虚须其实者，阳气隆至，针下热乃去针也。

——《素问·针解》

【提要】　本论主要解读和诠释《灵枢·九针十二原》的针刺补泻论。

《素问》　气之虚实与补泻^{※*}

黄帝问曰：愿闻虚实之要。岐伯对曰：气实形实，气虚形虚，此其常也，反此者病；谷盛气盛，谷虚气虚，此其常也，反此者病；脉实血实，脉虚血虚，此其常也，反此者病。

帝曰：如何而反？岐伯曰：气虚身热，此谓反也。谷入多而气少，此谓反也；谷不入而气多，此谓反也；脉盛血少，此谓反也；脉小血多，此谓反也。气盛身寒，得之伤寒。气虚身热，得之伤暑。谷入多而气少者，得之有所脱血，湿居下也。谷入少而气多者，邪在胃及与肺也。脉小血多者，饮中热也。脉大血少者，脉有风气，水浆不入，此之谓也。夫实者，气入也；虚者，气出也。气实者，热也。气虚者，寒也。入实者，左手开针空也；入虚者，左手闭针空也。

——《素问·刺志论》

【提要】　本论主要论述虚实的基本情况，与寒热的关系，以及针刺治疗虚实的基本法则和方法。提出实证为气入、热，针刺以左手开针孔；虚证为气出、寒，针刺以左手按压针孔。

《素问》　释呼吸补泻※＊

帝曰：血气以并，病形以成，阴阳相倾，补泻奈何？岐伯曰：泻实者气盛乃内针，针与气俱内，以开其门，如利其户；针与气俱出，精气不伤，邪气乃下，外门不闭，以出其疾，摇大其道，如利其路，是谓大泻，必切而出，大气乃屈。

帝曰：补虚奈何？岐伯曰：持针勿置，以定其意，候呼内针，气出针入，针空四塞，精无从去，方实而疾出针，气入针出，热不得还，闭塞其门，邪气布散，精气乃得存，动气候时，近气不失，远气乃来，是谓追之。

——《素问·调经论》

【提要】　本论主要阐述虚实补泻的针法与手法，重点在呼吸补泻法及其原理。

《难经》　荣卫刺法＊

七十一难曰：经言刺荣无伤卫，刺卫无伤荣，何谓也？

然，针阳者，卧针而刺之。刺阴者，先以左手摄按所针荣俞之处，气散乃内针。是谓刺荣无伤卫，刺卫无伤荣。

——《难经·七十一难》

【提要】　本论主要解读《内经》"刺荣无伤卫，刺卫无伤荣"的操作方法。

《难经》　迎随阴阳＊

七十二难曰：经言能知迎随之气，可令调之，调气之方，必在阴阳，何谓也？

然，所谓迎随者，知荣卫之流行，经脉之往来也，随其逆顺而取之，故曰迎随。调气之方，必在阴阳者，知其内外表里，随其阴阳而调之。故曰：调气之方，必在阴阳。

——《难经·七十二难》

【提要】　本论主要阐释《内经》所论"迎随"之义，明确指出以经脉气血流行逆顺为据，以及"调气之方，必在阴阳"的具体含义。

《难经》　刺井当刺荣＊

七十三难曰：诸井者，肌肉浅薄，气少，不足使也，刺之奈何？

然，诸井者，木也，荥者，火也。火者，木之子，当刺井者，以荥泻之。故经言：补者不可以为泻，泻者不可以为补，此之谓也。

——《难经·七十三难》

【提要】　本论主要阐述刺井当刺荣的方法及原理。

《难经》　子母补泻法[*]

七十五难曰：经言东方实，西方虚，泻南方，补北方，何谓也？

然，金木水火土，当更相平。东方木也，西方金也。木欲实，金当平之。火欲实，水当平之。土欲实，木当平之。金欲实，火当平之。水欲实，土当平之。东方肝也，则知肝实；西方肺也，则知肺虚。泻南方火，补北方水。南方火，火者木之子也；北方水，水者木之母也。水胜火，子能令母实，母能令子虚，故泻火补水，欲令金不得平木也。经曰：不能治其虚，何问其余，此之谓也。

——《难经·七十五难》

【提要】　本论主要阐述子母补泻法及其五行生克原理。

《难经》　释补泻原理[*]

七十六难曰：何谓补泻？当补之时，何所取气，当泻时，何所置气？

然，当补之时，从卫取气。当泻之时，从荣置气。其阳气不足，阴气有余，当先补其阳，而后泻其阴。阴气不足，阳气有余，当先补其阴而后泻其阳。荣卫通行，此其要也。

——《难经·七十六难》

【提要】　本论主要阐述补泻刺法的原理：补是从卫取气；泻是从荣置气，以及阴阳补泻有先后。

《难经》　补泻刺法[*]

七十八难曰：针有补泻，何谓也？

然，补泻之法，非必呼吸出内针也。然知为针者，信其左；不知为针者，信其右。当刺之时，先以左手压按所针荣俞之处，弹而努之，爪而下之，其气之来，如动脉之状，顺针而刺之。得气因推而内之，是谓补；动而伸之，是谓泻。不得气，乃与男外女内，不得气，是为十死不治也。

——《难经·七十八难》

【提要】　本论主要阐述补泻刺法的操作方法，强调左手配合及得气的重要意义。

《难经》 子母补泻与迎随关系及方法*

七十九难曰：经言迎而夺之，安得无虚？随而济之，安得无实？虚之与实，若得若失，实之与虚，若有若无，何谓也？

然，迎而夺之者，泻其子也；随而济之者，补其母也。假令心病，泻手心主俞，是谓迎而夺之者也；补手心主井，是谓随而济之者也。所谓实之与虚者，牢濡之意也。气来实者为得，濡虚者为失，故曰若得若失也。

——《难经·七十九难》

【提要】 本论主要阐述子母补泻选穴法，以之解释迎随补泻。

《难经》 勿使补泻反*

八十一难曰：经言无实实虚虚，损不足而益有余，是寸口脉耶？将病自有虚实耶？其损益奈何？

然，是病非谓寸口脉也，谓病自有虚实也。假令肝实而肺虚，肝者木也，肺者金也，金木当更相平，当知金平木。假令肺实而肝虚微少气，用针不补其肝，而反重实其肺，故曰实实虚虚，损不足而益有余，此者中工之所害也。

——《难经·八十一难》

【提要】 本论主要阐释《内经》"无实实虚虚，损不足而益有余"的原则，提出虚实为疾病自身本有的虚实，而不是寸口脉的虚实。

杨上善 针刺补泻论※*

凡用针者，虚则实之……若得若失。（言以意调于补泻，则针道可穷矣也。）虚实之要，九针最妙，补泻之时，以针为之。（五方别疗，莫先于针，所以补泻以针为之也。）泻曰必持而内之，放而出之，排阳出针，疾气得泄。（凡泻之道，内针必持，出针必放之，摇大其穴，排阳邪而出针，疾病之气得泄，谓之泻也。）按而引针，是谓内温，血不得散，气不得出。（以手按其所针引之后，暖气内聚，以心持针，不令营血得散，外闭其门令卫气不得泄出谓之补也。）补曰随，随之意，若忘之，（随气呼吸而微动针之也。）若行若悔，如蚊虻上，（欲去欲作，为行悔也。针在皮肤之中，去来微动，如彼蚊虻止，又皮肤微觉有之也。）如留如还，（针在皮肤之中，若似留停，人如还去，此皆言其候气者也。）去如绝弦，（得气已去，即此补阴，□补得之也，即疾出针，如绝弦者，言其速也。）令左属右，其气故止。（左手按穴，右手行针，内气已补，右手出针，左手闭门，使气相续不灭也。属，续也。）外门已闭，中气乃实。（疢孔为外门也，补已不泄，故内气得实也。）必无留血，急取诛之，（补者留其气也，不可留于客邪血也，邪血留者，可刺去之，故曰急诛之也。）

——唐·杨上善《黄帝内经太素·卷二十一·九针要道》

【提要】　本论主要阐述针刺以补泻为先，泻邪气，补正气，随呼吸而微动其针，候气至，得气后出针；右手与左手配合，右手出针，左手按穴闭合针孔，气得以实，不留瘀血；如有瘀血，急刺去之。

何若愚　迎随补泻论※*

经云：迎随者，要知荣卫之流行，经脉之往来也，随其经逆顺而取之。《灵枢》曰：泻者迎之，补者随之。若能知迎知随，令气必和，和气之方，必通阴阳升降上下源流。手之三阴，从脏走至手；手之三阳，从手走至头。足之三阳，从头下至足；足之三阴，从足上走至腹。络脉传注，周流不息。故经脉者，行血气，通阴阳，以荣于身者也。本论云：夫欲用迎随之法者，要知经络逆顺浅深之分。诸阳之经，行于脉外，诸阳之络，行于脉内；诸阴之经，行于脉内，诸阴之络，行于脉外，仍各有所守之分。故知皮毛者，肺之部；肌肉者，脾之本；筋者，肝之合；骨髓者，肾之属；血脉者，心之分。各刺其部，无过其道，是谓大妙。迎而夺之有分寸，随而济之有浅深。深为太过，能伤诸经；浅为不及，宁去诸邪？是以足太阳之经，刺得其部，迎而六分，随而一分；足太阳之络，迎而七分，随而二分。手太阳之经，迎而七分，随而二分；手太阳之络，迎而九分，随而四分。……足厥阴经，迎而八分，随而三分；足厥阴络，迎而九分，随而四分。斯皆经络相合，补生泻成不过一寸。……

本论云：流者，行也；注者，住也。流谓气血之行流也，一呼脉行三寸，一吸脉行三寸，呼吸定息，脉行六寸，如流水走蚁，涓涓不息，不可暂止。……又云：注者，住也。谓十二经络各至本时，皆有虚实邪正之气，注于所括之穴。所谓得时谓之开，失时谓之阖。气开当补泻，气闭忌针刺。

——金·何若愚《子午流注针经·卷上·流注指微针赋》

【提要】　本论主要阐述迎随补泻是以经脉气血流注方向而定，迎为逆着经脉气血流注方向，随为顺着经脉循行方向。皮毛、肌肉、筋、骨髓、血脉分属五脏，针刺补泻随其浅深，无过其度。这是《子午流注针经》对《灵枢》迎随补泻论的进一步阐释与发挥，并说明了按气血流注开阖之时选取腧穴进行针刺补泻的原理。

刘完素　补泻生脉※*

惟针补泻，最为急用，偏取一脏，不防他脏也。假令治心者，根据前说，左手扪背穴，第三椎两傍各一寸半，捻定其穴。先以六字气法调和阴阳，泻者先呵气七口，次呼气五口，次呬气九口，次吹气六口，次气八口，自穴内气至，然后诊之，脉当高现。补者先呼气一口，气尽下针。先以缓缓入针二分，候气至而推而内之，而候脉大得气。左手按穴，吸气一口，缓缓出针。气尽针出，勿令真气随针出，以左手闭其穴，名曰补。次针阴跷穴，乃曰阴中生阳也，即左手先应也，次针阳跷穴，乃曰阳中生阴也，右手脉应，后再针左边心穴，而胃气和也，即病愈。凡用针者，甲子日子时，乙丑日丑时，丙寅日寅时，丁卯日卯时，补泻最验。余准此也。十二穴，肺三憔，心五憔，肝九憔，胆十，脾十一，胃十二，三焦十三，肾十四，大肠十六，小肠十八，膀胱十九，白环二十，其穴皆在脊背骨傍一寸半。阳跷者，申脉二穴，在外踝下赤白肉际中，针入三分。阴跷者，照海二穴，在内踝下赤白肉际中，针入三分。

——金·刘完素《素问要旨论·卷八·守正防危篇第九》

【提要】 本论主要阐述呼吸补泻与开阖补泻，以及提出补泻的最优时辰。

罗天益 针有补泻法

帝问邪气在经，其病何如，取之奈何？对曰：邪之在经，如水得风，波涌陇起，其行脉中循循然，其中手也，时大时小，动无常处，在阴与阳，不可为度，卒然逢之，早遏其路。吸则内针，无令气忤，静以久留，无令邪布，吸则转针，以得气为故，候呼引针，呼尽乃去，大气皆出，故命曰泻。帝曰：不足者补之奈何？必先扪而循之，切而散之，推而按之，弹而努（一作弩）之，爪而下之，通而取之，外引其门，以闭其神，呼尽内针，静以久留，以气至为故，如待所贵，不知日暮，其气以至，过而自缓（一作护），候吸引针，气不得出，各在其处，推阖其门，令神气存，大气留止，故命曰补。

泻法：先以左手揣按得穴，以右手置针于穴上，令病人咳嗽一声，捻针入腠理，得穴。令病患吸气一口，针至六分，觉针沉涩，复退至三四分，再觉沉涩，更退针一豆许，仰手转针头向病所，以手循经络循，扪至病所，气至病已，合手回针，引气过针三寸，随呼徐徐出针，勿闭其穴，命之曰泻。

补法：先以左手揣按得穴，以右手按之，置针于穴上，令病人咳嗽一声，捻针入腠理，得穴。令病患呼气一口将尽，内针至八分，觉针沉紧，复退一分许，如更觉沉紧，仰手转针头向病所，依前循扪至病所，气至病已，随吸而疾出针，速闭其穴，命之曰补。

——元·罗天益《卫生宝鉴·卷二十·针有补泻法》

【提要】 本论是《卫生宝鉴》作者对《素问·离合真邪论》呼吸补泻内容的转引，并加以注释发挥。其针刺补泻法的具体操作：左手揣穴，右手按针于穴上，患者咳嗽时进针；行补泻手法配合呼吸，吸气进针，转针头至病所，气至病已，呼气徐徐出针为泻法；呼气时进针，转针头向病所，气至病已，吸气时疾出针为补法。

王国瑞 用针八法※*

用针八法者，迎随一也，转针二也，指法三也，针头四也，虚实五也，阴阳六也，提按七也，呼吸八也。补虚、泻实、损益，在此八法。五门者，井、荥、腧、经、合也。春刺井，夏刺荥，秋刺经，冬刺合，四季月刺腧穴。五门，一月一同一日。亦有五门同年辰例。客者，客邪也；主者，主气也。知之者，刺之无有不效。

……

经云：宁失其穴，勿失其经；宁失其时，勿失其气。古人云有八法：弹、捻、循、扪、摄、按、爪、切。用此如神，故不再执呼吸也。

——元·王国瑞《扁鹊神应针灸玉龙经·注解〈标幽赋〉》

【提要】　本论主要阐述迎随、转针、指法、针头、虚实、阴阳、提按、呼吸，为用针八法；井、荥、俞、经、合腧穴为五门，将五门分别配属春、夏、秋、冬、四季月以针刺。用针指法又有：弹、捻、循、扪、摄、按、爪、切八种方法。这些内容也是对《标幽赋》的注解和阐发。

窦汉卿　寒热补泻之论※*

寒热补泻

假令补冷，先令病人咳嗽一声，得入腠理；复令病人吹气一口，随吹下针，至六七分，渐进肾肝之部，停针。徐徐良久，复退针一豆许，乃捻针，问病人觉热否?然后针至三四分，及心肺之部，又令病人吸气纳针，捻针，使气下行至病所。却外捻针，使气上行，直过所针穴一二寸，乃吸而外捻针出，以手速按其穴，此为补。

夫病后热者，治之以寒也何如? 须其寒者，先刺入阳之分，后得气推纳至阴之分。复令病人地气入而天气出，谨按生成之息数足，其病人自觉清凉矣。夫病恶寒者，治之以热也何如? 须其热者，先刺入阴之分，后得气徐引针，至阳之分，复令病人天气入而地气出，亦谨按生成之息数足，其病人自觉知暖矣。

——金·窦杰《针经指南·真言补泻手法》

【提要】　本论主要阐述窦汉卿寒热补泻的操作手法。至明清时期演变成为烧山火、透天凉的补泻方法。

刘真人　补泻总法*

补泻法五十九法

夫欲行针，先用观神定志，然后审其俞穴，分明此穴主何病、通何路。即得其穴，先以右手持针重四两，左手按穴重七斤，令穴脉针开，使病人咳嗽一声，随即入针，则徐徐催之。令及分寸，则停针候气，左转动以相天，又吸气右转动以法地，再吸气提之，以相人。所谓针有三才之道也。左转补之，右转泻之，皆以得为应。其气下来，再依前法刺之，自出针，以指按其穴，无令泻其真气。则吸气入针，呼气出针，不按其穴，令邪气从针窍而泄。

——宋·刘真人《琼瑶神书·卷三·琼瑶讲论五脏答问》

【提要】　本论主要阐述针刺补泻先待患者定神，神定后揣穴，随咳嗽进针；捻转分左转和右转，左转补之，右转泻之，得气后出针。补法吸气出针，按闭穴孔，勿泻真气；泻法呼气出针，不按穴孔，令邪从针窍泻。这是从《素问》呼吸补泻法的基础上，进一步演变发展的针刺补泻方法，强调治神、左右捻转不同以及与呼吸节律的配合等方法。

陈 会 论针刺补泻*

泻诀直说

臣瑾曰：昔宏纲先生授曰：取穴即正，左手大指掐其穴，右手置针于穴上，令患人咳嗽一声，随咳纳针至分寸。候数穴针毕，停少时用右手大指及食指持针，细细动摇进退，搓捻其针如手颤之状，谓之"催气"。约行五、六次，觉针下气紧。却用泻法，如针左边，用右手大指食指持针，以大指向前，食指向后，以针头轻提往左转。如有数针，候依此法俱转毕。仍用右手大指食指持针，却用食指连搓三下，谓之"飞"。仍轻提往左转，略退针半分许，谓之"三飞一退"。依此法行至五、六次，觉针下沉紧，是气至极矣，再轻提往左转一、二次，如针右边，以左手大指食指持针，以大指向前，食指向后，依前法连搓三下，轻提针头往右转，是针右边泻法。欲出针时，令病人咳一声，随咳出针，此谓之泻法也。

补诀直说

如人有疾，依前法针，用手法催气、取气，泻之既毕，却行补法。令病人吸气一口，随吸转针，如针左边，捻针头转向右边，以我之右手大指食指持针，以食指向前，大指向后，仍捻针深入一、二分，使真气深入肌肉之分。如针右边，捻针头转向左边，以我之左手大指食指持针，以食指向前，大指向后，仍捻针深入一、二分。如有数穴，依此法行之即毕，停少时，却用手指于针头上轻弹三下，如此三次。仍用我之左手大指食指持针，以大指连搓三下（谓之"飞"，）将针深进一、二分，以针头转向左边，谓之"一进三飞"。依此法行至五、六次，觉针下沉紧，或针下气热，是气至足矣。令病人吸气一口，随吸出针，急以手按其穴，此谓之补法也。

——明·陈会《神应经·补泻手法·补诀直说》

【提要】 本论主要阐述针刺补泻手法，补泻前先用"动摇进退，搓捻针"等法催气，待针下沉紧后再行补泻。泻法为"三飞一退"，行五、六次觉针下沉紧，为气至极，随咳出针；补法为"一进三飞"，觉针下沉紧，或针下气热，随吸出针，按闭针孔。补泻手法的主要区别，在于搓捻针体的同时，针体在体内进、退的不同。

楼 英 针刺虚实补泻*

〔《难》〕何谓补泻？当补之时，何所取气？当泻之时，何所置气？然，当补之时，从卫取气。当泻之时，从荣置气。其阳气不足，阴气有余，当先补其阳而后泻其阴。阴气不足，阳气有余，当先补其阴而后泻其阳。荣卫通行，此其要也。（七十六难）

针有补泻，何谓也？然，补泻之法，非必呼吸出内针也。然知其为针者信其左，不知为针者，信其右，当刺之时，必先以左手压按其所，针荣腧之处，弹而努之，抓而下之，其气之来，如动脉之状，顺针而刺之。得气，因推而内之，是谓补。动而伸之，是谓泻。不得气，乃与男外女内，不得气，是谓十死不治也。（七十八难）

（上以针之推内动伸分补泻也。从卫取气者，谓浅内针，待卫气至，渐渐推内进至深也。从荣置气者，谓深内针，待荣气至，却渐动伸退至浅也。盖补者针入腠理，得气后渐渐作三次推内，进至分寸，经所谓徐内疾出，世所谓一退三飞，热气荣荣者是也。泻者直针入分寸，得气后渐渐作三次动伸，退出腠理，经所谓疾内徐出，世所谓一飞三退，冷气沉沉者是也。）

——明·楼英《医学纲目·卷七·刺虚实》

【提要】 本论主要阐述《难经》针刺以"推内动伸"分补泻，补法"从卫取气"，实质是将针从浅层分三次推入深层，"徐内疾出"；泻法"从荣置气"，是将针先刺入适宜深度，然后分三次退出，"疾内徐出"。补泻的关键区别，在于针身在体内的主体运动过程是由浅入深的"进"，还是由深而浅的"退"。在古人眼中，针体是导引人体之气出入的媒介。

徐 凤 飞经走气治病八法※*

凡补者呼气，初针刺至皮内，乃曰天才；少停进针，刺至肉内，是曰人才；又停进针，刺至筋骨之间，名曰地才，此为极处，就当补之。再停良久，却须退针至人之分，待气沉紧，倒针朝病。进退往来，飞经走气，尽在其中矣。凡泻者吸气，初针至天，少停进针，直至于地，得气泻之。再停良久，却须退针，复至于人，待气沉紧，倒针朝病，法同前矣。……

……

考夫治病之法有八：一曰烧山火，治顽麻冷痹，先浅后深，用九阳而三进三退，慢提紧按，热至紧闭，插针除寒之有准。二曰透天凉，治肌热骨蒸，先深后浅，用六阴而三出三入，紧提慢按，徐徐举针，退热之可凭。皆细细搓之，去病准绳。三曰阳中之阴，先寒后热，浅而深，以九六之法，则先补后泻也。四曰阴中之阳，先热后寒，深而浅，以六九之方，则先泻后补也。补者直须热至，泻者务待寒侵，犹如搓线，慢慢转针。法其浅则用浅，法在深则用深，二者不可兼而紊之也。五曰子午捣臼，水蛊膈气，落穴之后，调气均匀，针行上下，九入六出，左右转之，千遭自平。六曰进气之诀，腰背肘膝痛，浑身走注疼，刺九分，行九补，卧针五七吸，待上行。亦可龙虎交战，左捻九而右捻六，是亦住痛之针。七曰留气之诀，痃癖癥瘕，刺七分，用纯阳，然后乃直插针，气来深刺，提针再停。八曰抽添之诀，瘫痪疮癞，取其要穴，使九阳得气，提按搜寻，大要运气周遍。扶针直插，复向下纳，回阳倒阴。指下玄微，胸中活法，一有未应，反复再施。

——明·徐凤《针灸大全·卷三·梓岐风谷飞经走气撮要金针赋》

【提要】 本论主要阐述飞经走气的八种复式针刺补泻手法：烧山火、透天凉、阳中之阴、阴中之阳、子午捣臼、进气之诀（龙虎交战）、留气之诀、抽添之诀。论中指出，针刺补泻，主要在于运用各种进、退、提、按、搓针、捻针等手法，催气、调气，使经气通行以达到针刺补或泻的不同目的。

高 武 下针法

《金针赋》云：先须爪按，重而切之；次令咳嗽一声，随咳下针。凡补先呼气，初针刺至皮肉，乃曰天才；少停进针，刺至肉内，是曰人才；又停进针，刺至筋骨之间，名曰地才。此为极处，就当补之，再停良久，却须退针至人之分，待气沉紧，倒针朝病，进退往来，飞经走气，尽在其中矣。凡泻者吸气，初针至天；少停进针，直至于地，得气泻之；再停良久，却须退针复至于人，待气沉紧，倒针朝病，法同前矣。

及夫调气之法，下针至地之后复人之分，欲气上行，将针右捻；欲气下行，将针左捻；欲补先呼后吸，欲泻先吸后呼。气不至者，以手循摄，以爪切掐，以针摇动，进捻搓弹，直待气至，以龙虎升腾之法，按之在前，使气在后，按之在后，使气在前，运气走至疼痛之所；以纳气之法，扶针直插，复向下纳，使气不回。若关节阻涩，气不过者，以龙虎龟凤，通经接气，大段之法，驰而运之，仍以循摄爪切，无不应矣。此通仙之妙。

（按：《素问》有浅深法，而此曰天地人三才者，是亦九针论意也。）

《医经小学》云：先说平针法，令针口内温，按揉令气散，掐穴放教深，持针安穴上，令他嗽一声，随嗽归天部，停针再至人，再停归地部，待气候针沉，气若不来至，指甲切其经，次提针向病，针退天地人。

补必随经刺，令他吹气频，随吹随左转，逐归天地人，待气停针久，三弹更熨温，出针口吸气，急急闭其门；泻欲迎经取，吸则纳其针，吸则须右转，依次进天人，转针仍复吸，依法再停针，出针吹出气，摇动大其门。

——明·高武《针灸聚英·卷三·下针法》

【提要】　本论主要是引录《金针赋》之"下针之法""调气之法"以及《医经小学》的"平针法"等论述，说明针刺补泻分天、人、地三层操作的方法。为复式针刺补泻手法。

◆ 汪　机　三才进针法※ ◆

补者，呼气初针刺至皮内，号曰天才；少停进针，刺至肉内，号曰人才；又停进针，刺至筋骨之间，号曰地才。得气补之，再停良久，退针人部，待气沉紧，倒针朝病，进退往来，飞经走气，尽在其中。泻者，吸气针至天部，少停直至地部，得气泻之，再停良久，退针人部，待气沉紧，倒针朝病，施法同前。少停者，三息也。再停者，五息也。

经曰：徐而疾则实，疾而徐则虚者，谓徐出针而疾按之，则真气不泄而实也；疾出针而徐按之，则邪气得出而虚也。赋言：内针作三次进，出针作三次退。与经文徐而疾、疾而徐之意，大不相合。且针出内而分三才，肉厚穴分用之无碍，肉薄去处法将何施？故针者惟当察其肉之厚薄，而酌其宜，庶几无害。经曰：刺有浅深，各正其理，此之谓也。他篇又云：补法三次进，一次退。（假如此穴五分，先针入二分，候得气，再入二分，候得气，更入一分，撞五分止，然后急出其针，便以左手大指按其针孔，勿令出血。）泻法一次进，三次退。（假如此穴合针五分，便针入五分，候得气，便退针二分，少停，又退二分，少停，候得气，则起针，慢出不闭针孔，令其气出。）与此补作三次进，二次退；泻作二次进，三次退。前后所言，亦自相矛盾矣。经曰：义无斜下者，欲端以正也，谓指直刺，针无左右也。惟针阳分，或卧针取之，赋言倒针朝病，与经相反。其曰飞经走气，考经无载，不敢妄议。

——明·汪机《针灸问对·卷中·三才法》

【提要】　本论中，比较了《金针赋》与经典针刺补泻操作方法的不同。指出《金针赋》所言，许多与经典有出入和矛盾之处。如：经典中的补法，三次进，一次退；泻法一次进，三次退。而《金针赋》的三才针刺法，则补作三次进，二次退；泻作二次进，三次退。此外，经典中多直刺，只有针阳分才斜刺。而《金针赋》曰"倒针朝病"，与经典相反。

李　梴　九六补泻之法※*

飞经走气，亦不外于子午迎随。

（凡言九者，即子阳也；言六者，即午阴也。但九六数有多少不同，补泻提插皆然。言初九数者，即一九也，然亦不止于一九便了。但行至一九，少停又行一九，少停又行一九，三次共三九二十七数，或四九三十六数。言少阳数者，七七四十九数，亦每次七数略停。老阳数者，九九八十一数，每次二十七数少停，共行三次。言初六数者，即一六也，然亦不止于一六便了。但行至一六，少停又行一六，少停又行一六，三次共三六一十八数。言老阴数者，六六三十六数，每次一十八数少停，共行二次。言少阴数者，八八六十四数，每次八数略停。或云：子后宜九数补阳，午后宜六数补阴。阴日刺阳经，多用六数补阴；阳日刺阴经，多用九数补阳，此正理也。）

……

通而取之。（通者，通其气也，提插之后用之。如病人左手阳经，以医者右手大指进前九数，却扳倒针头，带补以大指努力，针嘴朝向病处，或上或下，或左或右，执住直待病人觉热方停。若气又不通者，以龙虎龟凤飞经接气之法驱而运之。如病人左手阴经，以医者右手大指退后九数，却扳倒针头，带补以大指努力，针嘴朝病，执住直待病人觉热方停。右手阳经与左手阴经同法，右手阴经与左手阳经同法，左足阳经与右手阳经同法，左足阴经与右手阴经同法，右足阳经与左手阳经同法，右足阴经与左手阴经同法。如退潮，每一次先补六而后泻九，不拘次第，直待潮退为度。止痛同此法。痒麻虚补、疼痛实泻，此皆先正推衍《内经》通气之法。）（又将大指爪从针尾刮至针腰，此"刮法"也。能移不忍痛，可散积年风。午后又从针腰刮至针尾。又云：病在上，刮向上；病在下，刮向下。有挛急者，频宜刮切循摄。二法须连行三五次，气血各循经络，飞走之妙，全在此处，病邪从此退矣。放针停半时辰之久，扶起针头，审看针下十分沉紧，则泻九补六；如不甚紧，则泻六补九，补泻后针活即摇而出之。摄者，用大指甲随经络上下切之，其气自得通行。）

——明·李梴《医学入门·卷一·针灸·附杂病穴法》

【提要】　本论主要阐述九六补泻法的操作方法和技巧，指出气机不通时，应采用提插方法通其气，甚者以龙虎龟凤、飞经接气法运气。此外，论述了"刮针"方法及其治疗作用。

马　莳　针刺补泻方圆论※*

帝曰：余闻补泻，未得其意。……血气者，人之神，不可不谨养。

（《灵枢·官能篇》云："泻必用圆，切而转之，其气乃行，疾而徐出，邪气乃出，伸而迎之，摇大其穴，气出乃疾。补必用方，外引其皮，令当其门，左引其枢，右推其肤，微旋而徐推之，必端以正，安以静，坚心无解，欲微以留，气下而疾出之，推其皮，盖其外门，真气乃存。用针之要，无忘其神。"其辞虽不同，大义则两相通，但《灵枢》之"圆"当为"方"，"方"当为"圆"耳。）

［此亦解《针经》之义也。伯言《针经》有泻必用方，补必用圆之语，然以意论之，正以当泻之时，以气方盛，月方满，日方温，身方定，以息方吸而纳针，乃复候其方吸而转针，乃复候其方呼而徐徐出针，惟其语中有此"方"字，故曰泻必用方。（《离合正邪论》曰："吸则纳针，无令气忤，静以久留，无令邪布，吸则转针，以得气为故，候呼引针，呼尽乃去，大气皆出，故命曰泻"，正与此法相同。）其曰补必用圆，圆者，正以物之圆者可行可移，其刺必中其营，复以吸而排针，故名曰补必用圆。（《离合正邪论》曰："必先扪而循之，切而散之，推而按之，弹而怒之，抓而下之，通而取之，外引其门，以闭其神，呼尽纳针，静以久留，以气至为故，如待所贵，不知日暮，其气已至，适而自护，候吸引针，气不得出，各在其处，推阖其门，令神气存，大气留止，故命曰补"，较此更详，则圆之为义可推。）故圆之与方，非言针也，乃言意也。］

——明·马莳《素问注证发微·八正神明论》

【提要】　本论比较《灵枢·官能》与《素问·八正神明论》有关"方圆补泻"的相反用字，认为"其辞虽不同，大义则两相通"，且应以《素问》为准。

马　莳　补泻之法论※*

是故工之用针也，知气之所在，而守其门户，明于调气，补泻所在，徐疾之意，所取之处……用针之要，无忘其神。

［上工因气以行补泻之法，其要则在于守神也。《八正神明论》曰：知其所在者，知诊三部九候之病脉处而治之，故曰守其门户焉。正本节之所谓明于调气，补泻所在，徐疾之意，所取之处也。泻必用圆，补必用方，《八正神明论》作泻必用方，补必用圆者是也。岐伯曰：泻必用方者，以气方盛也，以月方满也，以日方温也，以身方定也，以息方吸而纳针，乃复候其方吸而转针，乃复候其方呼而徐引针，故曰泻必用方，其气而行焉。补必用圆，圆者行也，行者移也，刺必中其营，复以吸排针也，故圆与方，非针也。其言如此，此节之方圆，误可知矣。方泻之时，切而转之，其气乃行，即所谓方吸而转针者是也。疾入而徐出之，邪气乃出，即所谓方呼而徐引针者是也。又必摇大其穴。则邪气之出者自速。此泻法也。其补之时，外引其皮，令当其门，左手则引其枢，右手则推其肤，微旋而徐推其针，其针必端正安静。坚心无懈，即所谓如待贵人，不知日暮，神无营于众物者是也。正欲微留其针，候气下而疾出之，即推其皮，以盖其外门，则真气得存矣。（《离合真邪论》曰：推阖其门，令神气存。）此补法也。然补泻虽殊，而用针之要，当无忘人之神。《八正神明论》曰：养神者，必知形之肥瘦，营卫血气之盛衰。血气者，人之神，不可不谨养也。（《小针解》云：上守神者，守人之血气有余不足，可

补泻也。）]

——明·马莳《灵枢注证发微·官能》

【提要】　本论主要阐述《灵枢·官能》与《素问·八正神明论》所论补泻方圆的不同，指出《灵枢》"方圆"之论有误，应以《素问》之说为准。

杨继洲　论针形至微何能补泻

问：针形至微何能补泻？答曰：如气球然，方其未有气也，则慊塌不堪蹴踢，及从窍吹之，则气满起胖，此虚则补之之义也。去其窍之所塞，则气从窍出，复慊塌矣，此实则泻之之义也。

——明·杨继洲《针灸大成·卷四·经络迎随设为问答（杨氏）》

【提要】　本论以气球为喻，说明针能补泻的原理。针刺补法，如同从窍吹气使球胀满；针刺泻法，如同从窍放气使球瘪塌。

杨继洲　问补泻得宜

问：补泻得宜。

答曰：大略补泻无逾三法。

一则诊其脉之动静。假令脉急者，深内而久留之；脉缓者，浅内而疾发针；脉大者，微出其气；脉滑者，疾发针而浅纳之；脉涩者，必得其脉，随其逆顺久留之，必先按而循之，已发针疾按其穴，勿出其血；脉小者，饮之以药。

二则随其病之寒热。假令恶寒者，先令得阳气入阴之分，次乃转针退到阳分，令患人鼻吸口呼，谨按生成气息数足，阴气隆至，针下觉寒，其人自清凉矣。又有病道远者，必先使气直到病所，寒即进针少许，热即退针少许，然后却用生成息数治之。

三则随其诊之虚实。假令形有肥有瘦，身有痛有麻痒，病作有盛有衰，穴下有牢有濡，皆虚实之诊也。若在病所，用别法取之，转针向上气自上，转针向下气自下，转针向左气自左，转针向右气自右，徐推其针气自往，微引其针气自来，所谓推之则前，引之则止，徐往微来以除之，是皆欲攻其邪气而已矣。

——明·杨继洲《针灸大成·卷四·经络迎随设为问答（杨氏）》

【提要】　本论归纳针刺采用补泻的依据有三：①根据脉象：脉急、脉缓、脉大、脉滑、脉涩、脉小的区别对待；②根据病症的寒热表现；③根据症状痛或痒麻、穴下的牢或濡感觉的不同判断虚实。

杨继洲　针刺补泻法之论※*

五指循者：凡下针，若气不至，用指于所属部分经络之路，上下左右循之，使气血往来，上下均匀，针下自然气至沉紧，得气即泻之故也。

循其部分理何明，只为针头不紧沉，推则行之引则止，调和血气两来临。

……

口诀 烧山火，能除寒，三进一退热涌涌，鼻吸气一口，呵五口。

烧山之火能除寒，一退三飞病自安，始是五分终一寸，三番出入慢提看。

凡用针之时，须捻运入五分之中，行九阳之数，其一寸者，即先浅后深也。若得气，便行运针之道。运者男左女右，渐渐运入一寸之内，三出三入，慢提紧按，若觉针头沉紧，其针插之时，热气复生，冷气自除；未效，依前再施也。

四肢似水最难禁，憎寒不住便来临，医师运起烧山火，患人时下得安宁。

口诀 透天凉，能除热，三退一进冷冰冰，口吸气一口，鼻出五口。

凡用针时，进一寸内，行六阴之数，其五分者，即先深后浅也。若得气，便退而伸之，退至五分之中，三入三出，紧提慢按，觉针头沉紧，徐徐举之，则凉气自生，热病自除；如不效，依前法再施。

一身浑似火来烧，不住之时热上潮，若能加入清凉法，须臾热毒自然消。

口诀 阳中隐阴，能治先寒后热，浅而深。

阳中隐个阴，先寒后热人，五分阳九数，一寸六阴行。

凡用针之时，先运入五分，乃行九阳之数，如觉微热，便运一寸之内，却行六阴之数，以得气，此乃阳中隐阴，可治先寒后热之症，先补后泻也。

先寒后热身如疟，医师不晓实和弱，叮咛针要阴阳刺，祛除寒热免灾恶。

口诀 阴中隐阳，能治先热后寒，深而浅。

凡用针之时，先运一寸，乃行六阴之数，如觉病微凉，即退至五分之中，却行九阳之数，以得气，此乃阴中隐阳，可治先热后寒之症，先泻后补也。

先热后寒如疟疾，先阴后阳号通天，针师运起云雨泽，荣卫调和病自痊。

补者直须热至，泻者直待寒侵，犹如搓线，慢慢转针，法在浅则当浅，法在深则当深，二者不可兼而紊乱也。

口诀 留气法，能破气，伸九提六。

留气运针先七分，纯阳得气十分深，伸时用九提时六，癥瘕消溶气块匀。

凡用针之时，先运入七分之中，行纯阳之数，若得气，便深刺一寸中，微伸提之，却退至原处；若未得气，依前法再行，可治癥瘕气块之疾。

疝癖癥瘕疾宜休，却在医师志意求，指头手法为留气，身除疾痛再无忧。

……

口诀 苍龙摆尾手法，补。

苍龙摆尾行关节，回拨将针慢慢扶，一似江中船上舵，周身遍体气流普。

或用补法而就得气，则纯补；补法而未得气，则用泻，此亦人之活变也。

凡欲下针之时，飞气至关节去处，便使回拨者，将针慢慢扶之，如船之舵，左右随其气而拨之，其气自然交感，左右慢慢拨动，周身遍体，夺流不失其所矣。

苍龙摆尾气交流，气血夺来遍体周，任君体有千般症，一插须教疾病休。

口诀 赤凤摇头手法，泻。

凡下针得气，如要使之上，须关其下，要下须关其上，连连进针，从辰至巳，退针，从巳至午，拨左而左点，拨右而右点，其实只在左右动，似手摇铃，退方进圆，兼之左右摇而振之。

针似船中之橹，犹如赤凤摇头，辨别迎随逆顺，不可违理胡求。

口诀 龙虎交战手法，三部俱一补一泻。

龙虎交争战，虎龙左右施，阴阳互相隐，九六住疼时。

凡用针时，先行左龙则左捻，凡得九数，阳奇零也。却行右虎则右捻，凡得六数，阴偶对也。乃先龙后虎而战之，以得气补之，故阳中隐阴，阴中隐阳，左捻九而右捻六，是亦住痛之针，乃得返复之道，号曰龙虎交战，以得邪尽，方知其所，此乃进退阴阳也。

青龙左转九阳宫，白虎右旋六阴通，返复玄机随法取，消息阴阳九六中。

口诀 龙虎升降手法。

凡用针之法，先以右手大指向前捻之，入穴后，以左手大指向前捻，经络得气行，转其针向左向右，引起阳气，按而提之，其气自行，如气未满，更依前法再施。

龙虎升腾捻妙法，气行上下合交迁，依师口诀分明说，目下教君疾病痊。

……

口诀 十二经络之病，欲针之时，实则泻之，虚则补之，热则疾之，寒则留之，陷则灸之，不虚不实，以经取之。经云：虚则补其母而不足，实则泻其子而有余，当先补而后泻。假令人气在足太阳膀胱经，虚则补其阳，所出为井，属金，下针得气，随而济之，右手取针，徐出而疾扪之，是谓补也。实则泻其阳所注为俞，属木，下针得气，迎而夺之，左手开针穴，疾出针而徐扪之，是谓之泻也。

——明·杨继洲《针灸大成·卷四·三衢杨氏补泻（〈玄机秘要〉）》

【提要】 本论主要阐述"烧山火""透天凉""阳中隐阴""阴中隐阳""留气法""苍龙摆尾""赤凤摇头""龙虎交战""龙虎升降"等针刺补泻、行针运气手法。

吴 崑 赋传补泻议

《赋》云：补泻之法，妙在呼吸手指。男子者，大指进前左转，呼之为补，退后右转，吸之为泻，提针为热，插针为寒；女子者，大指退后右转，吸之为补，进前左转，呼之为泻，插针为热，提针为寒。左与右有异，胸与背不同，午前者如此，午后者反之。

嗟夫！补泻之法，经有随济迎夺、推纳动伸之论，至善至当。独奈何男子者大指进前左转为补，退后右转为泻？提针何以为热，插针何以为寒？男女何以各异，左右何以相殊？胸背何以更别，早暮何以背驰？不知男女无二道，左右无二理，胸背无二因，早暮无二法。假令缪妄者曰，人参补男而泻女，巴豆泻左而补右，芩连凉胸而热背，桂附朝温而暮寒，不知人亦信之乎？针学不明，何以异此。

——明·吴崑《针方六集·旁通集·赋传补泻议》

【提要】 本论中，吴崑对《金针赋》所言补泻分男女而操作方法不同提出质疑，并以中药人参、巴豆、黄连、桂附等作用并无男女不同来说明。

叶　霖　针刺补泻*

经言,《灵枢·经脉篇》也。虚,血气虚也。实,血气实也。补之,行针用补法也。泻之,行针用泻法也。以经取之,言循其本经所宜刺之穴也。母,生我者也。子,我生者也。《经脉》篇载十二经,皆有盛则泻之,虚则补之,不盛不虚以经取之。虚者补其母,实者泻其子,盖子能令母实,母能令子虚也。假令肝病虚,则补其母合,即足厥阴之合曲泉穴是也。肝病实,则泻其子荥,即足厥阴之荥行间穴是也。当先补之,然后泻之两句,滑氏谓即后篇阳气不足,阴气有余,当先补其阳,而后泻其阴之意。然于此义不属,非误即羡文也。若忧愁思虑则伤心,形寒饮冷则伤肺,恚怒气逆则伤肝,饮食劳倦则伤脾,久坐湿地,强力入水则伤肾。正经自病,非五邪所伤者,即于本经取当刺之穴以刺之,不必补母泻子也。

——清·叶霖《难经正义·六十九难》

【提要】　本论是对《难经》子母补泻法的注解。"虚者补其母,实者泻其子",经脉井、荥、俞、经、合五输穴归属于五行,依据母子相生原理取病变本经上的子穴、母穴以泻之、补之,以达补泻之效。正经自病,无虚实之证则取本经腧穴,无需运用补母泻子法。

赵缉庵　进针后补泻法

进针落穴后,浅深已准,针下气紧,似宜直行补泻矣。然病情不同,补泻之先后亦异,有始终宜补者,有始终宜泻者,有宜先补后泻者,有宜先泻后补者,有补宜多而泻宜少者,有泻宜多而补宜少者,有补泻均平,不可或多或少者,法无一定,以病者之虚实寒热为标准。古人龙虎龟凤八法,皆补泻法也,在针家善为变通已。

——赵寿毛《赵缉庵针灸按摩真传·卷二·第二章·八、进针后补泻法》

【提要】　本论主要阐述针刺补泻有多种情况,如有始终宜补者,有始终宜泻者,有宜先补后泻者,有宜先泻后补者,有补宜多而泻宜少者,有泻宜多而补宜少者,有补泻均平等者;此依患者的虚实寒热为标准,医者临证时要善于变通。

赵缉庵　补泻左右迎随论

夫针左用右手,针右用左手,其意盖恐迎随错用,补泻误施耳!其实太觉费事,求巧反拙矣。人身阴阳经络,各有顺逆,手三阳由手走头,足三阳由头走足。手三阴由胸走手,足三阴由足走腹。男女一致,老少同经,阴升阳降,气道皆同,顺其气而转针,则为补为随,逆其气而转针,则为泻为迎。审是病虚而宜补,则随之济之,正无不足。审是病实而宜泻,则迎之夺之,邪无不退。若不辨经络顺逆之道,阴阳升降之气,而徒泥执针左用右若何转,针右用左若何转,此经针芒宜向外,彼经针芒宜向内,非惟记忆力多有不逮,且病者坐卧不同,起伏各异,泥守形迹以行针,未免过拘矣。至于针左用右手,针右用左手,尤为难能不易熟。岐伯曰:"天不足西北,西北为阴,故人右耳目不如左明也。地不满东南,东南为阳,故人左手足不如右强也。"人之右手既强,故持针转针,较便于左手,学行针手法者,亦较左手为易熟,必欲针右用左，强左手如右手，吾恐学习数年，未必终能胜右也。补泻以迎随顺逆为标准，不以左右换用为高妙，李南丰独得其诀，故补泻皆用右手，学者择善而从可也。

——赵寿毛《赵缉庵针灸按摩真传·卷二·第二章·二十五、补泻左右迎随论》

【提要】　本论指出"迎随"最早出自《灵枢·九针十二原》，用于说明针刺操作时需守候腧穴中气机的来去变化而施行相应补泻操作，是针刺调气的总原则。自《灵枢·经脉》建立十二经脉气血循环流注模式，并逐渐成为一种主导认识后，对针刺补泻操作产生了重要影响。《难经·七十二难》曰："所谓迎随者，知荣卫之流行，经脉之往来也。随其逆顺而取之，故曰迎随"，此时已将"迎随"明确为参照经脉循行方向而言，逆经脉流注方向为迎，顺经脉流注方向为随。金元医家进一步沿袭《难经》的看法，后世迎随补泻即在此基础上演变而来。本论深入剖析了补泻迎随的道理，认为顺其气而转针，为补为随；逆其气而转针，则为泻为迎。临证当遵循此理，而不必拘泥于"针左用右手，针右用左手"左右手换用的补泻说。

赵缉庵　补泻九六次数论

补数用九，泻数用六，此定法也，诸家皆用。故补有初九数，少阳数，老阳数；泻有初六数，少阴数，老阴数。曰老阳，曰老阴，以为补泻法尽，不宜再施，其实泥矣。补泻手数，不在久暂多寡，而在病情轻重。邪重而深者，老阴数施尽而邪不退。邪轻而浅者，不待老阴数施毕而邪已退。气虚而甚者，老阳数施尽而气未足；气虚未甚者，不待老阳数施尽而气已足。补泻手数，以病之浅深轻重为依据，非可预为切定也。病邪泻尽未泻尽，正气补足未补足，又以脉象和针下为依据。如脉数为火，泻久而数脉变缓者，火退也，火退则出针。脉微为虚，补久而微脉变大者正足也，正足则出针。一面补泻，一面验脉，补泻数手而病愈者不为少，补泻数十手而病在者，不妨再施，未为多。至于针下气来松紧，尤为补泻暂久多少之的。下气犹紧，虽九六数毕，还须再施；针下气已松，虽略施数手，不为贻患。补泻手数，无非为损有余而益不足，补扶正气，泻除邪气，行针停针，以针下松紧为权衡。针下气果松，邪气退而谷气来，是不出针不得矣。即病有未愈，非治本遗标，治标遗本，主客失治之故，亦是辨经未确，认病未真之因，甚或病久邪深，经络牵连闭塞，通一经而未通他经，邪暂退而久后又合，种种病因，未可谓针法不效也。出针以谷气至为标准，病或不愈，再诊再治，未可执也，亦未可恃也。

——赵寿毛《赵缉庵针灸按摩真传·卷二·第二章·二十六、补泻九六次数论》

【提要】　本论主要阐述针刺补泻法不可拘泥于九六次数的问题。认为补泻次数不在于多寡，而在于以病情的轻重为依据，故临证时补泻手法不能拘泥于九六之数的限制。邪气退、正气足、谷气至才可以出针。如针下气紧，虽九六数毕，还须再施针，针下气松则方可出针，行针和停针均应以针下松紧为权衡。

赵缉庵　从卫取气、从营置气解

《针灸大成》解"从卫取气，从营置气"二句云："卫气者，浮气也，专主于表。营气者，精气也，专主于里。"营气是水谷之精，调和于五脏，洒陈于六腑，乃能入而循上下，贯五脏，络六腑也。卫气是水谷所生，悍疾滑利，不能入脉，故循皮肤之中分肉之间，熏于肓膜，散于胸腹，逆其气则病，从其气则愈。其言卫主表，营主里，营卫二气之所主，尤是《内经》"卫行脉外，营行脉中"之旨。但补是从卫取气，泻是从营置气。究竟如何取，如何置，未能切实说出，敷衍之论，殊欠分晓。夫营、卫既分表里，则取置亦别内外。取者，从外取气，以达乎内也。置者，从里置气，以达乎表也。从外取气以达乎内者，如补法用慢提紧按，入多出少，从天部取气，插进人部，由人部插进地部，由表以达里，从卫以及营，所谓取气者此也。从里置气以达乎表者，如泻法用紧提慢按，出多入少，从地部提气，置到人部，由人部置到天部，由内以达外，即从营以出卫，所谓置气者此也。知取、置二字之义，即知补泻两法之妙。古书字义深奥，岂可混读哉。

——赵寿毛《赵缉庵针灸按摩真传·卷二·第二章·二十七、从卫取气、从营置气解》

【提要】 本论主要阐述"从卫取气，从营置气"的含义。认为《针灸大成》对"如何取，如何置，未能切实说出"，应理解为"取者，从外取气以达乎内也。置者，从里置气以达乎表也"，并以补法用慢提紧按、泻法用紧提慢按的操作方法说明之。

赵缉庵 辟他书男女阴阳补泻不同说

手三阳从手走头，足三阳从头走足，手三阴从胸走手，足三阴从足走腹。《内经》著有明论，人身亦确有可考，阴升阳降，男女皆同。所异者，女子有余于气，不足于血，男子有余于血，不足于气。男子生长髭须，血余从髭须而泄，女子无须，血余由胞中而泄。女子数脱血，故血不荣于唇口，男有须而女无须，然亦是任冲两脉血盛血衰之关系，与他经无涉也。故腋下、前阴之毛，耳中、鼻孔之毫，男女皆有。《内经·太阴阳明论篇》曰："阴气从足上行，至头而下行，循臂至指端；阳气从手上行，至头而下行至足。故曰阳病者上行极而下，阴病者下行极而上。故伤于风者，上先受之，伤于湿者，下先受之。"如若男女之脉络气道不同，则男子中风，头目晕痛，女子岂腿脚晕痛乎？男子中湿，腿脚肿痛，女子岂头目肿痛乎？何以同一太阳病，而头痛项强无异也，同一少阳病，而口苦咽干相同也，同一阳明病，而胃家实之见象无殊也，阳经之病状既同，阴经之病状亦等。病状一，则阴升阳降之气道一；气道一，则一日十二时气血流注之理男女皆同，岂有男早女晚、午前午后之分？又岂有背阴腹阳、背阳腹阴之别？余等尝以针男子之法针妇人，往往应手取效。按男女补泻不同之说而用手法，概少效验。可见男女同理，他书谓左右补泻不同者，无经验之论也。

——赵寿毛《赵缉庵针灸按摩真传·卷二·第二章·三十一、辟他书男女阴阳补泻不同说》

【提要】 本论主要阐述男女生理上的区别，是由于任冲两脉血盛血衰的关系，与其他经脉无关。男女脉络气道并没有本质上的不同，一日十二时气血流注之理男女也相同。用针男子的方法针妇人，同样取效，所以"男女阴阳补泻不同说"是无经验的论说。

承淡安 用针补泻手法※

针灸原理，不外流通气血，简言之刺激神经增加血行，所谓一种物理疗法也。昔人针灸，手术名称甚多，补泻手术之外，所谓烧山火、透天凉、苍龙摆尾，赤凤摇头等等，以余之实验，于补泻手术外，实无足取，徒乱人心目而已。虽然昔人之用心良苦，其研究所得，不能概无掩灭，特辟余纸，附录于后，以作参考。

——承淡安《中国针灸治疗学·第二篇·第一章·第四节、用针补泻手法》

【提要】　本论主要阐述针灸的原理在于流通气血，用西医知识解释则在于刺激神经、增加血行。认为古代各种操作手法，除一般针刺补泻手法外，其他名目繁多的手法，如烧山火、透天凉、苍龙摆尾，赤凤摇头等，没有实际应用价值，都不足取。

罗兆琚　补泻法

夫所谓补泻者，即轻重之刺激也。此法门类殊多，有在乎呼吸，有在乎左右，亦有男女之别，子午之异，而《内》《难》《大成》所载，率皆词奥旨玄，无从摸捉，非经口传，难获要领。总之，根据上节之三部刺法，而参以提插手术，则较他法为简捷灵便，实效昭彰。提者泻也，插者补也，下针既得气，则提之插之，或先提而后插，或先插而后提，宜随其疾病之寒热虚实以施之。故古法有急提针而徐徐按针，以治大实大热之症；徐徐提针而急按针，以治大虚大寒之症之说，经中所谓急提慢按如冰冷，慢提急按火烧身是也。至于出针时，有急出针而缓闭其孔，缓出针而急闭其孔之法，又是由于提插法中而产生也。所以起沉疴拔痼疾，呈不可思议之效验者，乃手法中之活泼之天机所使然也。本节内之重要过脉处，必须心领而神会之，徵诸实验自明，此不过举其概略而已矣。

——罗兆琚《针灸学薪传·第一章·第八节、补泻法》

【提要】　本论认为，针刺补泻为刺激的轻重不同，指出"提者泻也，插者补也"的观点，并阐发其运用，"宜随其病之寒热虚实"，而"或先提而后插，或先插而后提"等，从而说明提插补泻法的重要性。

尧天民　补泻之义

经谓补则补其不足，泻则泻其有余，虚则补之，实则泻之，不盛不虚，以经取之。又曰以气补之，以气泻之，此言补泻之理，可谓无余义也。然针何以能补能泻，而去人体中之病邪，则于补泻行针呼吸之理，不可不先详明。既云补其不足，则人身内之不足者，体温低降，营卫衰微是也，故宜用补法，使其温度增高，营卫强盛，泻为泻其有余者，则人身中之有余者，体温升高，营卫郁滞是也，故宜用泻法，使其体温降低，营卫调畅而疾病自愈，此补其不足泻其有余之义也。其曰虚则补之者，即寒湿风虚邪为病，则用补法，吸氧升温以祛除之；实则泻之者，即燥火暑实邪为病，则用泻法，吐炭减热以泄出之；不盛不虚，以经取之者，谓病者之体温，及其营卫毫无偏盛偏弱之弊，宜依其经气之循法，补泻行气，用平补平泻之法，使之畅快流行，疾病因而不生也。至其所谓以气为补泻者，即行针之时，用呼吸以助之，即经谓留几呼泻几吸是其义也。又前贤云，随而济之为补，迎而夺之为泻，三进一退为补，三退一进为泻，插针为补，提针为泻，左旋为补，右转为泻。此真得乎针法补泻之原理者，所谓随而济之者，如用兵然，敌人势已衰弱，宜亟以兵力，随而追之，使其归于溃散是也；迎而夺之者，如敌势方强，宜用兵迎而击之，以夺其锐是也。如行针穴下邪气正盛，或紧缠而为热痛，宜用泻法迎之，以夺其实；如针下邪气已衰，或松滑或不吸紧，或冷或麻木，宜用补法随之以济其虚，此迎随补泻之义也。所谓三进一退为补者，即提针退于天部，再行分三次插针于地部，使内气不致外出，所以谓之补也；其三退一进为泻者，即一次插针下至地部，再行分三次提针出至天部，使邪气不致内郁，所以谓之泻也。插针为补者，即针插入地部，使内真气不泄故能补；提针为泻者，即针提出天部，使邪气外出，故能泻也。左旋为补者，即针体左旋，须用大指前进，食指后退，因大指与针体成一百三十度钝角，针体自然下插，故属于补；右转为泻者，即针体右转，须用大指后退，食指前进，因指与针体系成钝角，针体自然上提，故属于泻也。凡此补泻行针之法，实能合于科学之原理，非若拘于阴阳之说，不明补泻之理，以行种种谬妄之法者，所可同日而语也。

——尧天民《中国针灸医学·第三篇·第四章》

【提要】 本论从中西结合角度阐释针刺补泻的"科学之原理"。认为"不足"为营卫衰微，"有余"为营卫郁滞，将人体的盛虚状态与体温之高低、营卫衰微与郁滞相联系，补虚泻实使人体机能体温、营卫恢复平衡。对呼吸、迎随、捻转、提插等各种补泻操作手法，进行了具体的分析。

尧天民 补泻之应用

经云虚则补之，实则泻之。针法固视乎病之虚实以为补泻，然针灸既不诊脉，何以知其病之虚实？则针下状况，何者为寒、为热、为湿、为燥、为风，为暑？不可不明。寒与风湿则温之补之，热与暑燥则凉之泻之，是为补泻之应用。故针法治病，其病之或虚或实，应补应泻，必视乎针下之状况若何，以为临时随手取用；非若药物治疗以诊脉而断其虚实，或用补剂，或用泻剂，以药试病者所可比拟也。如针刺入经穴之内，经气波动与针头相吸引，若针下现紧与组织下缠结，而病者感觉疼痛，及针下之附近感热或胀者，此为热也，宜先用摄法，使针体与肉相缠者，四周松懈，然后用泻法，或大泻法以泄其热；若针下现涩而下沉，病者感酸微痛者，此为寒也，宜用大补法以温散其寒，或用平补法以泄之；若针下现松现滑，而病人感觉针下之切近现麻木者，此为湿也，宜用大补法以温化凝结之水气，随即用泻法以泄出之；若针下现紧而不缠，病者亦不感针下之疼痛，只觉针下之附近，微木胀而郁热，此为湿与热相兼也，宜用泻法以去其湿热，如湿重热轻，又宜先用补法，以温化其湿，湿既温化，再用泻法以泄去之；如针下只在表皮缠结，病人感觉辣痛者，此为燥也，宜先用摄法，开大针孔并用泻法以平其燥；若行针提插时，医者觉现针颤动鼓指而病人觉麻者，此为风也，宜用微泻或平补法，使风外泄。凡此均为补泻之应用，医者总不可执一，务要临时酌量，随机应变，使针下缠紧者不至缠紧，病者亦不感痛热，松滑者不再松滑，麻木者不再麻木，紧者勿令之松，松者勿令之紧，斯可也。至若补泻之义，虽有种种，而因病随针以为应用，总不外此。

——尧天民《中国针灸医学·第三篇·第四章·第三节》

【提要】　本论阐发针刺治病的方法特点，在于"必视乎针下之状况若何，以为临时随手取用"，即根据针下的医患双方感觉，判断所病之风、寒、暑、湿、燥、火等性质，而施以相应的针刺补泻手法。对针下种种感觉、与病性关系及其针刺方法，有详细描述和分析，体现了作者"因病随针以为应用"的认识。

尧天民　补泻与用针之关系

补泻之作用，固视乎医者之心灵与手敏，而其能收得心应手之效，尤在乎针之取用。用针之要，大抵补则须使针孔紧固，真气庶不外泄，方易增加氧化升温，以祛其寒湿之虚邪，故宜用松叶形之毫针；泻则宜令针孔开放，使邪气不致内郁，方易减轻炭养加凉，以泄其燥热之实邪，故当用牛尾形之员利针；如用可补可泻之针，须以形如黍麦芒利之鍉针为适宜也；至去深处之邪，当用长针；欲去皮下之郁血，则用锋针刺之；欲治风湿冷痹、麻木不仁之邪，宜用火针，凡此均为补泻与用针之关系也。

　　　　　　　　　　　　——尧天民《中国针灸医学·第三篇·第四章·第四节》

【提要】　本论主要阐述针治病证及其效果与针具形制的关系。认为祛寒湿之邪，宜用毫针；泄燥热之实，当用员利针；可补可泻之针，以鍉针为宜；去深处之邪，当用长针；欲去皮下郁血，则用锋针刺之；欲治风湿冷痹、麻木不仁之邪，宜用火针。

朱　琏　手法与补泻[※*]

针灸手法，前章已经论述。我国古代虽不分兴奋、抑制手法，但也强调"病有浮沉，刺有浅深"，把强弱不同的刺激，叫做"补泻"、"迎随"。迎是起泻的作用，随是起补的作用。古代针灸家非常重视"补虚泻实"，要"泻有余，补不足"，所以"不正之气，不跳之脉，需补；气旺之时，需泻"。这是古代针灸医术治病的基本原理。按症候来说，如治疼痛、痉挛等症，说是"实状"要"泻"，给予镇静和缓解，这相当于我们用的抑制法；如治虚脱、麻痹等症，说是"虚状"要"补"，给予激发和解除过度抑制，这相当于我们用的兴奋法。按患者在针灸时的感觉来说，如进针后患者的感觉不强，反应很小，说是"虚状"要"补"，也相当于我们说的需要短促而重的兴奋性刺激；相反，进针后患者的感觉很强，反应很大，或局部肌肉紧张，说是"实状"要"泻"，也相当于我们说的需要留针或持续捻针的抑制性刺激。古代也很重视单独使用针或灸，及其相互配合应用的不同疗效，因而有"针之不为，灸之所宜"的记载。这些都说明古代针灸家很注意针灸的基本手法，以及针和灸在具体应用时相互关系等问题。

　　　　　　　　　　　　　　　　　　　　　　　——朱琏《新针灸学》

【提要】　本论从兴奋与抑制、刺激强弱等现代医学角度阐释针刺补泻原理。认为弱刺激产生兴奋作用即为补，强刺激产生抑制作用即为泻。从症状表现与针刺后患者感觉两个方面，阐述虚实不同状况之补泻与兴奋或抑制刺激的关系。

陆瘦燕、朱汝功　轻重刺激与针刺补泻手法的关系

目前有人认为针刺补泻手法可以用轻重刺激来代替，即轻刺激能使神经兴奋，就是补法；重刺激能使神经抑制，就是泻法。近来通过各方面的实践，证明这种论点与事实不完全相符。因为轻刺激能兴奋，重刺激能抑制，这是神经对刺激的反应，而补泻手法是从经络和气血方面来考虑的，两者的基础不同，当然不能等量齐观。目前还没有足够的资料能证明神经就是经络，因此，完全用轻重刺激来代替补泻手法还须进一步商榷。

轻重刺激与补泻手法也并非绝对无关，任何一个针刺动作，其本身必然包括刺激轻重的程度问题。例如在提插补泻法中，补时紧按慢提，泻时慢按紧提，所谓紧与慢就是以刺激轻重为标准的。紧有重或急的含义，慢与轻或缓同义。因此，提插补泻中，不论在补法或泻法中都包含了或轻或重的刺激量。再如，捻转补泻中的左转与右转，也是左右旋转轻重的问题，左转即左捻时用力重些，右退时用力轻些的意思；右转是朝右捻转时用力重些，朝左捻转时用力轻些的意思。所以轻重刺激只能作为"剂量"来看待，不能与补泻手法混为一谈。

——陆瘦燕、朱汝功《陆瘦燕朱汝功论刺灸》

【提要】　本论提出针刺补泻原理不能完全从刺激轻重及其所致神经兴奋抑制来解释，认为尚不能证明神经就是经络，"轻重刺激只能作为'剂量'来看待，不能与补泻手法混为一谈"。

单玉堂　针刺补泻[※*]

大凡补法针刺宜轻宜浅，泻法针刺宜重宜深。

……

大凡针刺能促进人体衰减的机能恢复和提高的手法即是补法；反之，能祛除病邪，使机体摆脱病理性亢进状态，从而恢复生理之常的手法即是泻法。

——单玉堂《单玉堂针灸配穴通俗讲话》

【提要】　本论主要从两个方面阐述针刺补泻。其一，从刺激量的层面而言，即针刺的深浅、轻重之别；其二，从作用的科学解释层面而言，一者是促进或提升身体机能，一者则是使病理性亢进恢复正常。这两方面对针刺补泻的认识，基本都与近代以来针灸科学化的有关认识一脉相承。

单玉堂　呼吸补泻[※*]

呼吸补泻，即呼气时进针，吸气时出针为补；吸气时进针，呼气时出针为泻。《针经标幽赋》云："补泻之法，非呼吸而在手指。"其意当是，完善的补泻手法，不但要注重呼吸，而且要讲究手指的配合。是呼吸与手指并重，而呼吸尤在补泻之先也。然学者遂以为补泻之法，是专用手指，而不在呼吸。致此手法，得其妙用者盖寡。临床上，我常手指与呼吸同时并用而施补泻，解决偏盛偏虚之疾甚多。

——单玉堂《单玉堂针灸配穴通俗讲话》

【提要】 本论主要针对一般医者误解《标幽赋》"补泻之法，非呼吸而在手指"而只重补泻操作、忽略呼吸配合的情形，提出针刺补泻的施行需要手法操作与呼吸相配合，才能切实达到补虚泻实的效果。

杨医亚 辨证使用补泻手法[※*]

以上是近代的补泻手法，但是我们在临床实施补泻时，必须和中医辨证施治一样地要从整体来出发，要因病而变，因人而变，如果单从亢进就制止，衰惫就来兴奋，忽略各方面的情况，只是拘泥于强弱刺激的概念，那时于针灸的疗效是有一定的影响的。因此仍必须根据阴阳虚实，病的久暂、深浅及人体强弱等各方面来进行治疗，才能获得正确的效果。

——杨医亚《杨医亚针灸学》

【提要】 本论旨在纠正近代以来提出的以强弱刺激区分补泻之说，认为针灸补泻当以辨证论治为依据，根据患者病情阴阳虚实、体质强弱等多种因素加以整体考虑。

王乐亭 补泻要分明[※*]

进针得气之后，应当立即施行手法，切勿错过良机。如《素问·针解篇》说："经气已至，慎守勿失者，勿变更也"。王乐亭老医生很强调每穴必行手法，不可遗漏。针灸手法较多，实施的方法也各有所长，但是王乐亭老医生只用虚实补泻手法，其他手法一概不用。他认为，人是一个统一的整体，应当保持相对的阴阳平衡，如果外邪入侵或六气内生，就会引起阴阳失衡而为病。所谓虚实者，《素问·通评虚实论》记载："邪气盛则实，精气夺则虚"。疾病的发生，不外实证、虚证或虚实夹杂之证，本着"虚则补之，实则泻之"的原则，对于虚证则用补法，对于实证则用泻法，对于虚实夹杂之证则应补其虚而泻其实。当然不存在"不虚不实"的情况，不虚不实是阴阳平衡的正常状态，就不需要针刺治疗。所以，在手法上根本不存在平补平泻的问题。补就是补，泻就是泻，补泻应当分明。然而在补法之中又要根据病人的情况，施以轻、中、重度刺激量；泻法之中，同样要根据病人的情况，施以相应的轻、中、重刺激量。

——北京中医医院《金针王乐亭》

【提要】 本论强调"补就是补，泻就是泻，补泻应当分明"，虚实夹杂证则应补其虚而泻其实，认为不存在平补平泻之法。提出补法和泻法的刺激量都有轻、中、重的不同，要根据病患情况而施用。

李 鼎 针刺补泻法与轻重刺激的关系

针刺补泻法与轻重刺激间的关系，一般认为，补法为轻刺激，泻法为重刺激。但《千金翼方》却明确提出："补泻之时，以针为之，重则为补，轻则为泻，虽有分寸，得气即止。"究竟孰轻孰重，应从补泻法的演变情况进行分析。

第一，补轻泻重说

补泻法的早期记载应首推《内经》。《灵枢·官能》说："泻必用圆，切而转之，其气行，疾而徐出，邪气乃出，伸而迎之，摇大其穴，气出乃疾。补必用方，外引其皮，令当其门，微旋而徐推之，必端以正，安以静，坚心无解，欲微以留，气下而疾出之，推其皮，盖其外门，真气乃存。《灵枢·九针十二原》提出：泻主"放而出之"，补主"如蚊虻止"；《灵枢·终始》篇也指出："脉实者深刺之，以泄其气；脉虚者，浅刺之，使精气无得出，以养其脉。"从这些记载可体会出，泻法的刺激较重，而补法则较轻。后来《医学入门》提出："补则从卫取气，宜轻浅而针，从其卫气，随于后而济益其虚也；泻则从荣弃置其气，宜重深而刺，取其荣气，迎之于前而泻夺其实也。"更明确地提出了补法宜轻浅，泻法宜重深。这都是符合补轻泻重说的。

第二，补重泻轻说

《千金翼方》的"重则为补，轻则为泻"应如何解释呢？这可从后世刺法中得到说明。行针的动作总的离不开按紧慢提（重插轻提），或左转，为补；紧提慢按（重提轻插），或右转，为泻。分析提插捻转与轻重的关系，如果以左转与右转相比，一般大指努出时（左转）要比收入时（右转）用力为大；以插与提相比，插亦较重提的刺激为重；如果结合补用"九阳数"、泻用"六阴数"，则其刺激累积数也以补法为多。依此看来，后世补泻法的运用均符合《千金翼方》所说的"重则为补，轻则为泻"。

第三，补法泻法各分轻重说

古人区分补泻法的用意，主要是从使"气不得出"和使"大气皆出"（《素问·离合真邪论》）上着眼。《难经》在《内经》的基础上，提出了"得气，因推而纳之是谓补，动而伸之是谓泻"，也是同样用意。后世据此发展成为"紧按慢提"和"紧提慢按"补泻法，以致将早期的补轻泻重转变成后来的补重泻轻。为了分清这种轻重关系，明代杨继洲提出了"刺有大小"的见解。他说："有平补、平泻，调其阴阳不平而后平也。阳下之曰补，阴上之曰泻，但得内外之气调则已。有大补、大泻，惟其阴阳俱有盛衰，内针于天、地部内，俱补俱泻，必使经气内外相通、上下相接，盛气乃衰"（《针灸大成》卷四）。意指无论补法或泻法，都可分出"平"与"大"，也可说是"轻"和"重"。平补平泻是一种较轻的补法和泻法，一般不分层，以提插为主，少用捻转，振幅较小；大补大泻则是一种较重的补法和泻法，采用分层或不分层，提插、捻转较多，振幅较大。如烧山火、透天凉、子午捣臼、龙虎升腾等法皆属于后者。临床上应当根据患者体质、病情、部位等不同情况，选用适当的补泻法。

——李鼎《针灸学释难》

【提要】 本论指出，针刺轻重刺激与补泻的关系，是针刺手法中的重要内容。论中综合历代医家所论，归纳为三种主要观点：其一，补轻泻重说，即以《内经》为代表的轻刺激为补、重刺激为泻。其二，补重泻轻说，即重刺激为补、轻刺激为泻。其三，补法泻法各分轻重说，即明代杨继洲提出的无论补泻均有大小之分，补法有大刺激量，也有小刺激量，泻法亦如是。

郑魁山 补泻手法与刺激量※*

刺激的质和量不能截然分开，因为刺激量的大小、轻重等往往会引起质变。量合适可以治病，量不足治不好病，量太过反会给患者带来痛苦。比如补法适量，产生热感，能治疗虚寒证；

加量即为烧山火，或为大补法，能温经散寒，治疗外感风寒或风寒湿痹证；如量太过则易汗多亡阳、伤阴。泻法适量，产生凉感，治疗实热证；减量能清热养阴，治疗阴虚内热证；加量即为透天凉，或为大泻法，能清热解表，治疗外感风热、暑热高烧、热结胃肠、证实邪实等一切实热证；如量太过则亡阴、伤阳，使人虚脱。所以治病，要根据患者的病情和体质强弱的不同，灵活使用不同的补泻手法和不同的刺激量，才能获得预期的治疗效果。

——郑魁山《郑魁山针灸临证经验集》

【提要】　本论主要立足质与量的辩证关系，来阐述补泻手法与刺激量之间的关系。认为刺激量的大小与补泻的性质和产生的效应密切关联；临证之时应当依据具体病情和患者体质情况，施行合适的补泻手法及相应的刺激量。

焦顺发　针刺脉络放（出）血称补泻※

"针刺脉络治病"是中国针灸学在数千年前常用的一种方法。

在针刺脉、络治病时，多数要求出血（特别对实或盛），所以还有称"刺络放血"。

因刺脉治疗包括盛和虚，判断盛、虚者，常以寸口脉和人迎脉之大小来区分。盛则泻之，虚则补之。泻即是刺脉出（放）血，补即是起针后急按针孔，不让出血。《素问·调经论篇》曰："神有余则泻其小络之血……神不足者，视其虚络按而致之，无出其血，无泄其气，以通其经，神气乃平"，即是佐证这类针刺治病技术在古代流传很广，应用时间也很久。由此补泻二字和补泻的具体方法，对针灸家影响极深。《灵枢·小针解》："满则泄之者，气口盛而当泻之也。"《灵枢·经脉》曰："急取之以泻其邪而出其血……"《灵枢·厥病》曰："厥头痛、头痛甚，耳前脉涌有热，写（泻）出其血……"《灵枢·血络论》曰："血脉者，盛坚横以赤，上下无常处，小者如针，大者如箸，则而写（泻）之，万全也。"即是佐证。

后来，随着时间的推移，针刺治病的方法悄然更替，即由刺脉络为主的方法逐渐变异成刺经络为主的方法。在这种特殊更替后，补泻二字和刺脉络补泻法，依然在针灸家脑子里印象很深。后来，受此类影响（多种因素），发展演变成直接补虚证、泻实证的针刺方法。

现在细想这个问题，在古代刺脉络时称补泻，在有些方面还能讲通，但是到后来用毫针直接刺经络治病，不是要求出血，主要依靠"气至"（得气）获得疗效。在这时还用直接补虚证、泻实证方法，当然是不对的，也是不灵的。

——焦顺发《针刺治病》

【提要】　本论认为早期所言针刺之补泻，是针对是否出血而言；随着医疗实践的发展，从针刺脉络出血为主，转变为刺经络为主，也不再要求出血，而是着重于得气。但当初刺脉络出血的虚实补泻概念依然沿用，不免与毫针刺经络的实践难以契合。

焦顺发　承"气至"正"补泻"※

针刺技术比较复杂，其中毫针目前应用的主要有使"气至"的针刺技术和用针直接补虚证，泻实证的技术。

　　使"气至"的针刺技术，是中国针灸家和人民，在数千年的漫长岁月里，共同用智慧汗水、痛苦、鲜血和生命换来的，是最有效的针刺技术，应该理直气壮地继承和弘扬。

　　早在上古前，人们对自身认识甚少的历史背景下，就开始针刺人体的特定部位，观察出现什么现象和反应就能获得较好疗效。由于观察的方法和角度不同，描写的内容也各异。如经文中的"中气穴""得气穴为定""气调而止""知调而利""得气""气至"就是其中部分内容。

　　为使"得气"适当，提高疗效，还特别总结出对"得气"进行补充和泻出的技术。这种技术也是针刺术中惟一的补、泻技术。在当时还有针灸家根据"得气"的快慢和强弱来判断经络的功能和病证的愈后……

　　到《黄帝内经》成书年代，有个别针灸家对以前描述的有关"得气"补泻的论述理解错误，在表述"得气"补泻的技术时，改变了原文的理念，发生演变，最终变异成用针刺直接补虚证、泻实证的方法。这种现象出现后，有的针灸家就明确提出，使"气至"的针刺技术，是取得疗效的核心技术，关键技术，在针刺时一定要出现"气至"。

　　到《难经》时期，明确肯定了对"得气"进行补泻的具体方法，并进一步确认了针刺技术中的补、泻，就是对"得气"补泻。

　　遗憾的是在以后的年月里有些针灸家逐渐淡化了使"气至"的针刺技术，而演变为用针直接补虚证、泻实证。到了明代，又有针灸家严厉抨击，并试图阻止用针刺直接补虚证、泻实证的方法，结果仍然无济于事。

——焦顺发《针刺治病》

　　【提要】　本论主要阐述古代针刺技术中最核心、最为重要的，就是使"气至"；所谓的补虚泻实，也是针对"得气"进行补充和泻出的技术，而不是《内经》成书时代个别医家认为的针刺补泻乃是直接针对虚实证候。论中指出，后者的这一认识在后世医家中逐渐被理解。因此，作者认为，掌握能使"气至"的针刺技术，才是取得疗效的核心技术；应当将针刺补泻的认识，纠正为对"得气"补泻。

盛燮荪　迎随补泻※*

　　从上述经文可知，关于迎随补泻的基本含义是认为卫气的运行在人体中的上下往来运行时是不同的，所以应"候气而刺之"。针刺邪盛的实证，当刺其来势，迎其气去而补之。这就要求在临床操作中必须细心辨察针下之气，是气来紧涩还是气去而空松，紧涩为邪气、为实，须迎而夺之用泻法；空松为虚，应随而济之用补法。"迎者泻也，随者补也""虚者实之，实者泻之"是针刺补泻的基本法则，《内经》中除了迎随之外的徐疾、呼吸、开合、提按（即后世的提插）等补泻法都根据这一虚补实泻的原则而用，因此后世学者大多认为《内经》的"迎随"是针刺补泻法的统称。

　　由于《内经》的经气迎随说和卫气运行理论，使针刺调气作用和补泻机制得到确立，并引导着针刺补泻理论的发展。

——盛燮荪、陈峰《盛氏针灸临床经验集（第一辑）》

　　【提要】　本论主要阐述"迎随"是指卫气运行的往来，临证针刺时应仔细辨析针下卫气的情况，判断为邪实或正虚，根据"迎泻随补"的原则，分别施以补泻刺法。徐疾、呼吸、开合、提插等补泻法，实际上就是基于迎随（补泻）的原则而运用的。因此，后世多用迎随代称各种针刺补泻。

彭静山、费久治　补泻真谛

补泻手法是针灸学中一大秘密，古今的针灸书上都没有直截了当地说明补泻手法究竟是怎么回事。我们认为补泻手法应从三个方面来说明。

第一，经络虚实

"虚者补之，实者泻之"是补泻的主要意义。首先要察经络虚实。十四经各有虚实之不同，即或一经，除任、督以外，十二经各有左右虚实之差别，或左虚右实，或右虚左实。《内经》说"左盛则右病，右盛则左病"，即已说明经络虚实变化与疾病的关系。

第二，经穴虚实

经穴的特异性，有虚实之分。例如：大椎、陶道、身柱、神道、命门、气海、关元等穴，针刺不用手法也会起到补虚的作用。八邪、八风、十宣、十二井等穴，针刺不用手法，也会起到泻的作用。

第三，疾病虚实

根据四诊八纲，辨别病位，检查病穴虚实。手指按压，无异常感觉，是正常穴。有不寻常的感觉，则属于病穴。按压病穴，自然辨别虚实，如按之虚软，无反射弹力，皮肤发凉，穴位下陷，按压之觉舒服等皆属虚穴。按之坚实，有反射弹力，或有硬结，强压发痛等，皆属实穴。

以疾病虚实，身体虚实，经络虚实，经穴虚实，针刺得气，针感觉强，传导灵敏，针刺入以后，随得气而症状减轻时，尤其是针感直达病所时，可以不用手法。如果得气以后，仍然不见效果，即可施行适宜的补泻手法。

——彭静山、费久治《针灸秘验与绝招》

【提要】　作者认为，理解补泻真谛，需要明了机体病变存在虚实情况，其一，经络自身有虚实，应详察而施行补泻；其二，某些经穴的主治作用有特异性，或能补虚，或能泻实；其三，疾病有虚实之别，相应病位上的病穴诊察，也有虚实不同的表现。

武连仲　手法补泻与辨证论治※*

我认为，传统的针灸学有两个标准，一是辨证论治，二是运用手法。根据疾病的虚实和患者体质的盛衰，辨别不同的病理变化，灵活运用各种补泻手法，整体调理与局部辨证取穴相结合，以达到患者早日康复的目的。

现在有一种倾向，认为针灸辨证论证没有必要，针灸仅仅是给予刺激，简单地把针灸归入物理疗法，甚至出现了废除手法补泻的错误说法，这是不对的。在针灸学教学中，首先应该继续坚持这两个原则，同时有必要更深层次地研究这两个原则，而且，在评价临床医生的时候，也应该考核其是否遵照这两个原则进行疾病的诊断、病案的记录以及临床审查。

——武连仲《针灸新悟——针刺治神之理法方穴术》

【提要】　本论强调坚持针灸辨证论治和补泻手法的重要性，认为需要纠正忽视二者的倾向。论中指出，临证依据病情虚实及患者体质情况进行辨证，施以相应的补泻手法，才能取得疗效；辨证论治和手法补泻，是传统针灸学的两个主要标准。

田从豁　针刺补泻与刺激量※

有人说针刺补泻就是刺激量的运用，一般认为，重刺激、强刺激、刺激量大、时间长就是泻法，反之，轻刺激、弱刺激、刺激量小、刺激时间短就是补法。这显然不能完全概括针刺补泻手法的全部含义。但掌握和控制刺激量，对补虚泻实、调和阴阳、促进机体功能恢复也是非常重要的。那么，如何选用恰当的刺激量，就不是一个简单的问题。手法轻重、针刺深浅、取穴多少、用针粗细、长短、透刺、斜刺、留针时间，以及头针、耳针、皮肤针、大针、刺血等，都存在不同的刺激量、刺激性质和刺激强度等问题。另一方面，患者机体状态对刺激的敏感程度也不一样，有时弱的刺激，个别患者可能感觉到很强。

——杨涛《仁心圣手田从豁》

【提要】　本论反对单纯以刺激量的大小来区分针刺的补泻，同时也指出刺激量确实与针刺补泻是密切相关的。论中指出，刺激量一方面与刺激本身的性质、强度、时间等有关，如：手法、深浅、方向、取穴多少、针具形制与种类等；另一方面，也与患者的敏感程度有关。

张　缙　针刺补泻*

综上所述，针刺在临床上应用时，根据患者的不同疾病和体质，选用补或泻的手法，为古今医家所重视。前人告诫我们医者不能因针法不当而加重了病情，故补泻应有其客观需要。至于如何操作以更好地达到目的，那是要研究的，用实验资料阐明补与泻对机体产生的不同效应是很重要的，这些工作正在进行。补与泻具体来说，不外乎一是针对证候的虚实、寒热不同而言；二是针对机体的功能盛衰不同而言；三是针对进针后机体对针的反应不同而言。而在临床上往往是同一疾病，因患者情况之不同，其补泻方法也应有别。同一患者病后之阶段不同，补泻方法亦不同。进针后由于机体反应不同，其补泻方法仍不同。

总之，补泻的运用不是一成不变的东西，要根据当时的具体条件来组成补泻方法。针灸的补泻作用是通过经络的调整而收到补虚泻实的效果，补泻包括了从进针到出针的整个过程，也包括了从医生施术到患者反应的全部内容。很重要一点是必须结合实际情况，有所针对地来确定每一实例的补泻方法。如果把单式补泻看成是单方，那么复式补泻就是复方，而在临床上对复方要有剂量的增减和组合的变化。如果离开祖国医学理论上的特点，只言片语或一招一式地谈补泻，把某一具体术式看成是僵死不变的东西去生搬硬用，不论从理论上讲，还是从实践上用，都是不通的。这样做不仅使人觉得补泻是蹩脚的理论，无法理解，也不会收到临床上的效果。补泻是针灸研究中的一大课题，也是最难的课题。

——高希言、张忆虹《张缙教授针灸医论医案选》

【提要】 本论阐明针刺补泻的施行主要取决于三方面因素，即病证的寒热虚实性质、患者身体功能状态的盛衰、患者对于针刺的不同反应。因此，针刺补泻应当根据临证具体情况，确定每例的补泻方法，复式补泻要有剂量增减和组合变化。针刺补泻包含广泛，涉及从进针到出针的整个过程，既有医者操作，也有患者的反应。总之，针刺补泻当在中医理论指导下运用，不能仅仅关注补泻操作技法本身。

1.5 其他刺法

《灵枢》 刺有九变※*

凡刺有九，以应九变：一曰输刺；输刺者，刺诸经荥输脏腧也。二曰远道刺；远道刺者，病在上，取之下，刺腑腧也。三曰经刺；经刺者，刺大经之结络经分也。四曰络刺；络刺者，刺小络之血脉也。五曰分刺；分刺者，刺分肉之间也。六曰大泻刺；大泻刺者，刺大脓以铍针也。七曰毛刺；毛刺者，刺浮痹于皮肤也。八曰巨刺；巨刺者，左取右，右取左。九曰焠刺；焠刺者，刺燔针则取痹也。

——《灵枢·官针》

【提要】 本论主要阐述刺有九变。根据九种不同病变情况，制定形成相应的刺治方法，所选腧穴、部位或层次、针具及刺法，都有不同。

《灵枢》 十二刺※*

凡刺有十二节，以应十二经。一曰偶刺；偶刺者，以手直心若背，直痛所，一刺前，一刺后，以治心痹，刺此者，傍针之也。二曰报刺；报刺者，刺痛无常处也，上下行者，直纳无拔针，以左手随病所按之，乃出针复刺之也。三曰恢刺；恢刺者，直刺傍之，举之前后，恢筋急，以治筋痹也。四曰齐刺；齐刺者，直入一，傍入二，以治寒气小深者。或曰三刺；三刺者，治痹气小深者也。五曰扬刺；扬刺者，正纳一，傍纳四，而浮之，以治寒气之博大者也。六曰直针刺；直针刺者，引皮乃刺之，以治寒气之浅者也。七曰输刺；输刺者，直入直出，稀发针而深之，以治气盛而热者也。八曰短刺；短刺者，刺骨痹，稍摇而深之，致针骨所，以上下摩骨也。九曰浮刺；浮刺者，傍入而浮之，以治肌急而寒者也。十曰阴刺；阴刺者，左右率刺之，以治寒厥，中寒厥，足踝后少阴也。十一曰傍针刺；傍针刺者，直刺傍刺各一，以治留痹久居者也。十二曰赞刺；赞刺者，直入直出，数发针而浅之出血，是谓治痈肿也。

——《灵枢·官针》

【提要】 本论主要阐述痹证或厥证或痈肿的相应十二种刺法（偶刺、报刺、恢刺、齐刺、扬刺、直针刺、输刺、短刺、浮刺、阴刺、傍针刺、赞刺）。

1.6 刺 络

《灵枢》 血络论※

黄帝曰：愿闻其奇邪而不在经者。岐伯曰：血络是也。黄帝曰：刺血络而仆者，何也？血出而射者，何也？血出黑而浊者，何也？血出清而半为汁者，何也？发针而肿者，何也？血出若多若少而面色苍苍者，何也？发针而面色不变而烦悗者，何也？多出血而不动摇者，何也？愿闻其故。岐伯曰：脉气盛而血虚者，刺之则脱气，脱气则仆。血气俱盛而阴气多者，其血滑，刺之则射；阳气蓄积，久留而不泻者，其血黑以浊，故不能射。新饮而液渗于络，而未合和于血也，故血出而汁别焉；其不新饮者，身中有水，久则为肿。阴气积于阳，其气因于络，故刺之血未出而气先行，故肿。阴阳之气，其新相得而未和合，因而泻之，则阴阳俱脱，表里相离，故脱色面苍苍然。刺之血出多，色不变而烦悗者，刺络而虚经，虚经之属于阴者，阴脱，故烦悗。阴阳相得而合为痹者，此为内溢于经，外注于络，如是者，阴阳俱有余，虽多出血而弗能虚也。

——《灵枢·血络论》

【提要】 本论主要阐述刺血络的不同反应及其原因。论中指出，依据刺血络后不同反应，可判断其气血阴阳盛衰及水湿情况。

《素问》 缪刺论※

黄帝问曰：余闻缪刺，未得其意，何谓缪刺？岐伯对曰：夫邪之客于形也，必先舍于皮毛，留而不去，入舍于孙脉，留而不去，入舍于络脉，留而不去，入舍于经脉，内连五脏，散于肠胃，阴阳俱感，五脏乃伤，此邪之从皮毛而入，极于五脏之次也，如此则治其经焉。今邪客于皮毛，入舍于孙络，留而不去，闭塞不通，不得入于经，流溢于大络，而生奇病也。夫邪客大络者，左注右，右注左，上下左右与经相干，而布于四末，其气无常处，不入于经俞，命曰缪刺。

帝曰：愿闻缪刺，以左取右、以右取左奈何？其与巨刺何以别之？岐伯曰：邪客于经，左盛则右病，右盛则左病，亦有移易者，左痛未已而右脉先病，如此者，必巨刺之，必中其经，非络脉也。故络病者，其痛与经脉缪处，故命曰缪刺。

帝曰：愿闻缪刺奈何？取之何如？岐伯曰：邪客于足少阴之络，令人卒心痛，暴胀，胸胁支满，无积者，刺然骨之前出血，如食顷而已。不已，左取右，右取左，病新发者，取五日，已。……

凡刺之数，先视其经脉，切而从之，审其虚实而调之，不调者经刺之，有痛而经不病者缪刺之，因视其皮部有血络者尽取之，此缪刺之数也。

——《素问·缪刺论》

【提要】 本论主要阐述缪刺法的原理、操作方法、适应证及与巨刺法的区别与关系。

张介宾　缪刺论※*

黄帝问曰：余闻缪刺，未得其意，何谓缪刺？（缪，异也。左病刺右，右病刺左，刺异其处，故曰缪刺，治奇邪之在络者也。）岐伯对曰：夫邪之客于形也，必先舍于皮毛，留而不去，入舍于孙脉，留而不去，入舍于络脉，留而不去，入舍于经脉，内连五脏，散于肠胃，阴阳俱感，五脏乃伤，此邪之从皮毛而入，极于五脏之次也，如此则治其经焉。（邪气自浅入深而极于五脏之次者，当治其经。治经者，十二经穴之正刺也，尚非缪刺之谓。）今邪客于皮毛，入舍于孙络，留而不去，闭塞不通，不得入于经，流溢于大络而生奇病也。（大络者，十二经支别之络也。病在支络，行不由经，故曰奇邪。）夫邪客大络者，左注右，右注左，上下左右与经相干，而布于四末，其气无常处，不入于经俞，命曰缪刺。（支而横者为络，邪客于大络，故左注右，右注左。布于四末而气无常处，故当治以缪刺。）帝曰：愿闻缪刺以左取右、以右取左奈何？其与巨刺何以别之？岐伯曰：邪客于经，左盛则右病，右盛则左病，亦有移易者，左痛未已而右脉先病，如此者必巨刺之，必中其经，非络脉也。（缪刺之法以左取右，以右取左，巨刺亦然。但巨刺者，刺大经者也，故曰巨刺。缪刺者，刺其大络，异于经者也，故曰缪刺。皆以治病之左右移易者。巨刺义出前第五章。）故络病者，其痛与经脉缪处，故命曰缪刺。（络浅经深，络横经直，故其病缪处也。）

　　　　　　　　　　　　　　　　　　　　——明·张介宾《类经·卷二十·针刺类·三十、缪刺巨刺》

【提要】　本论主要阐述缪刺法。缪刺，为左右交错、取病痛部位对侧进行针刺络脉的方法。邪气客于大络，不循于经，左右交贯时，应予以缪刺，以刺其大络。

张志聪　缪刺论※

此先言邪气循序而入于经者，则当治其经也。夫经脉为里，支而横者为络，络之别者为孙。络脉外现于皮部，经脉内连于脏腑。邪之始客于形也，必先舍于皮毛，留而不去，则传入于孙络，盖从孙而络，络而经也。"阴阳俱感"者，谓皮毛气分为阳，经络血分为阴，言五脏之血气，外充于形身，有阴而有阳也。夫十二经脉，三阴者属脏络腑，三阳者属腑络脏，而云内连五脏，散于肠胃者，谓地之五行，以生人之五脏，三阴三阳之六气，亦由五行之所生，故凡论经脉，以五脏五行之气为主，而六腑为其合也。极，至也。次，处也。此言邪入于经，而至于五脏之次者，不缪刺也。……

此言邪客于经者，当巨刺也。……按：此节分别大络与经脉，各走其道，不相交通，然为病皆左注右，而右注左，俱宜缪刺者也，故以巨刺之法，少分别之，故曰络病者，其痛与经脉缪处，故命曰缪刺。再按：《灵枢经》有《经脉篇》，论脏腑之十二经脉者也；有《经别篇》，即巨刺之经也；有十五大络，即缪刺之络也。在十二经脉，则曰："盛则泻之，虚则补之，热则疾之，寒则留之，陷下则灸之，不盛不虚，以经取之。"在十五大络，十二经别，未论其缪刺、巨刺之法，故补论于诸刺篇之后，名曰《缪刺论》。当知《灵》《素》二经，皆黄帝之典坟，而《素问》多有补《灵枢》之未尽者，圣人救世之婆心也。愚谓血气之生始，经脉之贯通，乃医学之根本，学者当合参《灵枢》，细心体会，不可以其刺而忽之。张兆璜曰：上古之法，首重针砭，次齐药食，故有讥丹溪为一代名流，不按针刺，针刺之道，医者不可不知。

——清·张志聪《素问集注·缪刺论》

【提要】 本论主要阐述十二经脉与五脏六腑相络属的关系。论中指出，邪客于十五大络、十二经别，当缪刺之；邪客于经脉时，当巨刺之。

1.7 火 针

高 武 论火针

经曰：焠针者，以麻油满盏，灯草令多如大指许丛，其灯火烧针，频以麻油蘸其针，烧令通红，用方有功。若不红者，反损于人，不能去病。烧时令针头低下，恐油热伤手，先令他人烧针，医者临时用之，以免致手热，才觉针红，医即取针，先以针安穴上，自然干，针之亦佳。凡行针、点灸相似，以墨记之，使针时无差，穴道差，则无功。火针甚难，须有屠儿心、刽子手，方可行针，先以左手按定其穴，然后针之，切忌太深，深则反伤经络；不可太浅，浅则治病无功；但消息取中也。凡大醉之后，不可行针，不适浅深，有害无利。凡行火针，必先安慰病人。令勿惊心，较之火针及灸，灸则直守艾灼烧过，痛则久也；火针虽则视之畏人，其针下快疾，一针便去，疼不久也；以此则知，灸壮候数满足，疼之久也；火针止是一针，不再则痛过也。凡行火针，一针之后，疾速便去，不可久留，寻即以左手速按针孔上，则疼止；不按则疼甚。凡下针，先以手按穴，令端正，频以眼视无差，方可下针。烧针之人，委令定心烧之，恐视他处，针冷治病无功，亦不入内也。人身诸处皆可行针，面上忌之。凡季夏，大经血盛皆下流两脚，切忌妄行火针于两脚内及足，则溃脓肿疼难退，其如脚气多发于夏，血气湿气，皆聚两脚，或误行火针，则反加肿疼，不能行履也。当夏之时，脚气若发，药治无效，不免灸之，每一穴上但可灸三壮，劫其病退，壮数之年亦不苦，溃肿脓疮亦易平。火针者，宜破痈毒发背，溃脓在内，外皮无头者，但按肿软不坚者以溃脓；阔大者按头尾及中，以点记，宜下三针，决破出脓；一针肿上，不可按之，即以指从两旁捺之，令脓随手而出或肿大脓多，针时须侧身回避，恐脓射出污身。孙氏曰：凡下火针，须隔一日报之；报之后，当脓水大出，疾则效矣。凡藏块结积之病，甚宜火针，此非万效之功，火针甚妙，于结块之上，须停针慢出，仍转动其针，以发出污滞。凡下火针，经一宿，身上发热恶寒，此为中病，无害事也。火针亦行气，火针惟假火力，无补虚实之害，惟怕太深有害，余则无妨。……世之制火针者，皆用马衔铁，思之令喜意也。此针唯是要久受火气，铁熟不生为上，莫如火炉中用废火箸制针为佳也。初制火针，必须一日一夜，不住手以麻油灯火频频蘸烧，如是终一日一夜，方可施用。凡治瘫痪，尤宜火针，易获功效。盖火针大开其孔穴，不塞其门，风邪从此而出；若气针微细，一出其针，针孔即闭，风邪不出，故功不及火针。灸者，亦闭门赶贼，其门若闭，邪无出处故也。若风湿寒三者，在于经络不出者，宜用火针，以外发其邪，针假火力，故功效胜气针也。破痈坚积结瘤等，皆以火针猛热可用。又如川僧多用煨针，其针大于鞋针。火针，以火烧之可用，即九针之中之大针是也，其针大于气针。故曰大针者，其功能治风邪入舍于筋骨间不出者宜用之，火针之次也。孙曰：三针者，是锋针、铍针、火针也。火针即煨针也。

（按：烧针法，仲景以前多用之以致祸，故《伤寒》书屡言之，如曰用烧针必惊，烧针令汗，针处被寒，核起发奔豚，加烧针因胸烦之类。今世或用以出痈脓为便。）

——明·高武《针灸聚英·卷三·火针》

【提要】　本论较为全面地记述了火针的操作方法、适宜病症、使用原则、注意事项、起效原理、制针方法等；叙述了前人有关火针的论述，对火针疗法进行了总结。本论对火针的阐述，较之《伤寒论》对火针的认识，已有较大发展和不同见解。

1.8　针刺作用与原理

《灵枢》　用针之理^{※*}

黄帝曰：用针之理，必知形气之所在，左右上下，阴阳表里，血气多少，行之逆顺，出入之合。谋伐有过。知解结，知补虚泻实，上下气门，明通于四海，审其所在，寒热淋露，以输异处，审于调气，明于经隧，左右肢络，尽知其会。寒与热争，能合而调之；虚与实邻，知决而通之；左右不调，把而行之；明于逆顺，乃知可治。阴阳不奇，故知起时，审于本末，察其寒热，得邪所在，万刺不殆。知官九针，刺道毕矣。

明于五输，徐疾所在，屈伸出入，皆有条理。言阴与阳，合于五行，五脏六腑，亦有所藏，四时八风，尽有阴阳，各得其位，合于明堂，各处色部，五脏六腑，察其所痛，左右上下，知其寒温，何经所在。审皮肤之寒温滑涩，知其所苦，膈有上下，知其气所在，先得其道，稀而疏之，稍深以留，故能徐入之。大热在上，推而下之；从下上者，引而去之；视前痛者，常先取之。大寒在外，留而补之；入于中者，从合泻之。针所不为，灸之所宜。上气不足，推而扬之，下气不足，积而从之，阴阳皆虚，火自当之。厥而寒甚，骨廉陷下，寒过于膝，下陵三里。阴络所过，得之留止。寒入于中，推而行之，经陷下者，火则当之。结络坚紧，火所治之。不知所苦，两跷之下，男阴女阳，良工所禁，针论毕矣。

用针之服，必有法则，上视天光，下司八正，以辟奇邪，而观百姓，审于虚实，无犯其邪，是得天之露，遇岁之虚，救而不胜，反受其殃。故曰：必知天忌，乃言针意。法于往古，验于来今，观于窈冥，通于无穷，粗之所不见，良工之所贵，莫知其形。若神仿佛。

——《灵枢·官能》

【提要】　本论主要阐述针刺的基本法则及所要掌握的主要原理。包括：必须了解人体的形气阴阳、虚实补泻、寒温逆顺、针刺禁忌等原理；要理解四海、经隧、五腧等基本概念，才能更好地进行针刺治疗。提出阴阳俱虚、严重寒厥、络血结聚、经陷下证等情况，适于用灸法治疗。

《灵枢》　九针原理^{※*}

黄帝曰：余闻九针于夫子，众多博大矣！余犹不能寤。敢问九针焉生？何因而有名？岐伯曰：九针者，天地之大数也，始于一而终于九。故曰：一以法天，二以法地，三以法人，四以法四时，五以法音，六以法律，七以法星，八以法风，九以法野。黄帝曰：以针应九之数奈何？岐伯曰：夫圣人之起天地之数也，一而九之，故以立九野，九而九之，九九八十一，以起黄钟数焉，以针应数也。

一者，天也。天者，阳也。五脏之应天者，肺。肺者，五脏六腑之盖也，皮者，肺之合也，人之阳也。故为之治针，必以大其头而锐其末，令无得深入而阳气出。二者，地也。人之所以应土者，肉也。故为之治针，必筒其身而员其末，令无得伤肉分，伤则气得竭。三者，人也。人之所以成生者，血脉也。故为之治针，必大其身而员其末，令可以按脉勿陷，以致其气，令邪气独出。四者，时也。时者，四时八风之客于经络之中，为瘤病者也。故为之治针，必筒其身而锋其末，令可以泻热出血，而痼病竭。五者，音也。音者，冬夏之分，分于子午，阴与阳别，寒与热争，两气相抟，合为痈脓者也。故为之治针，必令其末如剑锋，可以取大脓。六者，律也。律者，调阴阳四时而合十二经脉。虚邪客于经络而为暴痹者也。故为之治针，必令尖如氂，且圆且锐，中身微大，以取暴气。七者，星也。星者，人之七窍，邪之所客于经，而为痛痹，舍于经络者也。故为之治针，令尖如蚊虻喙，静以徐往，微以久留，正气因之，真邪俱往，出针而养者也。八者，风也。风者，人之股肱八节也。八正之虚风，八风伤人，内舍于骨解腰脊节腠理之间，为深痹也。故为之治针，必长其身，锋其末，可以取深邪远痹。九者，野也。野者，人之节解皮肤之间也。淫邪流溢于身，如风水之状，而溜不能过于机关大节者也。故为之治针，令尖如挺，其锋微圆，以取大气之不能过于关节者也。

——《灵枢·九针论》

【提要】 本论主要阐述九针的命名及应用原理。阐明针分九种及其形制，是取法于天地人等九种事物因素，对应于人体脏腑经络组织器官及其病症。

《太平经》 灸刺论

灸刺诀第七十四：灸刺者，所以调安三百六十脉，通阴阳之气而除害者也。三百六十脉者，应一岁三百六十日，日一脉持事，应四时五行而动，出外周旋身上，总于头顶，内系于藏。衰盛应四时而动移，有疾则不应，度数往来失常，或结或伤，或顺或逆，故当治之。灸者，太阳之精，公正之明也，所以察奸除恶害也。针者，少阴之精也，太白之光，所以用义斩伐也。治百中百，治十中十，此得天经脉谶书也，实与脉相应，则神为其驱使；治十中九失一，与阴脉相应，精为其驱使；治十中八，人道书也，人意为其使；过此而下，不可以治疾也，反或伤神。甲脉有病反治乙，名为恍惚，不知脉独伤绝。故欲乐知天道神不神，相应与不也，直置一病人前，名为脉本文，比若书经道本文也。令众贤围而议其病，或有长于上，或有长于下，三百六十脉，各有可睹，取其行事，常所长而治诀者以记之，十十中者是也，不中者皆非也，集众行事，愈者以为经书，则所治无不解诀者矣。天道制脉，或外或内，不可尽得而知之也，所治处十十治诀，即是其脉会处也；人有小有大，尺寸不同，度数同等，常以窦穴分理乃应也。道书古今积众，所言各异，名为乱脉也；阳脉不调，反治阴脉，使人被笞，贼伤良民，使人不寿。脉乃与天地万物相应，随气而起，周者反始。故得其数者，因以养性，以知时气至与不也，本有不调者安之。古者圣贤，坐居清静处，自相持脉，视其往来度数，至不便以知四时五行得失，因反知其身衰盛，此所以安国养身全角者也，可不慎乎哉！人惑随其无数灸刺，伤正脉，皆伤正气，逆四时五行，使有灾异；大人伤大，小人伤小，尽有可动遥不居其处者，此自然之事也。是故古圣贤重之，圣帝王居其处，候脉行度，以占知六方吉凶，此所谓以近知远，以内知外也，故为神要道也。

——汉·《太平经·卷五十·灸刺诀第七十四》

【提要】　本论主要阐述灸刺的原理，在于调理三百六十脉，疏通其阴阳之气，并驱除邪气；随脉之盛衰而调之，因时因人制宜。论中强调灸刺之前诊脉，以知何脉为病；然后调治该脉，从而使其气机恢复正常。同时指出，假使阳脉不调，反治阴脉，则对健康有害而无益。

汪　机　九针之论*

或曰：九针之所主，皆外伤欤？抑亦有内伤欤？

经曰：一曰镵针，头大末锐，令无得深入，主病在皮肤无常者……九针长短大小，各有所施，不得其用，疾弗能移。病浅针深，内伤良肉；病深针浅，病气不泻；病小针大，气泻大甚；病大针小，气不泻泄。

（机按：今之针士，决痈用锋针、铍针，其他诸病，无分皮肤、肌肉、血脉、筋骨，皆用毫针，余者置而不用，甚有背于经旨矣。于此而知九针所主，多系外邪薄凑为病，用针施泻，深中病情。使今之人而有是病，针亦在所必用。若夫病邪大甚，元气已伤，决非针之所能济矣。假如痨瘵阴虚火动，法当滋阴降火，针能滋阴否乎？痿症肺热叶焦，法当清金补水，针能补水否乎？经曰：阴阳形气俱不足，勿取以针，而调以甘药。是也。知此，则病之可针不可针，亦可以类推矣。奈何世之专针科者，既不识脉，又不察形，但问何病，便针何穴，以致误针成痼疾者有矣。间有获效，亦偶中耳，因而夸其针之神妙，宁不为识者笑耶？）

——明·汪机《针灸问对·卷上》

【提要】　本论阐述了九针各有所宜，而仅用毫针，则无法治疗皮、肉、筋骨、血脉的多种疾病。针刺的主要作用在于泻邪气，如果元气虚损则不宜针刺。如痨瘵阴虚火动、痿症肺热叶焦等，均不能用针刺方法补其阴阳之气不足，而需采用药物调理，误针则容易产生其他疾病。

周仲房　针灸治病论

针灸之学，古人论之甚详，其考穴治法，以遗教后人，心亦良苦。或铸铜人为式，分列脏腑十二经，旁注俞穴所会，以定主疗之术；或遣画工，亲赴刑场，量度五脏，决摘膏肓，以审发病之源。其他若静坐之内功，禁忌之发明，方宜之论列，阐明阴阳五行生制之理，抉发开阖流注交别之要，皆类辑成书，绘图注说，为后学阶梯。故针灸之为道，非于人身阴阳维跷带冲督任八脉、十五经、十五络，研之有素，明乎流注，断难分别真邪，针灸所至，疾病若失。然手术不研究，刺法不能从心，则尤为针治之忌。经云有病有浮沉，刺有浅深，各至其理，无过其道，过之则内伤，不及则外生壅，壅则邪从之。浅深不得，反为大贼，必至内动五脏，外生大病云云。呜呼险矣，一孔之儒，以人命为儿戏，往往朝诵黄庭，晚希说喝，仓卒以图，鲜有不败。盖病之中人，必有其渐，有在毫毛腠理者，有在皮肤者，有在肌肉者，有在脉者，有在筋者，有在骨髓者，有在血气者，知病所在，针灸从之，适乎其度，自不至伤皮动肺，伤肉动脾，伤脉动心，伤筋动肝，伤骨动肾，伤髓铄之流祸，所谓针营莫伤卫，针卫莫伤营也。大抵人身一小天地，大气磅礴，运行不息，雨旸之若，风雷之荡，江河之流，皆适乎气候之平。有不及与过，则必为厉，飓风水旱之发现，天地之疹病也。人之一身，备具五脏六腑、八脉十二经然，其周流转输，得成身体。有活动灵机者，则全视乎气血之流注，气血不及其经络与脉，病即生焉。当此之时，必须因形色病以定其症，审音脉部位以刺其穴，一开一合，一迎一拒，曲尽针灸之效能。方克疗原气血流注于人身，随经而走，周而复始，至碍窒不通，则非得灸以温其凝，用针以开其窍，使气血之虚实，调剂至正，难收速效，微乎微乎，生死定于俄顷，存亡系乎缓急。昔人论治病，谓药不如灸快，灸不如针快，诚以直捷快当，开腠理以迎气之来，导窍口以放血之秽，惟针灸有此速效力耳，爰揭其要，聊为研究之一助。

——周仲房（增城）《广东中医药学校针灸学讲义》

【提要】 本论主要阐述针灸治病的某些关键所在。如：掌握经络腧穴理论，熟练针刺手法，正确诊知病情、病因、病位，临证时灵活适度地运用针或灸的方法，导引人身经脉气血流注恢复正常，此即针灸治病能够奏效的道理。

罗兆琚 针灸之生理作用说

夫针灸之治疗疾病，而能起沉疴，拔痼疾，其应如桴鼓，呈不可思义之景象者，良由此术于人体生理具有伟大之机能作用在也。虽一针一艾之微，竟敢与西人之光学、电学、化学、理学、机械等，科学之新疗法相抗衡，其效实驾乎彼科学化之新治疗法之上。盖因我国医术，寓于哲理。所谓哲理者，乃宇宙万有之原理也，亦即此新世纪科学之母。任彼西人之科学如何锐进，机械如何新奇，吾国哲理俱包含之，令其不能越雷池一步。故虽去古四千余载，尚能巍然独存，效验昭著。……殊不知西人尚兢兢业业以从事研究，并用诚恳之态度以表示钦佩，公认我针灸古术为东方唯一之物理疗法。即美医神经学专家，海资笃氏，所发明之海氏神经带，美博士黑特氏所发明之神经过敏点，又美国国立手术大学毕业之庞劭麒亦作神经可治疗万病之论调，……莫不与我国针灸古术暗合，日趋接近。……按以上十五种灸法，虽各致其用，然对于人体生理上实殊途而同归，兹再将其生理作用另举于后。

第一，灸能增加白血球及血小板，促进血清之变化，使免疫性增加，杀菌力强大，旺盛其新陈代谢之机能。

第二，毛细管受灸之刺激，各神经血管之扩张或收缩，得营其循环原动机能。

第三，艾热之刺激，能促进血压上升，使之分泌作用亢进。

第四，施灸之刺激，能增强肠胃之蠕动力，血液中增加糖量。

第五，施灸后血管扩张，血压升高，血液及淋巴液之循环旺盛，对于皮肤之抵抗力增大。

第六，知觉神经兴奋，其疼痛过敏者，得血清之化学变化，而制止其疼痛。

第七，灸之刺激，能抑制感觉作用，故对于感觉之抵抗力极强。

第八，灸术能于血液中发生或种植抗毒素，以抵御外邪或排泄一切疮毒病菌，而恢复生活体之治愈机能。

——罗兆琚《针灸之生理作用说》(《针灸杂志》1935 年第二卷第一期)

【提要】　本论首先阐述针灸治病作用的不可思议，是因为它包含宇宙万物的哲理。论中指出，受当时西方科学知识的深刻影响，针灸被认为是一种东方"物理疗法"，与西医的海氏神经带、神经过敏点、"神经可治疗万病之论"均相似。其次，作者从八个方面，阐述了艾灸对人体生理所起作用。

罗兆琚　从血液作用说到针灸效能

吾人身中之血液，为肠胃消化之营养物，司吸收运搬，以达于全身内之组织也。又司运搬从酸化作用而来之老废物。由皮肤肾脏等器官，而排泄于外界，交换物质，以营养身体而配布组织中之分泌腺者也。有赤血球、白血球、小血板之分。……其散布于各部经络者，是谓之神经。其神经之枝干部，即吾针灸界所用之穴道，故我国针灸术治病，每呈不可思议之神效者。良由刺激作用直达于病灶，由制止、诱导、兴奋、消炎诸作用以达自然治愈之效能。非若药物之迟缓。盖药物必经煎煮，变为液体而后饮入腹中，再经胃脏之消化分泌，以起一种化学作用，成为一种气体。再由微丝血管、淋巴管、毛细管等，输送至病所局部（即病灶）以收治愈之效。……夫针灸术者，非所以能操挽救天命之权，不过能直接去其血液中之邪气，以复其正气而已。故对于身体各机关之作用衰弱或麻痹者，即能与以兴奋作用，营养机能衰弱者，即能与以支配而回复其原象。若筋肉、神经、腺（分泌机）之过度旺盛或血管扩张，血液之组织灌溉过旺（炎症），运动机能亢进等，即能与以镇静、缓解、收缩诸作用。又如隔离患部，而从他部施以刺激，立能引起血管神经，自末梢部而宣导血液于其局部，以恢复其原有机能，此种治疗乃机械理学之一种刺激动作，为疗病疾之无上技术，而道以治愈之方法也。凡患疾病者，必元气衰，邪气盛，针能蠲邪扶正（见《通玄指要赋》）又《灵枢》云：刺效之信，若风之顺云，明乎若见苍天，而刺之道毕矣。针，犹风也。邪，犹云也。风起则云散，邪退而正还，其如云之邪气，被如风之针以扫荡除之，则覆现苍天，仍呈太和景象，于疾何有，此乃针治之效毕矣。至于灸法，为温热刺激中与以对方最强之印象。凡施灸之度频频者，于感觉之抵抗力同时亦增强，并能使其局部之血管扩张，增加血液之量，以盛其组织之新陈代谢，促其正复该神经机能之变状。故吾针灸古术，能去横纹筋并平滑筋之紧张力，扩张血管，增进血行之作用，以减低该部之血压，使血液大量从血压高之部分向低压部环流，并亢进末梢部之血压，促渗出物之吸收，而奏兴奋、制止、诱导、介达、消炎、镇痛等效能也。

——罗兆琚《从血液作用说到针灸效能》(《针灸杂志》1935 年第三卷第三期)

【提要】　本论先从西医血液的相关生理知识入手，然后阐释针灸能够作用于神经、血管、血液，起到兴奋作用；或是镇静、缓解、收缩诸作用，或是宣导作用；灸法则能使其局部血管扩张，增加血液量，以"盛其组织之新陈代谢，促其正复该神经机能之变状"。这是民国时期运用西医医理阐释针灸原理的一些认识。

赵琼轩 针灸补泻疗效取决于疾病状态*

药物疗法有补泻,针灸治疗亦分补泻,惟古来所创针治之补泻手法有多端,各各不同。……彼各种补泻古法之良不足据也。然则针灸果无补泻乎? 曰:是又不然。针灸术非无分补泻也。特吾之所谓补泻非古籍中所垂示之补泻耳。

欲明针灸术补泻之理,须先言其治疗之作用。针灸对于神经麻痹,血行障碍,官能衰减一类之疾患,予以刺激,能疏醒其神经,促进其血行,振起其生活机能,是曰兴奋作用;对于兴奋逾常之神经作用亢盛之器官,加以刺激,而摄敛抑制之,俾回归于常态,营正常之生活,灭病原之细菌,解炎症之肿痛吐利等等,是曰镇静作用;其介于兴奋镇静两者之间,而中和机体者,曰诱导作用。例如上部或内脏充血,则取下部或浅处之穴以施针灸,使上部内脏之血向下向外流散,解除由充血形成之病变者是也。明乎此,则知其"振起衰退"之"兴奋作用",即补也;其"抑制亢盛"之"镇静作用",即泻也;诱导之作用,则所谓平补平泻也。

或谓子既承认针灸有补泻之功效,而又反对古来补泻之法则,殆别有其补泻之道乎? 曰:否。补泻者,自然之效果也,非医者之手技使之然也。质言之,施术于进行性——机能亢盛——疾患所得之结果,必为泻;施治于退行性——机能衰减——疾患所收之效果必为补。绝非术者能凭己意用手法而左右之也。……针治之手法,不外提插与旋捻两种。……刺激目的之是否达到,其病之能否治愈,一视所行旋捻插提手术之如何,施术适当,则术者觉针下沉紧,病者觉神经筋肉酸麻或胀木,是即达到刺激之目的也。古人固亦知此种现象之关系,惟以不识神经之作用,名此等感觉曰气至,待气至,乃出针。

——赵琼轩《针灸补泻之研究》(《针灸杂志》1936年第四卷第一期)

【提要】 本论首先从西医医理的角度,说明针灸对疾病的治疗原理,有兴奋作用、镇静作用、诱导作用三种不同作用;三种作用分别是针对不同的机能状态的疾患所产生的,由此得出针灸补泻疗效实际上取决于疾病状态,与医者的操作手法无关的结论。认为上古人已有类似认识,如"盛者泻之,虚者补之",说明了补泻疗效由患者虚实状态决定等。

承淡安 针术之定义

所谓针术,是以一定方法,用金属制成之细针,在身体一定部位刺激点,如骨关节之间、肌肉组织之中而刺入之,行一定之手法,以刺激其内部之神经,激发其本体主宰之大脑皮质,发生调整其生理生活机能变异之作用,以达到疾病治愈之一种医术。

——承淡安《中国针灸学讲义·第一编·第一章·第二节、针术之定义》(新编本)

【提要】 本论主要阐述针术的定义,强调其刺激神经,激发大脑皮质,以调整人体生理机能的作用。将针刺作用原理的阐释与神经相联系,在民国时期出现得较早,但将针刺原理与大脑皮质相联系的观点则出现得比较晚,是受20世纪50年代巴甫洛夫高级神经活动学说的影响而形成的。承淡安、朱琏等著名针灸医家都受它的深刻影响。

承淡安 刺针之目的：兴奋、制止、反射、诱导

《内经》有曰："欲以微针通其经脉，调其血气，……"又曰："虚则实之，满则泄之，菀陈则除之，邪胜则虚之。"此古人用针之目的也。从今日科学观点上言之，通经脉，调血气，即为刺激其神经，发生机能之复常也。虚则实之，乃指某组织之生理机能减退予以兴奋之谓也；满则泄之，乃指某组织之生理机能亢奋予以制止之谓也；菀陈则除之，邪胜则虚之，乃指充血郁血之病候，予以放血或诱导缓解之义也。综合言之，刺针目的，视症候之如何，在身体之肌肉上予以刺激，或为兴奋，或为制止，或用反射，或用诱导，发生调整生理机转之作用也。

一，兴奋者：

言某组织之生理的生活机能发生衰弱而成之症候，如知觉神经发生麻木、感应不灵敏、运动神经发生麻痹、肌肉关节不能随意活动、内脏机能减弱（如肺萎、心脏衰弱、胃肠消化不良等等），对于此等病候，予以轻微之刺激，可以煽动其生活机能；中等度之刺激，可以唤起其机能使之旺盛。因此刺激，达到机能之恢复，是为针术之兴奋作用。

二，制止者：

言某组织生活机能之异常亢进所生之病候，如肌肉发生痉挛、搐搦，神经发生过敏、疼痛，分泌与血液发生充血炎肿等，于此等病候，予以持长的强刺激，可使之缓解、镇静、消炎，达到其机能之正常，是为针术之制止作用。

三，反射者：

凡内脏或五官或脑髓所发生之病候，针术不能直接刺激其局部，而于某组织之神经干或于其组织能起反射之联系点（即过敏点），予以适当之刺激，以调整其生理机能之异常，如四肢末梢及风池、天柱之于脑病、五官病，肺俞、太渊之于肺病等，（略举其一）是为针术之反射作用。

四，诱导者：

凡属机能亢奋之病候，不从其患部直接使用刺激制止，而在远隔之部位加强刺激，以吸引其患病之充血，或分散其患部之神经兴奋性，而达到缓解其患部之症候，如脑充血之刺四肢末梢，内脏炎症或充血郁血而取四肢之适应点等，是谓针术之诱导作用。

——承淡安《中国针灸学讲义·第一编·第二章·第四节》（新编本）

【提要】 《灵枢·九针十二原》："虚则实之，满则泄之，菀陈则除之，邪胜则虚之"是针刺补泻总的治则和治法。本论主要从针刺调整人体神经、血液生理的角度解释此句含义，释"虚则实之"为"某组织之生理机能减退予以兴奋"；"满则泄之"为"某组织之生理机能亢奋予以制止"；"菀陈则除之，邪胜则虚之"为"充血郁血之病候，予以放血或诱导缓解"。论中，总体上归纳针刺作用为兴奋、制止、反射、诱导的四个方面。然后对以上各种针刺作用所对应的适应证、治疗不同类型病症时针刺的取穴部位、发挥的具体作用，分别进行了详细论述。

承淡安 刺针之感通作用

当针刺入身体肌肉之中，如电气之感传，发生一种如电击样刺激，向他处放散；亦有始终如酸如痛、如胀如麻者，随部位而异，或随人而异，统称之曰针之感通作用。以前针家谓之针

下得气，或以针行气。其感通之范围不一，有仅发生于其一部而不放散至他处者，如针上膊，仅其针之一、二寸周围有针感。有沿其神经通路而发感通者，如针上膊而感传至指，或感传至肩。亦有不循神经之径路感传者，如针足部有感传至头者，针胸部有感传至足者，针腹部感传至头面者；在临床上，时有发现。但非人人如此，良由神经交综错节。如苏联科学巨子生理学家巴甫洛夫之研究神经学说中，神经感传另有反射弧，并不皆从神经通路传达。旧医之十二经奇经八脉，即视为内脏五官与四肢躯体表层之道路，但在解剖上无迹可寻，在针疗室即不时发现此感通现象，或与巴氏之反射弧学说有共通之处。此有待于生理学家与针灸医家结合研究，求得真相，则针灸之学理，可大白矣。

更因感通作用之强弱，可以预知其病候之易于解除与否。凡下针即感觉酸胀，感传至远者，其病有即愈之希望；感觉有而传达不远者，治愈较有时日；如酸胀之感甚微者，且不向外放散，其病有相当之时日乃可向愈，或竟不能向愈。

——承淡安《中国针灸学讲义·第一编·第二章·第六节》（新编本）

【提要】 本论主要阐述针刺的感通作用，与前人所述"针下得气"和"以针行气"相似。实际上，本论所称的感通作用，即为针刺时发生的循经感传现象。循经感传在不同人身体上表现不一，有些人反应明显，有些人不明显，感传现象有的沿神经通路发生，有的不循神经通路。这种不循神经分布路线而发生的感传，作者认为与巴氏之反射弧学说所言"不都从神经通路传达"有共通之处。中医学的十二经脉、奇经八脉，虽然解剖上并没有发现其特殊结构，但也常出现循着这些经脉的感传现象，作者指出，这与巴甫洛夫的反射弧学说也有共通之处，并认为此中机理有待进一步研究。

承淡安 针灸与疾病

生理的生活机能中，原具有抵抗外来之一般侵袭，与维持内部各组织之平衡运动。掌握此权衡者为脑，执行此一运动者为神经，故无论何种性质之疾病，或机质的，或官能的，内在的，或外来的，如能克服，则所谓疾病之种种症状，皆能消退，如不能战胜克制，则疾病之扩展无由制止。虽然，一切疾病之克服，组织机能之调整，皆在于掌握之大脑皮质，但人体组织之繁复，各种生活运动之变化，千差万别，大脑皮质为适应各种生活运动，分出无数管理各种运动之中枢，在上领导，各组织之运动与细胞生理机能，在下支持，相互呼应，和平共处，如某一组织，受外来之侵袭，或内在之失调，发生病变，而不能克服战胜时，势必任疾病进展，消尽体力而同亡。故吾人见有疾病发现，为辅助身体去战胜疾病，就有两种之措施——内在的，不断补充营养，维持健康；外在的，先为预防，增加抗力，如免疫运动。已被伤害者，作辅助消灭运动与维持体力运动，是谓疾病治疗。

疾病治疗之方式有二，一为化学的，一为理学的。药物治疗，即为化学的治疗。针灸则为理学的治疗法门之一，与药物治疗之作用无差别，如免疫、杀菌、消炎、营养、镇静、强壮、收敛、强心、利尿、发汗、通利等等。所不同者，一为有物质之供应，有直接补充之作用。针灸无物质之补充，仅属于间接之辅助，但为直接之激发，与药物之功效类同，而施用之方式则异，当分别言之。

——承淡安《中国针灸学讲义·第四编·第二章·前言》（新编本）

【提要】　本论首先阐述了人体正常生理机能的维持，主要靠大脑皮质、神经中枢等。进而指出，疾病的产生在于受外来侵袭，或内在失调而发生，治疗时也相应有两种措施：内在补充、外在预防。论中指出，针灸与中药治疗的区别，在于理学、化学之别；对免疫、杀菌、营养、发汗等所起作用，两者均相似；但不同之处在于，一为有物质的供应，一为无物质的补充。

宋国宾　中国针术与内分泌

它（针灸）的原理是一点不神秘的。本篇所述的就是这一点。内分泌的作用，稍懂一点医学的人，想必都可以晓得的罢。内分泌者，是一种不由管道，而直接由脏器分泌出来以渗入血液或淋巴系的物质，内分泌对于其他的脏器含有两种作用：兴奋他力活动、制止他力活动。

但是这二种作用，并不是由内分泌直接引起，而是由分泌液刺激二种神经——交感神经与反交感神经（亦称副交感神经）所引起的。此二种神经受内分泌的刺激对于血管即发一种张缩的作用——此二种作用因器官而异，交感神经可收缩血管亦可扩张血管，反交感神经亦然。不过在普通情形下，交感神经收缩的作用为多罢了。血管张则器官充血，而工作加紧，血管缩则器官贫血而工作减少，所谓兴奋作用者，就是使器官充血之谓。所谓制止作用者，就是使器官贫血之谓。正常人的生理现象，即维持于此二种神经的作用平衡支配之下，而此二种神经工作之支配，则悉听命于内分泌腺。假使某种内分泌腺因病而受亏损现象时，则其所管辖下之神经，即失其充分刺激之作用，而对某种器官发生病态了。或某种内分泌腺过度充分时，则上述之二种神经中，即有一种受其直接的影响而过度紧张，使生理上的平衡消失，多数的疾病即发生于此种不平衡状态之下。总之，交感神经或反交感神经的作用，支配于内分泌之下，而任何内脏，即又支配于交感神经或反交感神经之下。……中国的针术就等于脏器疗法，他的作用，更与内分泌的作用无异，他利用针的刺入来刺激交感神经，或反交感神经，使之发生制止或兴奋二种作用。

——曾天治《科学针灸治疗学》

【提要】　本论主要阐述针刺的原理，在于刺激交感神经或副交感神经，使之发生制止或兴奋的两种作用，与内分泌腺分泌内分泌液对内脏的调节作用相同。论中指出，由此理解中医的针术，就类似于西医的脏器疗法。

承淡安　针刺治效之研究

药物治疗某药只适应某病，而不能统治百病，中西皆同，而一针一艾之微，竟有可疗治百病者，甚至效如桴鼓，其学理之安在，至今日尚未有正确之发明。前贤有言：经脉者，所以能决死生，处百病，调虚实。所谓经脉者，指人身之十二经脉与任督诸脉，谓人身之气血，俱循此经脉以流行。《内经》云：营气之道，纳谷为宝，谷入于胃，乃传之肺……。

综上前贤所述人身之生活运用，无不系乎十二经气血之流行。凡百疾病，亦无不系乎十二经脉气血之太过或不及。即外感六淫之侵袭，亦无不由皮毛而入孙络而脉络而经络也。读经刺、缪刺、巨刺诸论迎随补泻诸法，即可得刺法之大要，而知治十二经脉太过不及发生诸病之总纲矣。观乎此，针刺之有特殊功效者，其即流通十二经脉气血之流行与，然窃有疑焉。每见残手断足者，其运动虽失自由而精神气魄依然不变，并不以经脉之残绝至气血之流行不能衔接而危其生命，且也。二十世纪，科学昌明，学术锐进，西医擅解剖，绝不得所谓十二经之痕迹。然则前人之十二经络之说，已根本动摇，而针之能流通十二经脉气血之说，则亦不能成立矣。因是，旁考生理解剖新识，谓吾人之意识、举止运动无不系乎神经之作用，其总枢悉统于脑。考脑分大小二枚，大脑主意识作用，小脑司运动总键。脑有神经十二对，举凡声色香味触法，无不系乎十二对脑神经之作用，苟损其一，则五官之官能即受影响。脑之下为延髓，内脏官能之神经系焉，如肺之呼吸，心之输血，肝之制胆汁，肾之主分泌，脾之主造白血球，肠胃之蠕动，汗分泌，血流行，二便排泄，在属于内脏神经之官能作用也。延髓之下为脊髓，有脊椎神经三十一对，人身筋肉之触觉，四肢之活动系焉。于是知我中医认为人身之生活运用系于十二经之气血运用者，即西医所谓神经也。而针刺效用之理，或可得而知矣。神经密布周身，有似电网，四通八达，无不相连，苟一经偶受阻滞，病态立即发生。针刺者，即所以刺激神经，兴奋神经，促进或减缓血液之运行，亢进或制止内脏之分泌与蠕动，及排除神经之障碍而恢复其常态也。故一针之微，万百疾病，皆得而治焉。同道孙君晏如曾告我曰："昔者某西医博士，谓人身有电，针为金制，传电最易，针丝与肌肉摩擦，即发生轻微之电流，疏通神经，复其常度，病态于是乎消失"，是说也，则针刺效用之理，更进一解矣。

——承淡安《增订中国针灸治疗学·第一篇·总论·三》

【提要】　本论主要阐述针刺治病的机理。首先，从古代经脉气血之说入手阐释，后对此说又有所质疑，转而从西医解剖生理角度思考，认为人身之生理机能均是由神经支配，针刺的作用在于"刺激神经、兴奋神经，促进或减缓血液之运行，亢进或制止内脏之分泌与蠕动及排除神经之障碍而恢复其常态也"。

1.9　针刺不当与禁忌

《灵枢》　论针刺不当之害※*

夫气之在脉也，邪气在上，浊气在中，清气在下。故针陷脉则邪气出，针中脉则浊气出，针太深则邪气反沉，病益。故曰：皮肉筋脉，各有所处，病各有所宜，各不同形，各以任其所宜，无实无虚，损不足而益有余，是谓甚病，病益甚。取五脉者死，取三脉者恇；夺阴者死，夺阳者狂，针害毕矣。

……

凡将用针，必先诊脉，视气之剧易，乃可以治也。五脏之气已绝于内，而用针者反实其外，是谓重竭，重竭必死，其死也静，治之者，辄反其气，取腋与膺；五脏之气已绝于外，而用针者反实其内，是谓逆厥，逆厥则必死，其死也躁，治之者，反取四末。刺之害中而不去，则精泄；害中而去，则致气。精泄则病益甚而恇。致气则生为痈疡。

——《灵枢·九针十二原》

【提要】　本论主要阐述毫针刺邪之法及针刺不当之害。论中总结了运用毫针的注意事项，主要包括：勿针太深，各守其形，补泻恰当，勿取五脉三脉，勿使夺阴夺阳，气绝于内勿实其外，气绝于外勿实其内，适时取针等。

《灵枢》　解针刺不当之害※*

"夫气之在脉也，邪气在上"者，言邪气之中人也高，故邪气在上也。"浊气在中"者，言水谷皆入于胃，其精气上注于肺，浊溜于肠胃，言寒温不适，饮食不节，而病生于肠胃，故命曰浊气在中也。"清气在下"者，言清湿地气之中人也，必从足始，故曰清气在下也。"针陷脉则邪气出"者，取之上。"针中脉则浊气出"者，取之阳明合也。"针太深则邪气反沉"者，言浅浮之病，不欲深刺也，深则邪气从之入，故曰反沉也。"皮肉筋脉各有所处"者，言经络各有所主也。"取五脉者死"，言病在中，气不足，但用针尽大泻其诸阴之脉也。"取三阳之脉者"，唯言尽泻三阳之气，令病人恇然不复也。"夺阴者死"，言取尺之五里，五往者也。"夺阳者狂"，正言也。

……

所谓"五脏之气，已绝于内"者，脉口气内绝不至，反取其外之病处与阳经之合，有留针以致阳气，阳气至则内重竭，重竭则死矣，其死也，无气以动，故静。所谓"五脏之气已绝于外"者，脉口气外绝不至，反取其四末之输，有留针以致其阴气，阴气至则阳气反入，入则逆，逆则死矣，其死也，阴气有余，故躁。所以察其目者，五脏使五色循明，循明则声章，声章者，则言声与平生异也。

——《灵枢·小针解》

【提要】　本论主要阐述针刺不当之害的原理。

《灵枢》　刺穴有道※*

黄帝曰：刺之有道乎？岐伯答曰：刺此者，必中气穴，无中肉节。中气穴则针游于巷，中肉节即皮肤痛，补泻反则病益笃。中筋则筋缓，邪气不出，与其真相搏，乱而不去，反还内著。用针不审，以顺为逆也。

——《灵枢·邪气脏腑病形》

【提要】　本论主要阐述刺穴有道（中气穴，知补泻，明逆顺），而反之者有害。

《灵枢》　论刺禁※

凡刺之禁，新内勿刺，新刺勿内；已醉勿刺，已刺勿醉；新怒勿刺，已刺勿怒；新劳勿刺，已刺勿劳；已饱勿刺，已刺勿饱；已饥勿刺，已刺勿饥；已渴勿刺，已刺勿渴；大惊大恐，必定其气，乃刺之。乘车来者，卧而休之，如食顷乃刺之。出行来者，坐而休之，如行十里顷乃刺之。凡此十二禁者，其脉乱气散，逆其营卫，经气不次，因而刺之，则阳病入于阴，阴病出为阳，则邪气复生。粗工勿察，是谓伐身。形体淫泆，乃消脑髓，津液不化，脱其五味，是谓失气也。

——《灵枢·终始》

【提要】 本论主要阐述针刺的十二种禁忌，指出若不注意则容易导致"失气"。

《灵枢》 刺有五禁*

黄帝问于岐伯曰：余闻刺有五禁，何谓五禁？岐伯曰：禁其不可刺也。黄帝曰：余闻刺有五夺。岐伯曰：无泻其不可夺者也。黄帝曰：余闻刺有五过。岐伯曰：补泻无过其度。黄帝曰：余闻刺有五逆。岐伯曰：病与脉相逆，命曰五逆。黄帝曰：余闻刺有九宜。岐伯曰：明知九针之论，是谓九宜。

黄帝曰：何谓五禁？愿闻其不可刺之时。岐伯曰：甲乙日自乘，无刺头，无发蒙于耳内。丙丁日自乘，无振埃于肩喉廉泉。戊己日自乘四季，无刺腹去爪泻水。庚辛日自乘，无刺关节于股膝。壬癸日自乘，无刺足胫。是谓五禁。

黄帝曰：何谓五夺？岐伯曰：形肉已夺，是一夺也；大夺血之后，是二夺也；大汗出之后，是三夺也；大泄之后，是四夺也；新产及大血之后，是五夺也。此皆不可泻。

黄帝曰：何谓五逆？岐伯曰：热病脉静，汗已出，脉盛躁，是一逆也；病泄，脉洪大，是二逆也；著痹不移，䐃肉破，身热，脉偏绝，是三逆也；淫而夺形身热，色夭然白，及后下血衃，血衃笃重，是四逆也；寒热夺形，脉坚搏，是五逆也。

——《灵枢·五禁》

【提要】 本论主要论述针刺治疗要注意的问题，提出"补泻无过其度"，对"五夺""五过""五逆"等情况，禁止针刺。

《素问》 凡刺胸腹者必避五脏※*

凡刺胸腹者，必避五脏。中心者，环死。中脾者，五日死。中肾者，七日死。中肺者，五日死。中膈者，皆为伤中，其病虽愈，不过一岁必死。刺避五脏者，知逆从也。所谓从者，膈与脾肾之处，不知者反之，刺胸腹者，必以布憿著之，乃从单布上刺，刺之不愈，复刺。刺针必肃，刺肿摇针，经刺勿摇，此刺之道也。

——《素问·诊要经终论》

【提要】 本论主要阐述刺胸腹部当避免伤及内脏的问题，包括避免刺伤五脏的方法及伤及内脏的不良后果。

《素问》 刺禁论

黄帝问曰：愿闻禁数。岐伯对曰：脏有要害，不可不察，肝生于左，肺藏于右，心部于表，肾治于里，脾为之使，胃为之市。膈肓之上，中有父母，七节之傍，中有小心，从之有福，逆之有咎。刺中心，一日死，其动为噫。刺中肝，五日死，其动为语。刺中肾，六日死，其动为嚏。刺中肺，三日死，其动为咳。刺中脾，十日死，其动为吞。刺中胆，一日半死，其动为呕。

刺跗上，中大脉，血出不止死。刺面，中溜脉，不幸为盲。刺头，中脑户，入脑立死。刺舌下，中脉太过，血出不止为喑。刺足下布络中脉，血不出为肿。刺郄中大脉，令人仆脱色。刺气街中脉，血不出为肿鼠仆。刺脊间，中髓为伛。刺乳上，中乳房，为肿，根蚀。刺缺盆中内陷，气泄，令人喘咳逆。刺手鱼腹内陷，为肿。

无刺大醉，令人气乱。无刺大怒，令人气逆。无刺大劳人，无刺新饱人，无刺大饥人，无刺大渴人，无刺大惊人。

刺阴股中大脉，血出不止死。刺客主人内陷中脉，为内漏、为聋。刺膝髌出液，为跛。刺臂太阴脉，出血多立死。刺足少阴脉，重虚出血，为舌难以言。刺膺中陷，中肺，为喘逆仰息。刺肘中内陷，气归之，为不屈伸。刺阴股下三寸内陷，令人遗溺。刺腋下胁间内陷，令人咳。刺少腹，中膀胱，溺出，令人少腹满。刺腨肠内陷，为肿。刺眶上陷骨中脉，为漏为盲。刺关节中液出，不得屈伸。

——《素问·刺禁论》

【提要】　本论主要阐述针刺的各种注意事项，主要是刺禁，提示避开内脏及大动脉，特定状态下不可针刺等。此外，还论述了刺伤组织器官的不良后果。

孙思邈　针灸宜忌论*

论曰：凡欲灸针，必先诊脉，知医须看病者行年、本命、祸害、绝命、生气所在，又须看破除开日，人神取天医，若事急卒暴不得已者，则不拘此也。既得吉辰，当知忌穴，乃以绳量依图朱点并疏患穴及壮数，然后用心乃疗之，则无不愈矣。其分寸法，取病人男左女右，手中指第一节为寸，宜忌等列之如下……

——唐·孙思邈《千金翼方·卷二十八·针灸宜忌第十》

【提要】　本论主要阐述针灸临床必须全面了解患者情况，诊脉之外，还有"行年、本命、祸害、绝命、生气所在"等。但若病情紧急者，则不拘于此。此外，还提出中指同身寸等准确取穴方法。

徐　凤　论针灸避忌

《千金》云：欲行针灸，必先知本人行年宜忌，尻神及人神所在，不与禁忌相干即可。故男忌除，女忌破；男忌戌，女忌巳。又所谓血支血忌之类，凡医者不能知此避忌，若适病人危会，男女气怯，下手至困，达人智士拘于此。若夫急难之际，卒暴之疾，命在须臾，宜速治之。若泥于禁忌，已沦于鬼神，岂不误哉。但一日止忌一时，如子午八法，不拘禁忌。若治未形之病，虽择良日服药针灸当也，亦宜架天时日恶。午以后不可灸，谓阴气未至，灸无不着，午前及早，恐人气虚，有眩晕之咎。急卒亦不可拘。若值大风大雨雷电，宜抽停之，必待晴明又灸可也。

—— 明·徐凤《针灸大全·卷六·论避忌》

【提要】 本论认为，《千金方》等虽载有针灸禁忌，但在病情紧急之时，不可拘泥，而应以速治为宜。

马 莳 针刺禁忌论※*

黄帝问曰：愿闻禁数？岐伯对曰：脏有要害，不可不察……逆之有咎。

[……夫刺脏腑者，皆有要害，不可不察。……且膈者，膈膜也，心下膈上为肓。心为阳，父也；肺为阴，母也。肺主于气，心主于血，主宰于身，故膈肓之上中有父母者，正此心肺也。心在五椎之下，故背之中行有神道，开一寸五分为心俞，又开一寸五分为神堂。（皆主于心藏神之义。）然心之下有心包络，其形有黄脂裹心者，属手厥阴经，自五椎之下而推之，则包络当垂至第七节而止，故曰七节之旁中有小心。盖心为君主，为大心，而胞络为臣，为小心也。《灵枢·邪客篇》谓："诸邪之在心者，皆在心之包络"，而少阴之脉出入屈折，皆如心主之脉行也，则小心之义晓然矣。（杨上善以肾为二七之旁，名曰小心，然以二七为七节，以肾为心，未安。或者以七节之旁为膈，乃以膈为小心；又或者以脊有二十一节，自长强而逆数之，则肾为七节。俱未安。）夫脏腑在人之位次，隆重如此，故刺之者，顺其所而不伤则有福，逆其所而伤之则有咎，所谓要害之当察者以此。]

—— 明·马莳《素问注证发微·刺禁论》

【提要】 本论主要阐述《素问·刺禁论》的内容，指出针刺时要注意脏腑的位置，要害部位要谨慎刺之，不能伤及脏腑。文中详述了心肺肾等脏腑的位置。

王可贤 晕针说

医师临床，以针治病，每有晕针之事。晕者，眩晕也。为针入穴，其病者即卒晕而倒也，即谓之晕针。古人不详此意，设为救护之法，枉用心机也。殊不知晕者，否极泰来之兆，行针过此为愈之兆也，何必碌碌设法以救之哉。余为医多年，揣得此理。古人昧于是理，或不敢退针者，或不敢惊动者，或以冷水喷面者，或以艾火灸穴者，繁杂乱正，于晕针无益也。静候少久，晕针自醒耳，何为惊怖哉？

—— 王可贤《金针百日通》（宁波东方针灸学社铅印本.1934）

【提要】 本论认为晕针为"否极泰来之兆"，是疾病将愈之兆，不必想尽各种方法进行救治。论中指出，古人所用艾火灸穴、冷水喷面等方法，于晕针并无益处。相反，只需安静地等候一段时间，晕针的患者自然就会苏醒。

2
艾　灸

2.1　灸　法

陈延之　灸法因人因部位而异[※*]

黄帝曰：灸不三分，是谓徒哑。解曰：此为作炷欲令根下广三分为适也。减此为不覆孔穴上，不中经脉，火气则不能远达。今江东及岭南地气湿（温），风寒少，当以二分以还，极一分半也，遂人形阔狭耳。婴儿以意作炷也。

……

腹背宜灸五百壮，四肢则但去风邪，不宜多灸，七壮至七七壮止，不得过随年数。如巨阙、鸠尾虽是胸腹之穴。灸不过七七壮，艾炷不须大，以竹箸头作炷，正当脉上灸之。若灸胸腹，艾炷大灸多，令人永无心力。如头顶穴若灸多，令人失精神。臂脚穴灸多，令人血脉枯竭，四肢细瘦无力。既复失精神，又加于细瘦，即脱人真气。

——晋·陈延之《小品方·灸法要穴·卷十二》

【提要】　本论指出，施灸法时灸炷底部大小以三分为宜，江东、岭南等气温较高的地方以二分至一分半为宜，依人体胖瘦而变化；依部位不同所灸壮数不同，腹背灸五百壮，四肢（臂脚）、心窝部、头顶部腧穴不宜多灸，灸不过七七壮。

闻人耆年　骑竹马灸法[※]

依前法一灸七壮了，经半日许，灸疮内流水甚多。觉火气游走，周遍一身，蒸蒸而热。再视正疮簇肿，已消减五六分矣。至第二日五更，艾火盛行，咽喉焦枯，口舌干燥，小便颇涩，四肢微汗，略觉烦燥，当是艾火流通使然。遂投乳香绿豆托里散（方在后）两匙头许，专防托毒气不入心，及国老膏一服（方在后）。良久诸证渐渐释去，视其疮肿簇已消。第三日果安愈矣。但灸疮簇发异常，如虫行状，流清水四、五日方定，此诚可谓活人良法也。

……

又云：余亲以灸法，灸人甚多，皆获奇效。如遇灸穴在所发之疽相近，则其灸罢良久，便觉艾火流注，先到灸处，其效尤速。若离所发疽边，则不甚觉其火气流注，灸疮亦发迟。然痈疽在左则左边灸疮先发，在右则右边灸疮先发。盖艾火随流注行于经络使然也。

——宋·闻人耆年《备急灸法·骑竹马灸法》

【提要】　本论主要阐述骑竹马灸法治疗后灸疮的反应变化，以及相应的服药处理方法。指出灸法艾火随经络流注行于全身以起效。

陈自明　灸法要论

伍氏方论曰：夫痈疽发背，皆有所困，前篇言之详矣。凡初觉赤肿，先从背脊骨第二陷中两傍，相去同身寸各一寸五分，名热腑穴，二处各灸七壮，此能泄诸阳热气，永无痈疽之苦。或隔蒜灸，不论壮数，则邪无所容，而真气不损。但头项见疮，宜用骑竹马法及足三里灸之。愚按：前论诚为良策，其调理之法，当求首论。史氏引证：甲戌年，疡医常器之，诊太学史氏之母云：内有蓄热，防其作疽。至辛巳六月，果背胛微痒，疮粒如黍，灼艾即消，隔宿复作。用膏药覆之，晕开六寸许，痛不可胜，归咎于艾。适遇一僧，自云病疮甚危，尝灸八百余壮方苏。遂用大艾壮如银杏者，灸疮头及四傍各数壮，痛止，至三十余壮，赤晕悉退。又以艾作团，如梅杏大者四十壮，乃食粥安寝，疮突四寸，小窍百许，患肉俱坏而愈。愚按：灼艾之法，必使痛者不痛，不痛者痛，则其毒随火而散。否则，非徒无益，而又害之。

附治验：秋官高竹真，患背疽，色黯坚硬，重如负石，神思昏愦可畏。其亲廷评郑沙村请同往治。郑云：竹真先任湖广某县时，以某河涉险不便，竹真为整治有功。其民为立生祠，凡渡河者，无不祷祭。竹真患此，悉疑立祠致祟。余曰：不然，病因元气虚寒，积毒炽盛所致。遂以杵蒜摊患处，用钱大艾炷灸二十余壮，尚不知。乃摊蒜补艾灸，亦不知。乃着肉灸，良久方知。再灸方痛，内服参附大补之剂而起。

——宋·陈自明《外科精要·卷上·灸法要论第八》

【提要】　本论主要阐述艾灸治疗痈疽的经验认识，提出"灼艾之法，必使痛者不痛，不痛者痛"。

罗天益　灸之不发

国信副使覃公中四十九岁，至元丙寅春，病脐腹冷疼，完谷不化，足胻寒而逆，皮肤不仁，精神困弱，诊其脉沉细而微。遂投以大热甘辛之剂，及灸气海百壮，三里、三穴各三七壮，阳辅各二七壮，三日后，以葱熨，灸疮皆不发，复灸前穴，依前壮数，亦不发。十日后，疮亦更不作脓，疮口皆干。癸丑岁初，予随朝承应，冬屯于瓜忽都地面，学针于窦子声先生。因询穴腧，曰：凡用针者气不至而不效，灸之亦不发。大抵本气空虚，不能作脓，失其所养故也。更加不慎，邪气加之，病必不退。异日，因语针灸科忽教授，亦以为然。

——元·罗天益《卫生宝鉴·卷二·灸之不发》

【提要】　本论以一例病案为例，阐明灸疮不发的原因为气不至。认为患者本气空虚，则灸疮不能化脓，针灸时气不至则治疗无效，病则难愈。

徐用诚　灸法论

《异法方宜论》云：北方之人宜灸焫也。为冬寒太旺，伏阳在内，皆宜灸之。以至理论，则肾主藏，阳气在内，冬三月主闭藏是也。若太过则病，固宜灸焫，此阳明陷入阴水之中是也。《难经》云：热病在内，取会之气穴。为阳陷入阴中，取阳气通天之窍穴，以火引火而导之，此宜灸焫也。若将有病者一概灸之，岂不误哉！仲景云：微数之脉，慎不可灸。因火为邪，则为烦逆，追虚逐实，血散脉中，火气虽微，内攻有力，焦骨伤筋，血难复也。又云：脉浮，宜以汗解，用火灸之，邪无从出。因火而盛，病从腰以下必重而痹，名火逆也。脉浮热甚而灸之，此为实，实而虚治，因火而动，必咽燥唾血。又云：身之穴三百六十有五，其三十穴灸之有害，七十九穴刺之为灾，并中髓也。仲景伤寒例。（按《明堂》《针经》各条下所说禁忌，明矣。《内经》云：脉之所见，邪之所在。脉沉者邪气在内，脉浮者邪气在表，世医只知脉之说，不知病证之禁忌。若表见寒证，身汗出，身常清，数栗而寒，不渴，欲覆厚衣，常恶寒，手足厥，皮肤干枯，其脉必沉细而迟，但有一二证，皆宜灸之，阳气下陷故也。若身热恶热，时见躁作，或面赤面黄，咽干嗌干口干，舌上黄赤，渴，咽嗌痛，皆热在外也，但有一二证皆不宜灸。其脉必浮数，或但数而不浮，不可灸，灸之灾害立生。若有鼻不闻香臭，鼻流清涕，眼睑时痒，或欠或嚏，恶寒，其脉必沉，是脉证相应也。或轻手得弦紧者，是阴伏其阳也，虽面赤，宜灸之，不可拘于面赤色而禁之也。）

——明·徐用诚《玉机微义·卷十四·灸法（附灸法论）》

【提要】　本论阐述了灸法有适应证，寒证宜灸之，热证不宜。寒热证的区分在脉象，脉象沉细而迟多寒，可灸之；脉弦紧，为阴伏于阳，宜灸之；脉象数多热，不可灸，否则易生咽燥唾血等变证。这是对《素问·异法方宜论》和《难经》相关论述的进一步发挥。

《灸法秘传》　雷火针法*

治一切闪挫，诸骨节痛，及寒湿诸气，而畏刺者，方用沉香、木香、乳香、茵陈、羌活、干姜、川山甲（以上各三钱）、麝少许、蕲艾（二两），以绵纸半尺，先铺艾茵于上，次将各药末掺上，捲极紧，收用。按定痛穴，笔点记，外用纸六七层，隔穴将捲取太阳真火，用圆珠、火镜皆可，燃红（用灯烛烧燃亦可）。按穴上良久，取起，剪去灰，再烧再按，九次即愈。灸一次，念咒一遍，先燃火在手，念咒曰：雷霆官将，火德星君，药奏奇功，方得三界六府之神，针藏烈焰，炼成于仙都九转之门，蠲除痛患，扫荡妖氛。吾奉南斗六星，太上老君，急急如律令。咒毕即以雷火针按穴灸之。

此乃孙真人所制，流传至今，颇为灵验。制药时毋令妇女、鸡犬见。其方载《针灸大全》。又按：御纂《医宗金鉴》有雷火神针，方药只三味。歌曰：雷火神针攻寒湿，附骨疽痛针之宜。丁麝二香共蕲艾，燃针痛处功效奇。景岳《新方·因陈》内，亦有二方，注明治风寒湿毒之气，留滞经络而为痛为肿，不能散者。其一于五月五日取东引桃枝，去皮长一二寸，两头削如鸡子尖，向灯上燃着，随于患处隔纸数层，以针按灸；一则方法药味，与太乙神针相同，惟多白芷一味，盖命名虽异，而治病则有同功焉。

——清·金冶田传，雷少逸编《灸法秘传·太乙神针·附雷火针法》

【提要】　本论主要阐述雷火针法中艾卷的制作、使用方法等。艾卷制作，用沉香、木香等药物与艾绒，以绵纸卷紧制成。使用时，将其点燃后隔纸按于穴上，良久取起去灰，再烧再按，反复九次，此为雷火针法。太乙神针与此类似，两者命名虽然不同，治病功效相似。

承淡安　灸术之定义

何为灸术？曰：以特制之艾，在身体表皮一定之部位，所谓一定之经穴点上燃烧之，发生艾特有之气味，与温热之刺激，调整生活机能之变调，且增进身体之抗力，而收病之疗效，及预防之一种医术也。

——《中国针灸学讲义·第二编·第一章·第二节、灸术之定义》（新编本）

【提要】　本论对灸术进行了简要定义，说明其作用在于通过艾特有的气味、温热刺激，调整机能，增强抵抗力，从而对疾病有疗效。

陆瘦燕、朱汝功　施灸先后原则[※]

这种先后顺序，总的原则是"先上后下，先少后多。"所以要先上后下者，因欲防止气血被灸火引导上行，而致发生眩昏等不良反应。故掌握先上后下的原则，是施灸时首先需要注意的。其先少后多的理由，就是要使艾炷的火力，渐渐由弱增强，以使患者易于耐受，不致令人望而生畏，所以需灸多壮者，必须由少壮逐次增加，或者分次灸之；需用大者，可先用较小的艾炷灸起，每壮递增之，或者改用小炷多壮法代替之，这也是必须掌握的重要原则。

——陆瘦燕、朱汝功《陆瘦燕朱汝功论刺灸》

【提要】　本论主要阐述施灸的先后顺序，是"先上后下，先少后多"。历代医家对此认识基本一致，但至于为何如此，并未有明确解释。本论认为，"先上后下"是为了避免患者血气上行发生昏眩；"先少后多"，则是基于患者耐受的考虑，较切合临床实践。

2.2　灸　　感

周楣声　灸感感传的一般规律[※]

第一，影响灸感感传的一般因素

刺激量的蓄积：着灸时必须使均衡持续，并达到一定的作用量，方能出现灸感与感传过程中的各项基本规律。

年龄与性别的差异：对于儿童因合作不良，灸感情况无从得知，而在青壮年中，灸感的发生时间与感传速度,较之老年者是有所增强增快,感传出现率也有所增高,但差别并不太显著。在性别方面,女性的感传常较易发生,因而其感传率可较男性为高。

个体素质的不同:这对感传有着十分明显的关系。

时间和环境的影响:常见同一病人同一病患,由于发作时间的先后不同,灸感感传的途径及有效穴的位置即能出现差异和移动。

病理变化的性质:感传与患处的大小、病位的深浅、病原的种类均无明显关系。……感传与病程的长短及病势的轻重有一定的关系。……感传与灸效的关系,应根据不同的病理变化而分别对待,不是每一种病都能出现感传,也不是每一种必须有感传出现才能生效。……感传作用的决定因素,主要是以病患部位为转移,即不论是不同的病原,不同的病种,凡属感传所止之处,乃是局部组织受损最重之处。

操作的态度与信心:操作熟练、认真耐心与急躁生疏、草率怀疑,也是影响感传与灸效的一个重要因素。

第二,灸感感传的各种征候

感传先兆:当感传尚未出现或将要出现之际,灸处先发生酸麻胀等与针刺相同的得气感应。……凡是这种现象易于出现者,则感传必定易于发生,效果也必定良好。

感传自觉征候:灸感和针感一样,当开始沿经行进时,能出现多种多样的感应而为病人自身所感知。如发热、发麻、蚁行、风吹、水流,或是像向内打气及压重感等。

感传速度:它是因人、因病、因刺激方式、因气候条件、因接受治疗次数的多少及与单位时间内刺激量的大小等各种因素有关,……一般均是在刚开始发生时最慢,在行进与接近患处时较快。

感传宽度:多数是以线状和带状出现,但也可以呈片状扩布。……多是中心明显,边缘模糊,与取穴的远近、作用方式的不同、被作用面积的大小、刺激的强度与刺激量的积累等,有着互相联系和影响。

感传深度:感传的各种感觉,是会因深浅不同而有所差别。

感传走向:所取孔穴的位置与病患的部位,是决定感传走向的一个主要因素。

自内而外:四肢病在躯干特别是在背部取穴时,则感传的方向都是一种离中性的,即自内而外,走向患处。

自外而内:内脏及躯干病在肘膝以下取穴时,则感传的方向都是一种向中性的,即自外而内,走向患处。

上下分行:在身体的中部或某一经络的中段取穴着灸时,感传可以分上下方向行进,也可以先走向一方,而后再走向另一方。

左右分支:身体中线的任督脉诸穴……可以分向头面左右侧或是分向左右上肢与左右下肢齐头并进。

——周楣声《灸绳》

【提要】 本论指出,灸感感传的表现较为复杂。其影响因素主要有两个方面:一是从医者而言,包括艾灸的刺激量和医者的认真操作;二是从患者而言,包括个体身体差异、年龄性别、具体病症、发病先后不同。灸感感传的具体表现,涉及多方面,包括感传的速度、宽度、深度、走向、先兆表现与各种自觉表现。

谢锡亮 感传与嗜热点※

使用灸法时医者的手下并没有像针法那样的感觉，而病人却有感传出现，必须一定时间或一定的次数以后，才会有各种各样的感传现象，但不是每个人都有这种感传现象。如循经感传、逆经感传、向深部感传、向病灶感传。感传的速度或快或慢，感传的宽度或宽或窄，或者是某一片发热等，因人因病而异，有许多现象难尽描述。一般说敏感的人感传现象发生得快，发生率高；较迟钝的人发生感传较慢发生率低，也和针法一样，敏感的人效果好，不敏感的人效果较差。可是有些人虽然不太敏感，只要长期施灸，也会有效。所以医生也不要一味追求感传，只要灸热就会产生效果。

有的穴位特别喜欢温热，称嗜热点。灸几次以后，这一个热点就不太敏感了，这是有效的表现；有的穴位不敏感，灸几次以后就敏感了，这也是向愈的表现。

——谢锡亮《谢锡亮灸法》

【提要】 本论指出，灸法感传不同于针刺感传，并无医者感觉，只有患者感觉，且并非每人均有。灸法感传的具体表现较为复杂，感传的方向、速度、宽度因人而异。一般而言，感传的敏感性与疗效关联较为密切，但不应一味追求感传。腧穴的嗜热性，是腧穴对灸法敏感的重要表现，也与疗效相关。

石学敏 灸法得气※

灸法与针法一样，也有得气现象。灸治时集中在一个部位连续较长时间地施灸，可出现温热感循经脉传导的现象，称为灸法得气或灸感。通常，施灸时只在局部有温热或烧灼感，但当于一个部位连续较长时间地施灸，则可能会有温热感循经脉向远隔部位传导，当得气时，疗效较佳。感传路线的宽窄同施灸面积的大小有关，且易于扩散，可扩散至整个上肢或下肢，甚至全身。感传所到的部位可见微汗，肌肉震颤及某些脏腑器官的功能活动，如胃肠蠕动、鼻腔通畅等。掌握灸法得气有助于临床判断治疗的效果和所需灸量。

——石学敏《石学敏针灸全集》

【提要】 本论指出，得气不仅见于针刺，也见于灸法。灸法得气的循经感传现象，古医籍中有明确记载。此与施灸部位的面积大小、施灸时间长短有关。感传部位可有汗出、肌肉震颤、某些脏器活动等。灸法得气与临床疗效密切相关。

2.3 灸 量

孙思邈 论灸量※＊

凡经云横三间寸者，则是三灸两间，一寸有三灸，灸有三分。三壮之处即为一寸。黄帝曰：灸不三分，是谓徒冤。炷务大也。小弱，炷乃小作之，以意商量。

……

凡言壮数者，若丁壮遇病，病根深笃者，可倍多于方数。其人老小羸弱者，可复减半。依扁鹊灸法，有至五百壮、千壮，皆临时消息之。明堂本经多云针入六分，灸三壮，更无余论。曹氏灸法有百壮者，有五十壮者，《小品》诸方亦皆有此，仍须准病轻重以行之，不可胶柱守株。

凡新生儿七日以上，周年以还，不过七壮，炷如雀屎大。

……

灸之生熟法：腰以上为上部，腰以下为下部；外为阳部荣，内为阴部卫，故脏腑周流，名曰经络。是故丈夫四十以上气在腰，老妪四十以上气在乳。是以丈夫先衰于下，妇人先衰于上。灸之生熟，亦宜撙而节之，法当随病迁变。大法：外气务生，内气务熟，其余随宜耳。头者，身之元首，人神之所法，气口精明，三百六十五络皆上归于头。头者，诸阳之会也，故头病必宜审之。灸其穴不得乱，灸过多伤神，或使阳精玄熟，令阴魄再卒，是以灸头正得满百。脊背者，是体之横梁，五脏之所系着，太阳之会合，阴阳动发，冷热成疾，灸太过熟，大害人也。臂脚手足者，人之枝干，其神系于五脏六腑，随血脉出，能远近采物，临深履薄，养于诸经，其地狭浅，故灸宜少，灸过多即内神不得入，精神闭塞，痞滞不仁，即臂不举，故四肢之灸，不宜太熟也。然腹脏之内，为性贪于五味，无厌成疾，风寒结痼，水谷不消，宜当熟之。然大杼、脊中、肾俞、膀胱八髎，可至二百壮。心主、手足太阴，可至六七十壮，三里、太溪、太冲、阴阳二陵泉、上下二廉，可至百壮。腹上下脘、中脘、太仓、关元，可至百壮。若病重者，皆当三报之，乃愈病耳。若治诸沉结寒冷病，莫若灸之宜熟。若治诸阴阳风者，身热脉大者，以锋针刺之，间日一报之。若治诸邪风鬼注，痛处少气，以毫针去之，随病轻重用之。表针内药，随时用之，消息将之，与天同心，百年永安，终无横病。此要略说之，非贤勿传，秘之。凡微数之脉，慎不可灸。伤血脉，焦筋骨。凡汗以后勿灸，此为大逆。脉浮热甚勿灸。

头、面、目、咽，灸之最欲生少；手臂四肢，灸之欲须小熟，亦不宜多；胸背腹灸之尤宜大熟；其腰脊欲须少生。大体皆须以意商量，临时迁改，应机千变万化，难以一准耳。其温病随所著而灸之，可百壮余，少至九十壮。大杼、胃管，可五十壮。手心主、手足太阳，可五十壮。三里、曲池、太冲，可百壮，皆三报之，乃可愈耳。风劳沉重，九部尽病，及毒气为疾者，不过五十壮，亦宜三报之。若攻脏腑成心腹疹者，亦宜百壮。若卒暴百病，鬼魅所著者，灸头面四肢，宜多灸，腹背宜少，其多不过五十，其少不减三五七九壮。凡阴阳濡风口喝僻者，不过三十壮，三日一报，报如前。微者三报，重者九报，此风气濡微细入，故宜缓火温气，推排渐抽以除耳。若卒暴催迫，则流行细入成痼疾，不可愈也。故宜缓火。凡诸虚疾，水谷沉结流离者，当灸腹背，宜多而不可过百壮。

——唐·孙思邈《备急千金要方·卷二十九·针灸上·灸例第六》

【提要】 本论对施灸的量和程度进行了较全面论述，对艾炷大小，一次施灸及多次施灸壮数等作出一般规定，对不同年龄和性别患者、不同部位和经脉及病证的施灸壮数及施灸程度予以区别，乃至不同医家、流派的灸量差异等；提出"须准病轻重以行之，不可胶柱守株""灸之生熟……法当随病迁变"，以"外气务生，内气务熟"为大法，把握灸头面目咽"最欲生少"、四肢"须小熟"、胸背腹"尤宜大熟"的原则，充分体现辨证施灸的治疗思想和方法，以及丰富的灸法经验和规律。

王 焘 论各部灸量*

杨操《音义》云：凡手足内脉，皆是五脏之气所应也。手足外脉，皆是六腑之气所应也。四肢者，身之支干也。其气系于五脏六腑出入，其灸疾不得过顿多也，宜依经数也。若顿多，血脉绝于火下，而火气不得行，随脉远去也。故云三壮、五壮、七壮者，经日乃更添灸，以瘥为度。其手足外皆是阳脉也，不得过于二壮。腹中者，水谷之所盛，风寒之所结，灸之务欲多也。脊者身之梁，太阳之所合，阴阳动作，冷气成疾，背又重厚，灸之宜多。经脉出入往来之处，故灸能引火气。凡灸皆有补泻，补者无吹其火，须炷自灭，泻者疾吹其火，传其艾，须其火至灭也。其艾炷根下，广三分、长三分。若减此，不覆孔穴，不中经脉，火气不行，亦不能除病也。

——唐·王焘《外台秘要方·卷三十九·论疾手足腹背灸之多少及补泻八木火法》

【提要】 本论主要阐述对身体各部灸量的把握。手足四肢是五脏六腑之气所系，不可多灸；手足外侧皆是阳脉，一般灸法不得过于二壮；腹部、背部宜多灸以散寒。

吴亦鼎 灸炷大小多寡

生人体质有强弱虚实，皮肉有厚薄坚柔，不可不分别灸之，如头与四肢肌肉浅薄，若并灸之，恐肢骨气血难堪。必分日灸之，或隔日灸之，其炷宜小，壮数亦不宜多。背腹皮肉深厚，艾炷宜大壮，壮宜多，使火气充足，始能去痼冷疾也。有病必当灸巨阙鸠尾二穴者，必不可过三壮，艾炷如小麦，恐火气伤心也。古人灸法有二报三报，以至连年不绝者，前后相催，其效尤速，或自三壮五壮以至百壮者，由渐而增，多多益善也。

——清·吴亦鼎《神灸经纶·卷一·灸炷大小多寡》

【提要】 本论主要阐述施灸方法须根据体质及身体部位特点而异，头与四肢肌肉浅薄，不可多灸。反之，背腹皮肉深厚处可以多灸。

周德安 灸量※

古人在运用灸法时，对灸治的量非常重视，这是影响临床疗效的关键因素之一。《千金要方》云："灸不三分，是谓徒冤"。临床上对灸量的掌握要根据患者的体质、年龄、施灸部位、病情以及四季时令、地域等方面来确定的。

第一，根据体质、年龄定灸量
临床施灸要根据患者年龄的长幼及体质的不同来因人施灸。
第二，根据施灸部位定灸量
第三，根据病情定灸量
在临床上，首先要考虑病情的需要来定灸量。治疗阳虚寒证，尤其是阳气将脱者，宜用大艾炷、多壮数的方法去治疗，以达回阳固脱之效。……此外，在疾病的治疗过程中病情会发生变化，灸量也应随之调整，不可固定不变。……在治疗过程中灸量不可拘泥，对于急慢性疾病，都应该仔细诊治，灵活变通。

第四，根据四季时令、地域定灸量

临床上我们还应该考虑四季时令的影响来定灸量，如冬天灸量宜大，才能祛寒通痹，助阳回厥；夏季宜少灸或轻灸，才不会造成上火伤阴。……

——周德安《针灸八要》

【提要】 本论指出，"灸量"是灸法治疗的重要内容，与临床疗效密切相关，但并不是施灸的量越大越好，而是应当根据多方面因素来综合考量，与体质、年龄、施灸部位、病情、季节、地域等密切相关，体现了灸法治疗也需要辨证论治的思想。

2.4　艾灸补泻

《圣济总录》　艾灸盛泻虚补※*

论曰：《内经》谓形乐志苦，病生于血脉，其治宜灸刺，特用针灸之大略。然九针本从南方来，灸焫本从北方来。谓南北者，盛寒盛暑之域也。人之血气寒则脉凝泣，热则血淖泽，皆为血脉之病，故其治以灸刺为宜。用刺之节，已具在前，用灸之理，凡以温之而已。若病有因寒而得，或阴证多寒，或是风寒湿痹脚气之病，或是上实下虚厥逆之疾，与夫劳伤痈疽，及妇人血气，婴孺疳疾之属，并可用灸。亦有不可灸者，近髓之穴，阳证之病，不可灸也。凡用灸焫，自有补泻。以火补者，无吹其火，须其自灭。以火泻者，急吹其火，而令其灭。此灸之补泻也，在用灸者，以意消息。

——宋·赵佶《圣济总录·卷一百九十二·灸刺统论》

【提要】 本论主要阐发灸治的原理及其适宜证等。灸之原理在于温热，主治寒证、阴证、风寒湿痹脚气等病，劳伤痈疽、妇人血气、婴孺疳疾之类均可用灸，但是近髓之穴、阳热病不可灸。灸亦分补或泻法，补法待火自灭，泻法吹灭其火。

罗兆琚　灸之补泻法

夫艾灸之治病，固利用其辛温之性，以收宣散寒气之功，解凝破滞之效，并且藉其化学之力，以导行血液与增长白血球之能，一切作用，已于上列各节所述。然其治疗之效颇巨，但补泻一法，历古迄今殊鲜切实之指示，或则守其自己燃尽以为补，以口吹熄其火而为泻，但此技能毫无深意，惟其何以能宣散寒邪，何以能增长血球，内中自有妙谛。夫所谓补者，即增长血球之谓也，所谓泻者，即宣散寒邪之谓也。补泻之法，应与普通灸法中，待壮数既足，灸部发现红热之象时，若行补法，乃以大指紧紧按压其灸部而揉擦之，使病人闭口，以鼻吸气送至脐下丹田。丹田者，吾人生气之海，先天之气所贮也，吸此后天养气至田中，则先后二气化合，其气益旺。经云：气为血之帅，气行则血行，气旺则血盛，此必然之理。且灸之刺激部位，已成充血之幸性，复得旺盛之气以为之导，岂非补法增长之明证欤。如行泻法，便令病人张口呼气，乃排泄之意也，神经、血管既受灸之刺激，已发生有效作用于其内，其寒邪凝滞之障碍物，受此有效作用之驱逐，可藉张口呼气之时而排除之，是则泻法宣散之理也。

——罗兆琚《针灸学薪传·第二章·第六节、灸之补泻法》

【提要】 本论主要从西医生理病理的角度，阐释艾灸补法、泻法的含义。认为补法是增长血液中的白血球，泻法为宣散寒邪。并说明施灸时如何将手指按压等操作和患者呼吸运动等进行配合，以达到更好的补泻效果。

2.5 艾灸作用与原理

窦 材 灸法扶阳*

道家以消尽阴翳，炼就纯阳，方得转凡成圣，霞举飞升。故云：阳精若壮千年寿，阴气如强必毙伤。又云：阴气未消终是死，阳精若在必长生。故为医者，要知保扶阳气为本。人至晚年阳气衰，故手足不暖，下元虚惫，动作艰难。盖人有一息气在则不死，气者阳所生也，故阳气尽必死。人于无病时，常灸关元、气海、命关、中脘，更服保元丹、保命延寿丹，虽未得长生，亦可保百余年寿矣。（今人只是爱趋死路，动云：我有火病，难服热药。所延之医，悉皆趋承附和，不言上焦有火，即云中、下积热，及至委顿，亦不知变迁。或遇明眼之医，略启扶阳之论，不觉彼此摇头，左右顾盼，不待书方，而已有不服之意矣。生今之世，思欲展抱负，施姜附尚且难入，而丹药、灼艾之说，断乎其不可行也。）

——宋·窦材《扁鹊心书·卷上·须识扶阳》

【提要】 本论强调人体阳气的重要意义，提出"保扶阳气为本"，认为常灸关元、气海、命关、中脘等穴，可以扶阳延寿。

窦 材 灼艾保命*

绍兴间刘武军中步卒王超者，本太原人，后入重湖为盗，曾遇异人，授以黄白住世之法，年至九十，精彩腴润。辛卯年间，岳阳民家，多受其害，能日淫十女不衰。后被擒，临刑，监官问曰：汝有异术，信乎？曰：无也，唯火力耳。每夏秋之交，即灼关元千炷，久久不畏寒暑，累日不饥。至今脐下一块，如火之暖。岂不闻土成砖，木成炭，千年不朽，皆火之力也。死后，刑官令剖其腹之暖处，得一块非肉非骨，凝然如石，即艾火之效耳。故《素问》云：年四十，阳气衰，而起居乏；五十体重，耳目不聪明矣；六十阳气大衰，阴痿，九窍不利，上实下虚，涕泣皆出矣。夫人之真元乃一身之主宰，真气壮则人强，真气虚则人病，真气脱则人死。保命之法：灼艾第一，丹药第二，附子第三。人至三十，可三年一灸脐下三百壮；五十，可二年一灸脐下三百壮；六十，可一年一灸脐下三百壮，令人长生不老。余五十时，常灸关元五百壮，即服保命丹、延寿丹，渐至身体轻健，羡进饮食。六十三时，因忧怒，忽见死脉于左手寸部，十九动而一止，乃灸关元、命门各五百壮。五十日后，死脉不复见矣。每年常如此灸，遂得老年康健。乃为歌曰：一年辛苦唯三百，灸取关元功力多，健体轻身无病患，彭篯寿算更如何。（先生三法实为保命之要诀，然上策人多畏惧而不肯行；中策古今痛扫，视为险途；若下策用之早而得其当，亦可十救其五。予遵行历年，不无有效、有否。效则人云偶中，否则谗谤蜂起，此非姜附之过，乃予热肠之所招也。吾徒不可以此而退缩不前，视人之将死可救而莫之救也。）

——宋·窦材《扁鹊心书·卷上·住世之法》

【提要】　本论提出灼艾为第一保命之法，人体阳气虚损是衰老和诸病之因，故须重灸脐下关元。文中还说明了不同年龄阶段的艾灸方法及案例。

郑梅涧　热以火宣通※*

火刺仙方：治一切喉痹缠喉胀满气塞不通。命在顷刻者，须急用之。

法用巴豆油涂纸上，捻作条子，火上点着烟起即吹灭。令病人张口急刺于喉间，俄然吐出紫血，即时气宽能言及啖粥饮。再用药随治之，便立愈矣。夫咽喉诸疾，发于六腑者，如引手可探及刺破或前诸方治之，即效；若发于五脏者，则受毒牢深，而手法药力难到，惟用油纸捻刺，乃为第一也。盖热则宣通，故以火治之，火气热处，使巴油皆到又以火散结以巴泻热邪，以烟吐出痰涎，此一举三善之捷法也。

——清·郑梅涧《重楼玉钥·卷上·喉风诸方》

【提要】　本论提出"热则宣通，故以火治之"，以"火刺"方法治疗喉痹缠喉胀满气塞不通。

承淡安　现代灸法之误谬

近时针家之灸法，每以针插入穴中，将艾置针柄上而燃之，失去灸之真义，此法不过使针热而已，与今日倡行之温灸疗治相同，使局所发生热感，血液发生变化，其效极微。然病者可以减少痛苦，近人多喜用之。亦有用姜或蒜一片置穴上，再置艾丸其上而燃之，亦避免直接灸之痛苦，效力总逊。

——承淡安《中国针灸治疗学·第二篇·第一章·第十节、现代灸法之误谬》

【提要】　本论阐述了温针灸的作用，认为其将艾置于针柄上燃烧，只是将针变热，与真正意义上的艾灸有差别，其收效甚微。同时，认为隔姜灸、隔蒜灸的效果，也要比直接灸逊色。

承淡安　艾灸治效之研究

针之治效，为刺激神经，兴奋神经，排除障碍，具三种功能。已如上述矣。艾灸治效之理，亦当一伸其说焉。稽夫艾之功用，药物考谓其性温热，味苦无毒，宣理气血，利阴气，温中逐冷，除湿开郁，生肌安胎。暖子宫，杀蛕虫，灸百病，能通十二经血气，能回垂绝之元阳。然则艾灸之功用，前贤已明示矣。今就其上列之功用，以新学理方式解释之。其性温热，有鼓舞神经之功能；宣理气血即促进血液之循环，利阴气，温中逐冷，暖子宫，有补助体温之伟效，除湿开郁乃增加白血球杀灭细菌及促进淋巴发挥新陈代谢之功用，生肌安胎为增进荣养之机能，灸百病，通十二经气血回垂绝之元阳，无一非活动人身诸关节及促进各组织之细胞生活力也。日本原田次郎研究灸之功用，曾发表其实验报告曰："灸之主要作用为一种温热性与化学性之刺激，有亢进细胞之生活力，调节各种之内分泌，诱导生理起紧张作用或反射作用，使血压上升，白血球倍增，荣养旺盛。"原之勉太郎研究灸之结果曰："能使赤白血球繁殖而增加赤血球沉降速度，增进血液凝固性，流通局部血管充血，恢复疲劳。由此以观，其功用实不亚于针刺。夫以古今医家于针灸成效之辨别，针刺于急性病，灸则宜于慢性症。针效速而灸功缓，各有其长，苟善用之，则相得益彰矣。"

——承淡安《增订中国针灸治疗学·第一篇总论·四、艾灸治效之研究》

【提要】 本论对艾灸机理进行中西汇通式阐释，认为艾灸可以鼓舞神经、促进血液循环、增加白血球、杀灭细菌等。

张俊义 灸治及生理的作用

吾人健康者之体温，无论在如何热暑之候，或如何寒冷之候，皆克保其平均，于大人大概为三十六度五分乃至三十七度左右，未尝变易。此体温之灵妙，纯赖其皮肤之调节作用，即体内之蛋白质燃烧作用旺盛之时，则此体温即放散体外而出汗；寒气甚时，则坚闭毛穴，以防体温之放散。俾保体温之调节，此在医学上谓之皮肤之温调节作用。

又皮肤常司皮肤呼吸，皮肤由体温升腾上度之热，与以刺激，则毛穴自然的扩大开口，而皮肤血管，亦必来自然的扩张，然艾之温热，因有进透性、缓和性、持续性，由毛细管渐次侵入体内时，艾之特有元素，由以上之化学的作用，破坏其混于血液中之恶化细胞，而白血球赤血球之增殖作用，蛋白体之构成作用，免疫性血液老废物之新陈代谢作用等，遂从而旺盛，其热为刺激知觉神经，而引起反射作用，或觉醒病域之神经，复以体中之抵抗力，肃清病源。其作用与行输血、血清为同一状态。其中以增殖白血球赤血球，而营食菌作用，功效尤伟。盖吾人生活于都会，日与不洁之空气接触，常呼吸无数细菌，苟无健康体之一种食菌作用，几无一刻不足致病，不必惟是，即白血球偶或减少，疾病即因之而起焉。艾之唯一功效，即为增殖白血球以营食菌作用。是故于治疗上之功效，比较上尤为伟大。

——张俊义《温灸学讲义》（第三版）

【提要】 本论主要阐述了艾灸对于人体血液、白血球、赤血球等的作用，以及刺激知觉神经引起的反射作用。其中，以增殖白血球、赤血球，增强人体免疫力，在治疗上的功效最为主要。

张俊义 一般灸疗与温灸疗法

灸治之功效，既为一般人所周知，无俟赘述。惟一般灸治于肉体，直接点火，其痛苦实不可胜言。且因皮肤之损伤，往往有化脓、丹毒菌、梅毒菌及其他细菌侵入之恐，而因高热之刺激，常有心脏衰弱，或竟至心脏麻痹，其危险孰甚，在今日西洋医术之文明的治疗法中，绝不容此种疗法之存在。况现今社交公开，青年男女，盛唱其肉体之美，彼有痕灸治，施灸后其瘢痕永久遗留，更安有存在之余地。是故日本智识阶级中人，咸摒弃有瘢痕灸治，而倾向于温灸焉。

如前所述，灸治之功效，不但为热之效用，而艾之有效元素，侵入体内，实有可惊之功效，学者当已了然矣。且其施术时，绝无痛苦与危害，无论何人，皆得依法施治，此其特长，尤非他种治疗法所能及。

——张俊义《温灸学讲义》（第三版）

【提要】　本论主要阐述有痕灸（即化脓灸）的危害和局限性，认为温灸法比有痕灸好，其无痛苦和危害，对患者普遍适用，效果也明显，故值得推广运用。

张俊义　温灸治疗后对于血管之影响

温灸因药分浸透，兼温的刺激，而血管徐徐兴奋，初时起血管收缩，持续少久，则血管神经渐衰，而血管扩张，血量增加。盖初期血管之收缩，即为扩张之张本也。

——张俊义《温灸学讲义》（第三版）

【提要】　本论主要阐述温灸治疗对血管的影响。因为药物和温热刺激，温灸治疗最初引起血管收缩，继而血管会扩张、血量增加。

张俊义　温灸治疗之目的

温灸有诱导、兴奋、镇静、食菌等之作用，对于神经疾患疼痛之场合，则依镇静之目的；对于知觉脱失、麻痹，则依兴奋之目的；对于毒菌病，则以食菌作用为目的；对于血液系统疾患，则以诱导及以血管扩张为目的；尚有炎症，则以消炎作用为目的，而专用诱导之法。

——张俊义《温灸学讲义》（第三版）

【提要】　本论主要阐述温灸具有诱导、兴奋、镇静、食菌等多种作用，对应于相应病变的治疗目的。

张俊义　温灸术之治疗作用

温灸术有四大作用焉，曰：诱导作用、直接作用、反射作用、免疫作用。

第一，诱导作用

诱导作用者，隔于患部施灸以刺激其末梢神经，俾扩张血管，用以诱导患部之治疗法也。对于炎症、加答儿（肺炎、肋膜炎、气管枝加答儿之类）、充血（脑充血眼充血之类）等，用温灸器施治，颇著显效。盖施术后，其所灸部分立能使血管扩张，而患部之血液被其诱导，其炎症加答儿即为消失，充血亦即消散。例如对于彼可恐之脑溢血（中风、中气），脑充血等，用温灸器施治，功效立见，其明证也。

第二，直接作用

直接作用为局部疾患之施灸法也。与刺激于其知觉神经枝，俾局部之血管显著扩张，血液之灌溉旺盛，组织之新陈代谢亦从而兴奋。用温灸器直接施于患部，对于神经有镇痛之效，对于麻痹有回复之能。且施术后，因血液循环机能之增进，不但具有镇静神经痛之功效，即其他疼痛亦立可制止，有麻痹感觉者虽不能运动，亦能使其回复。不宁惟是，起病的变状之神经筋肉等，因血液荣养之佳良，亦足增进其治愈机能。是故防止瘦削，增进筋力，微温灸不为功。

第三，反射作用

位于身体深部之诸器官，以神经纤维之媒介，无论内外，莫不相系焉。犹之电话，语言互通，各方相应，蛋白丝之媒介也。是故胃病患者，其疼痛常在肩背也；子宫患者，其疼痛常在腰部也，此在生理学家名曰反射作用，而我国之所谓经穴，西洋之所谓海氏神经过敏带，盖即本此而作云。故温灸器之治病也，按穴施灸，无论如何深部之疾病，皆得克奏肤功，而消化、呼吸、血行器等深在脏器之疾患尤著显效焉。

第四，免疫作用

灸之唯一功用为含于身体血液中之白血球增加。据樫田、原田两医学士之检测，谓身体施灸，其白血球增加之数量，能多至二倍有奇云。虽然白血球之增加，对于身体果有如何之关系乎？曰：白血球具有食菌之作用，对于诸种细菌，侵入身体，白血球即能起而食之。是故当传染病流行之际，体力强者往往有却病之机能，非天予以特殊之权利也，盖附着病菌，经白血球之杀灭，而疾病无由而生矣。

——张俊义《温灸术研究法》

【提要】 本论主要从西医生理知识的角度，剖析艾灸疗法具有四种作用：诱导作用、直接作用、反射作用、免疫作用。这是民国时期对灸疗原理的普遍认识。

罗兆琚 艾之功效

艾为菊科植物，遍地滋生，蕲州产者为最佳，故名蕲艾。昔贤谓艾性温热，味苦无毒，能宣理血气，温中逐冷，除湿开郁，生肌安胎，利阴气，暖子宫，杀蛔虫，灸百病，并能通十二经气血，能回垂绝之元阳，其用途之立场颇大而尤以灸医为甚。兹据新理学方式而释之。艾性温热，有鼓舞神经之功能，宣理气血即促进血液之循环。温中逐冷，利阴气，暖子宫，有补助体温之伟效。除湿开郁乃增加白血球以杀灭病菌，及促进淋巴发挥新陈代谢之功用。生肌安胎，为增进营养之机能。能灸百病通十二经气血，回垂绝之元阳，无一不系活动人体诸关节及促进各组织之细胞生活力者也，况再加行血利气，驱风祛湿，解毒止痛等药入内，并有沉降性之药为引，任其如何深潜之病灶，无不力能透达，宜其功效之宏且伟也，以之迎敌万病，不亦当乎。

——罗兆琚《针灸学薪传·第二章·第七节、艾之功效》

【提要】 本论主要从西医神经生理学角度，阐释艾灸产生"宣理血气，温中逐冷，除湿开郁，生肌安胎"等作用的原理。

张俊义 灸之生理作用及医治效用

第一，灸之及于血液与影响

依原田、樫田二博士家兔实验所得之成绩，灸后两分间以内采取血液中常见之白血球，可达两倍，其对于治疗各种疾病上，虽无充分研究，不敢断言，要之，此白血球对于炎症性疾患之治愈转机，极关重要。

第二，灸之及于血管与影响

用蛙或家兔以切艾灸之，则其血管先则缩小，后乃渐次扩张，而血行亦极显著旺盛。

第三，灸之血压作用

用家兔试验，其施灸后必有多少之血压升高，刺激去后，于短时间渐次下降而复旧，当血压上升之间，心动多缓而呼吸深长。

第四，灸之肠蠕动及其影响

剃去家兔腹部之毛，得见肠之蠕动，试以切艾灸之，则见多引续一次之蠕动，同时腹部增高而呼吸数亦见增加。

第五，灸之吸收作用之促进

施灸后即如前述，血管扩张，血压高，血液及淋巴循环旺盛，而因种种渗出物之吸收，亦能促进其他愈着性之疾患。

第六，灸之神经系统及其影响

施灸神经系统及其影响，由于神经之种类而异，即依于知觉神经之兴奋而疼痛过敏者，则能制止其疼痛，其理由有二：一为窖鲁氏之温热刺激说，对于知觉神经之兴奋有制止的动作。一为皮鲁氏所倡导，谓温热刺激能良其血液循环，刺激神经之末端，洗其疼痛所有之有害物质，即直接止痛也。此二说，其理解既同，而灸有止痛作用亦同。

第七，灸之精神作用

灸治为温热刺激中与对方以最强印象，施灸之度多者，对于感觉之抵抗力亦强。但亦有因灸刺激而生新疼痛者，其原来之痛，亦生不快之感，此系抑制此等感觉之故也。又灸点大者，其效果亦大，此所谓暗示作用，于病者颇有补助。

第八，灸与蛋白体疗法

灸与蛋白体疗法，其说繁绩，未能详述。要之，灸于血液中，能发生一种抗毒素与血清注射疗法，具有同一之作用，于学理的立场可证明之，兹述其对于生活体之影响如此：

一、发热：此当然无之，已经多人证明。

二、血液：能增加白血球及血小板。

三、血清之变化：免疫素增加，杀菌力强大。

四、血液之变化：促进血液之凝固作用。

五、腺腺之分泌作用亢进，即乳汁分泌增加，淋巴液增加，胆汁增加，胸腺、脾脏、淋巴腺等细胞之核分裂速度增快。

六、纤维组织之再生作用高。

七、血液增加糖量。

八、对于皮肤之毒物增加抵抗力。

九、新陈代谢之机能旺盛。

以上所述与 X 光线照射，温浴疗法，发泡药等之起皮肤作用，具同一之作用。亦即施灸与蛋白质之注射起同一作用也。何以言之，盖灸之温热作用，及于直接之身体，而此温热的刺激，从生活体蛋白质之游离而生蛋白质类似之分解产物，则其结果可判然明矣。

前述灸为温热的神经刺激之一，此刺激作用有三：即诱导刺激法与直接刺激法及反射的刺激法，请分述之。

第一，诱导刺激法

诱导刺激法者，从患部隔离部位施灸，以刺激该部之末梢神经，诱导血液于该部之方法也。例如对于脑充血性之头痛，施灸于肩部背部之末梢部，以扩张此部之毛细血管，以诱导脑之血量，使脑之血量减少，或对于因子宫机能之充血性亢进而疼痛，则在腰部或下肢末梢部施灸，以扩张此部之血管，起下腹动脉异状。又如对于深部之充血炎症，在其近傍表在部施灸，以扩张表在之毛细血管，恰如医疗之贴用种种之发泡膏或用芥子泥疗法，同一理由。

第二，直接刺激法

此则在疾患之局部，直接施灸以刺激该部之知觉神经时，刺激于该部而觉疼痛，此刺激疼痛从求心性而传达于中枢以兴奋中枢之神经细胞，更由反射的远心性向末梢传播，使其局部之血管扩张，增加血液之量，而盛其组织之新陈代谢，促其对于浮肿及炎症性疾患者渗出物之吸收，以正复其疼痛麻痹，知觉异状，钝麻等之神经机能之变状。

第三，反射的刺激法

此对于直接疾患，不能与以局部刺激，如内脏疾患或深在之神经等，从解剖学上所见，施灸于其中枢或偏于患部，与以间接刺激之方法也。例如：胃之消化作用减衰则刺激于第六乃至第十一背椎神经，传其刺激于交感神经，以正复胃之消化机能是也。又如肾脏之分泌机能减弱，则刺激于上位腰椎神经，传播其刺激于各处之交感神经，以发起其分泌机能之兴奋是也。

——张俊义《针灸医学大纲》（一名《针灸术研究法》）

【提要】　本论主要阐述灸法对于血液、血管、肠蠕动、神经系统、精神等方面的作用，说明了艾灸与蛋白体疗法的关系，从九个方面详细阐述施灸与蛋白质的注射法能起同样的作用。论中还指出，艾灸产生温热的神经刺激，也可分为三个方面：诱导刺激法、直接刺激法、反射刺激法。

承淡安　艾灸之特殊作用

日本东京针灸学院院长板本贡氏曰，在人体予以温热之刺激，其最适宜之燃料，莫如艾叶，因其有种种特长也，兹就施灸言之，艾叶燃烧将终，在瞬息间，艾之温度直入深部，感觉上似有物质直刺之状，且发生畅快之感觉，若试以燃热之火箸，或烟草，只觉表面热痛而无此等感觉，且灸点在同一点上，不论何壮，皆有快感，其灸迹予以极强按压，或水浸，或热蒸，皆不变若何异状，如斯妙处，实为灸时特有之作用，发明用艾灸治，诚古人之卓见也云。按氏之说，与中国本草所谓性温而下降之说相合。编者以为艾灸之特殊作用，不在热而在其特具之芳香气味，中国对于芳香性之药，多谓其行气散气，夫行气散气，乃神经之一种兴奋传达现象，与神经细胞之活泼现象，艾灸后之得觉快感，即艾之芳香气味，由皮下淋巴液之吸收，而渗透皮下诸组织，于是神经因热与芳香之两种刺激，起特殊兴奋，活力为之增加之所致，因而发挥其固有之作用而病苦解除。

——承淡安《中国针灸学讲义·第二编·第一章·第六节、艾灸之特殊作用》（新编本）

【提要】 本论主要阐述艾灸的特殊作用，主要在于其特有的芳香气味，加之温热刺激，兴奋神经，使神经细胞活跃，此即为传统理论所述艾灸行气、散气功效的作用原理。此论反映作者受日本学者影响后，结合中国本草药性理论，并运用西医生理病理知识，对艾灸作用原理的重新认识和阐发。

承淡安 灸术之医治工作

日本樫田、原田两学士之研究，谓施灸后，白血球显著增加，几达平时二倍。时枝博士研究白血球之增加，至第九日达最高度，以后能持续一个月。原博士之研究，谓施灸之初期，嗜酸性白血球增加，后淋巴腺白血球亦增加，同时赤血球赤血素亦增加，旺盛最良之营养。宫入氏之研究，谓与紫外线有同样作用。

从诸氏研究之结论，施灸后有害物及细菌之殄食作用与免疫体血液之新陈代谢一致旺盛，因此关于生活机能之诸种症变，如疼痛痉挛，能使之镇静缓解。属于生活机能之衰弱不振，能使之鼓舞兴奋。关于充血郁血，能使之解散与调节，其他营养增加，能抵抗一切病变，而恢复健康。

综合日人研究，证明灸有消炎、镇痛、鼓舞营养诸作用，与古人之散热解郁，起陷复温之理适合。

——承淡安《中国针灸学讲义·第二编·第二章·第四节、灸术之医治工作》（新编本）

【提要】 作者基于当时国外研究报道，归纳艾灸有消炎、镇痛、鼓舞、营养等作用，认为与古人所论艾灸之散热解郁、起陷复温的作用原理相合。

承淡安 施灸之目的

灸术应用于临床时，关于所取之部位，必从疾病之症候而定治疗法之目的，《内经》有病在上取之下，病在下取之上，病在中旁取之，深合今日所谓诱导法，反射法。《医学入门》谓吴人多行灸法，当病痛之处取穴，名曰阿是穴而灸之，即得快，此所谓直接灸法是也，兹将直接灸、诱导灸、反射灸，其学理如何，分述于后：

直接灸：直接灸者，于病苦之局部，直接施灸，以刺激其内部之知觉神经，使其传达中枢，更于中枢移傅于运动神经，使之兴奋，使其部之血管扩张，血流畅行，促进产物渗出物之吸收以达浮肿痉挛疼痛知觉异常之治愈。

诱导灸：诱导灸者，关于患部充血或郁血而起之炎症疼痛等疾患，从其有关系之远隔部位施灸，刺激其部之血管神经，而诱导其血液疏散，以调整其神经生理之变调，达治疗目的之一种方法。

反射灸：其病变属于内脏诸器官在深层时，非直接刺激所能达其目的者，于是择神经干或神经枝之相当要穴，利用生理反射机能，为间接之刺激，以达治疗之目的，是曰反射灸法。

——承淡安《中国针灸学讲义·第二编·第二章·第六节、施灸之目的》（新编本）

【提要】　本论结合西医生理病理知识，将艾灸分为直接灸、诱导灸、反射灸三类，说明其作用原理。

周楣声　热症可灸※*

灸法沿用与衍变至今，已不下百余种之多，在各种方法之间是短长互见，如果把各种灸法与用火的一切不良反应，统统归在"热症禁灸"之列，这是使灸法因人受过，徒蒙不白之冤。

古代的灸法是以直接的化脓灸为主，在仲景的时代，不但没有今天温和的艾条灸，即或是隔蒜与隔姜等间接灸法，也可能还在萌芽时期，由古法急剧强烈的化脓灸，衍变为今天徐和舒畅的温和灸，已经有天壤之别。因此既不能为盛名和崇古的思想所束缚，更不能用古代的直接灸和今天的温和灸相比拟。

古代直接灸的灸疮是固着和持续的，……而热症和热性病是以急症居多，其本身的病程并不太长，如果采用直接化脓灸，常是灸疮尚未愈合，而热症早已痊愈，这就使人承受不必要的负担。如果从这一情况出发，认为不是热症禁灸，而是不能滥用直接灸，这不但不能反对，而应极力赞成。……今天的温和灸，是艾热的物理与药理的复合刺激，因而人体也就能发生复杂反应，虽是脱胎于古代的直接灸，但两者的作用方式与效应，已存在着截然的区别。……由此可见，热症用灸，应该从灸法本身作探讨，如果把古代固着的化脓灸，原封不动地作为今天可变的温和灸的说明，这是讲不通的。

……

热症是灸疗的适应证之一，但这也和其他各种疗法一样，绝不是死板和一成不变的，应当根据发热的类型，单独或配合使用。……如果置其他各种有效疗法于不顾，而以凝固的思想方法对待和责难热症贵灸，自然是行不通的死胡同，也将是反对热症用灸的顽固立场，这也是需要澄清的。

由此可见，热症可灸、宜灸与贵灸，是来自于古人的理论基础与临床实践。实践是检验真理的唯一标准。今天我们既应从以往的医学文献中找出热症用灸的先例与理论依据，更应从临床实践中进行细心观察与反复验证，打破"热症禁灸"的陈规。

——周楣声《灸绳》

【提要】　关于热症是否可灸的问题，历代医家有不同的认识。本论指出，灸法古今有别，古代多为直接灸，今为温和灸，故今之灸法的运用不应受古代认识所限，把握不滥用直接灸。论中基于古代文献与临床实践，倡导热症可灸，认为应据热症之不同，灵活运用灸法。

魏　稼　热证可灸论※

热证之所以可灸，从祖国医学理论来看，似与"寒者热之"的治疗原则矛盾，但只要进行深入探讨，并非不可理解。第一，灸法可以热引热，使热外出，正如《圣济总录》所说："肿内热气被火存之，随火而出也。"《医学入门》亦云："热者灸之，引郁热之气外发，火就燥之义也。"清代吴尚先《理瀹骈文》提到膏药外贴亦可用热药时说："一则得热则行；一则以热引热，使热外出。"也可用来解释实热证用灸的机制。第二，通过灸法助阳，从而达到阳生阴长的目的，《丹溪心法》："大病虚脱，本是阴虚，用艾灸丹田者，所以补阳，阳生阴长故也。"虚火是水不济火，非火之有余，乃火之不足，故古有脱血者益气，甘温除大热等治疗法则。葛可久《十药神书》治劳十方，用甘温者七，其理亦在于此。这又是虚热证为什么用灸的理论依据。

有人认为热证用灸即中医"热因热用"的"从治""正治"法，《丹溪心法》："火以畅达，拔引热毒，此从治之意。"但实际上两者是有区别的。因为中医治则中的"热因热用"，一般指假热而非真热，灸法所治的热证，既有假热，也有真热。两者内容不同，不能等同看待。

……

历代医家之所以对灸法忌用于热证深信不疑，就是因为他们对"寒者热之，热者寒之"这个治疗原则，视为可适用于中医所有治疗方法的普遍真理，忽视艾灸作用的特异性，从而产生了上述偏见。

——高希言、宋南昌《魏稼教授针灸医论医案选》

【提要】 本论主要阐述"热证可灸"的原理。指出无论真热或假热之证，均可运用灸法治疗。对于真热之证，灸法的治疗原理在于引热外出；对于阴虚所致假热之证，灸法的治疗原理在于助阳以养阴。论中认为，不顾灸法作用的特殊性，而将"寒者热之，热者寒之"的治则用于灸法治疗，是造成"热证忌灸"认识的主要原因。

2.6 灸法宜忌

汪 机 灸法宜忌与注意※*

或曰：病有宜灸者，有不宜灸者，可得闻欤？

曰：大抵不可刺者，宜灸之。一则沉寒痼冷；二则无脉，知阳绝也；三则腹皮急而阳陷也。舍此三者，余皆不可灸，盖恐致逆也。

……

（机按：《素》《难》诸书，皆言阳气陷下者，脉沉迟也，脉证俱见寒。在外者，冬月阴寒大旺，阳明陷入阴水之中者，并宜灸之。设脉浮者，阳气散于肌表者，皆不宜灸。丹溪亦曰：夏月阳气尽浮于表。今医灼艾多在夏月，宁不犯火逆之戒乎？或者因火而生热胀，发黄，腰痹，咽燥，唾血者，往往有之，尚不知为火逆所致，宁甘心于命运所遭，悲夫！经曰：春夏养阳。以火养阳，安有是理？论而至是，虽愚亦当有知者焉！）

……

或曰：嗽病多灸肺俞、风门何如？

曰：肺主气，属金，行秋之令，喜清而恶热，受火所制。为华盖，居四脏之端。饮食入胃，热气上蒸，兼之六部有伤，痰火俱作，发而为咳，为嗽。其痰多者，显是脾之湿浊随火上升为嗽；其痰少者，肺火抑郁不得宣通为咳。咳形属火，痰形属湿。风门、肺俞二穴，《明堂》《铜人》皆云治嗽。今人见有痰而嗽，无痰而咳，一概于三伏中灸之，不计壮数。二穴切近华盖，而咳与嗽本因火乘其金，兹复加以艾火燔灼，金欲不伤得乎？况三伏者，火旺金衰，故谓之伏。平时且不可灸，而况于三伏乎？夫治嗽当看痰与火孰急。无痰者，火旺金衰，十死七八，泻火补金，间或可生；痰多者，湿盛也，降火下痰，其嗽自愈。纵灸肺俞、风门，不过三壮、五壮，泻其热气而已，固不宜多灸，三伏之中更不宜灸也。

——明·汪机《针灸问对·卷下》

【提要】 本论主要阐述灸法宜忌。灸法的适应证为脉沉迟，脉证俱见寒；禁忌证为脉气浮，阳气散于肌表。嗽病通行的治疗方法，多灸肺俞、风门。本论指出，因"咳与嗽本因火乘其金，兹复加以艾火燔灼"，则进一步灼伤肺金，所以即使灸肺俞、风门，也不过三壮、五壮，不宜多灸，三伏天更不宜灸。

汪 机 无病不可灸※※

或曰：人言无病而灸，以防生病何如？曰：人之有病，如国之有盗，须用兵诛，其兵出于不得已也。针灸治病，亦不得已而用之。人言无病而灸，如破船添钉。又言：若要安，膏肓、三里不要干。此世俗之通论，予独以为不然。夫一穴受灸，则一处肌肉为之坚硬，果如船之有钉，血气到此则涩滞不能行矣。昔有病跛者，邪在足少阳分，自外踝以上，循经灸者数穴。一医为针临泣，将欲接气过其病所，才至灸瘢，止而不行，始知灸火之坏人经络也。或有急证，欲通其气，则无及矣。邪客经络，为其所苦，灸之不得已也。无病而灸，何益于事？

——明·汪机《针灸问对·卷下》

【提要】 本论提出，人无病时不宜采用灸法保健，否定"若要安，膏肓、三里不要干"的观点。认为无病而灸易致不良后果，如灸瘢使气血涩滞不通，对人体无益。

杨继洲 头不多灸※

头不多灸策

问：灸穴须按经取穴，其气易连而其病易除，然人身三百六十五络，皆归于头，头可多灸欤？灸良已，间有不发者，当用何法发之？

……天地且然，而况人之一身？内而五脏六腑，外而四体百形，表里相应，脉络相通，其所以生息不穷，而肖形于天地者，宁无所网维统纪于其间耶！故三百六十五络，所以言其烦也，而非要也；十二经穴，所以言其法也，而非会也。总而会之，则人身之气有阴阳，而阴阳之运有经络，循其经而按之，则气有连属，而穴无不正，疾无不除。譬之庖丁解牛，会则其凑，通则其虚，无假斤斫之劳，而顷刻无全牛焉。何也？彼固得其要也。

——明·杨继洲《针灸大成·卷三·头不多灸策》

【提要】 本论主要阐述"头不多灸"的原因。指出头为诸阳之会，三百六十五络皆会于头，故头不可多灸。经络、腧穴为人体阴阳之气运行之所，需要熟练掌握其中的要点。如此循其经、取其穴，才能准确无误，从而疾病才能治愈。

吴亦鼎　用艾论

凡下艾时，必先以蒜切片擦穴上，然后安艾。不然则运动之间，其艾必落矣。如着艾火，痛不可忍，预先以手指紧罩其穴处，更以铁物压之，即止。或着火有眩晕者，神气虚也。仍以冷物压灸处，其晕自苏。再停良久，以稀粥或姜汤与饮之，以壮其神，复如前法，以终其事。

——清·吴亦鼎《神灸经纶·卷一·用艾》

【提要】 本论主要阐述艾灸发生眩晕者的原因，说明防止灸火伤损肌肤的方法。

吴亦鼎　灸忌论

灸病必先候脉辨症，脉得数实，症见躁烦口干咽痛面赤，火盛新得汗后，以及阴虚内热等症俱不宜灸臂脚穴，灸多脱人真气，令人血脉枯竭，四肢削瘦，无力。人有病，欲灸足三里者，必年三十以上，方许灸之。年少火盛伤目，故凡灸头必灸足三里者，以足三里能下火气也。阴晦大风雷雨并人神所在忌日皆不宜灸，然有病当急遽之时，又宜权变。

——清·吴亦鼎《神灸经纶·卷一·灸忌》

【提要】 本论主要阐述灸疗禁忌。如脉得数实、火盛新得汗后、阴虚内热等症，均不宜灸；灸则损真气，使人瘦弱无力。灸头者，必灸足三里，以下火气。大风、雷雨等天气时不宜灸。

第四篇

针灸诊治

概　要

【针灸诊治】　"针灸诊治"范畴的医论相对丰富，其中诊察辨证、证治理法两大部分占近半成，反映出针灸诊治别于方脉之处，且疗法共性突出，历代医家对此也诠释充分。针灸的应用方式复杂灵活，医家于繁冗之中对诊察经络气血、辨识身形体质进行强调，申明既要充分重视阴阳气血、经络脏腑理论中的治疗规律，也须袭用丰富多样的针灸治法经验，循规而不唯谨，可谓切中之论。有关针灸治疗、处方原则的论述切合实用，时至今日，仍具临床价值。针灸证治方面，系统专论一病一证者不多，而对同类病症的治疗方法多有共性，有关针灸证治的这些规律特点，值得体味。

1 针灸诊察

1.1 诊　脉

《灵枢》　凡将用针必先诊脉※*

睹其色，察其目，知其散复；一其形，听其动静，知其邪正。右主推之，左持而御之，气至而去之。凡将用针，必先诊脉，视气之剧易，乃可以治也。五脏之气已绝于内，而用针者反实其外，是谓重竭，重竭必死，其死也静，治之者，辄反其气，取腋与膺；五脏之气已绝于外，而用针者反实其内，是谓逆厥，逆厥则必死，其死也躁，治之者，反取四末。刺之害中而不去，则精泄；害中而去，则致气。精泄则病益甚而恇，致气则生为痈疡。

——《灵枢·九针十二原》

【提要】　本论主要阐述针刺前需重视对患者面色、眼睛、形态、动作、脉象的诊查，以知其气的散复、邪正与剧易。尤其脉诊，针刺前必须诊察脉象。

《灵枢》　针刺诊脉※*

凡刺之道，毕于终始，明知终始，五脏为纪，阴阳定矣。阴者主脏，阳者主腑，阳受气于四末，阴受气于五脏。故泻者迎之，补者随之，知迎知随，气可令和。和气之方，必通阴阳，五脏为阴，六腑为阳。传之后世，以血为盟，敬之者昌，慢之者亡，无道行私，必得夭殃。谨奉天道，请言终始。

终始者，经脉为纪。持其脉口人迎，以知阴阳有余不足，平与不平，天道毕矣。所谓平人者不病，不病者，脉口人迎应四时也，上下相应而俱往来也，六经之脉不结动也，本末之寒温之相守司也，形肉血气必相称也，是谓平人。

——《灵枢·终始》

【提要】　本论主要阐述针刺必知诊脉，据人迎寸口对比脉诊法知阴阳偏颇情况。

《灵枢》　人迎寸口对比脉法※※

雷公曰：愿闻为工。黄帝曰：寸口主中，人迎主外，两者相应，俱往俱来，若引绳大小齐等。春夏人迎微大，秋冬寸口微大，如是者名曰平人。

人迎大一倍于寸口，病在足少阳，一倍而躁，在手少阳。人迎二倍，病在足太阳，二倍而躁，病在手太阳。人迎三倍，病在足阳明，三倍而躁，病在手阳明。盛则为热，虚则为寒，紧则为痛痹，代则乍甚乍间。盛则泻之，虚则补之，紧痛则取之分肉，代则取之血络且饮药，陷下则灸之，不盛不虚，以经取之，名曰经刺。人迎四倍者，且大且数，名曰溢阳，溢阳为外格，死不治。必审按其本末，察其寒热，以验其脏腑之病。

寸口大于人迎一倍，病在足厥阴，一倍而躁，在手心主。寸口二倍，病在足少阴，二倍而躁，在手少阴。寸口三倍，病在足太阴，三倍而躁，在手太阴。盛则胀满、寒中、食不化，虚则热中、出糜、少气、溺色变，紧则痛痹，代则乍痛乍止。盛则泻之，虚则补之，紧则先刺而后灸之，代则取血络而后调之，陷下则徒灸之。陷下者，脉血结于中，中有著血，血寒，故宜灸之，不盛不虚，以经取之。寸口四倍者，名曰内关，内关者，且大且数，死不治。必审察其本末之寒温，以验其脏腑之病，通其营输，乃可传于大数。

大数曰：盛则徒泻之，虚则徒补之，紧则灸刺且饮药，陷下则徒灸之，不盛不虚，以经取之。所谓经治者，饮药，亦用灸刺。脉急则引，脉大以弱，则欲安静，用力无劳也。

——《灵枢·禁服》

【提要】　本论主要阐述人迎寸口对比脉诊法的针灸临床运用，以之诊察所病经脉，确定治疗方法，包括针刺、艾灸、饮药，提出盛泻虚补的针刺治疗原则。

《素问》　诊病之始，五决为纪※※

诊病之始，五决为纪，欲知其始，先建其母。所谓五决者，五脉也。是以头痛巅疾，下虚上实，过在足少阴、巨阳，甚则入肾；徇蒙招尤，目冥耳聋，下实上虚，过在足少阳、厥阴，甚则入肝；腹满䐜胀，支膈胠胁，下厥上冒，过在足太阴、阳明；咳嗽上气，厥在胸中，过在手阳明、太阴；心烦头痛，病在膈中，过在手巨阳、少阴。

——《素问·五脏生成》

【提要】　本论主要阐述五脏表里经脉辨证的方法。

《素问》　三部九候论※

帝曰：愿闻天地之至数，合于人形血气，通决死生，为之奈何？岐伯曰：天地之至数，始于一，终于九焉。一者天，二者地，三者人，因而三之，三三者九，以应九野。故人有三部，部有三候，以决死生，以处百病，以调虚实，而除邪疾。

帝曰：何谓三部？岐伯曰：有下部，有中部，有上部，部各有三候，三候者，有天有地有人也，必指而导之，乃以为真。上部天，两额之动脉；上部地，两颊之动脉；上部人，耳前之动脉。

中部天，手太阴也；中部地，手阳明也；中部人，手少阴也。下部天，足厥阴也；下部地，足少阴也；下部人，足太阴也。故下部之天以候肝，地以候肾，人以候脾胃之气。帝曰：中部之候奈何？岐伯曰：亦有天，亦有地，亦有人。天以候肺，地以候胸中之气，人以候心。帝曰：上部以何候之？岐伯曰：亦有天，亦有地，亦有人。天以候头角之气，地以候口齿之气，人以候耳目之气。三部者，各有天，各有地，各有人。三而成天，三而成地，三而成人。三而三之，合则为九，九分为九野，九野为九脏。故神脏五，形脏四，合为九脏。五脏已败，其色必夭，夭必死矣。

帝曰：以候奈何？岐伯曰：必先度其形之肥瘦，以调其气之虚实，实则泻之，虚则补之。必先去其血脉，而后调之，无问其病，以平为期。

帝曰：决死生奈何？岐伯曰：形盛脉细，少气不足以息者危。形瘦脉大，胸中多气者死。形气相得者生。参伍不调者病。三部九候皆相失者死。上下左右之脉相应如参舂者病甚。上下左右相失不可数者死。中部之候虽独调，与众脏相失者死。中部之候相减者死。目内陷者死。

帝曰：何以知病之所在？岐伯曰：察九候独小者病，独大者病，独疾者病，独迟者病，独热者病，独寒者病，独陷下者病。

以左手足上，上去踝五寸按之，庶右手足当踝而弹之，其应过五寸以上蠕蠕然者不病；其应疾中手浑浑然者病；中手徐徐然者病；其应上不能至五寸，弹之不应者死。是以脱肉身不去者死。中部乍疏乍数者死。其脉代而钩者，病在络脉。

九候之相应也，上下若一，不得相失。一候后则病，二候后则病甚，三候后则病危。所谓后者，应不俱也。察其腑脏，以知死生之期，必先知经脉，然后知病脉，真脏脉见者胜死。足太阳气绝者，其足不可屈伸，死必戴眼。

帝曰：冬阴夏阳奈何？岐伯曰：九候之脉，皆沉细悬绝者为阴，主冬，故以夜半死。盛躁喘数者为阳，主夏，故以日中死。是故寒热病者，以平旦死。热中及热病者，以日中死。病风者，以日夕死。病水者，以夜半死。其脉乍疏乍数乍迟乍疾者，日乘四季死。形肉已脱，九候虽调，犹死。七诊虽见，九候皆从者不死。所言不死者，风气之病及经月之病，似七诊之病而非也，故言不死。若有七诊之病，其脉候亦败者死矣，必发哕噫。必审问其所始病，与今之所方病，而后各切循其脉，视其经络浮沉，以上下逆从循之，其脉疾者不病，其脉迟者病，脉不往来者死，皮肤著者死。

帝曰：其可治者奈何？岐伯曰：经病者治其经，孙络病者治其孙络血，血病身有痛者治其经络。其病者在奇邪，奇邪之脉则缪刺之。留瘦不移，节而刺之。上实下虚，切而从之，索其结络脉，刺出其血，以见通之。

瞳子高者，太阳不足。戴眼者，太阳已绝。此决死生之要，不可不察也。手指及手外踝上五指留针。

——《素问·三部九候论》

【提要】 本论主要阐述三部九候脉的来源、意义及具体脉的定位，以及如何应用三部九候脉诊法诊断疾病、判断死生、知病所在、四时制宜、据脉针刺治疗等。

《难经》 独取寸口以决五脏六腑死生吉凶*

一难曰：十二经皆有动脉，独取寸口，以决五脏六腑死生吉凶之法，何谓也？

然，寸口者，脉之大会，手太阴之脉动也。人一呼脉行三寸，一吸脉行三寸，呼吸定息，脉行六寸。人一日一夜，凡一万三千五百息，脉行五十度，周于身。漏水下百刻，荣卫行阳二十五度，行阴亦二十五度，为一周也，故五十度，复会于手太阴。寸口者，五脏六腑之所终始，故法取于寸口也。

——《难经·一难》

【提要】 本论主要阐述脉诊独取寸口的原理：寸口为脉会，五脏六腑终始——手太阴之脉动处。

《难经》 脉有是动、所生病*

二十二难曰：经言脉有是动，有所生病，一脉辄变为二病者，何也？

然，经言是动者，气也；所生病者，血也。邪在气，气为是动；邪在血，血为所生病。气主呴之，血主濡之。气留而不行者，为气先病也，血壅而不濡者，为血后病也。故先为是动，后所生病也。

——《难经·二十二难》

【提要】 本论主要阐述经脉病候有是动、所生二病，提出是动病在气，为先；所生病在血，为后。

《脉经》 平人迎神门气口前后脉辨经脉病候

心实：左手寸口人迎以前脉阴实者，手厥阴经也。病苦闭，大便不利，腹满，四肢重，身热，苦胃胀。刺三里。心虚：左手寸口人迎以前脉阴虚者，手厥阴经也。病苦悸恐不乐，心腹痛，难以言，心如寒，状恍惚。

小肠实：左手寸口人迎以前脉阳实者，手太阳经也。病苦身热，热来去，汗出而烦，心中满，身重，口中生疮。小肠虚：左手寸口人迎以前脉阳虚者，手太阳经也。病苦颅际偏头痛，耳颊痛。

心、小肠俱实：左手寸口人迎以前脉阴阳俱实者，手少阴与太阳经俱实也。病苦头痛，身热，大便难，心、腹烦满，不得卧，以胃气不转，水谷实也。心、小肠俱虚：左手寸口人迎以前脉阴阳俱虚者，手少阴与太阳经俱虚也。病苦寒，少气，四肢寒，肠澼，洞泄。

肝实：左手关上脉阴实者，足厥阴经也。病苦心下坚满，常两胁痛，自忿忿如怒状。肝虚：左手关上脉阴虚者、足厥阴经也。病苦胁下坚，寒热，腹满，不欲饮食，腹胀，悒悒不乐，妇人月经不利，腰腹痛。

胆实：左手关上脉阳实者，足少阳经也。病苦腹中气满，饮食不下，咽干，头重痛，洒洒恶寒，胁痛。胆虚：左手关上脉阳虚者，足少阳经也。病苦眩、厥、痿，足指不能摇，蹙，坐不能起，僵仆，目黄，失精䀮䀮。

肝胆俱实：左手关上脉阴阳俱实者，足厥阴与少阳经俱实也。病苦胃胀，呕逆，食不消。肝胆俱虚：左手关上脉阴阳俱虚者，足厥阴与少阳经俱虚也。病苦恍惚，尸厥不知人，妄见，少气不能言，时时自惊。

肾实：左手尺中神门以后脉阴实者，足少阴经也。病苦膀胱胀闭，少腹与腰脊相引痛。左手尺中神门以后脉阴实者，足少阴经也。病苦舌燥，咽肿，心烦，嗌干，胸胁时痛，喘咳汗出，小腹胀满，腰背强急，体重骨热，小便赤黄，好怒好忘，足下热疼，四肢黑，耳聋。肾虚：左手尺中神门以后脉阴虚者，足少阴经也。病苦心中闷，下重，足肿不可以按地。

膀胱实：左手尺中神门以后脉阳实者，足太阳经也。病苦逆满，腰中痛不可俯仰。劳也。膀胱虚：左手尺中神门以后脉阳虚者，足太阳经也。病苦脚中筋急，腹中痛引腰背，不可屈伸，转筋，恶风，偏枯，腰痛，外踝后痛。

肾膀胱俱实：左手尺中神门以后脉阴阳俱实者，足少阴与太阳经俱实也。病苦脊强反折，戴眼，气上抢心，脊痛不能自反侧。肾、膀胱俱虚：左手尺中神门以后脉阴阳俱虚者，足少阴与太阳经俱虚也。病苦小便利，心痛背寒，时时少腹满。

肺实：右手寸口气口以前脉阴实者，手太阳经也。病苦肺胀，汗出若露，上气喘逆，咽中寒，如欲呕状。肺虚：右手寸口气口以前脉阴虚者，手太阴经也。病苦少气不足以息，嗌干不朝津液。……

——晋·王叔和《脉经·卷二·平人迎神门气口前后脉第二》

【提要】　本论主要阐述腕部人迎、神门、气口脉诊与经脉的关系，辨脏腑经脉虚实证。

杨上善　人迎脉口诊※

人迎大一倍于寸口，病在少阳……盛则泻之，（人迎一盛者泻于少阳，二盛泻于太阳，三盛泻于阳明也。）虚则补之，（人迎虚者，人迎小于寸口也。小于寸口一倍补于少阳，二倍补于太阳，三倍补于阳明也。）……

寸口大于人迎一倍，病在厥阴……盛则胀满、寒中、食不化，（寸口阴气大于人迎三倍，病在太阴，太阴之病自有虚实，是以寸口阴盛，则腹中寒气胀满，有寒中食不化也。）虚则热中、出糜、少气、溺色变，（阴虚阳气来乘，肠胃中热，故大便出强如黄糜。少阴气虚，故少气溺色黄也。）……盛则泻之，虚则补之，（下言疗方，盛泻之法，惟人迎可知也。）……不盛不虚以经取之。所谓经治者，饮药，亦曰灸刺。（不盛不虚，经疗之法，亦三疗俱行之。）脉急则引，（引，挽也。寸口脉急，可以针导引令和也。）脉代以弱则欲安静，无劳用力也。（脉衰代绝，至复微弱，不欲烦动者，宜安静恬逸，不得自劳也。）……

人迎一盛，病在足少阳，一盛而躁……躁取之上，（人迎躁而上行，皆在手脉，故曰取上。取者，取于此经所发穴也。）气和乃止。（泻实补虚，令阴阳气和乃止，亦为例也。）……

——唐·杨上善《黄帝内经太素·卷十四·人迎脉口诊》

【提要】　本论主要阐述人迎寸口对比脉诊法的意义和原理。

汪　机　针家诊脉论*

或曰：针家亦诊脉否？

　　经曰：凡将用针，必先诊脉，视气之剧易，乃可以治也。五脏之气已绝于内（言脉口气内绝不至），用针者，反实其外之病处与阳经之合，有留针以致其阳气，阳气至则内重竭，重竭必死。其死也，无气以动，故静。五脏之气已绝于外（言脉口气外绝不至），用针者，反实其内，取其四末之输，有留针以致其阴气，阴气至，则阳气反入，入则逆，逆则死。其死也，阴气有余，故躁。故曰：上工平气，中工乱脉，下工绝气危生。（机按：此言工不诊脉，妄行针刺，故不免于绝气危生。）

　　经曰：持其脉口、人迎，以知阴阳有余不足，平与不平也。不病者，脉口、人迎应四时也，上下相应而俱往来也。六经之脉，不结动也，是谓平人。少气者，脉口、人迎俱少，而不称尺寸也。如是者，则阴阳俱不足。补阳而阴竭，泻阴则阳脱。如此亦弗灸，可将以甘药。不已者，因而泻之，则五脏气坏矣。又曰：寸口主中，人迎主外，两者相应，俱往俱来若引绳，大小齐等。春夏人迎微大，秋冬寸口微大，如是者，命曰平人。人迎大一倍于寸口，病在足少阳；一倍而躁，在手少阳。人迎二倍，病在足太阳；二倍而躁，在手太阳。人迎三倍，病在足阳明；三倍而躁，在手阳明。（盛则为热，虚则为寒，紧则为痛痹，代则乍甚乍间。盛则泻之，虚则补之，紧痛则取之分肉，代则取血络见饮药，陷下则灸之，不盛不虚以经取之，名曰经刺。）人迎四倍者，且大且数，名曰溢阳。溢阳为外格，死不治。必审按其本末，察其寒温，以验其脏腑之病。寸口大于人迎一倍，病在足厥阴；一倍而躁，在手心主。寸口二倍，病在足少阴；二倍而躁，在手少阴。寸口三倍，病在足太阴；三倍而躁，在手太阴。（盛则胀满，寒中食不化，虚则热中，出糜，少气，溺色变，紧则痛痹，代则乍痛乍吐。盛则泻之，虚则补之，紧则先刺而后灸之，代则取血络而后调之；陷下则徒灸之。陷下者，血结于中，中有著血，血寒故宜灸之。不盛不虚以经取之。）寸口四倍者，名曰内关。内关者，且大且数死不治。必审察其本末之寒温，以验脏腑之病也。人迎与太阴脉口俱四倍以上，命曰关格。关格者，与之短期。人迎一盛，泻足阳明，补足厥阴，二泻一补，日一取之。人迎二盛，泻足太阳，补足太阴，二泻一补，二日一取之。人迎三盛，泻足阳明，补足太阴，二泻一补，日二取之。脉口一盛，泻足厥阴，补足少阳，二补一泻，日一取之；脉口二盛，泻足少阴、补足太阳，二补一泻，二日一取之；脉口三盛，泻足太阴、补足阳明，二补一泻，日二取之。所以日二取之，太阴主胃，富于谷气，故可日二取之也。（以上补泻，皆必切而验之，疏取之上，气和乃止。）人迎与脉口俱盛三倍以上，命曰阴阳俱溢。如是者，不开则血脉闭塞，气无所行，流淫于中，五脏内伤。如此者，因而灸之，则变易而为他病矣。（机按：此节全凭察脉盛衰，以知病在何经，乃可随病以施针刺也。苟不诊视，则经脉之虚实，补泻之多寡，病症之死生，懵然皆无所知矣。于此而妄施针灸，宁免粗工之诮哉？故集见于此，俾后之针士，必先以诊视为务也。）

——明·汪机《针灸问对·卷上》

　　【提要】　本论根据《内经》阐述针灸医者诊脉的必要性和重要性，指出《内经》"全凭察脉盛衰，以知病在何经，乃可随病以施针刺也"，强调"针士必先以诊视为务。

❖ 张介宾　人迎寸口之脉※*

　　帝曰：气口何以独为五脏主？（……愚按：气口、寸口、脉口之义，乃统两手而言，非独指右手为气口也。如《经脉》篇曰：手太阴之脉入寸口，上循鱼际。又曰：经脉者，常不可见也，其虚实也，以气口知之。《经筋》篇曰：手太阴之筋，结于鱼后，行寸口外侧。《经脉别论》曰：权衡以平，气口成寸，以决死生。《平人气象论》曰：欲知寸口太过与不及。《小针解》曰：气口虚而当补，盛而当泻。本篇曰：气口何以独为五脏主？《难经》曰：十二经皆有动脉，独取寸口以决五脏六腑死生吉凶之法，何谓也？曰：寸口者，脉之大会，五脏六腑之所终始，故取法于寸口也。诸如此者，岂独指右手为言耶？而王叔和未详经旨，突谓左为人迎，右为气口，左手寸口人迎以前，右手寸口气口以前等说，自普及今，以讹传讹，莫可解救，甚至以左候表，以右候里，无稽之言，其谬为甚。……再按：人迎气口之脉，本皆经训，但人迎为足阳明之脉，不可以言于手，气口总手太阴而言，不可以分左右，如《动输》《本输》《经脉》等篇明指人迎为结喉旁胃经动脉。愚尝考之《四时气》篇曰：气口候阴，人迎候阳。《五色》篇曰：人迎盛坚者伤于寒，气口盛坚者伤于食。《禁服》篇曰：寸口主中，人迎主外。《经脉》《终始》等篇曰：人迎一盛二盛三盛，脉口一盛二盛三盛等义，皆言人迎为阳明之腑脉，故主乎表；脉口为太阴之脏脉，故主乎里。如《太阴阳明论》曰：太阴为之行气于三阳。《阴阳别论》曰：太阴为之行气于三阴，阳明为之行气于三阳。《阴阳别论》曰：三阳在头，正言人迎行气于三阳也；三阴在手，正言脉口行气于三阴也。盖上古诊法有三：一取三部九候以诊通身之脉，一取太阴阳明以诊阴阳之本，一取左右气口以诊脏腑之气。然则人迎自有其位，《脉经》乃扯人迎于左手，而分气口于右手，不知何据何见而云然？愚初惑之，未敢遽辩，及见《纲目》之释人迎气口者，亦云人迎在结喉两旁，足阳明之脉也。又见庞安常论脉曰：何谓人迎？喉旁取之。近见徐东皋脉曰：《脉经》谓左手关前一分为人迎，误也。若此数君者，已觉吾之先觉矣，兹特引而正之。呜呼！夫一言谬，遗误千古，成心授受，何时复正哉？立言者，可不知所慎乎？）

——明·张介宾《类经·卷三·脏象类·十一、气口独为五脏主》

【提要】　本论阐释《内经》人迎、寸口脉应分别在结喉两旁及手腕气口处，人迎寸口脉诊法基于"太阴为之行气于三阴，阳明为之行气于三阳"，分析人迎、寸口脉应分别在结喉两旁及手腕气口处。指出《脉经》"左为人迎，右为气口"之说非《内经》之意。

张介宾　三部九候脉诊论※*

故人有三部，部有三候，以决死生，以处百病，以调虚实，而除邪疾（以天地人言上中下，谓之三才，以人身而言上中下，谓之三部，于三部中而各分其三，谓之三候，三而三之，是谓三部九候。其通身经隧由此出入，故可以决死生，处百病，调虚实，而除邪疾也。愚按：三部九候，本经明指人身上中下动脉，如下文所云者，盖上古诊法，于人身三部九候之脉，各有所候，以诊诸脏之气，而针除邪疾，非独以寸口为言也。如仲景脉法上取寸口，下取跌阳，是亦此意。观十八难曰：三部者寸关尺也，九候者浮中沉也，乃单以寸口而分三部九候之诊，后世言脉者皆宗之，虽亦诊家捷法，然非轩岐本旨，学者当并详其义。）帝曰：何谓三部，岐伯曰：有下部，有中部，有上部，部各有三候，三候者，有天有地有人也，必指而导之乃以为真。（指而导之，言必受师之指授，庶得其真也。）上部天，两额之动脉；（额傍动脉，当额厌之分，足少阳脉气所行也。）上部地，两颊之动脉；（两颊动脉，即地仓大迎之分，足阳明脉气所行也。）上部人，耳前之动脉。（耳前动脉，即和髎之分，手少阳脉气所行也。）中部天，手太阴也；（掌后寸口动脉，经渠之次，肺经脉气所行也。）中部地，手阳明也；（手大指次指岐骨间动脉，合谷之次，大肠经脉所行也。）中部人，手少阴也。（掌后锐骨下动脉，神门之次，心经脉气所行也。）下部天，足厥阴也；（气冲下三寸动脉，五里之分，肝经脉气所行也，卧而取之，女子取太冲，在足大指本节后二寸陷中。）下部地，足少阴也；（内踝后跟骨傍动脉，太溪之肾经脉气所行也。）下部人，足太阴也。（鱼腹上越筋间动脉，直五里下箕门之分，沉取乃得之，脾经脉气所行也，若候胃气者，当取足跗上之冲阳。）故下部之天以候肝，（足厥阴脉也，故以候肝。）地以候肾，（足少阴脉也，以候肾。）人以候脾胃之气。（足太阴脉也，脾胃以膜相连，故可以候脾胃之气。）帝曰：中部之候奈何？岐伯曰：亦有天，亦有地，亦有人。天以候肺，（手太阴脉也，故以候肺。）地以候胸中之气，（手阳明大肠脉也，大肠小肠皆属于胃，胃脘通于胸中，故以候胸中。）人以候心。（手少阴脉也，故以候心。）帝曰：上部以何候之？岐伯曰：亦有天，亦有地，亦有人。天以候头角之气，（两额动脉，故以候头角。）地以候口齿之气，（两颊动脉，故以候口齿。）人以候耳目之气。（耳前动脉，故以候耳目。）三部者，各有天，各有地，各有人，三而成天，三而成地，三而成人。（上部中部下部各有天地人，是为三部九候。）三而三之，合则为九，九分为九野，九野为九脏。故神脏五，形脏四，合为九脏（九野义见前。九脏，即上文九候之谓。神脏五，以肝藏魂，心藏神，肺藏魄，脾藏意，肾藏志也。形脏四，即头角耳目口齿胸中。共为九脏。此言人之九脏，正应地之九野，乃合于天地之至数。）……（愚按：上古针治之法，必察三部九候之脉证，以调九脏之盛衰。今之人，但知按穴以求病，而于诸经虚实之理，茫然不知，曰神曰圣之罕闻者，其在失其本耳。）

——明·张介宾《类经·卷五·脉色类·五、三部九候》

【提要】 本论主要阐述三部九候脉诊法的理论内涵与意义，指出人身上（头）、中（手）、下（腿足）各有特定三部动脉，"上古针治之法，必察三部九候之脉证"，"针除邪疾，非独以寸口为言也"，如此九处动脉皆可诊察脏腑之气机；批评时人只知按穴求病，而不知察脉探求经脉虚实。

李中梓 气口独以为五脏主※*

黄帝问曰：气口何以独为五脏主？岐伯曰：胃者，水谷之海，六腑之大源也。五味入口，藏于胃，以养五脏气。气口，太阴也。是以五脏六腑之气味，皆出于胃，变见于气口。（气口者，六部之总称，非专指右关之前也。【按】《素问·经脉别论》云：食气入胃，经气归于肺。肺朝百脉，气归于权衡。权衡以平，气口成寸，以决死生。由是知气口即寸口也。曰变见者，饮食所变之精微，皆显见于手太阴之气口，而阴阳盛衰之象，莫不从此见矣。吴草庐曰：两手寸部俱名为气口，不仅言右寸肺脉为气口者也。）《难经》曰：十二经皆有动脉，独取寸口何谓也？扁鹊曰：寸口者，脉之大会，手太阴之动脉也。（肺为五脏六腑之华盖，位处至高，受百脉之朝会，布一身之阴阳，故经曰脏真高于肺，以行营卫阴阳者是也。是以十二经皆有动脉，独取肺家一经之动脉，可以见五脏六腑强弱吉凶之征兆也。）

——明·李中梓《诊家正眼·卷一·气口独以为五脏主》

【提要】　本论主要阐述寸口脉诊查全身疾病的机理是：肺为五脏六腑之华盖，位处至高，受百脉之朝会，布一身之阴阳，所以"十二经皆有动脉，独取肺家一经之动脉"。

 ## 李中梓　人迎寸口论*

（增补）黄帝曰：寸口主中，人迎主外，两者相应，俱往俱来，若引绳大小齐等。又曰：三阳在头，三阴在手。《灵枢》曰：气口候阴，人迎候阳。（寸口者，即气口也，手太阴肺脉也，故主在中之病。人迎脉在结喉两旁一寸五分，阳明胃脉也，故主在外之病。盖太阴行气于三阴，阳明行气于三阳；诊三阳之气于人迎，诊三阴之气于气口。所谓相应者，往来大小，若引绳之不爽也。故庞安常谓人迎气口，有喉手引绳之义。以《脉经》以左为人迎，右为气口，竟置阳明胃脉于乌有，大非经旨。况三阳在头，三阴在手，其义亦谬。人迎谓足阳明之脉，不可以言于手明矣。然上古诊法有三：一取三部九候以诊通身之脉，一取太阴阳明以诊阴阳之脉，一取左右气口以诊脏腑之气。张介宾曰初见《脉经》左为人迎，右为气口，不无摇惑，未敢遽辨。及见《纲目》之释人迎气口，亦云人迎在结喉两旁，足阳明之脉也。又见庞安常论脉曰，何谓人迎，喉旁取之。近又见徐东皋曰，《脉经》以左手关前一分为人迎，误也。若此者，皆觉吾之先觉矣。兹特引而正之，呜呼！一言之舛，遗误千载。以此授受，何时复正哉。立言者可不知详慎考订乎？不若吴草庐之两手俱名为气口者无弊也。所以《内经》云，五脏六腑之气味皆出于胃，变见于气口。气口即寸口也。脏腑阴阳之盛衰，莫不由此而征见也明矣。）春夏人迎微大，秋冬气口微大，如是者命曰平人。（春夏主阳故人迎之阳脉微大；秋冬主阴，故气口之阴脉微大。微大者，犹言略大也。）雷公曰：病之益甚与其方衰，如何？黄帝曰：内外皆在焉。（言表里俱当审察也。）切其脉口滑小紧以沉者，病益甚在中；人迎脉大紧以浮者，病益甚在外。（益甚，言病进也。脉口，即太阴气口也，故曰在中主脏。人迎，阳明腑脉也，故曰在外主腑。脉口滑小紧沉者，阴分之邪也。人迎大紧以浮者，阳分之邪也。故皆益进日甚。）脉口浮滑者病日进；人迎沉滑者病日损（脉口为阴，浮滑者，以阳加阴，故病日进。人迎为阳，沉滑者，阳邪渐退，故病日损，渐自减也。）脉口滑以沉者，病日进在内；人迎滑盛以浮者，其病日进在外。（脉口人迎，经分表里，故其滑沉滑浮而病日进者，有在内在外之别也。）脉之浮沉及人迎与寸口脉小大等者，病难已。人迎气口之脉，其浮沉大小相等者，非偏于阳，则偏于阴，故病难已。【按】《禁服》篇曰：春夏人迎脉微大，秋冬寸口微大，如是者命曰平人。其义则可知。病之在脏，沉而大者易已，小为逆。病在腑，浮而大者易已。（病在脏者为阴，阴本当沉，而大为阳气充也，故易已；若见小脉，则真阴衰而为逆矣。病在腑者为阳，阳病得阳脉为顺，故浮而大者病易已。故曰：阴症见阳脉者生，阳症见阴脉者死。）人迎盛坚者伤于寒，气口盛坚者伤于食。（人迎主表，盛坚为外感伤寒。气口主里，盛坚为内伤饮食。此古法也。今则止用寸口诊法，不为不妙，然本无以左右分内外之理。自叔和始以左为人迎，右为气口，其失表里之义久矣。）

——明·李中梓《诊家正眼·卷一·人迎气口》

【提要】　本论主要阐述人迎寸口对比脉诊法，解读"气口候阴，人迎候阳""人迎主表、寸口主里""脉口滑小紧以沉者，病益甚在中；人迎脉大紧以浮者，病益甚在外""人迎盛坚者伤于寒，气口盛坚者伤于食"等重要学术问题。

李中梓 三部九候论^{※※}

《三部九候论》曰：独小者病，独大者病，独疾者病，独迟者病，独热者病，独寒者病，独陷下者病（此言七诊之法也。独者，谓于三部九候之中，以其独异于诸部者，而推其病之所在也）。

……

《三部九候论》曰……三部九候，皆相失者死（三部者，上中下三部，分天地人，分胸膈腹也。九候者，每部有浮中沉三候，三部各三，合而为九候也。或应浮大而反沉细，应沉细而反浮大，谓之相失，而不合于揆度也）。形肉已脱，九候虽调犹死（脾主肌肉，为脏之本。若肌肉脱，则脾绝矣，九候虽调无益也）。七诊虽见，九候皆从者，不死（七诊者，独大、独小、独疾、独迟、独热、独寒、独陷下也。从，顺也，合也。脉顺四时之令及合诸经之体者，虽见七诊之脉，不至于死）。

——明·李中梓《内经知要·卷上·四、脉诊》

【提要】 本论主要阐述《内经》三部九候论中的七诊之法。

徐灵胎 独取寸口与十二经脉动[*]

曰：十二经中皆有动脉（十二经，手足三阴三阳也。动脉，脉之动现于外，如手太阴天府、云门之类，按之其动亦应手是也。），独取寸口，以决五脏六腑死生吉凶之法，何谓也（寸口，即太渊、经渠穴之分，兼两手上中下三部脉也。）？

（按：首发一难，即与《灵》《素》两经不合。《素问·三部九候论》明以头面诸动脉为上三部，以两手之动脉为中三部，以股足之动脉为下三部，而结喉旁之人迎脉，往往与寸口并重，两《经》言之不一。独取寸口者，越人之学也，自是而后，诊法精而不备矣。又按：十二经之动脉，《明堂针灸图》《甲乙经》诸书，指称动脉者二十余穴，然与寸口之动微别，惟《灵枢·动输》篇帝问经脉十二，而手太阴、足少阴、阳明何以独动不休？下文岐伯之意，盖指太阴之经渠、少阴之太溪、阳明之人迎，言则可称动脉者，惟此三穴，故亦用以诊候。其余不过因其微动，以验穴之真伪，俱不得称动脉也。）。

——清·徐灵胎《难经经释·一难》

【提要】 本论主要阐述《内经》诊十二经动脉、人迎寸口对比脉诊法，与《难经》独取寸口脉诊法的差异；提出除太阴之经渠、少阴之太溪、阳明之人迎外，其余十二经动脉为微动，不可作为诊脉之处。

徐灵胎 三部九候脉诊法[*]

脉有三部九候，各何所主之？然：三部者，寸、关、尺也。九候者，浮、中、沉也（三部各有浮、中、沉，故为九也。）。上部法天，主胸以上至头之有疾也（此又不以经络，以部位言。）；中部法人，主膈以下至脐之有疾也；下部法地（此四字，一作尺为下部，法而应乎地。），主脐以下至足之有疾也（即《素问·脉要精微论》所云上竟上者，胸、喉中事也；下竟下者，少腹、腰、股、膝、胫、足中事也。但其候脉法，与此微别。）。审而刺之者也（谓审其病之上下而刺其所在，则针不误施也。《本义》谢氏谓"此一节，当是十六难中答辞"，与下文又不相属，其说近是。）。

（按：《素问·脉要精微论》：尺内两旁，则季胁也；尺外以候肾，尺里以候腹。中附上，左外以候肝，内以候肠；右外以候胃，内以候脾。上附上，右外以候肺，内以候胸中；左外以候心，内以候膻中。前以候前，后以候后。其诊法与《脉经》《难经》俱互异。此篇所论六经部位，乃《素问·血气形志论》所谓足太阳与少阴为表里，少阳与厥阴为表里，阳明与太阴为表里，是为足阴阳也；手太阳与少阴为表里，少阳与心主为表里，阳明与太阴为表里，是为手之阴阳也。以此为据，而后世《脉经》《脉诀》因之。但《素问》止言经络表里如此，并不指为诊脉之位。今乃以右尺诊心主、少阳，及第八难以肾为三焦之原，三十九难又谓命门气与肾通，皆互相证明也。按《素问·三部九候论》三部，指上部、中部、下部；九候，谓上部天，两额之动脉；上部地，两颊之动脉；上部人，耳前之动脉。中部天，手太阴也；中部地，手阳明也；中部人，手少阴也。下部天，足厥阴也；下部地，足少阴也；下部人，足太阴也。今乃以寸关尺为三部，以浮中沉为九候，总无一合。盖《内经》诊脉之法，其途不一，而《难经》则专以寸口为断，于是将《经》中诊法，尽附会入之，此必别有传授，不可尽议其非。然既取经文，以发其义，自当悉本乎经也。）

——清·徐灵胎《难经经释·十八难》

【提要】　本论主要考证和阐释《内经》三部九候脉诊法的内涵，提出其与《难经》《脉经》脉法的差异，及《难经》独取寸口脉诊法的合理意义。

1.2　诊　　经

杨继洲　手面五色主病

手面图

脾土赤色，主食热，青色主食寒。

大肠经赤红色，主泻痢，青色主膨胀。

小肠经赤色，主小便不通，青色主气结。

心经赤红色，主伤寒，青色主多痘。

三焦经青红色，主上焦火动，一寒一热。紫色主中焦火动发热。青色主下焦动阴也。

肺经筋见多嗽，主痰热。

肝经赤红色，主伤食，青紫色主痞块。

肾经筋见，主小便涩，赤轻青重。

命门青红色，主元气虚，青黑色主惊。

五指梢头冷，主惊。中指热，伤寒。中指冷，主麻痘疹。

掌中五色属五脏。

诸经脉俱隐不见，是伏于掌心，当以灯照之，则可辨症候，宜发汗表出。亦有掌心关上下有筋者，无定形定色，临推验看治。

——明·杨继洲《针灸大成·卷十·六筋》

【提要】　本论主要阐述手面各部位五色所主病证范围及有关方法。

王居易　经络诊察※

因此可以将经络诊察的方法归纳为五种，即审、切、循、扪、按。实际上这五种方法在中医的四诊即望、闻、问、切中均有涉及，而经络诊察与之最大的区别在于，经络诊察主要是从经络的角度来进行的。

五种诊察方法可以简要总结为：第一，审，即审视体表皮肤的色泽、脉络的异常；第二，切，即切触体表脉动部位的异常变化；第三，循，即医者用拇指指尖沿经脉向心方向循推经络所存在的缝隙，通常是从指（趾）端至手（足）本节、腕（踝）、小臂（小腿），抵肘（膝），了解肌肉缝隙中经络的异常变化；第四，按，即医者用拇指或食指、中指按压腹部任脉、背俞穴、募穴、头部腧穴等，了解深部肌肉、筋骨缝隙中的经络异常及患者的感觉；第五，扪，即医者以手掌鱼际处扪抚患者的额头、胸腹及后背、腰部等，了解该部位的润泽、枯燥、寒热等。根据诊察所见，有异常的经络称为异常经络。

……

经络异常变化指的是经络诊察中，医者指下的异常感觉和触及有形的变化，如有结块、小的颗粒、小的细络等。虽然有的患者会有酸、疼、刺痛等主观感觉，但这种感觉并不能说明经络一定异常，因为有些患者比较敏感，压痛较多。

经络异常往往提示三种情况：第一、病症出现时，在其相关的经络上会出现变化；第二、旧疾虽愈，仍可在相关经络上留下痕迹；第三、经络异常，虽无即刻不适症状，但对患者将来可能出现的病症有预测作用。

——王居易《经络医学概论》

【提要】　经络诊察属于中医四诊的内容之一。本论指出，通过审、切、循、扪、按五种方法，可对经络的形态、色泽、寒温、润燥、感觉等有较为细致的把握。经络诊察出现异常，并不都是提示病症，有时可能是疾病痊愈后在经络上留下的痕迹，或是某些病症即将发生的预兆。

1.3　诊　络

《灵枢》　血络形态诊法※*

黄帝曰：愿闻其奇邪而不在经者。岐伯曰：血络是也。……黄帝曰：相之奈何？岐伯曰：

血脉盛者，坚横以赤，上下无常处，小者如针，大者如筋，即而泻之万全也，故无失数矣，失数而反，各如其度。

——《灵枢·血络论》

【提要】　本论主要阐述血络形态诊法，提出见血络必刺之放血。

《素问》　络脉色诊

黄帝问曰：夫络脉之见也，其五色各异，青黄赤白黑不同，其故何也？岐伯对曰：经有常色而络无常变也。帝曰：经之常色何如？岐伯曰：心赤，肺白，肝青，脾黄，肾黑，皆亦应其经脉之色也。帝曰：络之阴阳，亦应其经乎？岐伯曰：阴络之色应其经，阳络之色变无常，随四时而行也。寒多则凝泣，凝泣则青黑，热多则淖泽，淖泽则黄赤，此皆常色，谓之无病。五色具见者，谓之寒热。帝曰：善。

——《素问·经络论》

【提要】　本论主要论述络脉颜色的诊察意义，提出阴络的颜色和其本经相应，阳络的颜色变化无常。

杨上善　络脉色诊

凡诊络脉，脉色青则寒且痛，赤则有热。胃中寒，手鱼之络多青矣；胃中有热，鱼络亦赤；鱼黑者，留久痹也；其有赤有青有黑者，寒热；（此言诊络虚实法也。络色有三，青、赤、黑也。但青有寒，但赤有热，但黑有痹，三色具者即有寒热也。色之候者，青赤二色候胃中也。皆候鱼络胃者，手阳明脉与太阴合，太阴之脉循胃口至鱼，故候太阴之络，知胃寒热。胃中有痹，亦可候鱼，若邪客处久留成痹，即便诊之。）其青而小短者，少气也。（青色主寒，而短小者，即寒气少也。）凡刺寒热者皆多血络，必间日而一取之，血尽而止，乃调其虚实。（此言刺络脉法也。寒热，胃中寒热也，以胃气故青赤，络脉血乃多者也。欲为多日刺之，故间日取，得平乃止也。）其小而短者少气，甚泻之则悗，悗甚则仆、不能言，悗则急坐之。（阴络小而短者，则阴气少，故甚泻□蹭倒；坐而屈之即脉满，故醒而能言。亦可阴阳络皆短小，即二气俱少，泻之仆也。仆，蹭也。）

——唐·杨上善《黄帝内经太素·卷九·经络别异》

【提要】　本论主要阐述络脉色诊辨寒热之法及刺络脉法。

张介宾　络脉诊法

黄帝问曰：夫络脉之见也，其五色各异，青黄赤白黑不同，其故何也？岐伯对曰：经有常色，而络无常变也。（经有五行之分，故有常色，络兼阴阳之应，故无常变。）帝曰：经之常色何如？岐伯曰：心赤，肺白，肝青，脾黄，肾黑，皆亦应经脉之色也。（五脏合于五行，故五色各有所主，而经脉之色亦与本脏相应，是为经之常色。按此节但言五脏而不及六腑者，大都经文皆以五脏为主，言五脏则六腑在其中矣。凡三阴三阳十二经之常色，皆当以此类推。）帝曰：络之阴阳，亦应其经乎？岐伯曰：阴络之色应其经，阳络之色变无常，随四时而行也。（此言络有阴阳，而色与经应亦有同异也。《脉度》篇曰：经脉为里，支而横者为络，络之别者为孙。故合经络而言，则经在里为阴，络在外为阳；若单以络脉为言，则大络孙络在内在外之别，深而在内者是为阴络，阴络近经，色则应之，故分五行以配五脏而色有常也。浅而在外者，是为阳络，阳络浮显，色不应经，故随四时之气以为进退，而变无常也。观《百病始生》篇曰：阳络伤则血外溢，阴络伤则血内溢。其义可知。何近代诸家之注，皆以六阴为阴络，六阳为阳络。岂阳经之络必无常，阴经之络必无变乎？皆误也。）寒多则凝泣，凝泣则青黑，热多则淖泽，淖泽则黄赤。（此即言阳络之变色也。泣，涩同。淖，音闹，濡润也。）此皆常色，谓之无病，五色具见者，谓之寒热。（如前五色之应五脏者，皆常色也。常色者，无病之色也。若五色具见，则阴阳变乱，失其常矣，故为往来寒热之病。）帝曰：善。

——明·张介宾《类经·卷六·脉色类·三十五、经有常色络无常变》

【提要】 本论主要阐述络脉五色主病。认为阳络指"浅而在外者"，浮显可见，色不应经，"随四时之气以为进退，而变无常"。

张志聪 络脉色诊※*

帝曰：经之常色何如？岐伯曰：心赤、肺白、肝青、脾黄、肾黑，皆亦应其经脉之色也。（此言经脉应五脏，故有常色也。经，谓十二经脉。五脏具五色，亦皆应其经脉，而为青黄赤白黑之常色也。）帝曰：络之阴阳，亦应其经乎？（帝言经脉应五脏而成五色，络脉之阴阳，亦当应其经矣。）岐伯曰：阴络之色应其经，阳络之色变无常，随四时而行也。（此言阴络应经脉而成五色，阳络随四时而成五色也。阴络者，六阴经之络，应五脏之经，各有常色而不变。阳络者，六阳经之络，合六腑之阳，随四时之春青、夏赤、秋白、冬黑，并为变易者也。此皆四时五行之常色，谓之无病。若四时之中，五脏之络，见青黑为寒，见黄赤则为热矣。王芳侯曰：阳者天气也，主外。阴者地气也，主内。六腑为阳，外应三阳之气；五脏为阴，内合地之五行。是以阳络随天之四时，色变无常，而内通于五脏，五脏内应五行，而外合于三阳，脏腑阴阳又互相交合者也。）寒多则凝泣，凝泣则青黑，热多则淖泽，淖泽则黄赤，此皆常色，谓之无病。五色具见者，谓之寒热。帝曰：善。（此言色变之因于寒热也。泣，同涩。凝泣淖泽，谓络中之血气。"此皆常色，谓之无病"八字，当在"随四时而行也"之下，误脱在此。王芳侯曰：内因之寒热，由阴而及阳。外因之寒热，由阳以及阴。是以病色之无分乎阳络阴络也。）

——清·张志聪《素问集注·经络论》

【提要】 本论主要阐述络脉色诊之法，指出"阴络者，六阴经之络"，及"阳络者，六阳经之络"。

1.4　察　神　形

《灵枢》　凡刺之法必先本于神[※*]

黄帝问于岐伯曰：凡刺之法，先必本于神。血、脉、营、气、精神，此五脏之所藏也，至其淫泆离脏则精失、魂魄飞扬、志意恍乱、智虑去身者，何因而然乎？天之罪与？人之过乎？何谓德、气、生、精、神、魂、魄、心、意、志、思、智、虑？请问其故。

岐伯答曰：天之在我者德也，地之在我者气也，德流气薄而生者也。故生之来谓之精，两精相搏谓之神，随神往来者谓之魂，并精而出入者谓之魄，所以任物者谓之心，心有所忆谓之意，意之所存谓之志，因志而存变谓之思，因思而远慕谓之虑，因虑而处物谓之智。故智者之养生也，必顺四时而适寒暑，和喜怒而安居处，节阴阳而调刚柔，如是则僻邪不至，长生久视。

是故怵惕思虑者则伤神，神伤则恐惧流淫而不止。因悲哀动中者，竭绝而失生。喜乐者，神惮散而不藏。愁忧者，气闭塞而不行。盛怒者，迷惑而不治。恐惧者，神荡惮而不收。

心怵惕思虑则伤神，神伤则恐惧自失，破䐃脱肉，毛悴色夭，死于冬。脾愁忧而不解则伤意，意伤则悗乱，四肢不举，毛悴色夭，死于春。肝悲哀动中则伤魂，魂伤则狂忘不精，不精则不正当人，阴缩而挛筋，两胁骨不举，毛悴色夭，死于秋。肺喜乐无极则伤魄，魄伤则狂，狂者意不存人，皮革焦，毛悴色夭，死于夏。肾盛怒而不止则伤志，志伤则喜忘其前言，腰脊不可以俯仰屈伸，毛悴色夭，死于季夏。恐惧而不解则伤精，精伤则骨酸痿厥，精时自下。是故五脏主藏精者也，不可伤，伤则失守而阴虚，阴虚则无气，无气则死矣。是故用针者，察观病人之态，以知精神魂魄之存亡得失之意，五者以伤，针不可以治之也。

——《灵枢·本神》

【提要】　本论主要阐述针灸临床诊察患者精神活动的重要意义和必要性，指出人各种精神活动的产生、变化，以及对人体自身的影响。

《灵枢》　凡刺之法必察其形气[※*]

凡刺之法，必察其形气。形肉未脱，少气而脉又躁，躁厥者，必为缪刺之，散气可收，聚气可布。深居静处，占神往来，闭户塞牖，魂魄不散，专意一神，精气不分，毋闻人声，以收其精，必一其神，令志在针，浅而留之，微而浮之，以移其神，气至乃休。男内女外，坚拒勿出，谨守勿内，是谓得气。

——《灵枢·终始》

【提要】　本论主要阐述针刺前需对形气（形肉与脉气）进行诊查，以及用针者当预养其神、专心致志以行针。

1.5 综合诊察

《素问》 风雨寒湿伤人※*

帝曰：风雨之伤人奈何？岐伯曰：风雨之伤人也，先客于皮肤，传入于孙脉，孙脉满则传入于络脉，络脉满则输于大经脉，血气与邪并客于分腠之间，其脉坚大，故曰实。实者外坚充满，不可按之，按之则痛。帝曰：寒湿之伤人奈何？岐伯曰：寒湿之中人也，皮肤不收，肌肉坚紧，荣血泣，卫气去，故曰虚。虚者聂辟气不足，按之则气足以温之，故快然而不痛。

——《素问·调经论》

【提要】 本论主要阐述风雨、寒湿伤人的临床表现及虚实证诊察方法。

孙思邈 诊脉、穴、身形用心精微论※*

今病有内同而外异，亦有内异而外同，故五脏六腑之盈虚，血脉荣卫之通塞，固非耳目之所察，必先诊候以审之。而寸口关尺有浮沉弦紧之乱，俞穴流注有高下浅深之差，肌肤筋骨有厚薄刚柔之异，唯用心精微者，始可与言于兹矣。今以至精至微之事，求之于至粗至浅之思，其不殆哉！

——唐·孙思邈《备急千金要方·卷一·大医精诚第二》

【提要】 本论主要阐述诊察脉、腧穴、身形，需用心精微。

陆瘦燕、朱汝功 切诊在针灸临床上的运用※

第一，切脉

故切脉的诊断方法，不但在中医其他各科居于首要的地位，即在针灸临床上也是决定针刺补泻、深浅及刺灸宜忌的重要依据之一。

第二，触察皮部

皮部，是经络系统在体表的附属部分。人体上不同的皮部都归属于一定的经络渗灌范围，故为脏腑、经脉在体表的代表区域。当外邪内传时，表现得尤为突出。如果某部分皮部受了外邪，与其相联系的经络，就会因此而发生病变，甚则入传内部所联属的脏腑，导致各种疾患。临床上利用这一关系，也可作为辨证的依据。其中以触诊皮肤的寒热润燥，比较重要。

第三，切按经脉、俞穴部位

以切按经脉和俞穴的部位作为诊断疾病的重要依据，是针灸辨证论治与其他各科所不同的特点之一。

——陆瘦燕、朱汝功《陆瘦燕朱汝功论针灸辨证论治》

【提要】 本论指出，切诊在针灸临床中尤为重要，常见于各科的脉诊在针灸临床中也有特殊的作用，与针刺补泻、疗效判定等密切相关。此外，对皮部及经脉、腧穴等特殊部位形态的诊察，也是针灸临床中切诊的重要而有特色的内容。这种诊察方法的依据，在于经络具有联结内外、反映病邪的作用。总之，切诊在针灸临床上的运用，依然是以经络学说为核心指导。

2
针 灸 辨 证

◢《灵枢》 五形志^{※*} ◣

形乐志苦,病生于脉,治之以灸刺。形苦志乐,病生于筋,治之以熨引。形乐志乐,病生于肉,治之以针石。形苦志苦,病生于咽嗌,治之以甘药。形数惊恐,筋脉不通,病生于不仁,治之以按摩醪药。是谓形。

——《灵枢·九针论》

【提要】 本论主要阐述病变时形与志不同情况的发生机理与适宜的治疗方法。在《素问·血气形志》中,也有相同的内容。

◢ 张介宾 善用针者必察阴阳^{※*} ◣

善用针者,必察阴阳。阴阳之义不止一端,如表里也,气血也,经络也,脏腑也,上下左右有分也,时日衰王有辨也。从阴引阳者,病在阳而治其阴也;从阳引阴者,病在阴而治其阳也;以右治左以左治右者,缪刺之法也;以我知彼者,推己及人也;以表知里者,有无相求也。能因此以观过与不及之理,则几微可见,过失可则,用之可不殆矣。则,度也。

——明·张介宾《类经·卷十二·论治类·八、邪风之至治之宜早诸变不同治法亦异》

【提要】 本论主要阐述阴阳为针刺原则的纲要之一,表里、气血、经络、脏腑、上下、左右,均可以阴阳统之。把握好此原则,针刺的各种技巧和分寸就不致于失其度。

◢ 徐灵胎 躯壳经络脏腑论[*] ◣

凡致病必有因,因受病之处则各有部位。今之医者曰:病必分经络而后治之。似矣,然亦知病固非经络之所能尽者乎? 夫人有皮肉筋骨以成形,所谓躯壳也,而虚其中,则有脏腑以实之,其连续贯通者,则有经有络贯乎脏腑之内,运乎躯壳之中,为之道路,以传变周流者也。故邪之伤人,或在皮肉,或在筋骨,或在脏腑,或在经络。有相传者,有不相传者,有久而相传者,有久而终不传者。其大端则中于经络者易传;其初不在经络,或病甚而流于经络者,亦易传。经络之病,深入脏腑,则以生克相传。惟皮肉筋骨之病,不归经络者,则不传,所谓躯壳之病也。故识病之人，当直指其病在何脏何腑，何筋何骨，何经何络，或传或不传，传以何经始，以何经终。其言历历可验，则医之明者矣。今人不问何病，廖举一经以借口，以见其颇识《内经》，实与《内经》全然不解也。至治之难易，则在经络易治，在脏腑者难治，且多死；在皮肉筋骨者难治，亦不易死。其大端如此。至于躯壳脏腑之属于某经络，以审其针灸用药之法，则《内经》明言之，深求自得也。

——清·徐灵胎《医学源流论·卷上·经络脏腑·躯壳经络脏腑论》

【提要】 本论主要阐述身体构成与发病、受病部位等的关系。人体分为躯壳和脏腑，经络循行于躯壳，又络属脏腑。皮、肉、筋、骨构成躯壳。疾病在经络的，可深传入脏腑，而皮肉筋骨病一般不影响至脏腑。经络病易治，脏腑病难治，而皮肉筋骨病即便难治，也多不至危及生命。因此，针灸临床要明辨病之所在。

徐灵胎 治病不必分经络脏腑论*

病之分经络脏腑，夫人知之。于是天下遂有因经络脏腑之说，而拘泥附会，又或误认穿凿，并有借此神其说以欺人者。盖治病之法多端，有必求经络脏腑者，有不必求经络脏腑者。盖人之气血，无所不通，而药性之寒热温凉，有毒无毒，其性亦一定不移，入于人身，其功能亦无所不到。岂有其药止入某经之理？即如参芪之类，无所不补；砒鸩之类，无所不毒，并不专于一处也。所以古人有现成通治之方，如紫金锭、至宝丹之类，所治之病甚多，皆有奇效。盖通气者，无气不通；解毒者，无毒不解；消痰者，无痰不消。其中不过略有专宜耳。至张洁古辈，则每药注定云独入某经，皆属附会之谈，不足征也。曰：然则用药竟不必分经络脏腑耶？曰：此不然也。盖人之病各有所现之处，而药之治病必有专长之功。如柴胡治寒热往来，能愈少阳之病；桂枝治畏寒发热，能愈太阳之病；葛根治肢体大热，能愈阳明之病。盖其止寒热，已畏寒，除大热，此乃柴胡、桂枝、葛根专长之事。因其能治何经之病，后人即指为何经之药。孰知其功能，实不仅入少阳、太阳、阳明也。显然者尚如此，余则更无影响矣。故以某药为能治某经之平凡则可，以某药为独治某经则不可。谓某经之病，当用某药则可；谓某药不复入他经则不可。故不知经络而用药，其失也泛，必无捷效。执经络而用药，其失也泥，反能致害。总之变化不一，神而明之，存乎其人也。

——清·徐灵胎《医学源流论·卷上·经络脏腑·治病不必分经络脏腑论》

【提要】 本论提出治病的方法多种多样，有的需要区分经络脏腑，而有些则不必区分经络脏腑。某些药物有擅长治某经之病的特点，但又不能受限于此。指出"不知经络而用药，其失也泛，必无捷效。执经络而用药，其失也泥，反能致害。"用针也是如此。

赵缉庵 辨证认病

针灸难，认病尤难。未习针灸，先习识病。欲认病，先习岐黄仲景等书，而见病能辨寒热虚实。亦未有不辨寒热虚实，而施针灸能收效验者。夫六气之感人也不一，有在三阳者，有在三阴者，又有阴阳兼病者。病在三阳，则针三阳；病在三阴，则针三阴；阴阳兼病，则阴阳兼针。然同一阴阳为病，而有在手在足之分；同一手足为病，而有在经、在络之异；同一手足阴阳经络为病，而又有虚实浅深之别，病情各异，则施治多殊，针有不效者，辨病未确也。辨病不确，则针灸妄用，而补泻且有害，如弈棋然：一子失着，全局皆输。针灸不效，而谓古法不灵者，古人不认其咎也。故精于方剂而不采针灸者，不成为良医。徒学针灸而不读他书者，尤不得为上工。针灸创于岐黄，而望闻问切之理，无不散见于《素问》《灵枢》诸篇中。其他阐《内经》之微旨，详六经之证治者，莫如汉之仲景《伤寒》《金匮》——虽详于汤液，略于针灸，而辨证立方，知药石之所治者，则知针灸之所施。不读是书，不可与言针灸。

——赵寿毛《赵缉庵针灸按摩真传·卷一·五、辨证认病》

【提要】　本论阐述了针灸治病有效的前提，是必须辨证认病要准确。否则，不但很难奏效，甚至还可能有害。辨病首先要辨病之寒热虚实，辨病在三阳还是三阴，辨病在手还是在足，辨病在经还是在络，辨病之浅深虚实。病情不同，治疗各异。辨病之理详载于《素问》《灵枢》《伤寒论》《金匮要略》等古代经典中，当认真研读。针灸与中药治病，虽然治疗方式和手段不同，但在道理上是相通的，均需要因病制宜。

赵缉庵　论针灸编成诗歌多乖圣意

认穴不难，辨病难。学针不难，手法难。同一病也，而寒热不同，虚实不同，在阴在阳不同。在表在里不同。同一针也，而迎随不同，提插不同，先泻后补不同，先补后泻不同。而每针一病，又有标本主客之不同，气血流注之不同，深浅几分之不同，留几呼泻几吸之不同。差之毫厘，谬之千里，非一二语能尽其义。亦非拘于章句者能致其深。故《内经》岐黄研究针理，反复问答，不厌其详。盖以针道深远未可浅尝浮慕也。后世医者，稍得皮毛，则恃为衣钵，传子传孙，断不与人，作诗作歌或作赋，以自衒于世——示人以难解之句，而独擅其长。此针道所以失传也。夫诗歌赋，句短文简，虽曰便于记诵，而行针在手法，愈疾在认病，无认病之识，而徒记针灸之句，即使记诵无讹，终莫效也，况诗歌赋拘于字句，多难了解，欲详其义，非细阅注解不可，非再读他书不可，又非有真传授不可。医理深奥，岂可以声韵气调求哉！

——赵寿毛《赵缉庵针灸按摩真传·卷一·十二、论针灸编成诗歌多乖圣意》

【提要】　本论认为，针灸治病十分复杂，特别是对病症的辨别很难，有阴阳、表里、寒热、虚实的不同，从而治法也相应有各种变化。而针灸歌赋言辞简短，虽便于记诵，但深意难明，需要再读其注解、其他书或得师傅真传，才能准确认知。所以，针灸歌赋有其局限性，而"针道深远，未可浅尝浮慕也"。

赵缉庵　审证用针

疾病之种类众多，千变万化，颇难尽述。简言之，不外内伤外感，虚实寒热。虚者补之，实者泻之，寒者温之，热者凉之，皆为正治法。用药如此，用针亦然。刺外感者，有强性刺激手法，以排出邪气。刺内伤者，用慢性诱导手法，以调和之。实证宜用快手法，虚证宜用缓手法。寒病宜多灸，热病宜多针。《内经》曰：刺诸寒病，如人不欲行；刺诸热病，如以手探汤——寒病留针久，热病留针暂；久者出针缓，暂者出针速也。取穴之多寡，手法之快慢，在用针者通权达变，按证施术，不悖古法，亦不泥古法，运用灵活耳。

——赵寿毛《赵缉庵针灸按摩真传·卷一·十五、审证用针》

【提要】　本论阐述了疾病变化多样，针刺时需审证用针，遵循"虚者补之，实者泻之，寒者温之，热者凉之""寒病宜多灸，热病宜多针"等原则，根据病症，通权达变。这些针刺原则和方法源于中医经典理论，尤其是《内经》的诸多记载，也多是中医学治病总的指导思想和原则。

王可贤　病有内外二因行针亦有二法

病来二路，故曰有二因。病既有二，针亦宜从二治，此定理也。今举二者言之，一由于外感六气，一由于内伤七情。六气者风寒暑湿燥火也，七情者喜怒忧思悲恐惊也。风伤于外，则头晕眼黑，四肢抽搐，自汗恶风。寒伤于表，则头痛发热，恶寒无汗，身痛如绳束。寒伤于里，则腹胀痛，口鼻气冷，四肢厥冷，每过肘膝，口不燥渴，身疼如被杖。暑伤于心，烦躁口渴，多汗脉虚。湿伤于脾，腹胀中满，肌肉肥肿，肉湿如泥，按之有水。燥伤于肺，肌肉枯槁，口干舌焦，二便不通。火伤于心，故水不足，口渴身热，脉必洪数。此所谓外因六气之辨也。喜生于心，多不致病，为气和悦，使气调畅耳，惟喜之异常，亦足致疾。经曰喜笑属心火是也。怒则气盛，足以伤肝，气逆而行，为病百出，其脉必弦，其气必烈。忧伤气滞，其脉必涩。思伤于脾，气血必结，其脉亦结。悲则气散，其脉亦散。恐则脉沉，足以伤肾。惊则入心，其脉动滑。阳盛之疾，宁心为要。此所谓内因七情之辨也。病来既有二，针有二法以御之，不可不讲。如风寒外至，针刺阳经等穴以除之。如伤里者，针刺阴经等穴以除之。至如湿暑燥火之症，随机应变可也。其法散见各法之中，在医者神而用之。若夫七情者，皆为气血痰食所致滞。宜针在腹之任冲各穴，或温或火，慎而行之，庶乎不差耳。此所谓针之二法，以御疾者也。果能以针二法，应乎病之二因，以卫人民之生命，何异持戈御敌，以保国家也耶。

——王可贤《金针百日通》（宁波东方针灸学社铅印本.1934）

【提要】　本论主要阐述病有内伤与外感两大类，针刺治疗也就需要以两类方法对应。因此，针灸临床需要辨察病因，分清病之内外，取治不同经脉，外感病宜针阳经腧穴；内伤病则针阴经腧穴。

邱茂良　针灸治疗必须辨证论治※

针灸是中医治病的一种方法，它必须有中医的理论体系以指导实践，更不能脱离中医辨证论治的方法来进行治疗。因此，临床应用针灸疗法时，首先要通过四诊确定病的性质与所属经络来配方取穴，并根据病的虚实或寒热，进行或补或泻或针或灸的方法。虽然针灸治疗并不像药物治疗那样有七方十剂的详细差别，但是配方取穴的原则，以及先后缓急、标本逆从等治法，仍然是一样的。如果采取一病一方，机械地应用成方来治病，就很难收到预期的效果，因此说针灸治疗必须辨证论治。

——邱茂良《针灸纂要》

【提要】　本论指出，针灸虽有别于药物疗法，但同样也以中医理论为指导。因此强调针灸治疗必须要辨证论治，既要辨病因病位病性，还要辨所属经络，这样才能有针对性地选用经脉和腧穴以及相应的补泻手法或针刺、艾灸疗法。

《经络学说的理论及其运用》　经络学说在辨证上的应用

临床上掌握经络学说，对推求疾病的原因、明确疾病性质、观察疾病部位和变化等，都有十分重要的意义。经络学说在指导针灸临床辨证上，大致可分为以下四个方面：

第一，同一症状发生于不同的部位，可按经络循环路线而辨证。

第二，同一症状发生于同一部位，可从两经不同的病候而辨证。

第三，不同症状同时或先后出现于不同部位，可推求其病理机制而辨证。

第四，局部出现的症状，可从经络之交叉、交会而辨证。

——上海市中医学会《经络学说的理论及其运用》

【提要】　本论强调经络辨证对于针灸临床有重要意义，所论具体辨证方法，主要症状部位与经脉关系角度归纳为四个方面。

陆瘦燕、朱汝功　针灸辨证论治的特点

在辨证阶段，各科基本一样，但在论治方面，由于针灸治病是用针或灸的方法作用于腧穴，通过经络内连脏腑外络肢节的统一关系，从而发挥调经脉、通血气、温阳起陷、补虚泻实的作用，因此，在论治阶段有明显区别。正因为针灸疗法的这种性质，所以在论治时就必须明辨病在何部，属于何脏何经，有了病所和经络联系的概念后才能处方配穴。这种以经络学说为主体的论治方法，是针灸疗法特点。

——陆瘦燕、朱汝功《陆瘦燕朱汝功论针灸辨证论治》

【提要】　本论主要阐述针灸辨证论治的核心特点，在于以经络学说为指导；对于针灸治疗而言，辨明病变的部位及其所属的经脉尤为关键；相应地取穴，才能有针对性，才能发挥经络通调气血、平衡阴阳的作用。

于书庄　临证五明为先

于氏在长期临床实践中体会到，提高针灸临床疗效，医者临证须做到五明：一明病属何病；二明病属何证；三明证属何经；四明治在何经，取用何穴；五明施用何术。

第一，一明病属何病

任何疗法都不是万能的。针灸对某些疾病疗效好，而对另一些疾病疗效差。因此，临床先

明病者所患何病，才能做到心中有数。……现代检查手段日益完备，所以辨病应从现代医学病名，辨证论治当宗祖国医学之法则，取其长补其短，是发展针灸事业的捷径。

第二，二明病属何证，证属何因

针灸是祖国医学的重要组成部分。针灸临床离不开辨证论治理论体系指导。证反映了疾病的本质，反映了影响疾病发生发展的诸多因素的内在联系，辨证是论治的前提。因此，只有明确了病属何证，才能正确地确定治疗原则，如虚补、实泻、热清、寒温等等。辨证必须求因，求因方知证之真伪（寒热、虚实的真假）。

第三，三明证属何经

针灸辨证，更须辨经。这是说针灸临证，除运用八纲、脏腑、气血、病因等辨证方法外，更须要辨清证属何经，然后取穴才有依据。如若不知证属何经，只知胃脘痛取足三里，胸痹取内关，腰痛取委中等等，如此虽似"循经取穴"，实际上多是"对症取穴"，使循经取穴徒然流于形式（只知病位，不知病经之故）。所以，针灸临症要明病属何经。……因此，提出针灸辨证，更须辨经，是"治病必求其本"的一个原则问题。辨经的方法：首先对经络、症候要熟悉，然后才能在临证时有目的地对有关经脉循行部位（皮部）和穴位进行检查。

第四，四明治在何经、取用何穴

前者已明病在何经，何以又明治在何经，取用何穴？这是因为中医治病，强调圆机活法，如治心（心痛）不治肾，非其治也；治痰不治脾，非其治也；治痰先行气；治风先治血，血行风自灭；以及扶正祛邪，阴废治阳，阳废治阴，脏实泄腑（如肝郁泻胆等）等等。……有的学者认为：反应点，即是疾病的治疗点。还有认为治疗点（穴位）不全是反应点。于氏认为后者对选经取穴，比前者理解得更为深刻。……如此选经取穴，则是以临床症候为线索，以经络异常为依据，结合中医理论及俞穴的功能特性综合分析，判定治在何经，取用何穴的，而不局限于疾病的反应点。

第五，五明施用何术

术，一则指治疗方法（包括针刺法、艾灸法、火针法、放血法等），二则是指针刺手法等。施用何术是依据病情的虚实寒热，结合各种治疗方法和针刺手法的不同作用选择的。针刺法，系指毫针针刺法，针刺法有着补虚、泻实、清热、温寒、升清降浊、行血祛瘀等作用，故针刺法在针灸临证上应用最广，成为针灸治病的主体。针刺法的泻热降火，祛瘀活血的作用亚于放血法。所以临症治疗火热、经络瘀阻的轻证，可以单独使用针刺法。若火热、毒热、暑热、热极生风、热深厥深，以及积滞化热，五志化火，气火上逆的实火证，则宜放血与针刺并用，以增强泻火、祛瘀的作用，故放血法则成为针刺法的佐翼。虚火证只宜针刺，放血是不相宜的。针刺法的助阳温寒作用次于艾灸法和火针法。因此，治疗虚证、寒证的轻者，可单独使用针刺法。对于沉寒痼冷、寒凝血瘀、阳虚火衰、亡阳等证，则宜灸法与针法并用。火针亦属温法，但与艾灸是有区别的。火针主要用于治疗寒痹（经筋病）而灸法不仅用于治疗寒痹，同时还用于治疗内脏虚寒证。在临床上若欲回阳固脱，只用灸法而不用火针，则是有力的佐证。灸法有温补、温通、温散的作用，成为针刺法的佐翼。针刺、艾灸、放血三法并用者亦有之。

——邓良月、陈佑邦《当代中国针灸临证精要》

【提要】　本论主要阐述针灸临证须要做到"五明"：一明病属何病；二明病属何证；三明证属何经；四明治在何经，取用何穴；五明施用何术，才能保证疗效。这五方面，实际上包括了针灸临床中的诊断、辨证、选穴、施治等重要环节。

邱茂良　辨证与辨病进一步结合※

辨证论治是中医各科临床治疗的特点，但以往不被针灸临床所重视。因此，对内脏病的治疗方法较简单，或仅用单方式的治法，从而影响疗效。近几年来已逐步被注意，治疗效果有所提高，但运用还不普遍不深入，因此必须多加研究。关于辨病，如内脏病的肺痈、肠痈等，古代就能辨别已成脓、未成脓，列出不同治法，当然由于历史条件的限制，不如现代医学精细明确。因此，如何学习现代医学的诊断检查和解剖、生理病理等知识，探索新的治法，是十分必要的。例如脑血管病用头针疗法以及选用经络中入络于脑的经穴，疗效明显提高。尿路结石选用与结石部位相应的经穴以及某些内脏疾病选用背部相应神经节段的经穴，均能明显地提高疗效。随着中西医学知识不断相互交流，相互渗透，辨证与辨病当能广泛地应用，为临床治疗闯出新路子。

——邱茂良《中国针灸治疗学》

【提要】　本论认为，对于针灸临床治疗，一方面要继续加强传统的中医辨证论治的运用，另一方面也要注意对辨病的研究，尤其应当充分吸收、借鉴、运用现代医学理论知识或技术，更深入、准确地把握疾病，探索新治法，才能提高疗效。针灸临床既要辨证，也要辨病，两者应当有机结合，合理运用。

邱茂良　针灸辨证论治的基本要求※

辨证是论治的前提和依据，因此首先要做好辨证，在辨证明确的基础上确定治法，并结合针灸特点，做到理、法、方、穴的完整性。其基本要求为：

第一，收集临床资料

应用中医四诊，结合必要的现代理化检查方法，对病人进行正确而全面的诊查，收集临床全部资料，进行分析、归纳、以判断病情，作为辨证的依据。

第二，辨别病性

疾病虽然千姿百态，变化多端，但总的来说，在疾病的过程中，离不开邪正之间的斗争，阴阳的偏盛或偏虚，而出现寒、热、虚、实等基本病证，即称为病性。根据不同病性，确定温、清、补、泻等不同治法。

第三，明确病位

即确定疾病所在部位。部位的含义较广，例如在表、在里、在气分、在血分、在经络、在脏腑等等都属定位范畴。定位不明确，则治疗的主攻方向不明，将成为无的放矢。其中尤其是脏腑疾病症情复杂，变化又多，虽然病在某一脏腑临床上均各有其特征，但在症情复杂的情况下，有时很难鉴别，必须详细分析，方不致误。

第四，明部定经

即明确疾病部位的所属经络。因为针灸治疗，是按循经取穴的方法进行的，故必须在明确病位的基础上，确定所属经络，然后按经取穴。在病情复杂时，常会涉及许多经络，这就需要医者掌握标本缓急，分别进行治疗。

第五，循经取穴

在做好明部定经确定所治经络以后，根据所取经络，选择针对病情的穴位。一般可根据穴位的主治作用而确定，以少而精为原则。为了达到补虚、泻实、清热、温寒等功效，还须按照手法操作要求，选择合适的操作方法才能提高疗效。

第六，辨证与辨病相结合

中医辨证论治，着重在对证候的分析，而通过辨证分析，也可以辨明病理的变化，达到辨病的目的。例如《金匮要略》中便有肺痈肠痈等已未化脓的辨别都是通过证来确诊的，这是辨证又辨病的范例。而现代医学许多对病理变化的检查诊断，亦有助于中医，特别是针灸临床上的参考，从而提高疗效。

第七，预测病势

即根据疾病的趋势，预测未来的病情变化，包括发展方向、程度、范围等，以及对病情的深浅进退轻重缓急顺逆等等作出判断。一般是从邪正斗争的消长变化和病程的长短以及病人的体质年龄、性别等多方面综合分析，以预测其预后，做到有预见性，这也是临床治疗不可忽视的一个环节。

——邱茂良《中国针灸治疗学》

【提要】　本论主要阐述针灸辨证论治的基本要求。论中指出，辨证论治是针灸治疗的重要环节，作者从临床的具体实施过程总结，认为其涵盖以下内容：全面收集疾病相关临床资料，综合分析；辨析疾病的性质与部位，明确治法；明确疾病部位所属经络，据此循经选穴；注重辨证与辨病的结合；及时判断疾病发展趋势。针灸辨证论治，当体现理、法、方、穴的完整性。

刘冠军　八纲辨证在针灸临床上的应用※

八纲是中医学辨证的方法之一，是历代医者从实践中总结的理论，用以指导临床实践。本文就八纲在针灸临床上的应用，简述如下：

第一，证分阴阳，统领六要

阴阳是由太极分出来的，它是表里寒热虚实六要的总纲，代表事物的两种不同属性，所以《素问·阴阳应象大论》中说："善诊者察色按脉，先别阴阳。"一切疾病的属性，都可用阴阳分成两大类，例如，表为阳，里为阴，热为阳，寒为阴。在症状上，凡属里，属虚，属寒，以及无热恶寒多汗，或腹冷面白，小便清长，大便溏泻，完谷不化等，都属阴证的范畴。凡属阴证，多取任督脉经穴以温阳散寒，在施术上，宜多灸少针，还要久留、慢出针。若阳虚，症见怯寒怕冷，面色㿠白，宜重灸少针；阴虚，症见潮热盗汗，咽干喉痛，宜多针不灸。

第二，病有表里，刺分浅深

表里是用来辨别病位浅深的两个纲领，是用来概括、表示病邪侵犯人体的部位与病情浅深的一种辨证方法。正如张景岳所说的"凡邪气之客于形也，先舍于皮毛。""里症者，病在内在脏也"。说明六淫之邪，侵袭机体，先伤皮毛，出现头痛，发热，恶寒，无汗，鼻塞，肢疲，以及苔薄，脉浮者为表证。凡属表证，以汗而发之，针灸多取督脉之大椎、身柱，膀胱之风门、肺俞，肺经之少商，大肠经之合谷、曲池等经穴疗之，因这些经穴多属阳主表，具有卫外驱邪之力，宣肺解表之能。

……

在施术上，宜浅刺急出，不留针，以达发汗解表，调和营卫，使病邪从外而解。

......

若病邪内传，出现高热，神昏，烦躁口渴，小便赤，大便秘，苔黄，脉数者为里证。凡属里热者，以热者清之，可取督脉大椎，十二经井穴以泻阳经之热而开窍，配手阳明曲池、合谷，足阳明天枢、足三里以通腑泻热。

......

在施术上，宜深刺，用泻法以达通腑泻热之目的。

......

以上是表里分证的一般规律，若系表寒和里寒之证，宜用灸法，表热和里热之证，宜针不灸。

第三，病有寒热，刺分留疾

寒与热是辨别疾病性质的两个纲领，是用来概括机体阴阳偏盛偏衰的两组证候。正如《素问·阴阳应象大论》中所说"阳胜则热，阴胜则寒"。而张景岳更明确地指出"寒热者，阴阳之化也。"辨别寒与热的方法，可从口渴、二便、脉搏、四肢等方面来认识。如症见四肢厥冷，恶寒不渴，腹痛便溏，蜷卧喜静，舌淡苔白而滑润，脉迟而沉者，属寒证范畴。凡属寒证，以寒者热之，可采取任脉（气海、关元、神阙）、督脉（命门、阳关）、肾经、脾经俞穴，给以温针久留，以达温里散寒，回阳助气之目的。具体运用如下：

温中散寒用于胃中寒湿，可取中脘、建里，久留、温灸。培补命火用于虚寒腰痛，可取命门、阳关，久留、温灸。温通经络用于痿痹证，可取局部经穴，久留、温针补法。

若症见高热烦渴，舌绛而苔黄厚，脉数有力，大便燥结，小便短赤者属热证之范畴。凡属热证，治以热者清之，多取督脉大椎、身柱，大肠合谷、曲池，胃经三里疗之，给重刺疾出，以达泻除阳经邪热之目的。具体运用还分：

清热开窍用于高热神昏，可取人中、百会等。清热养阴用于阴虚内热，可取太溪、阴郄等穴。清热解毒用于高热内蕴，可取少商、合谷等穴。

第四，病有虚实，刺分补泻

虚与实是辨别人体的正气强弱和病邪盛衰的两个纲领。治疗应根据"虚则补之，实则泻之"的原则来分别宜针宜灸。凡患者体质病情表现有余、结实、强盛者称为实证；凡体质病情表现不足、衰退、松弛者称为虚证。如久病消瘦，四肢乏力，食纳不佳，气虚心悸，怔忡自汗等为虚证，可取任脉（气海、关元），脾、肾经穴，督脉（命门、阳关），给予轻刺补法或重灸少针，以达补虚、振奋阳气之目的。

若暴病体壮，狂妄谵语，疼痛拘急，胸腹脘胀，便闭等为实证，可取督脉（大椎、身柱、人中）、胃经（足三里、丰隆）、三焦经（支沟、外关）、大肠经（曲池、合谷），给予重刺泻法，以达泻实之目的。

——刘冠军《医学存真录》

【提要】 本论指出，八纲辨证是中医学重要的辨证方法之一，对于针灸临床也有运用价值。具体而言，"阴阳"是统领其他六纲的总纲；"表里"用来辨病位深浅，据此针刺亦有深浅；"寒热"用来辨病性，据此针刺有快出针与久留针之别；"虚实"用来辨正邪强弱，据此针刺有虚补、实泻之别。

靳　瑞　针灸分经辨证论治※

为什么针灸要分经辨证论治呢？中医的辨证论治，是以八纲（阴阳、表里、寒热、虚实）为主的，而针灸除了八纲之外，还应该分经辨证论治。因为经脉内属于脏腑，外络于肢节，针灸主要是作用在肢体的穴位上，穴位通过经络同脏腑密切联系，以调节脏腑气血功能，达到治疗疾病的目的。所以，必须要知道，到底是哪条经脉发生病变，因此要"分经辨证"。……在分经的基础上再辨证。……针灸分经辨证论治是针灸在治疗方法方面有别于中医其他学科的另一大特色。

——袁青《靳瑞针灸传真》

【提要】　本论主要阐发"针灸除了八纲之外，还应该分经辨证论治"，在分经的基础再以八纲辨证，这是因为针灸主要是施治于腧穴经络上。

盛燮荪　辨证用针※※

《内经》26 种刺法归结于辨证用针。

以上《内经》的九刺、十二刺、五刺，如从临床角度来看，大多是属于辨证用针大法。

第一，依据不同组织的病变选用不同刺法

如刺大经的经刺，刺血络的络刺，刺肌肉的分刺，刺肌腱（筋）的关刺，刺皮肤的毛刺。又如上病下取的远道刺，左取右、右取左的巨刺、缪刺。

第二，辨病证刺法

如治心痹用偶刺，治筋痹用恢刺，治骨痹用短刺，治寒厥用阴刺，治痈肿用赞刺等。

第三，辨五脏刺法

如半刺应肺，豹文刺应心，关刺应肝，合谷刺应脾，输刺应肾。

总之，应用辨证论治原则来指导针灸临床，简而言之即是"辨证用针"，也是针灸学中十分重要的基本内容之一。

……

针法在《内经》基础上发展至今，内容已十分广泛，名目繁多，但如何进行分类，至今尚无规范可循。如从《内经》九针刺法和补泻法等内容加以类分，基本上可以分为三类，即辨证用针类、取血刺法类和调气针法类。从用针刺来调整人体阴阳气血来说，《内经》刺法是以调气和调血为两大纲要。

——盛燮荪　陈峰《盛氏针灸临床经验集（第一辑）》

【提要】　本论指出，《内经》的 26 种刺法大多属于辨证用针。其辨证内容可分三类：①辨不同病变组织（如皮、肉、筋、脉等）；②辨不同病证（如心痹、痈肿等）；③辨五脏。辨证不同，刺法亦有异，刺法可归为三类：辨证用针类、取血刺法类和调气针法类。针灸临证须要依据病情，辨证用针。

盛燮荪　皮脉肉筋骨五体针法※

皮脉肉筋骨五体针法，是《内经》中最为系统的针刺学说。其内涵是阐述了九针在机体施行治疗时应刺在什么部位，从何取血与取气的问题。

在《内经》中，对人体的生理结构、病理变化、病邪传变、经脉循行、营卫气血运行以及治疗原则，都已有较深刻的认识和系统的总结，并指导着当时规范化针具九针的应用，"一针皮、二针肉、三针脉、四针筋、五针骨、六针调阴阳、七针益精、八针风、九针通九窍"。九针各不同形，各有其所用，体现了辨证用针的治疗原则。同时，在其总结的 26 种刺法中，更明确地说明了不同刺法的刺达部位与治疗目的。但是，随着刺灸法从早期的刺灸脉或某一部位为主，逐步发展到刺灸腧穴、经脉循行和营卫气血理论的形成，脏腑与经络相关理论的确立，以毫针调气为主的针刺方法逐渐占主导地位，从而使五体针法日益淡化，特别在金元以后，毫针针刺手法的发展较多地倾向于以获得针下气感为主，对于针入腧穴以后刺什么，刺入腧穴内的不同组织后的气感和效应如何，比较忽视。根据师承经验，在临床上如能辨证施用，五体针法的疗效较一般针法为佳。

——盛燮荪　陈峰《盛氏针灸临床经验集（第一辑）》

【提要】　本论主要阐述"五体针法"，指《内经》中所刺部位分别为皮、脉、肉、筋、骨的针法。"五体针法"是根据具体病情，决定针刺不同的部位，采用不同的刺法或针具，体现的也是辨证论治的内涵。论中指出，随着营卫气血理论与经络理论的紧密结合，后世针刺更关注的是针下气感，对于针刺部位的不同层次组织的辨析逐渐淡化，临床应加以重视。

张　仁　辨证辨病灵活结合[※*]

针灸学是祖国医学的重要分支，辨证是其诊疗的基础；同时，针灸学又是受现代医学渗透很强的一门学科，辨病亦是其有效防治的前提，辨证与辨病的相辅相成密切配合，对认清病情、提高疗效有重要的临床意义。从我的经验看，两者不可或缺。

以针灸治疗急症而言，发病之初，病势凶猛，常牵涉全身，为争取时机，进行及时有效的治疗，必须迅速把握疾病的整体特征及抓住关键性证候，此时最宜四诊合参，综合分析，细审病机，辨明证型，权衡缓急，分型治疗。病情稍缓，主症略减，在条件和病人情况许可下，特别是辨证不太满意者，应即行现代医学各项检查，尽快确定病种，迅速确诊，调整治法，使之针对性更强。治疗过程中，因急症瞬息多变，又须依据其在不同阶段的不同证候表现，灵活地进行辨证，治疗方能有效。

针灸治疗现代难病，辨证与辨病结合起来更为重要。从诊断上说，现代难病多病因复杂难明，可依据中医逆向思维的特点，从疾病所呈现的证候，去探求发病原因及病变机制。这种从机体的反应状态中来认识疾病的方法，正是中医辨证目的之一：审证求因。它对难病的诊治有着不可忽视的作用。当然一般情况下，如能最大限度结合西医学的辨病之法，尽力弄清确切的病原（体）、病位及病理改变，更有助于针灸治疗。其次，现代难病，证候复杂，多涉及整个机体，且病程长而变化多端，具有明显的个体医学的特征，用辨证与辨病相结合进行施治时，更可以具体问题具体解决。既能作整体的宏观把握，又能作局部的细致分析；既能在不同的病程阶段作动态处理，又能抓住病变的本质，进行有效治疗。

总之，我认为辨证辨病，既各有特点，又紧密配合，不可分割。一般来说，辨证有助于迅速地从整体上认清疾病主要特征，在阶段上掌握其变化规律；辨病则可从本质上深入了解病症，把握其内在矛盾运动。辨证与辨病，如能灵活运用有机结合，就能从外到内，自始至终获得对病症的正确诊断和有效治疗。

——张仁《针灸的探索·经验·思考》

【提要】　本论指出，对于针灸临床疾病的诊断与治疗，应当将中医的辨证与现代医学的辨病有机结合，灵活运用。辨证的特点，在于认识疾病的特征，在阶段上掌握其病变规律；辨病的特点，在于从本质上认识疾病的病因、病位、病理改变等，两者各有所长。两者的运用，需根据具体病情而定。病势较急时，可以辨证为主，紧急采取治疗；病势较缓时，可着重辨病，采取针对病因的治疗；疑难病的治疗，则需要辨病与辨证结合运用。

武连仲　针灸临床决不能脱离辨证论治※

众所周知，辨证论治是中医学术思想的核心，为中医学的一大特色，辨证论治更是中医诊断和治疗的原则方法。中医学以人体的生理病理类比客观世界的自然规律，运用阴阳、五行、脏腑、经络、气血等基本理论，进行分析、归纳、逻辑推理，分出证型，完成诊断，然后采用相应的法则和方穴治疗，这就是临床中的辨证论治过程。其中强调因人、因证、因时、因地制宜，既考虑到疾病的规律性，又照顾到人体的特异性。

针灸学是中医学的内容之一，是中医学不可分割的重要部分，整体理论是共同的，只是治疗方法各异。中医治病分内治、外治两大部分，针灸属于外治法之一，针灸的诊断、治疗当然要辨证论治。方脉医生运用八纲、脏腑辨证，要做到理、法、方、药一致，针灸医生运用八纲、脏腑、经络辨证，要做到理、法、方、穴、术一致，不进行辨证怎么能诊断？没有诊断怎么治病呢？所以，没有辨证论治就不是中医学，没有辨证论治也就不是传统针灸学！

——武连仲《针灸新悟——针刺治神之理法方穴术》

【提要】　本论主要阐述辨证论治是中医学术的核心思想，针灸属于外治法而有其独特性，但依然还是中医学的组成部分，"整体理论是共同的"。因此，辨证论治对于针灸学依然适用，且必不可少。

王居易　辨经※

辨经是将异常经脉与主症及其症候结构相对接，以确定病变经脉的过程。临床在完成望闻问切四诊诊察与经络诊察以后，医者对患者的疾病已经获得了两方面的信息：一方面是通过四诊合参，将患者的主症与相关症状构成具有内在联系的症候结构；另一方面是通过经络诊察发现的异常经脉。在经络诊察中可能会发现很多经脉存在异常反应，但并不等于所有异常经脉都与主症有关。这就需要进一步来辨别。辨经就是根据经络的循行部位及功能（包括所联系脏腑的功能），对以上两方面的信息进行分析判断，以确定哪些异常经脉与主症有直接联系，辨别确认出病变经络。

——王居易《经络医学概论》

【提要】　本论所称"辨经"，即为经脉辨证。即将临床四诊所收集的各种症状确定主症和其他兼症（即形成具有内在病机联系的症候结构），结合经络诊察所见异常，依据经络循行路径、功能、病候等，判定临床症候属于哪条或哪几条经脉，最终的判定过程可能需要反复细致地辨别，才能辨清。

张　仁　异病同治，同中有异※

第一，异病同治

这里所说的异病同治，我认为应用于针灸临床，至少有异病同穴、异病同方、异病同法这几种情况。

异病同穴：所谓异病同穴，是指不同的病症，常可用同一主穴。临床体会，异病同穴除了用于一般针灸书籍所载的属同主治范围而不同的病症外，还可用于以下两种情况：一为属于相同或相近部位上的不同病症，……二为处于同一经脉或相邻经脉的不同病症。

异病同方：所谓异病同方，指不同的病症应用同一基本方。我临床体会，多用于病位及病机均较一致者。

异病同法：异病同法，这里系指不同的病症同一种独特的针法或刺法。我临床体会较深的有以下二法：一是透穴法：本法我常用于同一病位的不同病症。……透穴刺法具有协调阴阳、疏通经络，可直接沟通表里阴阳经气，加强经络与经络、腧穴与腧穴、经穴与脏腑之间的联系，能促使阴阳经气通接。而且透刺法具有"接气通经"之功，使经气流通、上下相接，从而提高针刺疗效。临床实践也证明，透刺法取穴少而精，既免伤卫气，又增强针感，可加强其治疗作用，达到"集中优势兵力"克敌制胜的目的。二是刺络拔罐法：本法我则一般用于病机相同的不同病症。如子宫内膜异位症、难治性面神经麻痹、偏头痛，其受病的部位迥然不同，临床症状、体征亦截然异样，但在其发展的某个阶段，都可因气血瘀滞造成，故治疗均能采用刺络拔罐方法，以活血化瘀、疏经通络、软坚散结，达到治愈这些难治病的目的。

第二，同中有变

异病同治法实际上是建立在辨证论治的基础上的，其中证是决定治疗的关键因素，也就是证同治亦同的意思。异病虽可以同证，但由于所处病种不同，其证候的临床表现并非完全相同，即构成同一证型的诸要素如主症、次症、兼症及舌脉等，在不同的病种，其主次地位是不一致的。异病同证之同，是在异病的基础上，不同疾病发展过程中至某一阶段所具有的共同的临床表现或具有的共同病理过程，但其本质仍是有所差异的。虽然其证同治亦同，但结合具体疾病，其理法方穴仍应同中有变。

——张仁《针灸秘验——50 年针灸临证实录》

【提要】　"异病同治"是辨证论治的重要体现之一，同治的基础在于病虽异而证同。本论指出，对于针灸临床而言，"同治"之"同"包含三个层面的内容：穴同、方同、法同。至于"同中有变"，是指证虽同，但疾病本身还是不同的，其他一些次症、兼症等是不同的，相应地，其理、法、方、穴，也就不可能完全一致，须有针对性地变化。

3

针 灸 治 则

3.1 总 论

《灵枢》 据脉针灸※*

少气者，脉口、人迎俱少，而不称尺寸也。如是者，则阴阳俱不足，补阳则阴竭，泻阴则阳脱。如是者，可将以甘药，不可饮以至剂。如此者弗灸，不已者，因而泻之，则五脏气坏矣。

——《灵枢·终始》

【提要】 本论主要阐述据人迎寸口脉象对比，而采取补泻表里经针刺法或汤药、灸法等。

《灵枢》 刺病大则※*

刺诸痛者，其脉皆实。故曰：从腰以上者，手太阴阳明皆主之；从腰以下者，足太阴阳明皆主之。病在上者下取之，病在下者高取之，病在头者取之足，病在足者取之腘。病生于头者头重，生于手者臂重，生于足者足重。治病者，先刺其病所从生者也。春气在毛，夏气在皮肤，秋气在分肉，冬气在筋骨，刺此病者各以其时为齐。故刺肥人者，以秋冬之齐；刺瘦人者，以春夏之齐。病痛者阴也，痛而以手按之不得者阴也，深刺之。病在上者阳也，病在下者阴也。痒者阳也，浅刺之。病先起于阴者，先治其阴而后治其阳；病先起于阳者，先治其阳而后治其阴。刺热厥者，留针反为寒；刺寒厥者，留针反为热。刺热厥者，二阴一阳；刺寒厥者，二阳一阴。所谓二阴者，二刺阴也；一阳者，一刺阳也。久病者，邪气入深。刺此病者，深内而久留之，间日而复刺之，必先调其左右，去其血脉，刺道毕矣。

——《灵枢·终始》

【提要】 本论主要阐述针刺治病有分部之法、远取之法、先取之法、因时因人之法、新久之法、随证不同治法等。

《灵枢》 五逆慎刺※*

黄帝曰：多害者其不可全乎？岐伯曰：其在逆顺焉。黄帝曰：愿闻逆顺。岐伯曰：以为伤者，其白眼青黑，眼小，是一逆也；内药而呕者，是二逆也；腹痛、渴甚，是三逆也；肩项中不便，是四逆也；音嘶色脱，是五逆也。除此五者为顺矣。

黄帝曰：诸病皆有逆顺，可得闻乎？岐伯曰：腹胀，身热，脉大，是一逆也；腹鸣而满，四肢清，泄，其脉大，是二逆也；衄而不止，脉大，是三逆也；咳且溲血脱形，其脉小劲，是四逆也；咳，脱形身热，脉小以疾，是谓五逆也。如是者，不过十五日而死矣。其腹大胀，四末清，脱形，泄甚，是一逆也；腹胀便血，其脉大，时绝，是二逆也；咳，溲血，形肉脱，脉搏，是三逆也；呕血，胸满引背，脉小而疾，是四逆也；咳呕腹胀，且飧泄，其脉绝，是五逆也。如是者，不及一时而死矣。工不察此者而刺之，是谓逆治。

——《灵枢·玉版》

【提要】 本论主要阐述临床要重视辨察五逆病症，对这些病症不宜以针刺治疗。

《素问》 凡治病必先去其血※*

今知手足阴阳所苦，凡治病必先去其血，乃去其所苦，伺之所欲，然后泻有余，补不足。

——《素问·血气形志》

【提要】 本论提出，针刺"治病必先去其血"，即对有血络瘀阻者，要先刺络放血，然后再根据病证情况行补泻刺法。

杨上善 治其所宜※*

病之始起也，可刺而已；（以其善诊，病之始生，即以小针消息去之，不用毒药者，此则其微易散者也。）其盛，可待而衰也。（病盛不可疗者，如堂堂之阵，不可即击，待其衰时然后疗者，易得去之，如疟病等也。）故曰：因其轻而扬之，（谓风痹等，因其轻动，道引微针，扬而散之。）因其重而减之，（谓湿痹等，因其沉重，燔针按熨，渐减损也。）因其衰而彰之。（谓癫狂等，取其衰时，彰泻去之也。）形不足者，温之以气；（谓寒瘦少气之徒，补其阳气也。）精不足者，补之以味。（五脏精液少者，以药以食五种滋味而补养之。）其高者，因而越之；（风热实于头胸，因泻越之。）其下者，引而竭之；（寒湿实于腰足，引泻竭之。）中满者，泻之于内；（气胀肠胃之中，可以泻之。）其有邪者，以为汗；其在皮者，汗而发之；（邪，肠胃寒热病气也。或入脏腑，或在皮毛，皆用针药，以调汗而出之也。）其悍者，按而投之；（禁其气急不散，以手按取，然后投针也。）其实者，散而泻之。（诸有实者，皆散泻之。）审其阴阳，以别柔刚，阳病治阴，阴病治阳，（夫物柔弱者，阳之徒也；刚强者，阴之徒也。阴经受邪，流入阳经为病，是为阴经为本，阳经为标。疗其本者，疗于阴经，即阳病疗阴也。阳经受邪，准阴疗阳也，即阴病疗阳也。人阴阳二经，阴经若实，阳经必虚，阳经若实，阴经定虚，故阳虚病者宜泻阴，阴实病者宜补阳也。）定其血气，各守其乡，血实宜决之，气虚宜掣引之。（须定所病在气在血，各守血气病之别乡，泻乃用针刺去实血，补乃用针引气，引皮补已，纵皮闭门，使气不泄。）

——唐·杨上善《黄帝内经太素·卷三（卷首缺）·阴阳》

【提要】 本论主要阐述病初起时，针刺可治；病盛时，应待病势稍缓而治之。论中指出，五脏之精少，以药补之；风寒湿诸邪侵犯时，需因势利导除之；阴阳偏盛偏衰时，实者泻之，虚者补之；病需分辨在气在血，实则泻血，虚则补气。

杨上善 针道与人道[※*]

岐伯曰：明乎哉问也，非独针焉，夫治国亦然。（毫细浑一人道，用之针液，可以遐年，以之保国，可以延祚，非大圣之明，孰能问此？）黄帝曰：余闻针道，非国事也。（针道去病存己，国事即先人后己，存身与利人两异，恐针道非理国之要。）岐伯曰：夫治国者，夫唯道焉，非道，何可小大深浅杂合而为一乎哉？（理国，安人也。针道，存身也。安人之与存身，非道不成，故通两者浑然为一也。两者通道，故身国俱理耳。夫积小成大，故小大不可异也；益浅为深，故深浅不可殊也。针道者，即小与浅也；理国者，即大与深也。所以通为一，即针道理国得其妙也。）黄帝曰：愿卒闻之。岐伯曰：日与月焉，水与镜焉，鼓与响焉。（以下设日月水镜鼓响六譬，欲穷存身安人微妙之道。）夫日月之明，不失其彰，水镜之察，不失其形，鼓响之应，不后其声，治则动摇应和，尽得其情。（针药有道，故浑一而用巧；理国有道，故政同而理能。是以针药正身，即为内也；用之安人，即为外也。内，譬日月水镜鼓响者也；外，譬光影形象音声者也。针法存身和性，即道德者也；摄物安人，即仁义者也。故理身理国，动摇应和，尽和群生之情，斯乃至真之道也。不后者，同时者也。）

——唐·杨上善《黄帝内经太素·卷十九·知要道》

【提要】 本论将针刺治病的道理比作治国理政，论述两者相通之处。指出理国在于"安人"，针道在于"存身"，两者都要遵循道法，治国与治病道理上是一致的。

孙思邈 孔穴针灸总论[※*]

今所述针灸孔穴，一依甄公《明堂图》为定，学者可细详之。且夫当今医者，各承一业，未能综练众方，所以救疾多不全济，何哉？或有偏功针刺，或有偏解灸方，或有惟行药饵，或有专于禁咒，故以网罗诸疾，有愈于是，慨其如此，聊以养疾之暇，撰录《灸经》以贻后嗣。其于条例具之。医者意也，善于用意即为良医。良医之道，必先诊脉处方，次即针灸。内外相扶，病必当愈。何则？汤药攻其内，针灸攻其外。不能如此，虽时愈疾，兹为偶瘥，非医瘥也。又以孔穴难谙，非图莫可，虽复经本具述，自非硕学之士，造次未可卒知，所以先述取穴方法云尔。

——唐·孙思邈《千金翼方·卷二十六·取孔穴法第一》

【提要】 本论提出，欲为"良医"，应该掌握方药和针灸两种疗法，能综合运用，方为全面。

张介宾 为治之道顺而已※*

（灵枢师传篇）黄帝曰：余闻先师，有所心藏，弗著于方。余愿闻而藏之，则而行之，上以治民，下以治身，使百姓无病，上下和亲，德泽下流，子孙无忧，传于后世，无有终时，可得闻乎？岐伯曰：远乎哉问也。夫治民与自治，治彼与治此，治小与治大，治国与治家，未有逆而能治之也，夫惟顺而已矣。顺者，非独阴阳脉论气之逆顺也，百姓人民皆欲顺其志也。（顺之为用，最是医家肯綮，言不顺则道不行，志不顺则功不成，其有必不可顺者，亦未有不因顺以相成也。呜呼！能卷舒于顺不顺之间者，非通变之士，有未足以与道也。）黄帝曰：顺之奈何？岐伯曰：入国问俗，入家问讳，上堂问礼，临病人问所便。（礼云入国问禁，而此云问俗者，以五方风气有殊，崇尚有异，圣人必因其所宜而为之治，故不曰禁而曰俗也。讳者，忌也。人情有好恶之偏，词色有嫌疑之避，犯之者取憎，取憎则不相合，故入家当问讳。礼者，仪文也。交接有体，进止有度，失之者取轻，取轻则道不重，故上堂当问礼。便者，相宜也。有居处之宜否，有动静之宜否，有阴阳之宜否，有寒热之宜否，有情性之宜否，有气味之宜否，临病人而失其宜，施治必相左矣，故必问病人之所便，是皆取顺之道也。）

黄帝曰：便病人奈何？岐伯曰：夫中热消瘅则便寒，寒中之属则便热。（此下皆言治病之所便也。中热者，中有热也。消瘅者，内热为瘅，善饥渴而日消瘦也。凡热在中则治便于寒，寒在中则治便于热，是皆所以顺病情也。瘅音丹，又上、去二声。）胃中热则消谷，令人悬心善饥。（消谷者，谷食易消也。悬心者，胃火上炎，心血被烁而悬悬不宁也。胃热消谷，故令人善饥。）脐以上皮热，肠中热则出黄如糜。（脐以上者，胃与小肠之分也。故脐以上皮热者，肠中亦热也。出黄如糜者，以胃中湿热之气，传于小肠所致也。糜，腐烂也。上二节皆热证便寒之类。）脐以下皮寒，胃中寒则腹胀，肠中寒则肠鸣飧泄。（脐以下皮寒者，以肠胃中寒也。胃中寒，则不能运化而为腹胀。肠中寒，则阴气留滞，不能泌别清浊而为肠鸣飧泄。是皆寒证便热之类。飧音孙。水谷不化曰飧泄。）胃中寒肠中热则胀而且泄。（上文言肠中寒者泄，而此言肠中热者泄，所以有热泄寒泄之不同，而热泄谓之肠垢，寒泄谓之鹜溏也。）胃中热肠中寒则疾饥，小腹痛胀。（胃中热则善消谷，故疾饥。肠中寒则阴气聚结不行，故小腹切痛而胀。上二节皆当因其寒热而随所宜以调之者也。）黄帝曰：胃欲寒饮，肠欲热饮，两者相逆，便之奈何？且夫王公大人血食之君，骄恣从欲，轻人而无能禁之，禁之则逆其志，顺之则加其病，便之奈何？治之何先？（胃中热者欲寒饮，肠中寒者欲热饮，缓急之治当有先后，而喜恶之欲难于两从，且以贵人多任性，此顺之所以难，而治之当有法也。从，纵同。）岐伯曰：人之情，莫不恶死而乐生，告之以其败，语之以其善，导之以其所便，开之以其所苦，虽有无道之人，恶有不听者乎？（恶死乐生，人所同也，故以死生之情动之，则好恶之性，未有不可移者，是即前注所谓处顺不顺之间而因顺相成之意。前恶字去声，后恶字平声。）

黄帝曰：治之奈何？岐伯曰：春夏先治其标，后治其本；秋冬先治其本，后治其标。（此言治有一定之法，有难以顺其私欲而可为假借者，故特举标本之治以言其概耳。如春夏之气达于外，则病亦在外，外者内之标，故先治其标，后治其本。秋冬之气敛于内，则病亦在内，内者外之本，故先治其本，后治其标。一曰：春夏发生，宜先养气以治标。秋冬收藏，宜先固精以治本。亦通。）

黄帝曰：便其相逆者奈何？（便其相逆者，谓于不可顺之中，而复有不得不委曲以便其情者也。）岐伯曰：便此者，饮食衣服，亦欲适寒温，寒无凄怆，暑无出汗。食饮者，热无灼灼，寒无沧沧。寒温中适，故气将持，乃不致邪僻也。（适，当也。此言必不得已而欲便病人之情者，于便之之中，而但欲得其当也。即如饮食衣服之类，法不宜寒而彼欲寒，但可令其微寒，而勿使至于凄怆。法不宜热而彼欲热者，但可令其微热，而勿使至于汗出。又如饮食之欲热者，亦不宜灼灼之过，欲寒者亦不沧沧之甚。寒热适其中和，则元气得以执持，邪僻无由而致，是即用顺之道也。否则治民与自治，治彼与治此，治小与治大，治国与治家，未有逆而能治之也，故曰夫惟顺而已矣。怆音创。凄怆，寒甚凄凉之貌。沧音仓，寒也。僻音匹，不正之谓。）

——明·张介宾《类经·卷十二·论治类·二、为治之道顺而已矣》

【提要】 本论主要阐述"顺之为用最是医家肯綮"。要点：①临病患应适其宜，必问病患之所便，是取顺之道；②治病之所便，宜处顺不顺之间而因顺相成，并以具体病症及标本释之；③医家用顺之道：寒热适其中和，则元气得以执持，邪僻无由而致。

承淡安 如何决定病症之应针或应灸※

初习针灸者，无临床经验，往往遇一病症，究竟应针或应灸，常有踌躇不决之感。编者凭临床经验所得之效果上分析：急性新病宜针，慢性久病宜灸，为一般之措施。再以病症分之，属于神经性痛症，与痉挛性症状，宜用针治；神经性炎症与麻痹性症状，则宜用灸治；血管末梢部分之充血郁血症，则针治后加以吸筒；脑脊髓病宜用针，而慢性者宜用灸；消化系病之急性者宜用针，而慢性者宜用灸；泌尿生殖系病之急性者宜针，慢性者宜灸；结核病与腺病，在急性进行期中者，宜多用针；运动器病初起用针，久病用灸。对于疾病应针应灸之决定，大抵依此分之。

——承淡安《中国针灸学讲义·第四编·第四章·第二节》新编本

【提要】 本论主要阐述临证时用针还是用灸的选择问题，一般原则是"急性新病宜针，慢性久病宜灸"，论中列举了神经疾病、脑脊髓疾病、消化疾病、泌尿生殖系疾病等，在选针与选灸上的区分方法。

贺普仁 针灸三通法※*

余从事针灸临床五十余年，在实践经验及精研《内》《难》、通览《甲乙》等针灸著作的基础上，不断加以总结提高，在众多的针灸疗法中选出三种疗法，由余命名为"三通法"。即以毫针刺法为主的"微通法"；以火针、艾灸疗法为主的"温通法"；以三棱针刺法为主的刺络放血疗法，谓之"强通法"。

……

孙思邈在《千金方》中也指出："诸病皆因血气壅滞，不得宣通"。尽管临证病变万千，病因有外感六淫，内伤七情，饮食劳倦之不同，然其病机归根结底只是一个，那就是经脉、络脉、血气的运行不畅，乃至气滞血瘀等病理与诸多病的产生。由此针灸的方法多种多样，尽管手段不同，但使经脉、络脉畅通是相同的，针灸疗法最终的目的就是要恢复经络"通"的功能，以"通"而取效，正如《灵枢·九针十二原》指出的："欲以微针，通其经脉，调其血气，营其逆顺出入之会……。"这就是针灸疗法的根本作用机理，它以"通"为法，以"通"为用，只有通，才能使阴阳调和，只有"通"才能扶正祛邪，补虚泻实，达到治病的目的。

——贺普仁《针灸三通法临床应用》

【提要】　本论主要阐述"针灸三通法"及其临床运用。论中指出，诸种疾病的根本病机，在于经络气血运行不畅；针刺或艾灸的目的，即在于恢复经络气血的运行畅通。因而，提出针灸治疗以通为主旨。依据针刺或艾灸不同刺激方法所达到通的程度，可分为：微通法以毫针刺法为主，温通法以火针、艾灸为主，强通法以刺络出血为主，合称为针灸三通法。

夏治平　刺灸法在虚实寒热方面的应用※

如果说腧穴的选择主要是针对疾病发生部位的话，那么刺灸法便是主要针对疾病的性质——虚、实、寒、热了。

虚实是决定针灸施以补法或泻法的关键。虚证宜补，实证宜泻。相对地说，灸偏于补而针偏于泻。故虚证一般少针多灸，实证一般多针少灸。如中气虚陷的应用灸法，对于元阳虚陷的则更应重灸，如果络脉瘀阻的适宜用刺出血的方法。这就是《灵枢·经脉》所说："盛则泻之，虚则补之……陷下则灸之"以及《灵枢·九针十二原》中"菀陈则除之"的意义了。然而临床有许多疾病虚实并不显著，遇有这种情况，则使用平针法。

——夏治平、吉传旺《实用临床针灸推拿学》

【提要】　本论主要阐述刺灸法运用的意义与原则，当依据疾病的寒热虚实；虚者补之，多用灸法；实者泻之，多用针刺；血脉瘀阻者，宜针刺出血；虚实不明显者，用平针法。

靳　瑞　针灸治疗原则※

有关针灸的治疗原则，以往的教科书说得不够明确，有点像是中医内科的治疗原则。靳老认为，针灸治疗原则是每个针灸医师都必须遵循的原则，它与中医其他学科的治疗原则是不同的。例如，内科治疗热病用寒凉药，寒病用温热药。而针灸则不同，它是以经络学说为主导的。经络是运行气血的通道，机体发生病变时与气血的盛衰有着密切关系，所以应根据经络气血盛衰之不同情况来制定不同的治疗原则，并采取不同的针刺手法，以达到治疗疾病的目的。自古以来，传统针灸的治疗原则应该是："虚则补之，实则泻之，寒则留之，热则疾之，陷下则灸之，不盛不虚，以经取之"。也就是说：气血虚弱，正气不足者，要用补的手法；邪气偏盛的要用泻的手法以泻邪气；热病多为外邪侵犯体表，病位在外，在内科用药方面，多用发汗解表之剂，如银翘、薄荷、桂枝之类，而针灸则用浅刺或浮刺的方法，临床上有的病人得了外感发热之类病症，针灸医生常在膀胱经上用梅花针点刺（也就是浮刺），毫针则用快速的针刺法，留针时间很短；中寒内盛、阳气不足的情况下，就应该留针，留到寒去温来为止；中气下陷之脱肛、子宫脱垂、胃下垂、肾下垂等病证，以温灸的方法，提升阳气，如常见的灸百会治"脱肛""子宫脱垂"，灸中脘治"胃下垂"，灸肾俞治"肾下垂"等，这些在临床上均已收到很好的疗效，就说明了这一点；虚实不明显，就取病变的那条经脉，采用平补平泻的手法，或用导气同精法，以调和阴阳。

——袁青《靳瑞针灸传真》

【提要】 本论主要阐述针灸治疗的原则，不同于中医其他学科（内科为代表）的治疗原则；针灸学的核心在于经络学说，因疾病的产生与经络气血盛衰有密切关联。因此，针灸治则须以经络气血盛衰为据，即"虚则补之，实则泻之，寒则留之，热则疾之，陷下则灸之，不盛不虚，以经取之"。

◈ 张 仁 针灸治疗重视综合方术※*◈

针灸的综合方术，应当包括两大类，一是指不同的刺灸法的结合，如体针、艾灸、耳针、拔罐等中的两种或两种以上的结合；二是指针灸和其他疗法如中西医药物、心理疗法、物理疗法等中的一种或多种的结合。

我深深体会到针灸治疗疾病，特别是现代难病，由于病情复杂，病邪深痼，病变广泛涉及脏器，单纯依靠一两种治法，确实难以奏效。然而如何进行有效的也就是有机的综合，用是临床的一个值得探讨的问题。

在具体应用时，首先，必须考虑是否能取长补短。……其次，是要考虑是否形成合力。……最后，在运用综合方术时要讲究精，能用二法结合解决问题的，就不要用三种，要避免滥用。著者在临床上，虽主张用综合之法，但一般情况下不超过4种不同的穴位刺激法。

需要指出的是，两种或两种方法以上的合用，并不一定是一加一等于二的。即使是看起来似乎是两种有协同作用的方术。

实践证明只有在精确辨证的前提下，将多种临床上证明确有良效的针灸方术，予以有机组合综合应用发挥其各自特色和技巧，才能收到满意效果。

——张仁《针灸秘验——50年针灸临证实录》

【提要】 对于现代疑难病的针灸治疗，本论主张要重视综合方术，即针灸疗法中不同刺灸法之间的结合，以及针灸疗法与其他疗法之间的结合。对不同治疗方法的配合运用，论中指出应当辨证准确，针对复杂病机，考虑不同疗法之间能否相互补充，产生协同作用，同时还要避免滥用。

◈ 张 仁 提倡早治，贵在坚持※◈

针灸疗法与药物或手术疗法本质区别在于，针灸治病是通过刺激人体经络穴位发挥调节作用，而药物或手术疗法则是采用外源性物质进入体内而对人体进行干预而发挥治疗疾病的作用。所以我强调两点：一是早发现、早治疗；二是坚持治疗，有些难治性病症更要求长期治疗。

首先是抓住时机，及早治疗。疾病早期，机体失衡不明显，针灸的调节作用可以得到极大发挥。……

坚持治疗，我指的是要打持久战。在针灸适应证中，除了某些急性病症，如急性腰扭伤、面肌瘫痪（非难治性）及一些急性痛症等，可以在较短的时间治愈或控制外，而相当大的部分是难治程度较高的患者。难治程度高而针灸又是以通过自身调节达到治疗目的一种疗法,因此,除少数外,不可能在短期内见效甚至获愈。因为自身调节有一个过程,而针灸治疗又具有累积效应的特点,它的优势往往要在长期治疗的过程中显现出来。为了提高治疗的效果,我深深体会到以下两点:

一是要为患者着想,使之能长期坚持。……其次是规范治疗,对难治程度较高的病症,如前面提到的,我在治疗方案设计时,多采用综合方术,以发挥协同作用。所以我主张在长期治疗的同时,要求按规范进行综合治疗。

——张仁《针灸秘验——50 年针灸临证实录》

【提要】　本论认为,针灸疗法发挥治疗效应的基础,在于对自身的调节作用。基于此,论中提出针灸运用的两个需要注意的方面:其一,尽早治疗,可以充分发挥针灸对自身的调节作用;其二,坚持治疗,对于慢性或疑难疾病,针灸治疗的调节作用发挥需要一定的时间,要充分利用累积效应。

3.2　刺 分 阴 阳

《灵枢》　刺分阴阳※*

黄帝问于少师曰:余闻人之生也,有刚有柔,有弱有强,有短有长,有阴有阳,愿闻其方。少师答曰:阴中有阴,阳中有阳,审知阴阳,刺之有方,得病所始,刺之有理,谨度病端,与时相应,内合于五脏六腑,外合于筋骨皮肤。是故内有阴阳,外亦有阴阳。在内者,五脏为阴,六腑为阳;在外者,筋骨为阴,皮肤为阳。故曰病在阴之阴者,刺阴之荥输;病在阳之阳者,刺阳之合;病在阳之阴者,刺阴之经;病在阴之阳者,刺络脉。故曰病在阳者命曰风,病在阴者命曰痹,阴阳俱病命曰风痹。病有形而不痛者,阳之类也;无形而痛者,阴之类也。无形而痛者,其阳完而阴伤之也,急治其阴,无攻其阳;有形而不痛者,其阴完而阳伤之也,急治其阳,无攻其阴。阴阳俱动,乍有形,乍无形,加以烦心,命曰阴胜其阳,此谓不表不里,其形不久。

——《灵枢·寿天刚柔》

【提要】　本论主要阐述病有阴阳,而刺之者必细分阴阳。

3.3　刺法因人因时

《灵枢》　针刺因人制宜※*

愿闻人之白黑肥瘦少长,各有数乎? 岐伯曰:年质壮大,血气充盈,肤革坚固,因加以邪,刺此者,深而留之,此肥人也。广肩腋,项肉薄,厚皮而黑色,唇临临然,其血黑以浊,其气涩以迟，其为人也，贪于取与，刺此者，深而留之，多益其数也。黄帝曰：刺瘦人奈何？岐伯曰：瘦人者，皮薄色少，肉廉廉然，薄唇轻言，其血清气滑，易脱于气，易损于血，刺此者，浅而疾之。黄帝曰：刺常人奈何？岐伯曰：视其白黑，各为调之，其端正敦厚者，其血气和调，刺此者，无失常数也。黄帝曰：刺壮士真骨者奈何？岐伯曰：刺壮士真骨，坚肉缓节监监然，此人重则气涩血浊，刺此者，深而留之，多益其数；劲则气滑血清，刺此者，浅而疾之。黄帝曰：刺婴儿奈何？岐伯曰：婴儿者，其肉脆，血少气弱，刺此者，以毫针，浅刺而疾发针，日再可也。

——《灵枢·逆顺肥瘦》

【提要】 本论主要阐述针刺因人制宜。不同的人，其形体及血气均不同，针刺的强度及深度亦应有所区别。

《灵枢》 四时所刺※*

春取络脉诸荥大经分肉之间，甚者深取之，间者浅取之；夏取诸腧孙络肌肉皮肤之上；秋取诸合，余如春法。冬取诸井诸腧之分，欲深而留之。此四时之序，气之所处，病之所舍，脏之所宜。

——《灵枢·本输》

【提要】 本论主要阐述四时依序刺五输穴及其他组织。

《灵枢》 以时为齐※*

刺虚者，刺其去也；刺实者，刺其来也。春取络脉，夏取分腠，秋取气口，冬取经输，凡此四时，各以时为齐。络脉治皮肤，分腠治肌肉，气口治筋脉，经输治骨髓、五脏。

——《灵枢·寒热病》

【提要】 本论主要阐述四时刺法，根据四时气之深浅，取治于不同部位、组织、腧穴。

《素问》 五脏表里经同治*

黄帝问曰：合人形以法四时五行而治，何如而从？何如而逆？得失之意，愿闻其事。岐伯对曰：五行者，金木水火土也，更贵更贱，以知死生，以决成败，而定五脏之气，间甚之时，死生之期也。帝曰：愿卒闻之。岐伯曰：肝主春，足厥阴少阳主治，其日甲乙，肝苦急，急食甘以缓之。心主夏，手少阴太阳主治，其日丙丁，心苦缓，急食酸以收之。脾主长夏，足太阴阳明主治，其日戊己，脾苦湿，急食苦以燥之。肺主秋，手太阴阳明主治，其日庚辛，肺苦气上逆，急食苦以泄之。肾主冬，足少阴太阳主治，其日壬癸，肾苦燥，急食辛以润之，开腠理，致津液，通气也。

——《素问·脏气法时论》

【提要】　本论主要阐述五脏表里经同治及与四时五行的关系。

《素问》　凡刺之法必候日月星辰四时八正之气※*

黄帝问曰：用针之服，必有法则焉，今何法何则？岐伯对曰：法天则地，合以天光。帝曰：愿卒闻之。岐伯曰：凡刺之法，必候日月星辰四时八正之气，气定乃刺之。是故天温日明，则人血淖液而卫气浮，故血易泻，气易行；天寒日阴，则人血凝泣而卫气沉。月始生，则血气始精，卫气始行；月廓满，则血气实，肌肉坚；月廓空，则肌肉减，经络虚，卫气去，形独居。是以因天时而调血气也。是以天寒无刺，天温无疑。月生无泻，月满无补，月廓空无治，是谓得时而调之。因天之序，盛虚之时，移光定位，正立而待之。故日月生而泻，是谓脏虚；月满而补，血气扬溢，络有留血，命曰重实；月廓空而治，是谓乱经。阴阳相错，真邪不别，沉以留止，外虚内乱，淫邪乃起。

——《素问·八正神明论》

【提要】　本论主要阐述凡刺之法，必候日月星辰四时八正之气，提出针刺"因天时而调血气"的法则。

《难经》　四时深浅*

七十难曰：经言春夏刺浅，秋冬刺深者，何谓也？

然，春夏者，阳气在上，人气亦在上，故当浅取之。秋冬者，阳气在下，人气亦在下，故当深取之。

春夏各致一阴，秋冬各致一阳者，何谓也？

然，春夏温，必致一阴者，初下针，沉之至肾肝之部，得气，引持之阴也。秋冬寒，必致一阳者，初内针，浅而浮之，至心肺之部，得气，推内之阳也。是谓春夏必致一阴，秋冬必致一阳。

——《难经·七十难》

【提要】　本论主要阐释《内经》"春夏刺浅，秋冬刺深"的道理，提出"春夏各致一阴，秋冬各致一阳者"的相应刺法。

《难经》　四时与刺五输*

七十四难曰：经言春刺井，夏刺荥，季夏刺俞，秋刺经，冬刺合者，何谓也？

然，春刺井者，邪在肝；夏刺荥者，邪在心；季夏刺俞者，邪在脾；秋刺经者，邪在肺；冬刺合者，邪在肾。

其肝心脾肺肾，而系于春夏秋冬者，何也？

然，五脏一病，辄有五也。假令肝病，色青者肝也，臊臭者肝也，喜酸者肝也，喜呼者肝也，喜泣者肝也。其病众多，不可尽言也。四时有数，而并系于春夏秋冬者也，针之要妙，在于秋毫者。

——《难经·七十四难》

【提要】　本论主要阐述四时与刺五输及五脏的关系。

杨上善　顺时治宜※*

问曰：春极治经络，夏极治经输，秋极治六腑，冬则闭塞者，用药而少针石处。所谓少用针石者，非痈疽之谓也，痈疽不得须时。（春夏秋三时极意行针，冬时有痈疽得极，余寒等病皆悉不得，故不用，称其时也。春时阳气在于皮肤，故取络脉也。夏时在于十二经之五输，故取输也。秋气在于六腑诸输，故取之也。冬气在于骨髓，腠理闭塞，血脉凝涩，不可行于针与砭石，但得饮汤服药。痈疽以是热病，故得用针石也。以痈疽暴病，不得须间失时不行针石也。）

——唐·杨上善《黄帝内经太素·卷三十·顺时》

【提要】　本论主要阐述春、夏、秋季节可用针刺治疗，春取络脉，夏取五输，秋取六腑输。而冬季寒重，腠理闭塞，血脉凝滞，不适宜用针刺、砭石治疗，一般饮用汤药治疗。但是痈疽属于热性病，必须要使用针石治疗，所以"冬季少用针石"的说法，是除外痈疽这种病证的。

李学川　针灸不拘三伏论

针灸诸病，从未有以时令拘也。而世俗专泥于伏暑之月，不思病之感也有浅有深，其治疗也有缓有急，岂可概至伏暑之月而后针且灸耶？考诸《素问》《灵枢》以及月令禁忌等书，不见有伏暑始宜针灸之说，不知世俗何所据而云然？但一岁之中最不可犯者，独在冬至前后旬余日。盖此时正在剥极复生，阴盛阳微之候，君子于此自宜深潜玩密，保护微阳，而不便有所泄易。谓先王以至日闭关，商旅不行，后不省方。《素问》谓蛰虫周密，君子居室，去寒就温，无泄皮肤，皆此义也。当此之际，则又不可遽执四时俱宜针灸之说，贼及天和也。

——清·李学川《针灸逢源·卷三·针灸不拘三伏》

【提要】　本论主要阐述针灸治病一般没有时令的限制，认为民间流行的"伏暑始宜针灸"之说并无依据。

3.4　刺　分　标　本

杨继洲　标本病传※*

更有人身之脏腑、阳气阴血、经络，各有标本。以病论之，先受病为本，后传变为标。凡治病者，先治其本，后治其标，余症皆除矣。谓如先生轻病，后滋生重病，亦先治其轻病也。

若有中满，无问标本，先治中满为急。若中满、大小便不利，亦无标本，先利大小便，治中满尤急也。除此三者之外，皆治其本，不可不慎也。从前来者实邪，从后来者虚邪，此子能令母实，母能令子虚也。治法虚则补其母，实则泻其子。假令肝受心之邪，是从前来者，为实邪也，当泻其火。然直泻火，十二经络中，各有金、木、水、火、土也。当木之本，分其火也。故《标本论》云：本而标之，先治其本，后治其标。既肝受火之邪，先于肝经五穴，泻荥火行间也。以药论，入肝经药为引，用泻心药为君也。是治实邪病矣。又假令肝受肾邪，是为从后来者，为虚邪，当补其母，故《标本论》云：标而本之，先治其标，后治其本。肝木既受水邪，当先于肾经涌泉穴补木，是先治其标，后于肝经曲泉穴泻水，是后治其本。此先治其标者，推其至理，亦是先治其本也。以药论之，入肾经药为引，用补肝经药为君，是也。以得病之日为本，传病之日为标，亦是。

——明·杨继洲《针灸大成·卷二·标幽赋（杨氏注解）》

【提要】 本论主要阐释标本治病之先后的法则，提出治病需先治其本，后治其标。认为先受病为本，后传变为标；得病日为本，传病日为标。

3.5 刺 分 虚 实

《灵枢》 刺有逆顺※*

帝问于伯高曰：余闻气有逆顺，脉有盛衰，刺有大约，可得闻乎？伯高曰：气之逆顺者，所以应天地、阴阳、四时、五行也。脉之盛衰者，所以候血气之虚实有余不足也。刺之大约者，必明知病之可刺，与其未可刺，与其已不可刺也。

黄帝曰：候之奈何？伯高曰：《兵法》曰：无迎逢逢之气，无击堂堂之阵。《刺法》曰：无刺熇熇之热，无刺漉漉之汗，无刺浑浑之脉，无刺病与脉相逆者。黄帝曰：候其可刺奈何？伯高曰：上工，刺其未生者也。其次，刺其未盛者也。其次，刺其已衰者也。下工，刺其方袭者也，与其形之盛者也，与其病之与脉相逆者也。故曰：方其盛也，勿敢毁伤，刺其已衰，事必大昌。故曰：上工治未病，不治已病。此之谓也。

——《灵枢·逆顺》

【提要】 本论主要阐述针刺逆顺，强调"熇熇之热""漉漉之汗""浑浑之脉""与脉相逆者"等不可刺，以及上工针刺治未病。

《难经》 针刺补泻之戒*

十二难曰：经言五脏脉已绝于内，用针者反实其外。五脏脉已绝于外，用针者反实其内。内外之绝，何以别之？

然，五脏脉已绝于内者，肾肝气已绝于内也，而医反补其心肺。五脏脉已绝于外者，其心肺脉已绝于外也，而医反补其肾肝。阳绝补阴，阴绝补阳，是谓实实虚虚，损不足益有余。如此死者，医杀之耳。

——《难经·十二难》

【提要】 本论主要阐述用针之要，必先诊脉以知阴阳表里虚实，否则误治（"阳绝补阴，阴绝补阳"）害人。《难经》对于五脏脉绝于内、外的区分，是以肝肾之气与心肺之气别之。

《难经》 子母补泻*

六十九难曰：经言虚者补之，实者泻之，不实不虚，以经取之，何谓也？

然，虚者补其母，实者泻其子。当先补之，然后泻之。不实不虚，以经取之者，是正经自生病，不中他邪也，当自取其经，故言以经取之。

——《难经·六十九难》

【提要】 本论阐述《内经》虚实补泻之义，主要从子母补泻角度加以解释，指出所谓"不实不虚，以经取之"，是指"自取其经"。

杨上善 盛泻虚补※*

肺手太阴之脉，起于中焦……气盛有（从《灵枢》《甲乙经》补入。）余则肩背痛，（肺气盛，故上冲肩背痛也。）风寒汗出，中风不浃，数欠。（肺脉盛者则大肠脉盛，天有风寒之时，犹汗出脏中，身外汗少，故曰不浃。祖夹反，谓润洽也。有本作"汗出中风，小便数而欠"。阴阳之气上下相引，故多欠也。）气虚则肩背痛寒，（盛气冲满，肩背痛也，肩背元气虚而痛也。阳虚阴并，故肩背寒也。）少气不足以息，溺色变。（肺以主气，故肺虚少气不足以息也。大肠脉虚令膀胱虚热，故溺色黄赤也。溺音尿。）为此诸病，（手太阴脉气为前诸病也。）盛则泻之，虚则补之，（《八十一难》曰：东方实，西方虚，泻南方，补北方，何谓也？然。金木水火土，当更相平。东方木也，木欲实，金当平之；火欲实，水当平之；土欲实，木当平之；金欲实，火当平之；水欲实，土当平之。东方者肝也，肝实则知肺虚。泻南方，补北方。南方火者，木之子也；北方水者，木之母也。水以胜火。子能令母实，母能令子虚，故泻火补水，欲令金去不得干木也。）……不盛不虚以经取之。（《八十一难》云：不盛不虚以经取之，是谓正经自病，不中他邪，当自取其经。前盛虚者，阴阳虚实，相移相倾，而他经为病。有当经自受邪气为病，不因他经作盛虚。若尔，当经盛虚，即补泻自经，故曰以经取之。）盛者则寸口大三倍于人迎，虚者则寸口反小于人迎。（厥阴少阳，其气最少，故寸口阴气一盛，病在手足厥阴；人迎阳气一盛，病在手足少阳。少阴太阳，其气次多，故寸口阴气二盛，病在手足少阴；人迎阳气二盛，病在手足太阳。太阴阳明，其气最多，故寸口阴气三盛，病在手足太阴；人迎阳气三盛，病在手足阳明。所以厥阴少阳，气盛一倍为病；少阴太阳，二倍为病；太阴阳明，三倍为病。是以寸口人迎，随阴阳气而有倍数，候此二脉，知于阴阳气之盛也。其阴阳虚衰，寸口人迎反小，准此可知也。）

——唐·杨上善《黄帝内经太素·卷八·经脉连环》

【提要】 本论所述，主要是杨上善结合《难经》，阐发《内经》中"盛则泻之，虚则补之，不盛不虚以经取之"的针灸治疗总则。《灵枢·经脉》中盛与虚的判断，是通过人迎脉和寸口脉的对比，确定病在何经，从而有针对性地进行补与泻。杨上善对其中的理论内涵进行了具体的分析。

马莳 人迎寸口对比脉诊法及盛泻虚补论※*

人迎大一倍于寸口，病在足少阳……不盛不虚以经取之，名曰经刺。……（此言人迎大于寸口之脉，可以验足手六阳经之病，而有治之之法也。人迎较寸口之脉大者一倍，则病在足少阳胆经，若一倍而躁，乃手少阳三焦经有病也。躁者，一倍之中而有更躁之意。下文二倍、三倍、四倍，其躁可以意会。较寸口之脉大者二倍，则病在足太阳膀胱经，若二倍而躁，乃手太阳小肠经有病也。较寸口之脉大者三倍，则病在足阳明胃经，若三倍而躁，乃手阳明大肠经有病也。其各阳经之脉，盛则为热，虚则为寒，脉紧则为痛痹，脉代则病为乍甚乍间，即下文之乍痛乍止也。然所以治之者，脉盛则分经以泻之，脉虚则分经以补之；脉紧为痛痹，则取其分肉之病在何经；脉代则取其血络，使之出血，及饮食以调之；脉陷下者，则血结于中，中有著血，血寒，故宜灸之；若不盛不虚，则止以本经取之，如一盛泻胆以补肝、二盛泻膀胱以补肾之类，兹则取之于胆而不取之肝，取之膀胱而不取之肾之类也。）

寸口大于人迎一倍，病在足厥阴……不盛不虚，以经取之，名曰经刺。……〔此言寸口大于人迎之脉，可以验足手六阴经之病，而有治之之法也。寸口较人迎之脉大者一倍，则病在足厥阴肝经；若一倍而躁，乃手厥阴心包络经有病也。较人迎之脉大者二倍，则病在足少阴肾经；若二倍而躁，乃手少阴心经有病也。较人迎之脉大者三倍，则病在足太阴脾经；若三倍而躁，乃手太阴肺经有病也。其各阴经之脉，盛则为胀满，其胃中必寒，而食亦不化；虚则其中必热，而所出之糜亦不化，且气亦少，溺色亦必变也；脉紧则为痛痹；脉代则为乍痛乍止。然所以治之者，盛则分经以泻之，虚则分经以补之；紧则取其痛痹之分肉在于何经，先刺而后灸之；代则取其血络，使之出血，及饮药以调之；脉陷下者则徒灸之，（徒，但也）脉既陷下，则血结于中，中有著血，血结，故宜灸之；若不盛不虚，则以本经取之，或用药，或用针，或用灸，名之曰经刺也。（义见上节。）〕

——明·马莳《灵枢注证发微·禁服》

【提要】 本论主要阐述《灵枢·禁服》中的针灸治则，包括人迎寸口对比脉诊法及盛泻虚补论，以及不盛不虚取本经治疗，虚衰之证宜用灸法，或使用药物调理等内容。论中指出"人迎大于寸口之脉，可以验足手六阳经之病"，若"寸口大于人迎之脉，可以验足手六阴经之病"，区分脉盛、脉虚、脉紧、脉代、脉陷下等几种情况，对应不同的治则治法。

徐灵胎 子母补泻为补泻之一端*

曰：经言虚者补之，实者泻之，不实不虚以经取之，何谓也？（虚，血气虚也。实，血气实也。补之，行针用补法也。泻之，行针用泻法也。其说详《素·离合真邪论》等篇。以经取之，言循其本经所宜刺之穴也。按：所引四语，见《灵·经脉篇》。又《禁服篇》论关格，亦有此四语，而"以经取之"句下，又有"名曰经刺"四字。及考所谓"经刺"之法，则《灵·官针篇》云"经刺者刺大经之结络经分也"，又与下文所解迥别。其虚补实泻二语，则经文言之不一，亦非如下文所解。）然：虚者补其母，实者泻其子，当先补之，然后泻之。（母，生我之经，如肝虚则补肾经也，母气实，则生之益力。子，我生之经，如肝实则泻心经也，子气衰，则食其母益甚。详见下文七十五难。）不实不虚，（一本作不虚不实）以经取之者，是正经自生病，不中他邪也，当自取其经，故言以经取之。（正经自病，如四十九难所云之类是也。自取其经，即于本经取所当刺之穴，不必补母泻子也。按：《内经》补泻之法，或取本经，或杂取他经，或先泻后补，或先补后泻，或专补不泻，或专泻不补，或取一经，或取三四经，其说俱在，不可胜举。则补母泻子之法，亦其中之一端，若竟以为补泻之道尽如此，则不然也。）

——清·徐灵胎《难经经释·六十九难》

【提要】 本论旨在阐明"虚""实"为血气之虚实。虚者补其母，实者泻其子，是根据五行相生原理，取五脏所络属经脉的子母经脉进行补泻。不实不虚，即正经自生病，则只取本经腧穴治疗，不必采用补母泻子法。

4

针 灸 处 方

4.1　针灸处方原则

承淡安　针灸取穴多少及治疗间隔问题※

针术效用，是在用针去刺激神经，由其传导作用与反射作用，促进大脑皮质之正常功能，从而调整各组织之生理的变调而发生疗效。然每一针刺，必刺伤神经纤维与肌纤维二十支以上（说见针科编），且刺针太多，常易引起身体疲劳，食欲减退，甚至体温上升等现象，有时要经二、三日之休息，始得恢复，此种情况，屡见不鲜。灸点太多，亦有如是反应。无论其原理为何，根据实际现象而言，总以重点取穴，不必多用为宜，即所谓精简疏针之法，以免组织损伤过甚及反应过甚之弊。然亦有初针二、三穴经数次治疗，不见效果，多取几穴始见功效者，或兼症复杂，必须取穴较多照顾全面者，则又不可机械论断。

——承淡安《中国针灸学讲义·第四编·第四章·第一节》新编本

【提要】　本论主要阐述针灸治疗时取穴不宜过多的原则，以免引起身体疲劳，食欲减退，甚至体温上升等反应。但是如果病情实在需要，也可适当地多取穴以照顾全面，临证要视具体情况而灵活变化。

《针灸学》　经穴处方规律※

根据以上所谈的腧穴主治特点及其与经络的关系，可以得出易于掌握的处方规律，有如下三种。

第一，循经取穴

凡病症呈现在某经循行所及的脏腑、躯干或头面时，可取用某经循行在四肢肘膝以下的腧穴，名曰循经取穴。

第二，局部取穴

凡病症呈现于某局部，即在某部取穴，名曰局部取穴。

第三，邻近取穴

凡病症呈现于某部，即在某部的附近取穴，名曰邻近取穴。

针灸经穴处方，一般来说，就是从这三个方面组成的，在处方是可以单独选用，也可以两者或三者混合使用。

——江苏省中医学校针灸学科教研组《针灸学》（1957版）

【提要】 此书所论"经穴处方规律"，为此后学界论述针灸选穴之滥觞。此书认为，针灸处方中选穴，一方面依据经络循行来选穴（四肢肘膝以下），另一方面主要选用病症局部或邻近的腧穴。临证具体运用时，依据病情，既可单独运用，也可结合运用。

肖少卿　针灸处方的原则※

祖国医学认为，疾病的发生不外正虚邪乘、阴阳失调、经络阻滞、气血不和等原因。而针灸之所以能防治疾病，就是通过经络、腧穴的作用，以达到补虚泻实、扶正祛邪、协调阴阳、调和气血、战胜病邪对人体的侵袭、消除病理过程的目的。因此，针灸处方的原则就必须依据机体的虚实状态、经穴的主治作用和针灸的刺激强弱而进行处方配穴，才能发挥其应有的治疗作用。正如《灵枢·经脉》篇所说："盛则泻之，虚则补之，热则疾之，寒则留之，陷下则灸之，不盛不虚，以经取之。"《灵枢·九针十二原》篇也指出："凡用针者，虚则实之，满则泄之，宛陈则除之，邪盛则虚之。"

本书的针灸处方是按照病情的轻、重、缓、急和机体的寒、热、虚、实等不同体征而进行处方配穴的，并在处方的每穴之后，标出针灸施治符号，以期达到补虚泻实，促使机体回复健康的目的。

——肖少卿《中国针灸处方学》

【提要】 本论主要阐述针灸处方的原则。论中基于对疾病病因病机以及针灸治病原理的分析，认为针灸处方的原则，要依据机体的虚实状态（可从病证体征的表现来判别）、经穴的主治作用、针灸刺激的量这三个方面。据此才能选择合适的腧穴并进行恰当的配伍，确定相应的补泻手法，这样才能组成针灸处方。

周德安　针灸方理※

针灸处方，是指针对病情的需要，在中医基本理论的指导下，以辨证施治为原则，结合腧穴的功能特性，再选用一些具有一定协同作用的腧穴，严密组织，加以配伍而形成的一组穴位。配方得当与否，直接关系到临床的治疗效果。因此，合理的组方要做到有法有方，有方有穴，穴位有主有从。

药物处方有君、臣、佐、使之分，并有大、小、缓、急、奇、偶和复方之别。而在针灸处方中，则常以主穴与配穴论之。主穴与配穴的构成依据主要有以下几点。

第一，主症与兼症。

第二，治病求本。

针对解除病因所选的穴为主穴。……根据疾病发生的机制而确定穴位的主次。

第三，急则治标，缓则治本。

第四，根据发病部位决定取穴之主从。

根据发病部位决定取穴之主从是根据每一个腧穴都能治疗其所在部位或邻近部位的病证这一原则而决定的。

第五，以所病经脉定主从。

第六，临床经验穴为主。

——周德安《针灸八要》

【提要】　所谓针灸方理，指的是针灸组方的原理，即从哪些方面去考虑组织一个合理的针灸处方，这直接关系到临床疗效。本论认为，针灸方理之中，较主要的是主穴与配穴如何确定，亦即，基于病症、病因、病性、病位、所属经脉，以及临床用穴经验等方面的分析，确定主穴和配穴。

魏　稼　针灸处方四大要素※*

腧穴、疗法、操作、时间既是针灸处方的四大要素，也是决定疗效的四大要素，绝不能只注意其中一个方面而忽视了另一方面。四大要素的作用都有相对的特异性。但临床疗效的取得，有时是四大要素中的某一因素起主导作用，有时又是协同作用的结果。由于从理论到实践还有一段距离，处方还要通过正确的临床实施才能出现成效，故熟练掌握腧穴及针灸技术操作尤其重要。

影响针灸疗效的因素很多，其中规律性至今尚未完全揭示。例如腧穴的选择，一穴有多种治疗作用，一病有多个治疗腧穴，究竟什么是最佳腧穴？又如最佳疗法、最佳操作、最佳治疗时间等，都应广泛深入探索其规律性。对于针灸治疗原理的研究更值得高度重视，只有真正弄清针灸治疗机制，才有可能在提高疗效方面取得突破性进展。

——高希言、宋南昌《魏稼教授针灸医论医案选》

【提要】　本论指出，针灸处方有四大要素：腧穴（即选用何穴）、疗法（运用针刺或艾灸，或其他疗法）、操作（针刺或艾灸的具体操作，或补泻手法）、时间（刺激的时间）。临床疗效的取得，与这四大要素密切相关。

4.2　选　穴

陈延之　孔穴去病有近远※*

师述曰：孔穴去病，有近远也。头病即灸头穴，四肢病即灸四肢穴，心腹背胁亦然，是以病其处即灸其穴，故言有病者可灸，此为近道法也。远道针灸法，头病皆灸手臂穴，心腹病皆灸胫足穴，左病乃灸右，右病皆灸左，非其处病而灸其穴，故言无病不可灸也，非其身都无病而徒灸者也。故言其穴所在之处无病不横为远道穴灸，苟犯其禁耳。意为如此，幸可更详也。

——晋·陈延之《小品方·卷十二·灸法要穴》

【提要】 本论提出，针灸治病选穴有近道法和远道法，远道选穴法即"非其处病而灸其穴"。

🌸 王国瑞　子午流注针法论※ 🌸

天有十干，地支十二，以干加支，常遗其二，二一合化，五运六气。是以甲、乙、丙、丁、戊、己、庚、辛，一而不重壬癸，壬癸乃重其位。阴阳不质，五行质气，气质既形，胎生墓死。所以甲犹草木，原因壬癸；气行于天，质具于地。质气之分，阴质阳气，故阳主变化，阴主专静而莫自制。是以阳腑示原，阴脏隐秘。然夫自子至巳，六阳化合；自午至亥，六阴变化。惟壬得一，癸二从之，为阴阳动静之枢纽，气数欲兆之时。故气运一周，一会于壬癸，交接挥持，莫违其纪。故子午流注针诀，甲始于戌，而壬亥为终，壬子、癸丑为终始之地。一顺一逆，一纵一横，一起一止，一变一互，一合一化，一君一臣，一佐一使，一生一克，一母一子，一夫一妇，交神合气，变化无穷。所以一岁总六十穴，月日时刻，一刻备六十穴，岁明月日如之。其何以然哉？日月三十日则一会；于河图一穴居北而括万机。此皇极先天之数所由起，五行五气所由化合，子午流注针法之心要也。神之变化渊乎哉。

——元·王国瑞《扁鹊神应针灸玉龙经·子午流注心要秘诀·流注序》

【提要】 本论主要阐述子午流注针法选穴方法，依经脉气血流注时间规律，以之配属阴阳五行和日时干支，按时选取五输穴。

🌸 王国瑞　飞腾八法※ 🌸

甲己子午九，乙庚丑未八，丙辛寅申七，丁壬卯酉六，戊癸辰戌五，巳亥属之四。右并以日时天干、地支配合得数，以九除之，取零数，合卦定穴。

一坎，二坤，三震，四巽，五中（男寄坤，女寄艮），六乾，七兑，八艮，九离。上以干支九数除，零合卦。乾属公孙艮内关，震宫居外巽溪间（外关，后溪），离居列缺坤申脉，照海临泣兑坎观（兑照海，坎临泣），上以九除，零数合卦定穴。合穴公孙、内关；临泣、外关；后溪、照海；申脉、列缺。

——元·王国瑞《扁鹊神应针灸玉龙经·飞腾八法起例》

【提要】 "飞腾八法"，首见于《扁鹊神应针灸玉龙经》，是古代按时取穴的一种方法。此法将日时干支与九宫数配合，八卦与九宫数配合，八脉交会穴与八卦配合；用日时配属天干、地支相加的得数，除以9后的余数，与八卦、八脉八穴对应定穴。

🌸 徐　凤　论子午流注之法 🌸

夫子午流注者，刚柔相配，阴阳相合，气血循环，时穴开阖也。何以子午言之？曰：子时一刻，乃一阳之生，至午时一刻，乃一阴之生，故以子午分之，而得乎中也。流者，往也；注者，住也。天干有十，经有十二，甲胆、乙肝、丙小肠、丁心、戊胃、己脾、庚大肠、辛肺、壬膀胱、癸肾，余两经者，乃三焦、包络也。三焦乃阳气之父，包络乃阴血之母。此二经虽寄于壬癸，亦分派于十干。且每经之中，有井荥俞经合，以配金水木火土。是故阴井木而阳井金，阴荥火而阳荥水，阴俞土而阳俞木，阴经金而阳经火，阴合水而阳合土也。经中必有返本还原者，乃十二经出入之门户也。阳经有原，遇俞穴并过之，阴经无原，以俞穴即代之。是以甲出丘墟乙太冲之例。又按《千金》云：六阴经亦有原穴，乙中都、丁通里、己公孙、辛列缺、癸水泉，包络内关也。故阳日气先行而血后随也，阴日血先行而气后随也。得时为之开，失时为之阖。阳干注腑，甲丙戊庚壬而重见者，气纳于三焦。阴干注脏，乙丁己辛癸而重见者，血纳包络。如甲日甲戌时，以开胆井，至戊寅时，正当胃俞，而又并过胆原，重见甲申时，气纳三焦荥穴，属水，甲属木，是以水生木，谓甲合还元化本。又如乙酉时，以开肝井，至己丑时，当脾之俞，并过肝原，重见乙未时，血纳包络荥穴，属火，乙属木，是以木生火谓乙合还元化本，俱以子午相生，阴阳相济也。阳日无阴时，阴日无阳时。故甲与己合，乙与庚合，丙与辛合，丁与壬合，戊与癸合也。何以甲与己合？曰：中央戊己属土，畏东方甲乙之木所克，戊乃阳为兄，己属阴为妹，戊兄遂将己妹嫁与木家，于甲为妻，庶得阴阳和合而不相伤。所以甲与己合，余皆然。子午之法，尽于此矣。

——明·徐凤《针灸大全·卷三·论子午流注之法》

【提要】 本论主要阐释子午流注按时开穴的概念和方法。

徐 凤 窦文真公八法流注论

八法临时支干歌

甲己子午九宜用，乙庚丑未八无疑。

丙辛寅申七作数，丁壬卯酉六须知。

戊癸辰戌各有五，巳亥单加四共齐。

阳日除九阴除六，不及零余穴下推。

……

灵龟八法之图

戴九履一，左三右七，二四为肩，六八为足，五木居中，寄予坤局。阳日寄艮，阴日寄坤。坎一申脉主，照海坤二五，震三属外关，巽四临泣数，乾六是公孙，兑七后溪府，艮八主内关，离九列缺住。

假如甲子日，戊辰时，就数逐日支干内。甲得十数，子得七数。又算临时支干内，戊得五数，辰得五数，共成二十七数。此是阳日，该除二九一十八数，余有九数，离九列缺穴也。

又如乙丑日，壬午时，就算逐日支干内。乙得九数，丑得十数。又算临时支干内，壬得六数，午得九数，共成三十四数。此是阴日，该除五六方三十数，零有四数，是巽四临泣也。余仿此。

飞腾八法歌

壬甲公孙即是乾，丙居艮上内关然。

戊午临泣生坎水，庚属外关震相连。

辛上后溪装巽卦，乙癸申脉到坤传。

己土列缺南离上，丁居照海兑金全。

（其法只以本日天干为例，假如甲己日戊辰时，即取戊干临泣穴也，己巳时，即列缺；庚午时，即外关。余仿此。）

（愚谓奇经八脉之法各有不相同，前灵龟八法有阳九阴六、十干、十变、开阖之理，用之得时，无不捷效。后飞腾八法亦明师所授，故不敢弃，亦载于此，以示后之学者。）

——明·徐凤《针灸大全·卷四·窦文真公八法流注》

【提要】 本论主要阐述"灵龟八法""飞腾八法"按时取穴的两种方法。此处"飞腾八法"，与首见之《扁鹊神应针灸玉龙经》不同，依时辰天干直接确定八脉八穴。徐凤在此处说明了"灵龟八法"的具体计算方法，将八脉八穴对应九宫八卦，然后计算日干、支和时干、支四个数的总和，减去九（阳日）或者六（阴日）的倍数，所得余数再对应九宫八卦，以此确定当日当时所取之穴。"用之得时，无不捷效"，可见徐凤对灵龟八法较为推崇。

汪 机 穴法子午流注论*

或曰：南唐何若愚谓三焦是阳气之父，心包络是阴气之母，二经尊重，不系五行所摄，主受纳十经血气养育，故只言十经。阴阳二脉，逐日各注井、荥、俞、经、合，各五时辰毕。每日遇阳干合处，注于三焦；遇阴干合处，注于包络。此二经亦各注井、荥、俞、经、合五穴也。阳干注腑，阴干注脏。

——明·汪机《针灸问对·卷上》

【提要】 本论主要阐述子午流注按时开穴的方法。

李 梴 论针灸择时日**

愚反复思玩，乃悟徐氏诸书，未尝明言。按日起时，循经寻穴，时上有穴，穴上有时，分明实落，不必数上衍数，此所以宁守子午，而舍尔灵龟也。灵龟八法专为奇经八穴而设，其法具载徐氏针灸，乃窦文真公之妙悟也。但子午法自上古，其理易明，其八穴亦肘膝内穴，又皆以阴应阴，以阳应阳，岂能逃子午之流注哉！

——明·李梴《医学入门·卷一·针灸·附杂病穴法》

【提要】 本论主要阐述对按时取穴方法之一——灵龟八法的认识。认为此法是专为八脉交会穴设定，受徐凤推崇，源自窦汉卿的学术思想，仍属于子午流注的范畴。

吴 崑 候气依日时干支五行推脏腑孔穴开阖**

一时取十二经之原，始知要妙。（原者，三焦之气所游行者也，用针者，以候气为要妙。候气之法，子时在手少阴，原曰神门。丑时在手太阴，原曰太渊。寅时在手少阳，原曰阳池。卯时在手阳明，原曰合谷。辰时在手太阳，原曰腕骨。巳时在手厥阴，原曰大陵。午时在足少阴，原曰太溪。未时在足太阴，原曰太白。申时在足少阳，原曰丘墟。酉时在足阳明，原曰冲阳。戌时在足太阳，原曰京骨。亥时在足厥阴，原曰太冲。气穴广矣，独以此为生气之原，按时取刺，知要妙乃尔）……推于十干十变，知孔穴之开阖；论其五行五脏，察日时之兴衰。（此以日时干支五行，推脏腑孔穴之开阖，乃候气法也。）

——明·吴崑《针方六集·卷二·〈标幽赋〉吴注》

【提要】 本论主要是吴崑注解《标幽赋》"一时取十二经之原，始知要妙"，主要在于候三焦之原气在各经脉的流注次序，候气按时取相应经脉之原穴的具体方法，以日时干支五行，推脏腑孔穴之开阖，为候气法的一种。

陆瘦燕、朱汝功 远道刺的临床应用体会※

第一，运用同名经远道取穴方法，首先必须辨清疼痛部位的所属经络，如果辨错经络，效果往往不显。在取穴时，手足同名经相应的部位往往可按到压痛点，根据"宁失其穴，毋失其经"的指导，可针刺相应部位的痛点或相应部位的穴位。

第二，在临床上用同名经取穴时，治疗方法要随症状的改变而改变，而不是一成不变。如果病人疼痛转移，亦应随病变转移部位取穴，又如出现酸麻症状时，则可由同名经远道取穴改为局部取穴加拔罐。有时同侧同名经取穴效果不显时，亦可根据巨刺理论用对侧同名经穴左右交错而刺，往往有效。

——陆瘦燕、朱汝功《陆瘦燕朱汝功论针灸辨证论治》

【提要】 本论主要以同名经远道选穴为例，来论述远道刺的临床运用体会。远道刺，并不仅仅是在病变的远隔部位选穴，更重要的是，远隔部位的较大范围内如何选择有效的腧穴，离不开经络学说的指导。只有在明确病变部位所属经络的基础上，才能选用相应同名经脉，并以此为依据寻找相应痛点。同时，临床应根据具体病情，灵活运用远道刺，不能固守成法。

单玉堂 循经取穴※

"循经取穴"就是根据疾病的证候，在其所属或相关的经脉上选取适当的穴位。腧穴是人体经气输注交会之处，与经络同属一个系统，腧穴所主的病候，都是根据经络循行而论治的，故成为针灸"以外治内"的必经途径。

……

第一，本经取穴法

本经取穴法，即病在某经就选取某经的腧穴。这是按照"经脉所通，主治所及"的道理而取穴的。其治疗的部位都是本经经脉所过之处或相应脏器病变，相对地病机较单纯，病位亦仅限于某经、某脏（腑），临床运用这种取穴法，关键在于"勿失其经"，病在何经（包括所属所络的脏腑），定位要清楚。

本经取穴分局部取穴和远隔取穴两种。局部取穴治疗的多为肢节和头部器官的病变，或在本经距离病所较近的部位取穴。……远隔取穴法是在本经距离病所较远的部位取穴。一般头面、躯干的疾病用四肢肘、膝以下的穴位治疗。

第二，异经取穴法

异经取穴法，即病虽在某经、某脏（腑），而取与该经、该脏（腑）有关的他经脉的经穴。临床一般取互为表里经脉的四肢经穴，或根据脏腑之间的关系和病机特点，施以辨证取穴。此法主要针对五脏疾患。

第三，多经取穴法

同名经脉同用：即同时取手足同名之两经的经穴。

表里经络同用：即从十二经脉表里相互络属的两经取穴。表里两经同用的配穴治疗，多是某脏（腑）某经阴阳的失调，或阳亢阴虚，或气血盛衰，或经气逆乱等，临证必须首先辨别病在何脏（腑）何经，区分阴阳，把握虚实的所在。

其他的两经或以上同用：即指除以上两种取穴法以外的两经或多经同用取穴。是针对病变涉及的范围较广，或一经一脏（腑）之病，引起他经亦病，甚至数经（或脏或腑）同时发病，病机错综复杂，表里虚实互见者。

第四，十五络穴运用法

——单玉堂《单玉堂针灸配穴通俗讲话》

【提要】 本论主要阐述循经取穴的前提和基础，在于要准确辨别病证所属的经脉（或脏腑）或病位所在，确定相应所取经脉之后，再选择不同的腧穴。选择相应经脉的腧穴，主要依据于"经脉所通，主治所及"的理论认识。循经取穴，是针灸临床配穴的主要内容之一，临床运用相当广泛，根据所取经脉腧穴的不同，可分为本经取穴、异经取穴、多经取穴、十五络穴运用等取穴方法。

单玉堂　子午流注、灵龟八法按时取穴※

子午流注针法由来已久，是针灸学术中一种高级的疗法。我于临床治病，每每先开时穴，使得人体气血与天时相协调，为机体创造一个便于病愈的内环境，继而再辨证配穴，即时穴加病穴，效果理想，病人恢复较快。需要说明的是，子午流注与灵龟八法按时取穴，是一个大的学术课题，涉及学术与临床配穴的方方面面，限于篇幅，本章不可能展开讨论（另有专著论述）。但作为针灸临床取穴（循经取穴、辨证取穴、按时取穴）三大规律之一，这里简要地谈谈按时取穴临床应用问题。

……

是以针灸治疗当分两大类：一是根据病理变化所形成的症候群"按经取穴"，一是照顾整体，通其经脉"按时取穴"；子午流注与灵龟八法就是按时取穴的两大法门。然两者合用当以何者为先？根据我个人的临床经验：若一般常见病、慢性病，当照顾整体机能，扶正祛邪，调和气血，先开八法，继开流注，并根据病情需要选配它穴；若病情急迫或标证明显，宜先用流注治其标，并配病穴缓急，继开八法以善其后。

——单玉堂《单玉堂针灸配穴通俗讲话》

【提要】 根据时间（节律）不同选用相应腧穴，早在《内经》中已有相关论述。"子午流注"出于金代的《子午流注针经》，"灵龟八法"则出于明代的《针灸大全》。两者均是按照干支计算日时，从而选用相应腧穴（后者专为八脉交会穴，前者还包括五输穴）。按时取穴，在针灸临床配穴中有一定的运用，但子午流注与灵龟八法如何配合使用，似无明确论述。论中指出，一般疾病先用灵龟八法，再用子午流注；病情较急者，则反之。

 王乐亭　分门取穴[※]

对于穴性的理解，古代医书中曾有分门取穴之说，对于某个腧穴的功能、特点叙述简明扼要，便于临床应用。其分类方法，有似中药或方剂按门归类。王乐亭老医生深得其要旨，参阅多种书籍之后，结合自己的临床实践和心得体会，初步拟定分门取穴简表，共分为气门、血门、虚门、实门、寒门、热门、风门、湿门等共计八门。气门诸穴以调气、利气、行气、理气为主，功能为治疗气病；血门以理血、调血、活血、破血为主，功能为治疗血病；实门以泻脏腑之实邪为主；虚门以补脏腑气血功能为主；寒门以温中、温阳散寒为主；热门以清热泻火为主；风门以搜风祛风为主；湿门以祛湿、化湿、燥湿、利湿为主。由于补泻手法不同，所以在分门时，同为一穴，可有不同的功能。

——北京中医医院《金针王乐亭》

【提要】　本论阐述的"分门取穴"，是基于对穴性的认识，按腧穴主治特性，分为气、血、虚、实、寒、热、风、湿八门，与中药、方剂分类相似。但某穴归入某门，并非绝对，而补泻手法不同，腧穴主治会有差异。

王乐亭　治督^{※*}

从督脉十三针方的摸索，可以说是王乐亭老医生运用奇经的具体实践。奇经的主要功能首先是密切了十二经脉之间的联系。例如，督脉能够联系手三阳与足三阳，阳经的经气都交会于督脉的大椎穴。因此，它能联系六条阳经。其次，能对十二经脉起着分类、组合和主导作用。在十二经脉之中，其主要功能虽各有（相对的）特异性，但其中某些经脉的性质基本相同或者比较相近，奇经可以把性质相近或作用相类似的经脉连在一起，并能起到主导的作用。例如督脉是人体诸阳之总汇，同时又与肾、脑这两个主要的内脏相连，对于足厥阴肝经也有一定的影响，因而能够统率和主宰这些经脉和脏腑，总督人体的阳气和统摄真元。督脉主一身之阳气，任脉主人身之阴气，任督相通，经气汇合流通畅利，对于五脏六腑、十二经脉都起着重要的影响和治疗作用。再次是对于经络气血起着渗灌和溢蓄的调节作用。奇经八脉错综分布和循行于十二经脉之间，当十二经脉和脏腑之气旺盛时，奇经能够加以涵蓄，当需要时又能渗灌和供应，有似湖泊之用。由此可以更加清晰地看到，王乐亭老医生"治督"思想的可贵之处，而且也是运用奇经治验的典范。

——北京中医医院《金针王乐亭》

【提要】　本论主要阐述王氏针灸临床重视运用奇经八脉理论，基于督脉的重要作用，从督脉调治，形成督脉十三针方。

邱茂良 选穴法※

腧穴的选择与配伍是处方的前提。选穴的依据，首先通过辨证，明确病变所属经络，选择针对病情的经穴，即所谓"辨证归经，按经取穴"。这是针灸选穴处方的规律。例如心肺病取手少阴、太阴；肝胆病取足厥阴、少阳；脾胃病取足太阴、阳明，或所属表里经相关的经穴。任何选穴法，均不脱离这个原则。其次是根据腧穴的主治作用选取，每一腧穴均有它一定的主治作用，可针对病情选用。此外还有些具有特殊作用的腧穴，如五输、俞、募、原、络、郄、八会等等，目前称特定穴。治疗时根据病情的需要选择针对性强的腧穴，严密组织，制定处方，随证制宜，灵活多变，所谓权衡法度，消息在人。晋代陈延之和明代张景岳曾将多种多样的取穴法归纳为"近取法"和"远取法"两大类。言简意赅，颇可取法。

——邱茂良《中国针灸治疗学》

【提要】 本论主要阐述选穴是针灸处方的重要环节，将选穴方法归纳为三种规律：首要规律为"辨证归经，按经取穴"；次为根据腧穴主治作用选穴；三是根据某些腧穴特有治疗作用选穴（如：特定穴）。临证应根据具体病情，灵活选择并合理配伍。

李 鼎 标本理论指导选穴*

标本理论对临床取穴有何指导意义？

标本与根结理论共同阐述了经气在四肢与头身内脏之间的两向关系，这对于针灸临床取穴有着重要的指导意义。《灵枢·卫气》说："能知六经标本者，可以无惑于天下。"充分强调了这一理论的重要性。那么，针灸临床上是怎样运用这一理论的呢？

据《灵枢·卫气》所述，十二经的"本"都在四肢部，"标"则在头面五官和躯干部。这种以四肢为"本"的理论，与"根结"和"本输"的论述相一致，是要突出四肢穴位对于头身脏器的远道主治作用。就脏腑器官来说，"本"远而"标"近。临床取穴，以远取为主还是以近取为主，或是远近同取，这可说是针灸中的标本论治。《素问·标本病传论》说："凡刺之方，必别阴阳，前后相应，逆从得施，标本相移。故曰有在标而求之于标，有其在本而求之于本，有其在本而求之于标，有其在标而求之于本。故治有取标而得者，有取本而得者，有逆取而得者，有从取而得者。故知逆知从，正行无问。知标本者，万举万当；不知标本者，是谓妄行。"说明标本理论是在阴阳十二经的基础上作进一步的分析。"本"在下而"标"在上，"标本相移"指上下互相影响，"前后相应"是指胸腹与背腰互相呼应。基于这一原理，临床配穴就变化多端，在标治标，在本治本，这是近取，或说"从取"；在本治标，在标治本，这是远取，或说"逆取"。更多的则是远近结合，即标本同治。关于"逆取"，也可说是"反取"。《素问·五常政大论》说："气反者，病在上，取之下；病在下，取之上；病在中，傍取之。"张景岳说："气反者，本在此而标在彼也。"《灵枢·终始》篇："病在上者下取之，病在下者高取之；病在头者取之足，病在腰者取之腘"这都是标本理论的发挥。下面结合历代文献举例说明。

第一，本部取穴

头身脏腑的病证取用四肢肘膝以下的腧穴，包括五输、原、络、郄等特定穴。五输穴中的井穴，也就是根结理论中所称"根"的部位。其临床应用，如《肘后歌》所说的"头面之疾针至阴""顶心头痛眼不开，涌泉下针足安泰"；以及疝气灸大敦、胎位不正灸至阴、乳少针少泽等，都属上病下取法。其他特定穴中，如《标幽赋》："心胀咽痛，针太冲而必除；脾冷胃疼，泻公孙而立愈。胸满腹痛刺内关，胁疼肋痛针飞虎（支沟）"。《通玄指要赋》："心胸痛，求掌后之大陵；肩背患，责肘前之三里。……脊间心后者，针中渚而立瘥；胁下肋边者，刺阳陵而即止。头项痛，拟后溪以安然；腰腿疼，在委中而已矣。"以及《四总穴歌》"肚腹三里留，腰背委中求，头项寻列缺，面口合谷收"等。这些都是本部穴的具体应用。

第二，标部取穴

头身脏腑的病证取用其临近部的腧穴来治疗，这是标部取穴的主要应用。例如《通玄指要赋》所说的"风伤项急始求于风府；晕眩，要觅于风池。"《百症赋》："面肿虚浮，须仗水沟、前顶；耳聋气闭，全凭听会、翳风。面上虫行有验，迎香可取；耳中蝉噪有声，听会堪攻。""耳门、丝竹空，住牙疼于顷刻；颊车、地仓穴，正口歪于片时""咳嗽连声，肺俞须迎天突穴"等均是。此外，标部穴还可用于四肢病证。根据标本理论，上下内外经气相互贯通，上病可下取，下病也可上取。如《千金方》有取神庭治疗四肢瘫痪，《外台秘要》取浮白治疗腿足痿软，《甲乙经》针地仓医治手足痿弱，《肘后歌》取风府医治腿脚疾患，《扁鹊心书》灸肾俞治四肢瘫痪等。这些都是标部穴的具体应用。

第三，标本同取

本部穴可以和标部穴配合运用。也就是远取与近取相结合，这在临床上应用最广。针灸文献在这方面记载很多。例如《百症赋》："廉泉、中冲，舌下肿痛堪取；天府、合谷，鼻中衄血宜追""建里、内关，扫尽胸中之苦闷；听宫、脾俞，祛残心下之悲凄"……都是一远一近互相配合。

经络上部为标、下部为本。上下标本理论既用以说明穴位分布与脏腑器官之间的远近关系，还用来分析气血升降在疾病证候中的变化。《灵枢·卫气》说："凡候此者，下虚则厥，下盛则热；上虚则眩，上盛则热痛。故石（实）者，绝（截）而止之，虚者引而起之。"对比如下：

本	标	治
下虚则厥	上虚则眩	虚者引而起之
下盛则热	上盛则热痛	实者绝而止之

下，指的是"本"部；上，指的是"标"部。由于气血虚实不同，表现出相反的证候。在治法上，虚证用引之于上而起其虚于下；实证截之于下而止其盛于上的方法。例如对"下虚"的厥证，可灸关元、足三里以"引而起之"；"下盛"的热证，可针大椎、曲池、合谷、内庭以"绝而止之"；"上虚"的目眩证，可取天柱、养老以"引而起之"；"上盛"的热痛证，可取风池、行间以"绝而止之"等，这些都是标本上下的结合运用。

——李鼎《针灸学释难》

【提要】　本论指出，标本与根结理论，共同阐述了经气在四肢与头身内脏之间的两向关系，其中，标本理论突出的是四肢穴位对于头身脏腑的远道主治作用。其指导临床选穴方法主要有三：其一，本部取穴：主要取四肢肘膝以下腧穴，治疗头身脏腑病症，为远取；其二，标部取穴：头身脏腑病症，取其局部或邻近腧穴；其三，标本同取：即局（近）部取穴，与远部取穴相结合，临床运用较广。

❖ 程莘农 循经选穴※ ❖

循经选穴，是针灸选穴的基本原则，它是按经脉所通，主治所及的道理而进行的。在运用时，有本经选穴、异经选穴和多经选穴等。本经取穴，即病在某经某脏，则取该经经穴；异经取穴，是根据脏腑经络之间的关系，除运用病经输穴外，还可取与该经有关的经脉输穴，一般多取互为表里的经脉，或按五行运用母子相关的经脉；多经取穴，是指对一些属于多经病变的病证，取一经输穴或两经输穴均不能达到治疗目的，则须数经并用。由于循经取穴是以脏腑经络学说为指导，根据疾病的证候，在其所属或相关的经脉上选取适当的输穴，因此，要掌握这种方法，必须充分了解脏腑生理、病理、经络循行路线、阴阳表里关系，以及输穴的性能等才能适当运用。

——程莘农《中国针灸学》

【提要】 本论主要阐述循经选穴是针灸临床选穴的基本原则，其依据，在于"经脉所通，主治所及"；其运用，需要准确辨析证候及其所属经脉，以据此选择取本经腧穴，或异经腧穴，或数条经脉的腧穴。

❖ 程莘农 针刺麻醉的取穴原则※ ❖

针刺麻醉是针刺穴位，通过经络传导来实现其效果的。因此针刺麻醉除了适当掌握针刺的刺激量以外，还有一个重要环节是如何正确选穴。

兹将常用的选穴原则介绍如下：

第一，根据经络学说选穴

中医学认为，分布于人体全身的经脉，它们内属于脏腑，外络于肢节，每条经脉均有自己的循行路线，各经脉之间又有一定的表里关系相联系。循经选穴，就是根据经络学说中"经脉所过，主治所及"的原则来选取有效的穴位。

第二，辨证选穴

中医学强调人体是统一整体的观念。当人体某一部位患病时，会通过与其所联系的经络系统，反应出各种症状和体征，因此运用脏腑和经络学说根据证候辨证选穴，这是针灸治疗疾病的一个重要法则。针麻临床上的辨证选穴也不例外，选穴时先要辨别疾病的证候，它们与脏腑经络间的关系，还要结合手术过程中病人所出现的各种反应来综合考虑。

第三，根据神经学说取穴

针刺麻醉的临床实践和科学实验证明，神经系统是参与针刺镇痛和调节作用的。神经功能的完整性，是形成针感和产生针刺镇痛效应的必要条件。有人主张按神经节段选穴，即根据针刺部位和手术部位所属神经节段的分布关系来选穴，一般又分为近节段、远节段和同神经干等三种选穴法。针刺部位和手术部位属于同一或邻近脊神经分布的，称为近节段选穴；针刺部位和手术部位分属于两个相距较远的脊神经的，称为远节段选穴；直接刺激支配手术区的周围神经，称之为同神经干选穴。近节段选穴和远节段选穴，与针灸治疗中所应用的邻近取穴和远道取穴的概念并不完全相同。邻近选穴和远道选穴仅是根据针刺穴位的位置与所治病变部位的相对距离而言的，所选穴位距离病变部位较远的称为远道选穴，针刺穴位距离病变部位较近的称为邻近选穴，它不是按针刺部位与手术部位的神经节段分布来区分的。

第四，耳针麻醉的选穴原则

根据手术操作的部位和涉及的脏器，取其相应的代表区，如胃大部分切除术，取耳穴的"胃"。根据脏腑理论取穴，例如"肺主皮毛"，在各种手术中常选用"肺"区；"肾主骨"，在骨科手术中，常选用"肾"区等。

……

另外，也可以根据耳廓反应点取穴。当内脏或躯体有病时，在耳廓上的某些相应的代表区或某邻近部位常出现压痛、电阻降低、变形、变色等反应点，针刺麻醉时取穴即可选用反应点。

根据临床治病经验，耳穴的"神门"和"下脚端"（即交感穴）两穴的镇痛和镇静的效果较好，所以此两穴在耳针麻醉时应用较广。

——程莘农《中国针灸学》

【提要】 本论主要阐述，针刺麻醉的选穴原则，除了遵循脏腑经络理论而采用与一般治疗疾病相同的循经选穴与辨证选穴以外，还可依据麻醉镇痛的科学机制，从神经学说的角度指导选穴。根据针刺部位与手术部位之间的关系，具体分为：近节段、远节段和同神经干选穴。近节段、远节段选穴，与传统针灸理论上的邻近取穴和远道取穴，并不等同，不可混淆。耳针麻醉的选穴，既有脏腑理论指导，也有从患病脏器与耳穴对应、局部反应点、临床经验取穴等。

夏治平　选穴法※

除了对症选穴是相对地针对病性外，其余则都是针对病所的。

第一，近选

即局部和邻近选穴。根据每一个腧穴都能主治局部和范围大小不等地主治邻近部位（包括深部脏器在内）疾病的普遍性，因而当某一部位发生疾病时，就可在发生疾病部位选用腧穴来进行治疗，这种选穴一般不必囿于经络分布。

第二，远选

指循经远选，也叫循经选穴。一般说来，根据四肢部特别是肘膝关节以下的穴位能够治疗头面、躯干和内脏的远距离疾病的特点，上述某一部位有病即可选用本经或与之有关经络的四肢腧穴来治疗。

本经选穴：哪一脏腑经络有病，即选哪一经四肢的腧穴来治疗。

他经选穴：一般是选用为表里的经或手足同名经四肢部腧穴来治疗。

循经远选腧穴，不仅是头身有病选四肢部的腧穴，而是四肢有病也可选头身的腧穴。如腰痛选人中，脱肛选百会等。但这样的选穴，除了耳针、头针等微针系统外，临床为数不多，还难以说明其规律性。

第三，对症选

是指某些全身性疾病或中枢神经系统疾病等，可以针对具体症状选用习用有效腧穴来治疗。这些腧穴有特殊作用，有的作用现今还难以解释。

第四，按神经选

如三叉神经第 1 支痛选鱼腰，第 2 支痛选四白，第 3 支痛选大迎、内颊车。

——夏治平、吉传旺《实用临床针灸推拿学》

【提要】 本论阐述的选穴法主要包括：①近选：即局部和邻近选穴。这种选穴一般不必囿于经络分布。②远选：指循经远选，也叫循经选穴。其中包括本经选穴和他经选穴。③对症选：针对具体症状选用习用有效腧穴来治疗。④按神经选：按照现代医学理论，从神经系统分布角度选穴。指出除对症选穴是相对地针对病性外，其余选穴方法都是针对病所。

◈ 王居易 选经※ ◈

第一，选经的依据

选经是在辨经的基础上，根据病经的不同状态选择最适宜的经络来调整和治疗，使疾病状态减缓、改善或恢复正常。长期以来，针灸临床遵循"经脉所过，主治所及"的观点，认为哪条经脉有异常则治疗哪条经脉。这种简单的治疗思路在临床影响很大，如"以痛为腧"的阿是穴疗法，在身体找阳性反应物的反应点疗法等，这些方法虽然可以治好一些病，但对于一些复杂的疾病则治疗效果不佳，甚至有害。并且这种诊疗思路并不符合中医阴阳五行相互影响的整体观。

《灵枢·经脉》云："经脉者，所以决死生，处百病，调虚实，不可不通。"其中非常明确地提出了经脉是疾病的反应系统，同时也是疾病的治疗系统。在临床上可以看到一条经脉或某几条经脉发生异常，可能会出现很多症候，或一条经脉异常涉及很多经脉，或受到其他经脉的影响等。但是，一个具体病候，其反应经脉和治疗经脉，并不总是同一个经脉系统。如腰痛，其反应经脉可能是足厥阴"脉动"（是动病候），但其治疗经脉往往是足太阳膀胱经。因此不能把反应经脉和治疗经脉混同起来。这时，怎样选择合适的经脉进行治疗就非常有意义了。

选经环节则主要考虑以下几方面的内容：依据经脉间的联系；依据器官、组织所属；依据脏腑所主；依据十二经"是"主症。

第二，选经方法

选经，是在确认症候结构、察经、辨经的基础上，选择可以在最短时间内改善症状的经脉进行治疗。一般来说，可以根据脏腑器官及组织直接所属、所过、所联系来选择治疗经脉，但这仅仅是选经的方法之一。我们这里要研究的，还包括根据经脉的间接联系而选择表里经、同名经、相生相克经、奇经八脉，或根据开、枢、阖理论来选经治疗的方法。

——王居易《经络医学概论》

【提要】 本论主要阐述选经就是指临证选用哪条经脉治疗，辨经是其前提和基础，两者都属于辨证论治的范畴。论中指出，辨经所得之经脉，并不一定是所治疗的那条经脉。即辨经的结果，不能直接对应如何选取经脉。选经的依据，主要从经脉之间的关系（表里、同名、五行、开阖枢等）、病变部位或相应脏腑所属经脉、脏腑理论、经脉是动病候等方面进行考虑。

彭静山、费久治　选穴准则※

第一，触诊选穴

借医生指腹的感觉察知经络和经穴的异常反应，此法简便易行，准确实用，是针灸临床不可缺少的诊法之一。

方法：循经触摸，体表见热、肿，弹性强，压痛显著，皮下硬结等，可知为经气实；体表温度低下，无弹性，按之酸麻不痛、陷下等，可知为经气虚。

触摸时，见有硬结、压痛、敏感、快感的反应点，此点即为病穴。压痛强烈，多属实证；压有快感，多属虚证。病穴有助于明确诊断，刺灸病穴常获良效。

触诊的顺序：背俞穴、募穴、郄穴、原穴、络穴、特诊点、过敏点和过敏带等。可疑病经要详细触诊。

……

在诊察中，对未明确病在何经时，可施针刺检查，通过针刺后的效应，来判断病之所在。

针刺郄穴与其所属背俞穴的第一行时，症状见缓解或消失者，可视本穴所属经络为病。此法对急性病尤其有效验。不见效者，可考虑病在他经。

针刺经络的起止穴，症状见明显缓解，多属本经为病。

针刺人迎和太渊，可辨病之阴阳。

鉴别脾阳虚与肾阳虚的灸法。灸昆仑有效者为肾阳虚；灸梁丘有效者为脾阳虚。

针刺阳性反应点，过敏带的中点，见效者，可考虑本部所属经络为病。

针刺后，得气缓慢或不得气，多属此经气不足，预后不良。

第二，病因选穴

治病必求其本，一则病因为本，二则正气为本。按病因选穴配方，治疗不易迷失方向，实为一种重要的选穴方法。

第三，病机、病位选穴

掌握病机的变化和病变的部位，选穴配方有所依据。

第四，随证取穴

根据俞穴主治的特异作用，选取特效穴，进行对症治疗。此法在临床中，灵活实用，易于掌握，见效显者。

依据上述辨证与随证选穴，组成治疗处方，概括如下：

针灸处方=病因治疗的主穴+病机、病位治疗的主穴+调整经络平衡的主穴+症状治疗的主穴。每个穴均注明：针刺深度、方向、补泻手法、针具、留针时间、灸的壮数与时间等。

——彭静山、费久治《针灸秘验与绝招》

【提要】　本论主要阐述针灸治疗的选穴准则，主要有四个方面：病因选穴、病机病位选穴，这两个方面主要是从辨证论治的角度着眼；随证取穴，这一方面主要基于腧穴的特殊主治作用；触诊选穴，即通过诊察经络经穴确定相应的病穴（也是刺激部位），但严格来说，这个方面不属于选穴，可归于定穴范畴。

彭静山、费久治　循经取穴※

经络的个性（特异性）有三：一是每条经脉都有自己单独的体内、体外循行路线；二是每条经脉都能反映出与其密切相关的疾病和症状；三是每条经脉都有其特效的穴位。

经络的共性（普遍性）亦有三：一是"内联脏腑，外络肢节"；二是前后左右，互相对称，而彼此呼应；三是十二经脉奇经八脉都分别以头面、五官、手足终末为集散之地和首尾之端。

现将几种循经取穴的治疗法介绍如下：

第一，辨证循经取穴

辨证施治是中医的精髓。每治一病，必须审证求因，立法施治，如矢中的。

第二，首尾循经取穴

即病在经脉的起端穴，针其止端穴；病在经脉的止端穴，针其起端穴。起端为首，止端为尾，所以叫"首尾循经取穴法"。此法治疗经脉首尾穴局部疼痛、麻痹，而对疔毒尤为特效。

第三，两端循经取穴

确诊为某一经的疾病后，即采取某经的起止两端穴位，由两人持针齐刺，同时进针，同时用手法，得气后同时起针。

第四，远端循经取穴

本法与首尾循经取穴法不同，首尾循经取穴法只限于一经，此法为多经的。取手三阴经的起穴和手三阳经的止穴。也不必拘泥首尾穴，距首尾穴附近的穴也一样有效。

第五，表里循经取穴

经络"内联脏腑"，脏腑各有表里关系，经络亦随之应变，表病治里，里病治表，谓之表里循经取穴，但需以辨证取穴为原则。

第六，原络循经取穴

原络循经取穴，应认病之源，循病之络，原络辨证取穴之法，颇有效应。

第七，募穴循经配穴

为什么上述六法都叫取穴，而及七法则称配穴呢？因为治疗久病，循经取穴以外，必须配以募穴，方能收到预期的效果。

第八，郄穴循经配穴

久病用募穴，新病用郄穴，是针灸治疗配穴的法则。

——彭静山、费久治《针灸秘验与绝招》

【提要】　经络理论在针灸学中处于核心地位，循经选穴是针灸治疗选穴的重要内容。本论中阐述了多种循经选穴方法，如辨证循经、首尾循经、两端循经、远端循经、表里循经、原络循经选穴及募穴循经、郄穴循经配穴等。这些选穴、配穴方法，涉及不同的角度，有基于辨证论治，基于经络循行，基于经络关系（表里关系），基于经脉腧穴理论（原络相配），基于腧穴理论（募穴、郄穴）等多种。

4.3 配 穴

朱 琏 配穴的原则与方法※

配穴的原则：

第一，按疾病轻重缓急，取穴分主次先后。

由于一个病人可同时患几种疾病，其中也会有轻重缓急的区别；一种病可以有几个以上的症状，其中也会有轻重缓急之分。在治疗时，应根据疾病或症状的轻重缓急，来决定取穴的主次先后。

第二，按病因与症状，取穴要掌握重点。

凡诊断已明确的疾病，针灸可以解除发病原因、使疾病获得痊愈，是为病因治疗。对于诊断未定、病因不明的疾病，针灸也可使症状消失，恢复健康的，叫症状治疗。或者诊断已定，但某一个或几个症状突出，必须着重解决此症状的，也称为对症状治疗。因此在治疗上，针灸可以对病因治疗，也可以对症状治疗。

第三，按患者一般具体情况灵活取穴。

这里所说的一般具体情况，是指疾病以外的情况，如年龄、体质、当时的客观环境等。对老年、幼儿和体弱患者，应当尽量避免取颈、胸、背、腹部和敏感部位的穴（灸法不限制），针刺的操作手法也不能过猛。

……

配穴的方法：

左右对称取穴法：在左右两侧取用两个同名的穴位，用来治疗同一种病。

上下同时取穴法：在上肢和下肢同时取穴，配合治疗同一种病或两种不同的病。

同一肢体深浅配合取穴法：在同侧肢体上，同时取一远一近的两个穴，一个针刺深部，一个针刺浅部，或一个用针，一个用灸；促使由肢体向头部躯干部放散的感觉更好些，或者使放散的范围更广些，用来治疗一种病或同时治疗几种病。

同一肢体相对两侧呼应取穴法：在同一肢体相对两侧的对应点上同时取穴，用来治疗一种病或两种不同的病。

直接间接刺激配合取穴法：以局部病患为中心，同时配合远隔距离的穴位。

接近中枢神经部分和远隔部分的配合取穴法：以中枢神经为中心，取头、颈和背等部附近的穴位，同远隔距离的穴位相配合。

多种症状同时对症取穴法：例如治腰痛、腿痛，同时消化不良，取肾俞或足三里配穴，或取八髎和手三里配穴。

一般保健和对病症治疗结合取穴法：在治疗某种具体病症时，要同促进全身健康相结合以增强体力的取穴法。除取治病症的穴位外，还取保健的穴。

患部附近取穴法：治某一种病时，在病区附近取穴。

上下左右交叉配穴法：我国古代针灸治病，有讲究病在上刺其下，病在下刺其上，病在左刺其右，病在右刺其左等方法。

上述这些配穴方法，还不能包括临床治疗的配穴全貌，在临床中各种方法可能重叠出现。

——朱琏《新针灸学》

【提要】 本论主要阐述针灸配穴须掌握的三点原则：其一，从病情角度而言，根据轻重缓急，取穴有先后主次；其二，从治疗针对性而言，针对病因或症状不同，取穴有差异；其三，从患者一般情况而言，年龄、体质状况不同，取穴有别。具体的配穴方法，既有传统针灸理论配穴法，如：上下左右交叉配穴法、左右对称取穴法、上下同时取穴法等；也有基于神经系统知识的配穴法，如：同一肢体深浅配合取穴法、直接间接刺激配合取穴法、接近中枢神经部分和远隔部分的配合取穴法等。

陆瘦燕、朱汝功 针灸处方配穴原则[※]

内科用药有君臣佐使的不同，与针灸处方的配伍原则基本上是一致的。在针灸处方中，目前大都以局部和邻近病所的腧穴作为主穴，以经络循行所到处四肢的腧穴作为配穴，这种方式已成为古今针灸家所一致采用的规律。

第一，局部取穴法

病在何处，就取该部的腧穴作为治疗主穴，这种方法对体表病和内脏病均可适用。

第二，邻近取穴法

在患处邻近部，选取有关腧穴。

第三，循经取穴法

视病变所在的部位，属于何脏何经，即在经脉循行所到处取穴施治，一般以四肢肘膝以下的腧穴应用较多，但是在某些急性热证时，也有专用四肢腧穴作为主治的。……

这三种取穴法的精神，总的来说，就是头面躯干部的腧穴只治局部病和邻近病，不能治四肢病；而四肢部的腧穴，不但能治局部病和邻近病，还能治头面躯干病。

——陆瘦燕、朱汝功《陆瘦燕朱汝功论针灸辨证论治》

【提要】 本论认为，针灸配穴方法的主要规律是，近取腧穴为主穴，循经远取四肢腧穴为配穴。

焦国瑞 针灸穴位的配合问题[※]

针灸治病，是在人体的穴位上进行的，这就好像药物疗法是用药物治疗相似。每个穴位都有一定的治疗作用，但在临床应用时常常是采用两个以上的穴位组成一个配方进行治疗的，这就如同药物疗法常常是采用两种以上药物组成一个处方进行治疗一样。这样，就产生了穴位的配合使用问题。临床医生都知道，穴位配合得得当与否，对疗效有很大关系。在针刺麻醉方面，也同样证明了这一点。因此，对于穴位的如何配合使用，就成了针灸学中的另一个重要问题。在配穴的理论与方法上，有按经络学说的理论配穴的，有按脏象理论配穴的，有按阴阳五行理论配穴的，有按神经生理解剖定位配穴的，等等；这些都是需要进行认真研究的。这里仅从以下四个方面，对穴位的配合问题作一些讨论。

第一，主穴与配穴

在长期实践中，对穴位的配合使用方面，已经积累了许多的配穴经验和配穴方面的理论知识，总结了不少的有效配穴方法和配穴成方。在穴位的配合上，常常是采取主穴与配穴相结合的方式使用的。……另外，主穴与配穴的确定，还要看疾病所呈现的证候的差异性加以考虑。……虽然与证候的差异有关，但是，穴位的确定又不能完全地以证候为转移，使主穴与配穴跟在症状后边跑，失去配穴的主动性。主穴应该是针对疾病的主要矛盾的，配穴应该是帮助主穴起作用和同时为解决次要矛盾而配用的。所以，每组穴位配方中都应该有它的重点，从而在配方中体现出病情的轻重缓急和用穴的主次先后。从取穴的远近来说，主穴，有时是选在病变的近处，有时是选在病变的远处。由此，可以看出主穴与配穴乃是针对某一病症与某些穴位的关系而言，不是单就穴位本身而说的。离开疾病的具体状态，就无所谓主穴与配穴。因此，主穴与配穴是相比较而组合，与疾病相对应而运用的。同时，由于对穴位的作用仍处于认识过程中，所以不能把每一种病症的主穴与配穴的概念绝对化起来。在不少情况下，主穴与配穴只具有相对的意义。例如，对月经不调来说，可以把近处的气海、关元或曲骨作为主穴，也可以把远处的三阴交作为主穴，这是要看病人的具体情况而定的。然而，尽管如此，我们还是必须在临床实践中，细心观察，认真总结，以便找出治疗各种病症的最有效的主穴和更恰当的配穴，从而使穴位的配合更加符合临床实际，而不断提高针灸治病的效果。

第二，局部取穴与远隔取穴

从针灸取穴治病的部位上看，有时是在病变的近处取穴的，……但是，有许多时候是在病变的较远处取穴的。……临床上就把这种取穴法叫作"远隔取穴法"。局部穴与远隔穴在治疗作用上是各有特点的。据临床体验：一方面，局部取穴的即时效果较快，远隔取穴则对巩固疗效的作用较好；另一方面，有些病是以局部取穴收效较好，有些病则是以远隔取穴的作用较好。所以，在临床上单纯使用局部取穴或远隔取穴的情形是较少的，而在很多情况下则是把两者结合起来运用，以增强疗效。这是临床医生所熟知的。这种情况，在动物实验中也可看到。……但是，由于局部取穴就认为针灸治病只是一种局部的直接刺激作用，则是不全面的。因为所谓"局部穴"的作用，也是通过复杂的反射过程实现的。大量的实践已经证明，不论是局部穴或远隔穴只要运用恰当，就都可收到良好的作用，只是各有其特点而已。……因此，在今后的实践中还应该依据疾病的不同情况，对局部穴与远隔穴的配合问题进行深入观察，以不断加深对配穴的认识，提高针灸防治疾病的效果。

第三，患侧取穴与健侧取穴

患侧取穴，是指在患病的一侧取穴治疗的；健侧取穴，是指在无病的侧取穴治疗的。这两种方法在临床上都是常用的。但在具体治疗某一病症时，是在患侧取穴，还是在健侧取穴，这是要看疾病的具体状态而定的。根据一般的经验，多半是先在患侧取穴治疗，如果疗效不佳或出现疗效停顿时，改为健侧取穴或加用健侧取穴治疗，则往往可以提高疗效。所以，在临床治病时，也可以把患侧和健侧穴交替应用或结合起来应用。至于哪些疾病用患侧取穴为好，哪些疾病用健侧取穴为好，哪些疾病把两者结合起来或交替应用为好，这些都是需要作进一步观察和总结的。

第四，多配穴与少配穴

对于治疗一种病症，是多配穴好，还是少配穴好？有一种看法是强调少配穴好。当然，在穴少的情况下能收到较好的效果时，少配穴还是好的。但是，这并不是一般性的规律。因为多配穴与少配穴是相对而言的，离开病理状态的具体情况来谈配穴的多少，就失去了针对性。……因此，在配穴的数目上，应该根据病情的需要，该多则多，该少则少。然而在多与少的问题上又不是没有限度的。所以，在配穴上的"以多为胜"或"以少为佳"的看法，都是不全面的。

——焦国瑞《针灸临床经验辑要》

【提要】 本论主要阐述针灸穴位的临证配合问题。论中从四个方面深入探讨：其一，主穴与配穴：依据疾病轻重缓急与主次矛盾，合理选用主次穴位配合；其二，局部取穴与远隔取穴：两者作用特点、针对病症不同，临床应结合运用；其三，患侧取穴与健侧取穴：主要依据病情而定，一般先患侧后健侧，或两侧交替；其四，多配穴与少配穴：配穴多少并无绝对要求，应据病情而定。

《针灸学》 配穴处方※

针灸治疗疾病，是通过针刺与艾灸某些腧穴来完成的。所以在临床上对腧穴的选取和处方的组成适当与否，是直接与医疗效果有密切关系的。处方除了依据辨证及标本缓急之外，还必须结合腧穴的特殊功能而进行配穴处方。从临床的需要出发，可选用一种或二种选穴方法组成处方，也可以将多种方法结合起来使用，这些都是根据临床实际情况来决定。兹将常用的配穴处方方法概括地介绍于下：

第一，配穴原则

配穴处方主要是以脏腑经络学说为依据的，而腧穴的选取，又可分为近取、远取和对症取穴三种。

近部取穴：是指在病痛的局部和邻近的部位取穴。此种方法，多用于局限的症状比较显著的部位。

远道取穴：主要是在离病痛较远的部位，根据脏腑经络学说取穴。

对症取穴：此与近取、远取有所不同，而是针对全身性的某些疾病，结合腧穴的特殊作用的一种取穴方法。

第二，特定穴的应用

特定穴的涵义，是指十四经中具有某种特殊作用的腧穴，由于分布和作用的不同，故各有不同的含义和名称，如五输穴、原络穴、俞募穴、八脉交会穴、八会穴、郄穴、下合穴等。

——南京中医学院《针灸学（全国高等医药院校试用教材）》（1979 年出版）

【提要】 本论主要阐述选穴配穴是针灸临证治疗的重要环节，直接关系到疗效。此处所论"配穴处方"的原则，包含近取、远取和对症取穴三种，主要依据腧穴的主治作用来确定。临证配穴时，一般应根据具体病情，选择一种或多种配穴方法结合运用，常用特定穴。

肖少卿 针灸配穴的规律※

经络学说是针灸医学的主要基础理论。以经络理论为核心的辨证施治，是针灸疗法最显著的特征之一。就针灸临床辨证配穴的原则来说，就是依据"经络所通，主治所及"的规律而进行"循经取穴"的。这种取穴，又叫"按经选穴"。现代临床常用的配穴方法有"三部配穴法""特定穴配穴法"和"对症配穴法"等。兹将历代以来的二十五种配穴方法列述于下。

第一，一般运用法

一般除于局部病灶取穴外，更须酌配四肢部同等作用的孔穴助治。

第二，单穴独用法

指某一穴位对某病或某症的疗效大。

第三，双穴并用法

是采用主治某病的左右相同穴位，同时下针。

第四，四肢相应法

是在四肢部同时取穴，使之对内脏机能互相发生调整的作用。

第五，内外呼应法

是在某一部位的前后取穴、相对进针的方法。

第六，轮换交替法

是取某一局部或患野的诸穴，进行上、下、左、右、前、后的轮番施治。

第七，循经取穴法

是病在何经，即在该经取穴治疗。

第八，表里相配法

人有五脏六腑，经脉有三阴三阳，均是表里相配。……可以在其表里相配的两经中选择其互相协调的穴位配合使用，即可充分发挥治疗作用。

第九，俞募配穴法

因为俞、募穴均与脏腑有密切的联系，所以五脏六腑发生病变时，均可采用俞募配穴治疗。

第十，原络配穴法

又名"主客配穴法"。"原穴"即十二经脉分布于手足腕踝部位的十二个原穴。凡此十二原穴对内脏疾患的疗效很好。……"络穴"即十五络脉分布于四肢、腹腰等处的十五个络穴。凡此十五络穴，对十二经脉的阴经与阳经起着联络的作用。取原络相配，能通达内外，贯彻上下，对内脏与体表疾患均可治疗。

第十一，八脉交会配穴法

又名"八法配穴法"。此法是根据奇经八脉的交会穴位互相配偶而成的。

第十二，八会配穴法

这些腧穴（八会穴）对脏、腑、筋、骨、气、血、脉等诸疾患，具有特殊的治疗作用。

第十三，郄穴配穴法

"郄穴"多分布于筋骨空隙陷中，故名郄穴。这些腧穴，对一般急性疼痛的疾患疗效很好。

第十四，上下配穴法

上病取下法：即上部发生病变用下部的穴位治疗。

下病取上法：即下部发生病变用上部的穴位治疗。

第十五，三部配穴法

"三部"即局部、邻部、远部三处。又名"天、地、人配穴法"。此法为针灸临床惯用而极为广泛的配穴方法。

第十六，五行输配穴法

"五行输"是指十二经脉在肘膝关节以下的井荥输经合六十六个输穴。……这种配穴方法，是按照五行生克的道理，依次配属输穴，并结合"虚则补其母，实则泻其子"的原则进行配穴。

第十七，前后配穴法

此法就是在人体的各部前面和后面配穴治疗。这种配穴方法可以分为头部、胸背部、腹腰部和四肢部四种。

第十八，阴阳配穴法

本法就是取阴经的腧穴与阳经的腧穴相配；或取阳经的腧穴与阳经的腧穴相配；或取阴经的腧穴与阴经的腧穴相配。

第十九，肢末配穴法

即取上下肢及其末梢的腧穴相互配合使用。此法适用于全身症状和脏腑疾病。

第二十，本经配穴法

凡是本经内脏发生病变可采用本经的腧穴治疗。

第二十一，一经连用和数经互用配穴法

"一经连用法"是在同一经脉的上下连续取穴；"数经互用法"是在同一部位采用数经的穴位进行治疗。此法多用于四肢痿痹等病。

第二十二，手三阳经下合穴配穴法

手三阳经的下合穴，即"大肠合于巨虚上廉，小肠合于巨虚下廉，三焦合于委阳。"根据《内经》"合治内腑"的原则，按照疾病所属的内脏不同，而取其相关的下合穴治疗。

第二十三，脏象配穴法

本法是根据经络学说（经络所通，主治所及）与脏象学说而进行配穴治疗的。

第二十四，对症取穴法

根据疾病过程中出现的症状来选用穴位。

第二十五，辨证取穴法

本法是根据疾病发生的病因、病机而进行辨证取穴的。

——肖少卿《中国针灸处方学》

【提要】　本论主要阐述针灸配穴的前提，是准确地针灸辨证，而后者又以经络理论为核心。因此，针灸配穴总体是围绕循经选穴的原则。论中所述历代以来的二十五种配穴方法，多以循经选穴、配穴为主，其他亦有按脏象理论配穴、对症选穴、辨证选穴（脏象理论与经络理论结合）、腧穴理论配穴（如：有关特定穴配穴法）。各种配穴方法，适用于不同病症，临床应灵活选用。

❖ 王乐亭　配穴原则※ ❖

王乐亭老医生继承先贤的经验，本着理论与实践相结合的原则，从临床实际出发，并根据自己数十年的心得体会，将配方的原则概括为以下三个：

第一，局部与整体相结合的原则

所谓整体，是对于机体统一性的认识。配穴时，他首先考虑到对于脏腑气血整体机能的调节。所谓局部，也并非单指病灶周围或"以痛为腧"，而是指与脏腑病位相应的局部穴位。……然而在配穴时则着眼于整体，重视局部与整体相结合。……

第二，侧重于调整脏腑气血功能的原则

这一点实质上是对于整体机能调节的深化，也就是在配穴时必须抓住矛盾的主要方面，而不被表面现象或局部病象所纠缠。王乐亭老医生认为，阴阳失衡，是机体病理的实质，阳盛则阴病，阴盛则阳病，而针灸治疗的效应就在于调整机体的阴阳，使之从失衡达到平衡。而人体阴阳平衡的维持，是以脏腑气血功能来实现。调理脏腑之中，又以五脏为中心。例如，对于五脏俞加膈俞方的摸索，充分体现《灵枢·本藏》篇所论述的"五脏者，所以藏精神气血魂魄者也"的医经原旨，并将《内经》理论付诸于针灸配穴的实践。调理气血，又以调气为主，因为"气为血之帅，血为气之母，气行则血行，气滞则血瘀。"从针灸的治疗效应来看，主要是治气调气。例如在治疗风邪侵袭经络时，他认为"治风先治气，气行风自熄"。又如手足十二针方，曲池、合谷、阳陵泉、足三里均为阳经穴，功在调气治气；而三阴交、内关为阴经穴，功在理血、治血，它不但体现了调气为主的观点，而且也反映了阳中有阴、阴中有阳，阴阳相配，协调阴阳的配穴原则。这一原则，不但应在配方时加以体现，在制订总体治疗方案时也应执行。……因此，从选穴配方到制定总体治疗方案，均说明他对于脏腑气血功能调整的极大重视。

第三，以循经为主，证因标本相结合的原则

人之为病，从经络辨证法则来看，多以气滞血瘀，经络阻滞为主，结合经络的"是动"与"所生病"证，在配穴上王乐亭老医生还是比较尊重传统的循经配穴为主的原则。但绝不局限于一条经的穴位，而是扩大到以治疗经络的病理实质为主，联系其相关的各条经脉为主体，并与审证求因、标本先后结合起来，才能真正实现循经取穴的原则。……概括地说，病在上部常选用手阳明大肠经穴、手太阴肺经穴；病在中部常选用足阳明胃经穴、足太阴脾经穴；病在下部常选用足少阴肾经穴和足厥阴肝经穴。同时，结合证因分析，方可知本方以通经活络、舒筋利节为主，且能调和阴阳气血，而且标本兼顾。

……

综上所述，王乐亭老医生在长期的临床中，对于每一个常用穴的特性都有治疗的体验，对于常用的配穴也认真加以总结，基本上可以归纳出一套比较切合实际的、综合性的配方原则。

——北京中医医院《金针王乐亭》

【提要】　本论主要阐述配穴的原则，强调局部与整体的结合，尤其是对于整体角度配穴的考虑，主要侧重于两方面：其一，从脏腑理论的角度，注重调整脏腑气血功能；其二，从经络理论的角度，注重循经配穴。临证配穴，除以上所论，尚需结合审证求因、标本先后等因素，综合辨析，合理配穴。

靳　瑞　靳三针※*

第一，"靳三针"的组方原理

根据腧穴的治疗作用："靳三针"组穴中，许多组方是三穴邻近，如"颞三针""智三针"

"脑三针""四神针""舌三针"等，靳老将古人"以痛为腧"衍化为"以病为腧"，重在局部取穴，认为这种形式的配穴充分加强了腧穴的近治作用，易于得气而取效。

根据经络的表里循行关系："靳三针"组穴中，一些组方是远近结合、上下相迎组成的，例如"腰三针"，本组穴专为治疗腰部疾病而设，足少阴肾经与足太阳膀胱经互为表里，腰为肾之外府，因此，取肾俞、大肠俞为"以外应内"，属局部取穴，取委中乃根据"腰背委中求"的经络循行，属远治作用。

根据腧穴的主治异同：十四经穴的主治既有其特殊性，又有其共性。靳老据此创立了不少行之有效、适应证广泛的三穴处方，如："足三针"，由足阳明胃经的合穴足三里、足太阴脾经的三阴交、足厥阴肝经的原穴太冲组成，胃经主治前头痛、咽喉病、胃肠病，合穴足三里则尤以调整胃肠消化系统功能为特效，所谓"肚腹三里留"，是为主穴。而脾经经穴治疗脾胃病，又可治疗前阴病、妇科病，这与肝经可治疗肝病，又治疗前阴病、妇科病是有同有异的。三阴交为足太阴、少阴、厥阴经交会穴，加强了本经与他经疾病的治疗效果。

名曰"三针"，其义精深："三针"指某种疾病以三个特定的穴位治疗，如肩周炎取"肩三针"、视神经萎缩取"眼三针"等等；"三"是单数，属阳，"三"是少阳，阳气初生，朝气蓬勃，渐而隆盛；"三"谐音"生"，生生不息，无限扩展之意。三之为数，尊而且贵，以其蕴含世间诸多事理，"靳三针"不是指一个人，而是一个疗法，即"靳三针"疗法，是岭南针灸的一个学术流派。

第二，"靳三针"的组方特点

三穴为主，辨证配穴：靳老认为针灸治病的主要特色在于精于辨证，抓住疾病本质，重视经络，选穴简要。在"靳三针"处方中，原则上以三穴为主，再结合辨证配穴，可完善和补充各类三针处方，加强治疗效果。三针加以配穴则主次分明，诚如中药处方中的君、臣、佐、使。穴与病相宜，是针灸处方中难得的模式。

力专效宏，取穴简捷："靳三针"组方均以三个穴名（六个穴）或二个穴名（三个穴）为组，它突破了传统的单、双配对的形式，根据针灸处方一穴为主，二穴为次的特点，取三穴而具有力专效宏的特点。

分类主治，配穴有度："靳三针"分类主治较广，对神经系统、消化系统、运动系统，以及儿科、妇科、骨科等主要的疾病均可选用三针穴为主穴。如："颞三针"治中风偏瘫，"舌三针"主治语言障碍，"智三针"主治智力低下，"鼻三针"主治过敏性鼻炎，"足三针"主治下肢运动功能障碍，神经病变、妇科病、前阴病、消化系统病等。在临床治疗中常灵活配穴，如取偏瘫对侧"颞三针"配偏瘫侧肢体的"手三针"、"足三针"，为左右相配；"背三针"配天突、鸠尾，膻中，为前后腹背相配。只要掌握分类主治，配穴又有法度，就会有的放矢，进退有方。

共性定式，相互为用：所谓共性定式，是指"靳三针"处方既根据疾病的共性，又根据腧穴的共性而组成，这种不变的穴位为定式，缺一不可。相互为用，是指多组三针穴位可以相互为用。以"四神针"与"手智针"为例，既可用于小儿多动症，又可用于弱智儿童，这是在病理的某一阶段，两者有共同的病机基础，两组穴也均有镇静益智的共性，故可相互为用。

——袁青《靳瑞针灸传真》

【提要】 靳三针，是指靳瑞所创立的一种针刺组方方法。本论阐述了靳三针的组方原理和组方特点。其组方原理，是基于经络循行、腧穴主治特点，进行局部取穴。组方特点：①三穴为主，辨证配穴；②力专效宏，取穴简捷；③分类主治，配穴有度；④共性定式，相互为用。

 ### 单玉堂　经络学说指导针灸配穴※

这就是说针灸在临床运用上与经络学说有不可分割的联系。针灸治病所用的腧穴是经脉流行出入的地方。故不论在诊病辨证、配穴处方、操作手法等哪一方面，都不能脱离经络学说的指导。而在针灸配穴处方上，无论辨证取穴、循经取穴、按时取穴，或是子母配穴、夫妻配穴、同经配穴、异经配穴、子午流注配穴、灵龟八法配穴等，都是以经络为根据的。而在补泻手法中，如子母补泻、徐疾补泻、提插补泻、迎随补泻、呼吸补泻等，也都离不开经络的顺逆起止而施行。

——单玉堂《单玉堂针灸配穴通俗讲话》

【提要】　本论主要阐述配穴有多种方法，如辨证取穴、循经取穴、按时取穴，或是子母配穴、夫妻配穴、同经配穴、异经配穴、子午流注配穴、灵龟八法配穴等，其指导理论都是经络学说。

单玉堂　针灸配穴※*

针灸配穴，就是根据中医理论与治疗的基本大法和腧穴的穴性特点，采用穴位与穴位之间相互配合，互相佐使，而形成特效之功能。犹如处方药物的配伍分君臣佐使一样，针灸也是根据病人的主诉分析其主要病机，脉证合参，采用主穴（大多是恰当地选用特定穴之间的配合），辅以次穴。"论治"必先"辨证"，通过四诊分阴阳、辨表里、别寒热、定虚实，进而做出判断，提出治则治法。

……

总之，针灸配穴讲究少而精，具体用何种配穴当视病情而定。需要强调的是，留心某些经验穴的使用，并不是说就可以代替针灸配穴法则的。换言之，不是简单的某穴一定医某症，或某症一定针刺某穴的单纯穴位观点，必须在四诊辨证的基础上谈针灸配穴问题，在针灸配穴的治疗原则下考虑经验穴的使用。

——单玉堂《单玉堂针灸配穴通俗讲话》

【提要】　本论主要阐述基于中医理论的辨证，是针灸配穴的前提与基础；没有对病证病机的深刻认识，便无法准确配穴；也唯有如此，才能做到针灸配穴少而精。针灸配穴是针灸临床的主要指导原则，但并不排斥经验穴的使用，而且尤其要注意克服只注重使用经验穴的倾向。提醒注意的是，经验穴的使用需要在针灸配穴的原则指导之下进行。

单玉堂　按照体表部位对应关系配穴※

第一，局部与邻近配穴法

即在病痛的局部和邻近的部位取穴，是最为简单直观的取穴法。多用于局部症状比较明显者。

第二，远道配穴法

远道配穴法，即根据经络学说，在距离病痛较远的部位取穴的方法。

第三，同肢相合配穴法

同肢相合配穴法，即取同一侧上肢或下肢的穴位，两穴相互配合的取穴法。

第四，上下肢相应配穴法

上下肢相应配穴法，即上、下肢同时取穴，使其对脏腑的调整作用互应。细分为三：脏腑原穴上下相配法、同经上下配穴法、八脉交会上下相应取穴法。

第五，左右配穴法

左右配穴法，即根据外邪所犯经络的不同部位，或左右双穴同取，或左病右取、右病左取的一种配穴法。

第六，对症治疗配穴法

此法临床应用极为广泛，是最普通的一种针治法。适用于全身症状明显而病机相对单一者。

第七，内外呼应配穴法

内外呼应取穴法，即取一穴，以与之内外相对应的穴位配用，有利于阴阳经气相通，促进局部气血调和的一种配穴法。

第八，前后深浅配穴法

前后深浅配穴法，即在同上肢或下肢，取两个穴位，一前一后，一是深刺，一是浅刺，从而使肢体向头部或躯干部的经气流疏通作用更强烈些、范围更广泛些。

——单玉堂《单玉堂针灸配穴通俗讲话》

【提要】 本论主要从体表部位对应关系的角度，论述如何选择配伍腧穴。主要涉及病变与所取治疗部位之间的局部与远隔、左右、上下（肢）、内外、前后关系，旨在促进相应部位的经气流通，发挥腧穴相互协同的治疗作用。

单玉堂 按照经络循行特点配穴※

第一，背部中枢与远隔部位配穴法

背部中枢与远隔部位配穴法，即取督脉或旁开的各腧穴与四肢的一定穴位相配，会明显提高疗效。

第二，表里原络配穴法

表里原络配穴法，即十二经原络配穴法。即先取本经的原穴，再取与本经互为表里经的络穴相配。

第三，标本根结配穴法

广义是指五输穴的具体应用，即取四肢肘、膝以下的"本"部与头、胸、腹的"标"部的对应配穴。

狭义是指四肢末端根部的井穴与头、胸、腹三结的腧穴相配用，即根部与结部配合取穴。

第四，气街四海配穴法

气街配穴法：气街是指经气的路径及其聚集之所，多在"结"与"标"的部位，如头部、胸膺部、脊背两侧、腹部脐旁及腹股沟上内侧等。凡分布于这些部位的经穴，既治头面、躯干、内脏病症，亦治四肢的病症。……手足三阳经与头街配穴法：因手三阳经从手走头，所以手三阳经之根部、本部腧穴与头街有关穴位相配，可治疗结、标部的头面、五官病症。……手三阴经与胸街配穴法：因手三阴经由胸走手，故手三阴经根部、本部的腧穴与胸街有关穴位相配，可以治疗其结部、标部的心胸病。……足三阴经与腹街配穴法：足三阴从足走腹，故三阴经根部、本部的腧穴，与腹街部的有关穴位相配合，可治疗其结、标部的胸、腹、内脏（脾、肝、肾及前阴部）的病证。

……

四海、气街对应配穴法：即四肢肘、膝以下的五输穴和特定穴与头、胸、腹四海、气街部的有关穴位配合，可以治疗头、面、胸、腹之疾病。

第五，起止穴对应配穴法

即于经脉起止的两端的穴位配穴，主治内脏及头面五官的疾病。……

第六，交会穴配穴法

经络腧穴中，有的腧穴正位于两条以上经脉的相交或会合处，称为交会穴。取两个或三个交会穴相互配合以发挥协同治疗作用的方法，称为交会穴配穴法。

——单玉堂《单玉堂针灸配穴通俗讲话》

【提要】　本论主要从经络循行特点的角度，阐述如何选择配伍腧穴。主要涉及经脉循行的起止与交会、标本根结、气街、四海、表里经（原络穴）等，旨在通过经络的作用，将所选用的不同腧穴的治疗作用整合起来。

单玉堂　按照五行相生规律配穴[※]

第一，本经补泻配穴法

本经补泻配穴法，即见某经之证候，辨其虚证实证，按照"虚则补之，实则泻之"的原则，运用五输穴进行补泻的一种配穴法。

第二，刚柔相济配穴法

刚柔相济配穴法，即十二经与十天干配合应用的方法，也称夫妻刚柔配穴法。

第三，"泻南补北"配穴法

此种配穴法同样是运用木、火、土、金、水五行和经脉属性的生克关系来制定。

第四，各经循环相生配穴法

各经循环相生配穴法，即本经之病与他经之病同见，则针灸配穴据五行相生取义，从经与经相生到穴与穴相生，而形成各经循环相生同时并用的能量。目的在于通过经、穴相生来激发人体正气。

——单玉堂《单玉堂针灸配穴通俗讲话》

【提要】　本论主要从五行学说的角度，阐述如何选择配伍腧穴。主要是通过对经脉、腧穴的五行属性的划分，按照五行相生规律，选择相应经脉与腧穴的一种配穴方法，旨在以这种相生关系来促发人体的经脉之气。

郑魁山 辨证配穴※

针灸治病，首先要辨清病因、病位、病在何经及属何脏腑，是经病及腑，还是腑病及经；是初病及经，还是经腑同病。然后再辨阴阳表里，寒热虚实。从而选取适当的主穴、配穴，施以补泻凉热等手法，达到治疗目的。

主穴是针对主要证候选取的疗效最好的穴位，起主要治疗作用；配穴是为了加强主穴的治疗作用和针对兼证选配的穴位，起辅助治疗作用。它们是按"急则治其标""缓则治其本"的法则确定的，在临床又是可以变通的。

——郑魁山《郑魁山针灸临证经验集》

【提要】 本论主要阐述辨证和配穴是针灸治疗中的两个重要环节，辨证是配穴的前提和基础，辨证的重点在于辨析病因、病位、病性、与经脉脏腑的关系等。根据辨证结果，才能合理地选用主穴与配穴。

郑魁山 配穴法※

配穴是针灸治病的处方，可单用一穴，也可用多穴配伍，与药物治的单方和复方一样，要根据病情的需要而定。

第一，远隔配穴法

远隔配穴法，是在病症的远隔部位循经选穴治病的方法。适用于全身各种病症，对剧烈疼痛和痉挛效果好。

循经配穴：是循病变本经穴位配穴的方法，全身各症都可使用。如心悸不安配神门、内关；咳嗽气喘配尺泽、太渊。

异经配穴：是本经有病，取其互为表里或其他有关经穴位配用的方法，多用于复杂的病症。如肺热咳喘，口干咽痛配大肠经合谷、商阳；水不涵木，肝阳上亢配肾经阴谷、复溜。

原络配穴：详见特定穴中原络穴一节。

上病取下，下病取上配穴：是上面有病取下面，下面有病取上面穴位配穴的方法。如胃脘痛取足三里、内庭；牙痛取合谷；下肢瘫痪取肾俞、关元俞、秩边；手指无力取肩髃、曲池。

左病取右，右病取左配穴法：通常称为健侧取穴。《内经》有巨刺和缪刺之称。多用于治疗急性疼痛。《素问·调经论篇》说："身形有痛，九候莫病，则缪刺之；痛在于左而右脉病者，巨刺之。"《针灸大成》巨刺论说："巨刺刺经脉，缪刺刺络脉，所以别也。"指出病侵络脉，邪浅症轻，需缪刺；病犯经脉，邪深症重，需巨刺。笔者根据这一理论，在临床上治疗落枕、颈项强痛，针悬钟或后溪，左病取右，右病取左，浅刺；肩关节周围炎针条口透承山，左病取右，右病取左，深刺，有明显效果。

第二，局部配穴法

局部配穴法，是在病症的局部或邻近部位选穴治病的方法，适用于全身各处病症，对麻痹无力、红肿热痛和脏腑功能失调效果好。

前后配穴：是俞穴和募穴配用的方法。亦称俞募配穴法。详见特定穴中俞募穴一节。

邻近配穴：是在病变附近配穴的方法。亦称局部配穴法。治疗麻痹无力、红肿热痛效果好。

如手指麻木取后溪、合谷；目赤肿痛取攒竹、睛明。

阿是穴、"天应"穴配穴法：是取病症周围的压痛点或"减痛点"（用手指押按疼痛消失或减轻的部位）治病的方法。如腰肌劳损，取压痛点或在结节肿物周围取穴；颈淋巴结核，在结核处围刺。

第三，远近配穴法

远近配穴法是病症局部和远隔的穴位配合在一起治病的方法。适用于全身各种病症。

上中下配穴：是局部和上下肢穴位配用的方法。如腹痛吐泻取中脘、天枢、内关、足三里。

远近双侧配穴：是局部和远隔穴位配用的方法。全身病症都可使用。如失眠取百会、双神门；遗尿取关元、双三阴交。

远近单侧配穴：是取局部和远隔患侧或健侧配穴的方法。取患侧多治疗瘫痪痿软，取健侧多治疗疼痛痉挛。如取左颊车、地仓、合谷治疗左侧面瘫，取右下关、地仓、颊车、合谷治疗左侧面肌痉挛。

远近交叉配穴：是局部和远隔病侧与健侧穴位交叉配用的方法。全身病症都可使用。如取左风池、头维、太阳、右合谷治疗左偏头痛；取左支沟、右阳陵泉治疗胸胁痛。

——郑魁山《郑氏针灸全集》

【提要】　本论主要阐述配穴法。配穴的含义较广，不仅有一般意义上的腧穴配伍，也包括选穴内容。选穴主要包括：局部配穴，即在病变局部或邻近选穴；远隔配穴，即在病症远隔部位选穴。配穴主要包括：远近配穴，即将局部配穴与远隔配穴结合的方法。临证时，无论是选穴，还是配穴，均需根据病情而定。

◆ 田从豁　选穴配方 ◆

上述的针灸治疗法则，是通过刺激穴位来实现的。因此，如何选穴配方才能产生最好的治疗效果，已成为针灸界重视的课题之一。一般来说，能否精确恰当地选穴和巧妙地配穴组方，取决于对中医理论特别是经验理论和腧穴知识掌握的熟练程度。实践证明，只有既了解腧穴局部、临近、远隔及全身治疗作用的一般规律，又熟知每个腧穴独特的主治功效，才能做到选穴精确恰当。只有既了解经络理论的本经循行、相关脉象、所主病证、标本根结、别络所属、经筋皮部，又熟知经络之间的表里联系、同名联系、交接联系、生克联系等，才能巧妙地配穴组方。

——杨涛《仁心圣手田从豁》

【提要】　本论主要阐述配穴是决定针灸疗效的重要因素之一，涉及针灸学众多理论内容。如：腧穴主治规律、经络循行、经脉病候、脉诊等。配穴的恰当与精妙与否，与自觉合理地运用中医理论来统领和指导密切相关。

◆ 张　仁　组方强调中取为主※ ◆

组方时，我多采用中取为主，结合近取，配合远取之法。所谓中取，是指离病位较近的部位取穴；近取，是指局部取穴；远取，即远道取穴。本组方中，相当于以中取效穴为君穴、近取效穴为臣穴，远取效穴为佐使穴。

……

在进行中取为主、结合近取、配合远取的组方时，一定要注意以下两点：

一是要有机组合。所谓有机组合，就是根据病因病机及症情严密设计，如女性尿道综合征，系肾与膀胱经气运行失常，气化失司，水道不利，以致水液排泄障碍。故中取足太阳膀胱经之肾俞、次髎、秩边以梳理膀胱经气，近取中极、曲泉以通利水道，远取三阴交以强下焦气化之功，就是一例。

二是要因病制宜。我推崇中取为主，但并不主张千篇一律。现代针灸病谱有 500 多种，且每种病又变化多端。必须从临床实际出发，做到因病定方。以腰椎病而言，急性发作期，可以远取手部的腰痛穴或后溪穴为主，结合近取局部的夹脊或背俞穴，配合中取殷门、委中等；而慢性期则以近取局部的夹脊或背俞穴为主，结合中取殷门、委中，配合远取昆仑等穴。

——张仁《针灸秘验——50 年针灸临证实录》

【提要】　本论主要阐述针灸组方以中取为主。针灸临床选穴，依据所取腧穴与病变部位的距离，分为中取、近取、远取。"中取"，即离病位较近的部位取穴。在注重"中取"的同时，也要根据具体病情，注意与近取、远取有机结合，加强治疗作用。

周德安　取穴与用药的关系

针灸临床与中医其他各科一样，都是在中医基础理论指导下进行的。如认识疾病、分析疾病以及治疗疾病，都必须在四诊八纲、辨证施治理论指导下进行。处方讲理、法、方、药，而针灸则讲理、法、方、穴，另外须注意具体施术手法；方药有君、臣、佐、使的配伍，用穴也有主从之分；用药分温热寒凉，针灸则有补有泻，宜针宜灸；用药选穴都有归经所属问题等等。上述都说明了针灸配穴与中医的处方开药存在着密不可分的内在联系。

——周德安《针灸八要》

【提要】　本论主要阐述临床针灸处方配穴与中医处方用药有其内在的一致性。两者都是在中医理论指导下的具体运用，在诊断、组方配伍、补泻运用等方面是相通的。

周德安　四关穴[※*]

"四关穴"是在阴阳、脏腑、表里、上下配穴的原则上，经络理论的指导下，构成的小型针刺配方。二穴相辅相成，相互制约，广泛地应用于临床。总的来说，乙（肝）庚（大肠）相合，有血有气，共居冲要之处，能起到调和气血、平肝潜阳、镇静止痛、安神定志、搜风理痹、急救等作用。

其治疗机制是：针刺阴阳各经，通过腧穴借经络之气的联系传导，以调和阴阳脏腑，治有余与不足，使阴阳平衡，脏腑协调，而达到治疗作用。如《灵枢·根结》篇说："用针之要，在于知调阴与阳，调阴与阳，精气乃光，合形与气，使神内藏。""四关穴"的应用就是这个道理，一阴一阳，一上一下，合而用之，则具备了如上作用。

——周德安《针灸八要》

【提要】　本论主要阐述四关穴，即合谷、太冲穴，是临床常用的针灸配穴组合。论中指出，四关穴的组合体现了针灸常用配穴的思路，包含了阴经和阳经、上部和下部的腧穴的配伍，借此达到调节阴阳，沟通上下经络气血，以治疗疾病。

周德安　对穴※*

所谓对穴，即两两相配，共同治疗同一病证的一种配穴方法。临床表明，二穴既可有相同的功用，也可以起相互协调、相互为用的作用。

有关对穴的应用，古人早有记述，如《针经指南》的八脉交会穴，《标幽赋》的"四关"穴，《百症赋》里的对穴则更多（出自明代高武的《针灸聚英》）。后世医学家在前贤理论的指导下不断发挥，创立了俞募配穴法、原络配穴法、根结配穴法等，都是二穴相配、协同治病的典范。

……

小结：

第一，对穴即两两相配，协同治病，加强疗效的一种配穴原则。

第二，对穴的组成规律，一般以同名经、同名穴或作用相似的两个穴位组合而成。

第三，两穴组合后，多以治疗同一病证为基本原则，如手、足三里以益气养血、通经活络为主；太渊、太溪治疗汗证；素髎、足三里用于急救等。

第四，以取穴少、疗效突出为其主要特点。

——周德安《针灸八要》

【提要】　本论主要阐述对穴是指临床中腧穴两两配伍成对使用的情形，古代医籍中有不少有关其运用的记载，如：八脉交会穴、俞募、原络、根结等配穴。临床运用对穴，能够针对同一病症更好地发挥腧穴主治的协同作用，且取穴少而便捷。

5

针灸治疗原理

《灵枢》 用针之法※*

今夫五脏之有疾也，譬犹刺也，犹污也，犹结也，犹闭也。刺虽久，犹可拔也；污虽久，犹可雪也；结虽久，犹可解也；闭虽久，犹可决也。或言久疾之不可取者，非其说也。夫善用针者，取其疾也，犹拔刺也，犹雪污也，犹解结也，犹决闭也，疾虽久，犹可毕也。言不可治者，未得其术也。刺诸热者，如以手探汤；刺寒清者，如人不欲行。阴有阳疾者，取之下陵三里，正往无殆，气下乃止，不下复始也。疾高而内者，取之阴之陵泉；疾高而外者，取之阳之陵泉也。

——《灵枢·九针十二原》

【提要】 本论主要阐述用针治病的基本思路和原则。论中以比喻方式提出，病虽久但仍可以治疗，即"言不可治者，未得其术也"，以及"诸热""寒清""阴有阳疾""疾高而内或外"的针刺治疗方法。

张俊义 针之生理作用及医治效用

针灸疗法，自昔未尝为世所重。近二十年来，欧美日本研究探讨认为刺激穴道，确合于神经反射作用之治病原理。而对于灸之治疗作用，及艾之化学作用，亦各有论文发表，兹节录其大要如此。

针之治愈疾病，其作用有三，曰兴奋，曰制止（镇静或镇痛作用），曰诱导。

第一，兴奋作用

对于身体各机关之作用衰弱或麻痹者，与以兴奋，例如知觉或运动神经麻痹，或知觉异状之正调。又如对于内脏机能营养机能衰弱者，与以支配内脏机关，刺激交感神经，以回复其机能，其他对于因神经机能之异状，而起月经闭止，便秘等之正常。针术中用一种神经冲动法与电气刺激同一作用。惟针刺手术能适宜于一局部，而电气疗法则不能。

第二，制止作用

筋肉神经腺（分泌机）等之兴奋或血管之扩张，血液之组织灌溉旺盛（例如起炎症等时）

等与以镇静缓解收缩作用。例如基于知觉官能旺盛而过敏疼痛，运动神经机能亢进而痉挛搐搦等之使其缓解。或消化器官之异状亢进而呕吐下痢之使其镇静是也。生理学上神经越一程度加刺激时，则神经疲劳，其兴奋力及传播机能减衰，甚至有时机能一时麻痹，故此制止作用之手术目的，在强刺激应用雀啄术、或置针术、歇啄术等。

第三，诱导作用

隔离患部，而从其他部位刺针以刺激末梢神经，以引起血管神经作用，导血液于其部位。例如对于脑充血之刺激四肢末梢以扩张末梢部之毛细血管，同时使脑之血管收缩，诱导血液至末梢是也。又如深部充血炎症之来时，则刺针于浅部，或其他部位以诱导其血液。又如对于腹部内脏机能亢进或充血时，则刺激其末梢神经以扩张其血管，使起内脏之血行异状，或行反射刺激，使下腹运动脉管收缩等是也。

刺针依以上三作用之发起而奏效于疾病。惟现今所行之刺针学说，尚有刺激电气说，医学士冈本爱雄主之。电气刺激说，故医学士大久保适斋氏主之。刺激变质说，医学博士三浦谨之助氏主之。

电气说：刺激时生活体内之液体的电池作用，因针之金属与身体内之某不明物质之间发生电气以电流刺激于身体之神经系或组织，以奏效于疾病，故电疗法系全身的，而针疗法则局部的。

刺激说：针之刺激，即机械的理学的一种动作，刺激知觉运动等之神经，其刺激程度之强弱，刺激时间之长短等。或亢进神经或营养麻痹等作用而导其治愈疾病。

刺激变质说：刺针时，因针之粗大而损伤筋肉神经，其损伤部分以下，因而变质，此刺针之损伤若多，其部必麻痹，其麻痹先经兴奋阶段，此作用即所以应用以治愈疾病。

以上刺针对于身体之影响各说，举其大要如下。

兴奋神经、麻痹神经、扩张血管、收缩血管、刺激细胞，旺盛其新陈代谢之机能、去筋肉之紧张力、活泼内脏机能、抑制内脏机能之亢进。

——张俊义《针灸医学大纲》（一名《针灸术研究法》）

【提要】　本论主要阐述针刺治病的原理，作用主要有三个方面：兴奋作用、制止（镇静或镇痛作用）、诱导作用。这种对针刺原理的表述，明显受《高等针灸学讲义》的影响；这是民国时期由日本译入我国的针灸学教材，对我国的针灸学发展产生了重要影响。此外，论中还列举了当时学术界流行的电气说、刺激说、刺激变质说，来说明针刺治病的原理。最终归纳针刺的治疗作用体现在上述八个方面。

王可贤　针有转阴为阳、转阳为阴说

世有一种寒积症，手足厥冷，饮食减少，常欲饮热，不欲饮凉，口吐清沫，身体肌肉如冰，一遇风寒，一食冷物，其疾转剧，脉微无力。用温火二针，久而行之，可一旦烘然大热，口渴脉盛，浑身发热，虽饮斗水，亦觉爽快无害，此何故哉，乃转阴为阳也。再为久久行针，必欲去其积块，则转弱而为强盛，无疾之人矣，是针有补热之功，不可不知也。又有一种阳气元盛之火症，手足身体烘如火热，口渴饮凉，其脉洪盛，肌肉枯焦，舌燥心烦，气息热喘，头晕眼黑，且不能眠。但非伤寒传里之热症者，当以温针，针上、中脘，气海等穴，久久行之。至于数日之久，自胸下抽下一块结气，至于心腹之所，再从积块上行针，则前之身热口渴顿愈，脉微舌润，心宁气缓，头眼即不晕黑，阳元之症以愈。是针有清凉之效，可转阳而为阴。岂独转阴而为阳哉？

——王可贤《金针百日通》（宁波东方针灸学社铅印本.1934）

【提要】 本论主要阐述针刺治疗寒积证时，用温、火二针能够转阴为阳；治疗阳热证时，针又有清凉之效，能转阳为阴。由此可见，针刺的疗效与患者的病情、病症的寒热属性有密切关系。

朱 琏 针灸治疗原理※

针灸对神经系统的基本作用，不外兴奋或者抑制，这是我们在临床治疗中，从疾病所表现的症状，以及针灸治疗所收到的效果，进行观察得来的概念。神经系统的机能活动基本过程也是兴奋和抑制。在人体健康时，它们保持相对的平衡状态，否则就出现不平衡。当它们发生混乱时，即成病态。针灸的刺激主要是对神经系统这两种机能活动的关系进行调整，使之从不正常状态恢复到正常状态，且予以巩固。通过这种调整作用而调节体内各部门的活动，其中自然也包括了调节神经的自我修复、调整和代偿等机能。所以如果没有病因的继续影响，针灸对于神经的兴奋与抑制的调整效果极好。对于找不出确实外因的病和没有好多办法医治的病，针灸也能收到效果，可能即系这个缘故。

神经受到了针灸的良性刺激，那种特殊反应，并不局限在刺激部分，而是在整个机体范围内发生作用，所以针灸的治疗效果，常常不限于穴位附近，而可以影响到很远很广。如刺脚趾，可以影响到头部。因此刺激一个穴位，并不是专治刺激的部分的病，或专治某一种病。因之调整某处的神经的机能，对有关的疾病，都能发生一定的效果。

至于我国传统的瘢痕灸、串线针、在皮肤上造成无菌的化脓，以及刺血疗法、拔火罐、刮痧一类瘀血疗法、自血疗法与某些物理疗法等，往往也不外乎是激发和调整神经的应变机能而达到治病的目的。因为这类小损伤或刺激，会大大激发神经的应变机能，所以能达到一定的治疗功效。其他如组织疗法、封闭疗法、睡眠疗法等，对很多疾病有效。我认为它们也是从激发与调节神经机能着手的。所以，针灸疗法具有高深的学理，并非仅仅是一种治疗方法而已。以科学的医学观点来看，它极有研究的价值。

——朱琏《新针灸学》

【提要】 本论指出，神经系统机能活动的基本过程即兴奋与抑制，针灸刺激主要就是针对这两者进行调节，使之恢复正常状态。而且，神经系统的这种调整，并不是局限于针刺部位，而是在整个机体范围内，这是针刺局部能治疗全身疾病的原理。

朱 琏 针灸治病的三个关键※

要发挥针灸治病的效果，必须使针灸对神经起到应有的兴奋或抑制的作用，这在临床上是极为重要的。为此，我们必须掌握以下三个关键：刺激的手法、刺激的部位和刺激的时机。

针灸治疗的手法，依刺激的强度、时间和患者感觉的轻重等因素，可以分为两种：一种是刺激量较大，时间较长，患者的感觉较重的方法，我们把它叫做强刺激。它对于身体上的机能亢进现象，可以起到镇静、缓解、制止和增强正常抑制的作用，因而我们又称它为"抑制法"。另一种是相反的，刺激量不大，时间不长，患者的感觉也不太重，我们把它叫做弱刺激。它对于身体上的机能衰退现象，可以起到促进生活机能，解除过度抑制，唤起正常兴奋的作用，因而我们又称为"兴奋法"。有时我们在一个穴位上给以极短暂较重的刺激，它的强度虽较大，但时间则很短，所以我们也称它为兴奋法。

　　……

　　实践证明，针灸治病基本上是全身疗法，一个穴位可以治几种病症，如针灸下肢的穴位，既可以治愈头痛，同时可治愈其他病症。但决不是每一个穴位对任何疾病都能治疗，即使对诊断困难的疾病进行"对症治疗"时，也不应只是"头痛治头，脚痛治脚"地取穴，而是应有所选择。因此针灸治病，除了要讲究刺激的手法外，还必须根据诊断和具体病情讲究刺激的部位。

　　我们根据临床治疗配穴的体会，在取穴时，可以把穴位分为局部性的和全身性的两类。局部性穴位，是指病灶部或其附近的穴位，它有局部性的作用，也可有远隔部位的穴一样的作用。全身性穴位，是指病灶远隔部位的穴位，它无局部性的作用，而是通过神经系统的高级部位，以发生治疗作用；或仅有增强体力的作用，所以把它称为全身性的穴位。

　　……

　　针灸治病要收到应有的疗效，除了掌握刺激手法和选择适当部位以外，还需掌握针灸治病的时机。因为人们的生活条件、体质、神经机能状态和患病原因不同，表现症状也各有不同。有些病需要每天针灸一次，连续针灸十天到半个月，休息几天再针灸；有的病一天需要针灸几次，也有的病可以隔几天针灸一次；有的病需要在发病前针灸，也有的病需要在发作时针灸。

　　以上各节所述，说明要发挥针灸治疗应有的作用，必须注意掌握针灸的刺激手法、选择部位和刺激时机三个关键，这三个方面是有机联系的，具体应用时，要互相配合，根据不同情况，灵活掌握。

——朱琏《新针灸学》

　　【提要】　本论指出，针灸治疗的原理，是对神经起到兴奋或抑制的调节作用，影响这种调节作用的因素，主要有三个方面，需灵活配合。其一，刺激的手法：刺激量大者为强刺激，有抑制作用；刺激量小者为弱刺激，有兴奋作用。其二，刺激的部位：病灶部或其附近，为局部性穴位，对神经系统有局部性作用；而病灶远隔部位，为全身性穴位，主要通过神经系统高级部位产生治疗作用；其三，刺激的时机：根据体质、病证情况不同，选择不同的针刺时间。

邱茂良　决定针灸作用的主要因素[※]

　　从上述各节可以看出，针灸对人体各个系统的功能活动都起到调节修复的作用，使病理状态恢复为正常状态而治愈疾病，但这种作用的获得，又常与下列因素有关。

第一，机体机能状态

　　针灸对机体的影响虽然是多方面的，但总的来说是一种良性双向调整作用。其影响主要决定于针刺时的机能状态，不少实验证明，机体处于正常状态时，给予针刺一般都不出现明显反应,只有在病理状态下,才出现调整作用。即当机能状态高时,针灸可使之降低;反之,可使之增高;不平衡时,又可使之趋于相对的平衡。针刺不但对机能的改变,而且对组织器官的代谢过程和某些器质性改变,也都有一定的调整作用。这种调整作用,既可表现于局部,也可影响到全身各个系统。

第二,穴位的相对特异性

人体有许多穴位具有比较明显的主治某些疾病的作用,存在着相对的特异性。经大量临床实验,说明穴位的选择和组合,是决定针灸作用的又一主要因素。

第三,针刺刺激量

针刺方法中有各种刺法和补泻手法,形式不同,操作各异,但其中都存在刺激量的问题,因为不同刺激量,能引起机体的不同反应,因此在机体功能出现不同变化时,就需要采用与机体功能变化相适应的刺激量,才能有效地调整其功能,促使其恢复正常。我们曾对坐骨神经痛患者针刺环跳、阳陵泉等穴时,采用轻重两种不同刺激方法,以血管容积描记器进行观察,轻刺激时,多呈血管扩张反应,重刺激时,则致收缩反应。说明掌握适当的针刺的刺激量,也是发挥针刺作用的重要环节。

总之,影响针刺治疗作用的因素很多,除了上述三方面外,尚与有无针感,针刺的深浅、时间、次数以及所用针的种类等有关,这些因素不但可影响针刺的效应,还可影响针刺作用的性质。请参阅本书"与针灸治疗效果有关的问题一节,这里不再赘述。

——邱茂良《中国针灸治疗学》

【提要】 本论主要阐述针灸的治疗作用主要与三方面的因素密切相关。其一,机体的机能状态:病理状态时,针灸有良性双向调整作用。其二,穴位的相对特异性:不同的穴位配合,产生不同的作用。其三,针刺刺激量:不同的刺法与手法所产生的刺激量,引起机体不同的反应,产生不同的作用。

邱茂良 与针灸治疗效果有关的问题※

针灸治疗效果的获得,是由多种因素决定的。实践证明,在治疗过程中,由于某些环节的弱或偏差,即可影响疗效。因此有必要对和针灸治疗效果有关的一些问题作如下的介绍。

第一,检查诊断问题

但怎么才能作出正确的判断和确当的治法呢,我们认为这不仅要善于运用中医的四诊检查分析,进行辨证论治,而且要配合必要的现代医学的检查方法帮助诊断,使辨证与辨病结合起来,既可为针灸治疗提供依据,又可启发思路,为针灸治疗创出新路。

第二,治疗方法和处方问题

治疗方法问题:治疗方法包括各种针具、各种针刺法和灸法等而言。……这些方法可以单独应用,亦可配合应用,从目前临床应用看来,不同治法有机配合起来,可以提高疗效。但也要避免过多的不适当的配合,使机体遭受不必要的刺激,增加病人的痛苦。

处方问题:关于处方问题,汤药处方有君臣佐使之分,针灸虽不同于汤药,但在处方选穴中,也有主次之别,目前通常用主穴和备用穴来区分。

针刺先后问题:对处方各穴针刺先后问题,一般均认为应自上而下地针刺。

第三，操作手法问题

针刺操作手法，包括进针、留针、出针整个过程和各种刺法辅助手法、补泻法等，每个方法都有具体的操作过程和严格的要求。

第四，治疗时间问题

治疗时间，包括每次治疗的时间，时间的选择和治疗间隔时间，以及疗程等。

每次治疗时间问题：总之应以根据病情和具体刺法的需要而定。

具体治疗时间问题：在选择治疗时间上，一般性病症，可以不拘，但对那些发作有时性的病症，必须注意治疗的时间。

治疗间隔时间问题：治疗间隔时间目前无统一意见。

疗程的长短问题：疗程的长短，可根据不同病症而定，急性病一般应连续治疗，以治愈为止，中间毋须休息。

第五，年龄体质问题

因年龄的长幼，体质的强弱，体形的肥瘦等，对每个人针刺的方法都不尽相同，疗效亦有差别。

第六，针灸的宜忌问题

针灸治病如按常规操作，一般是较安全的，但也不是毫无禁忌。只有掌握其宜忌，才能确保安全。

病症的禁忌、针刺部位的禁忌、生活禁忌。

第七，休息、营养、护理等问题

在治疗期间注意休息与营养、加强护理等都是保证治疗，提高疗效的必要措施。各科都有同样要求，这里主要指与针灸治疗直接相关的一些问题。

休息：针刺治疗前应休息片刻，使身体处于安静状态，然后进行治疗，有利于发挥针刺的作用。对那些因激烈活动或紧张的脑力劳动，身体正处于高度紧张状态者，更应注意适当休息。

饮食营养：注意饮食的宜忌与增强营养是治疗中重要环节，特别是饮食宜忌与疾病密切相关。

护理：护理在医疗工作中的重要性已不待言，在针灸治疗中尤为突出。

第八，配合治疗问题

针灸能治疗许多病症，但其作用有一定的限度，不是万能的。有的病症可单独用针灸治疗，而对有的病症针灸只能对其某些症状或在疾病过程中的某一阶段起到治疗作用。因此必须与其他治法紧密配合，才能更好地发挥作用。尤其对复杂多变的病症，更应注意用综合的治法来处理。

针灸的综合治疗：各种针灸的方法，均各有其独特的作用和适应的病症。但如能根据其作用，有选择性地把它们有机结合起来，使它们相互之间起协同作用，就能提高疗效，实践证明这样是行之有效的。

针灸与其他治法的配合：针灸与其他治法的配合，只要主攻方向一致，目的相同，不仅没有矛盾，而且能相得益彰。

以上从八个方面讨论与针灸疗效有关的问题，供临床治疗时参考，此外要取得良好的医疗效果，还必须取得病员的信任与合作，鼓励病员建立起治愈疾病的信心，解除病员的思想顾虑等，这对提高疗效都能起到积极的作用。

——邱茂良《中国针灸治疗学》

【提要】　本论主要阐述影响针灸疗效的多种因素。主要涉及八个方面的问题：其一，诊断上要辨病与辨证结合；其二，治疗方法灵活运用，选穴应有主次；其三，刺法与补泻手法要严格操作；其四，治疗时间应据病情而定；其五，年龄体质的差异；其六，注意针灸操作的相关禁忌；其七，注意休息与营养，加强护理；其八，各种针灸治法、针灸与其他治法的配合运用。

石学敏　醒神开窍※

　　针灸的醒神开窍作用就是恢复神的功能,使神主持人体精神意识思维活动、调节脏腑功能、气血运行、形体运动的功能得以恢复正常。"神"指"神明之主","窍"指"窍口",包括"清窍"和"浊窍"。醒神开窍是针灸治疗最为主要的作用，能在关键时刻发挥重要的作用。"神"是指人体生命活动的能力，它主宰着包括精神意识思维活动在内的人体一切生命运动及变化，同时也是脏腑气血盛衰显露于外的征象。神的功能正常，则人体阴阳平和，气血运行通畅，"正气存内，邪不可干"。疾病的发生，或突然起病，或慢慢形成，多在起居失宜、情志不调、饮食不节、劳逸失衡之下造成阴阳失衡，以致积损正衰，甚至发展成急重症。"窍闭神匿，神不导气"是病的最终病机，即疾病重则昏迷，神无所主，轻则气血运行不畅，经络阻滞。针灸在治疗中要求"守神""治神"，以达到"调神""醒神"的目的，从而使患者恢复或增强自我调节的能力。人体诸"窍"以通为用，倘若窍口闭塞，人体正常的活动势必受到影响，甚至威胁到生命。针灸可以开窍启闭，打开人体门户，使人与自然界的交流畅通无阻。因此，针灸的"醒神开窍"作用是十分重要的，应得到重视。

——石学敏《石学敏针灸全集》

【提要】　本论主要阐述针灸的醒神开窍作用就是恢复神的功能，使神主持人体精神意识思维活动、调节脏腑功能和气血运行，使形体运动的功能得以恢复正常。因此在针灸治疗中，须注意治神、守神，以使神醒而窍通，恢复人体与自然界的交流。

6
病证治疗

6.1 总 论

《灵枢》 刺有六变※*

黄帝曰：病之六变者，刺之奈何？岐伯答曰：诸急者多寒；缓者多热；大者多气少血；小者血气皆少；滑者阳气盛，微有热；涩者多血少气，微有寒。是故刺急者，深纳而久留之。刺缓者，浅纳而疾发针，以去其热。刺大者，微泻其气，无出其血。刺滑者，疾发针而浅纳之，以泻其阳气而去其热。刺涩者，必中其脉，随其逆顺而久留之，必先按而循之，已发针，疾按其痏，无令其血出，以和其脉。诸小者，阴阳形气俱不足，勿取以针，而调以甘药也。

——《灵枢·邪气脏腑病形》

【提要】 本论主要阐述六种脉象所主病证及相应针刺方法。

《灵枢》 刺有难易※*

黄帝问于伯高曰：余闻形气病之先后，外内之应奈何？伯高答曰：风寒伤形，忧恐忿怒伤气。气伤脏，乃病脏；寒伤形，乃应形；风伤筋脉，筋脉乃应。此形气外内之相应也。黄帝曰：刺之奈何？伯高答曰：病九日者，三刺而已；病一月者，十刺而已。多少远近，以此衰之。久痹不去身者，视其血络，尽出其血。黄帝曰：外内之病，难易之治奈何？伯高答曰：形先病而未入脏者，刺之半其日；脏先病而形乃应者，刺之倍其日。此外内难易之应也。

——《灵枢·寿夭刚柔》

【提要】 本论主要阐述形气与病之相应，而刺法有难有易。一般病程短，或病在肢体筋肉者，针刺疗程较短；病程较长，或病在脏腑或影响及肢体者，则针刺疗程较长。

《灵枢》 刺有三变※*

黄帝曰：余闻刺有三变，何谓三变？伯高答曰：有刺营者，有刺卫者，有刺寒痹之留经者。黄帝曰：刺三变者奈何？伯高答曰：刺营者出血，刺卫者出气，刺寒痹者纳热。黄帝曰：营卫寒痹之为病奈何？伯高答曰：营之生病也，寒热少气，血上下行。卫之生病也，气痛时来时去，怫忾贲响，风寒客于肠胃之中。寒痹之为病也，留而不去，时痛而皮不仁。黄帝曰：刺寒痹纳热奈何？伯高答曰：刺布衣者，以火焠之；刺大人者，以药熨之。

——《灵枢·寿夭刚柔》

【提要】　本论主要阐述"刺有三变"，即针刺有刺营（出血）、刺卫（出气）、刺寒痹（使热纳入）之不同。

《素问》 神气血形志针刺补泻※*

黄帝问曰：余闻刺法言，有余泻之，不足补之，何谓有余？何谓不足？岐伯对曰：有余有五，不足亦有五，帝欲何问？帝曰：愿尽闻之。岐伯曰：神有余有不足，气有余有不足，血有余有不足，形有余有不足，志有余有不足，凡此十者，其气不等也。帝曰：人有精气津液，四肢九窍，五脏十六部，三百六十五节，乃生百病，百病之生，皆有虚实。今夫子乃言有余有五，不足亦有五，何以生之乎？岐伯曰：皆生于五脏也。夫心藏神，肺藏气，肝藏血，脾藏肉，肾藏志，而此成形。志意通，内连骨髓，而成身形五脏。五脏之道，皆出于经隧，以行血气，血气不和，百病乃变化而生，是故守经隧焉。

帝曰：神有余不足何如？岐伯曰：神有余则笑不休，神不足则悲。血气未并，五脏安定，邪客于形，洒淅起于毫毛，未入于经络也，故命曰神之微。帝曰：补泻奈何？岐伯曰：神有余，则泻其小络之血，出血勿之深斥，无中其大经，神气乃平。神不足者，视其虚络，按而致之，刺而利之，无出其血，无泄其气，以通其经，神气乃平。帝曰：刺微奈何？岐伯曰：按摩勿释，著针勿斥，移气于不足，神气乃得复。

帝曰：善。气有余不足奈何？岐伯曰：气有余则喘咳上气，不足则息利少气。血气未并，五脏安定，皮肤微病，命曰白气微泄。帝曰：补泻奈何？岐伯曰：气有余，则泻其经隧，无伤其经，无出其血，无泄其气。不足则补其经隧，无出其气。帝曰：刺微奈何？岐伯曰：按摩勿释，出针视之，曰我将深之，适人必革，精气自伏，邪气散乱，无所休息，气泄腠理，真气乃相得。

帝曰：善。血有余不足奈何？岐伯曰：血有余则怒，不足则恐。血气未并，五脏安定，孙络外溢，则经有留血。帝曰：补泻奈何？岐伯曰：血有余，则泻其盛经出其血。不足，则视其虚经，内针其脉中，久留而视，脉大，疾出其针，无令血泄。帝曰：刺留血奈何？岐伯曰：视其血络，刺出其血，无令恶血得入于经，以成其疾。

帝曰：善。形有余不足奈何？岐伯曰：形有余则腹胀，泾溲不利，不足则四肢不用。血气未并，五脏安定，肌肉蠕动，命曰微风。帝曰：补泻奈何？岐伯曰：形有余则泻其阳经，不足则补其阳络。帝曰：刺微奈何？岐伯曰：取分肉间，无中其经，无伤其络，卫气得复，邪气乃索。

帝曰：善。志有余不足奈何？岐伯曰：志有余则腹胀飧泄，不足则厥。血气未并，五脏安定，骨节有动。帝曰：补泻奈何？岐伯曰：志有余则泻然筋血者，不足则补其复溜。帝曰：刺未并奈何？岐伯曰：即取之，无中其经，邪所乃能立虚。

——《素问·调经论》

【提要】 本论主要阐述神、气、血、形、志之有余与不足的临床表现及刺治方法。

《素问》 其病所居，随而调之※*

帝曰：夫子言虚实者有十，生于五脏，五脏五脉耳，夫十二经脉皆生其病，今夫子独言五脏，夫十二经脉者，皆络三百六十五节，节有病必被经脉，经脉之病，皆有虚实，何以合之？岐伯曰：五脏者，故得六腑与为表里，经络肢节，各生虚实，其病所居，随而调之。病在脉，调之血；病在血，调之络；病在气，调之卫；病在肉，调之分肉；病在筋，调之筋；病在骨，调之骨；燔针劫刺其下及与急者；病在骨，焠针药熨；病不知所痛，两跷为上；身形有痛，九候莫病，则缪刺之；痛在于左而右脉病者，巨刺之。必谨察其九候，针道备矣。

——《素问·调经论》

【提要】 本论主要阐述脏腑、经络、肢节，各有病变虚实，要视其病位病性，以相应针刺方法治疗。

王执中 针灸须药论

《千金》云：病有须针者，即针刺以补泻之，不宜针者，直尔灸之。然灸之大法，其孔穴与针无忌，即下白针或温针讫乃灸之，此为良医。其脚气一病，最宜针。若针而不灸，灸而不针，非良医也。针灸而药，药不针灸，亦非良医也。但恨下里间知针者鲜尔，所以学者须解用针，燔针白针皆须妙解。知针知药，固是良医。此言针灸与药之相须。今人或但知针而不灸，灸而不针，或惟用药而不知针灸者，皆犯孙真人所戒也。而世所谓医者，则但知有药而已，针灸则未尝过而问焉。人或诘之，则曰：是外科也，业贵精不贵杂也。否则曰：富贵之家，未必肯针灸也，皆自文其过尔。吾故详著《千金》之说以示人云。

——宋·王执中《针灸资生经·针灸须药》

【提要】 本论强调指出，针而不灸，灸而不针，非良医；针灸而药，药不针灸，亦非良医。批评当时只针不灸，或只灸不针，或只用药物治疗，不重视针灸的现象。

滑 寿 治病倡针刺之论※*

上古治病，汤液醪醴为甚少，其有疾，率取夫空穴经隧之所统系，视夫邪之所中，为阴为阳，而灸刺之，以驱去其所苦。观《内经》，所载服饵之法才一二，为灸者四三，其他则明针刺无虑十八九，针之功，其大矣。厥后方药之说肆行，针道遂寝不讲，灸法亦仅而获存。针道微而经络为之不明，经络不明则不知邪之所在，求法之动中机会，必捷如响，亦难矣。若昔轩辕氏岐伯氏斤斤问答，明经络之始末，相孔穴之分寸，探幽摘邃，布在方册，亦欲使天下之为治者。……

——元·滑寿《十四经发挥·自序》

【提要】 本论指出，《内经》之后"针道微而经络为之不明"，不明经络则不知邪之所在，治病愈发艰难，因而整理和阐发经络腧穴理论，以指导治疗应用。

李 杲 论阴病治阳、阳病治阴※*

《阴阳应象大论》云：审其阴阳，以别柔刚，阳病治阴，阴病治阳，定其血气，各守其乡，血实宜决之，气虚宜掣引之。

夫阴病在阳者，是天外风寒之邪乘中而外入，在人之背上腑俞、脏俞，是人之受天外客邪。亦有二说：中于阳则流于经。此病始于外寒，终归外热，故以治风寒之邪，治其各脏之俞；非止风寒而已，六淫湿、暑、燥、火，皆五脏所受，乃筋骨血脉受邪，各有背上五脏俞以除之。伤寒一说从仲景，中八风者，有风论；中暑者，治在背上小肠俞；中湿者，治在胃俞；中燥者，治在大肠俞。此皆六淫客邪有余之病，皆泻在背之腑俞。若病久传变，有虚有实，各随病之传变，补泻不定，只治在背腑俞。

……

阳病在阴者，病从阴引阳，是水谷之寒热，感则害人六腑。……当从胃合三里穴中推而扬之，以伸元气，故曰从阴引阳。若元气愈不足，治在腹上诸腑之募穴；若传在五脏，为九窍不通，随各窍之病，治其各脏之募穴于腹。故曰，五脏不平，乃六腑元气闭塞之所生也。又曰：五脏不和，九窍不通，皆阳气不足，阴气有余，故曰阳不胜其阴。凡治腹之募，皆为元气不足，从阴引阳勿误也。若错补四末之腧，错泻四末之余，错泻者，差尤甚矣。按岐伯所说，况取穴于天上，天上者，人之背上五脏六腑之俞，岂有生者乎？兴言及此，寒心彻骨。若六淫客邪及上热下寒，筋骨皮肉血脉之病，错取穴于胃之合，及诸腹之募者必危，亦岐伯之言下工，岂可不慎哉。

——金·李杲《脾胃论·卷中·阴病治阳阳病治阴》

【提要】 本论主要阐述《素问·阴阳应象论》"阳病治阴，阴病治阳"的治疗原则，对其理论依据及内涵进行了详细的论述。大意为阴病在阳，则六淫之邪客于五脏，取背俞穴治之；阳病在阴，则元气不足，治之以脏腑之募穴。

楼 英 治上下法

一男子病小便不通，医以利药治之加剧。丹溪云：此积痰病也。积痰在肺，肺为上焦，而膀胱为下焦，上焦闭则下焦塞，譬如滴水之器，必上窍通，而后下窍之水出焉。乃以法大吐之，吐已，病如失。又治一老人泄痢，百方不应，膈闷食减，丹溪与吐剂，吐出胶痰升许，而痢止。（详见久痢。此上二法，亦下者举之之意。夫小便不通，气血壅塞于下焦也。泄泻日久，气血降沉于下焦也。今大吐之，则一身血气皆升浮而复于上焦，则下之壅塞者流通，降沉者升举，故皆瘁也）。病在上，取之下，如哕逆、喘满、上气者，灸脐下丹田、三里，引气下降，其病立瘁之类是也。

——明·楼英《医学纲目·卷四·治上下法》

【提要】　本论主要解读朱丹溪"下病上取之"的治疗方法，并举两则病案为例予以说明，阐述了此种治疗方法的理论依据。一则病例是小便不通，另一则是泄痢。下焦之病均通过吐法，使气血得以升浮于上焦而病愈。反之，病在上，可取之下，如哕逆、喘满等，灸脐下丹田、三里，引气下降，其病亦多愈。

楼　英　上热下寒上寒下热证治

（垣）另有上热下寒。经曰：阴病在阳，当从阳引阴，必须先由络脉经隧之血。若阴中火旺上腾于天，致六阳反不衰而上充者，先去五脏之血络，引而下行，天气降下，则下寒之病自去矣，慎勿独泻其六阳。此病阳亢，乃阴火之邪滋之，只去阴火，只损血络经隧之邪勿误也。

圣人以上热下寒，是有春夏无秋冬也，当从天外引阳下降入地中。此症乃上天群阴火炽而反助六阳，不能衰退，先于六阳中决血络出血，使气下降三阴，虽力微，能逐六阳下行，以阴血自降故也，亦可谓老阳变阴之象也。故经云：上热下寒，视其虚脉下陷于经络者取之，此所谓引而下之也。但言络脉皆是也。病大者，三棱针决血，去阳中之热。热者手太阳小肠中留火热之邪，致此老阳不肯退化为阴而下，故先决去手太阳之热血，使三阴得时之用，而下降以行秋令，奉收道下入地中而举藏也。乃泻老阳在天不肯退化行阴道者也。至元戊辰春，中书参政杨公正卿，年逾七十，病面颜郁赤，若饮酒状，痰稠粘，时眩运如在风雾中。一日会都堂，此症忽来，复加目瞳不明，遂归。命予诊候，两寸脉洪大，尺脉弦细无力，此上热下寒明矣。欲药之，为高年气弱不任，记先师所论，凡上热譬犹鸟巢高颠，射而取之，即以三棱针，于颠前发际疾刺二十余，出紫黑血约二合许，即时头目清利，诸苦皆去，自后不复作。（刺上热下寒与经旨不同也。经旨于寒处责其虚，治之能引上热下降，垣于热处得血，候热自里退而下降也。）

——明·楼英《医学纲目·卷六·上热下寒上寒下热》

【提要】　本论主要阐述刺血络治疗上热下寒证的原理，认为李东垣以泻上部血络为法，虽不同于经典所载，亦能"热自里退而下降"。

王　纶　风证辨血脉经络皮肤筋骨之层次[*]

答：大经小络贯串一身谓之脉。脉者，血之隧道也。血随气行，周流无停。筋者，周布四肢，百节络联而束缚之。此属肝木得血以养之，则和柔缓而不急。脉皆起于手足指端，故十二经皆以手足名之，而筋则无处无之。……所以古人论中风偏枯、麻木、酸痛、不举诸症，以血虚、死血、痰饮为言，是论其致病之根源。……此血病、痰病为本，而外邪为标。其病中于皮毛、血脉、经络、肌肉、筋骨之间，而未入脏腑。故邪在皮毛、肌肉，则不知痛痒，麻木不仁，如有一物重贴于其上，或如虫游行，或洒洒寒栗，或肿胀，或自汗，遇热则或痒，遇阴虚则沉重酸痛；邪入血脉经络，则手足指掌肩背腰膝重硬不遂，难于屈伸举动，或走注疼痛。所陈诸症，皆外自皮毛以至筋骨之病。凡脉所经所络，筋所会所结，血气津液所行之处，皆凝滞郁遏不得流通而致然也，亦何必一一强度某病属某经、某病属某脏，而杂治之哉！若邪入脏腑，则为危病，而难于用药，东垣书论之明矣。经云：知其要者，一言而终；不知其要，流散无穷。此之谓也。

……答：阴虚火动之痰，不宜用南星、半夏，若中风偏枯麻木症之痰，必用南星、半夏也。盖其感病在肌表经络筋骨之间耳！

……

敷贴，是治皮肤肌肉；针灸，是治血脉经络；滋血是兼治筋骨，筋骨无血则不任矣。

——明·王纶《明医杂著·卷四·风症》

【提要】　本论主要阐述风证的病因病机，病在皮毛、肌肉、血脉、经络等不同部位的表现特点，以及不同病变部位的适宜针灸治法。

李　梴　汗吐下针灸治法与技术※*

汗吐下法非有他，合谷内关阴交杵。

（汗针合谷，入针二分，带补行九九之数，搓数十次，男左搓，女右搓，得汗方行泻法，汗止身温，方可出针；如汗不止，针阴市，补合谷。吐针内关、入针三分，先补六次，泻三次，行子午捣臼法三次，多提气上行，又推战一次，病人多呼几次，即吐；如吐不止，补九阳数，调匀呼吸三十六度，吐止徐徐出针，急扪其穴；如吐不止，补足三里。下针三阴交，入针三分，男左女右，以针盘旋右转，行六阴之数毕，用口鼻闭气，吞鼓腹中，将泻插一下，其人即泻，鼻吸手泻三十六遍，方开口鼻之气，插针即泻；如泻不止，针合谷，升九阳数。凡汗吐下，仍分阴阳补泻，就流注穴行之，尤妙。）

——明·李梴《医学入门·卷一·针灸·附杂病穴法》

【提要】　本论主要阐述汗、吐、下法的针刺取穴与操作方法及不效时的进一步治法。

徐灵胎　外治论※*

徐评：凡病属于经络脏腑者，皆煎丸之所能治。一属形体及九窍，则属有形之病，实有邪气凝结之处。药入胃中，不过气到耳，安能去凝结之邪？故煎丸之功，不过居其半耳。若欲速效，必用外治之法，可以应手而愈。博考方书，广求秘法，自能得之，此老尚未知之也。故其治有形诸病，皆非所长。又外治之法，上古所鲜闻，因其用针灸之术，通神入妙，何必外治，此则外治之最者也。后世针法不传，于是乎以药代针，而多外治之法。若针灸既废，而外治之法亦不讲，则天下之病，即使用药的当，只能愈其半耳。其外症之必需外治者，竟无愈理，此亦医道之一大关也。后之学人须知之。

——清·叶天士著，徐灵胎评批《徐批叶天士晚年方案真本·卷八·咽喉》

【提要】　本论主要阐述了药物与针灸治病的区别。徐灵胎评注认为，两者一为内治法，一为外治法，药物治疗更适于经络脏腑之病，而外经病、形体九窍的病症须用外治法，针灸正是一种重要的外治疗法。

吴亦鼎 证治本义*

夫症者，证也。取症于外以验其中，必心无疑似，病无遁情。乃可以云治也。苟症有未明而漫为施治，其能不误人者寡矣。所以古人立四诊之法，望以证其形色，闻以证其音声，问其起居饮食而得所因，切其脉象至息而知所病。如此内外详审，皆有明证，然后从而治之，无不得心应手。故夫医之治病，必若禹之治水，疏之瀹之，决之排之，顺水之性，而无庸私智穿凿为也。

凡人身之经，隧行有常度，一失其平，则阴阳不和，阴胜则阳病，阳胜则阴病，经义昭然，有条不紊。设延医者取证未确，必至病在阴而反灸其阳，病在阳而反灸其阴，宜灸多者反与之少，则火力不及，而病不能除。宜灸少者反与之多，则火力太过，而病反增剧。更有禁灸之穴，灸之损人，尤不可不慎。

昔仓公论齐文王病，引《脉法》曰：年二十脉气当趋，三十当疾步，四十当安坐，五十当安卧，六十以上气当大董。文王年未满二十，方脉气之趋也而徐之，不应天道四时，后闻医灸之即笃，此论病之过也。故年二十，是谓易质，法不当砭灸，砭灸至气逐。又言：齐北宫司空命妇出于病，意诊其脉，曰病气疝，客于膀胱，难于前后溲，而溺赤灸，其足厥阴之脉左右各一所，即不遗溺而溲清。以是知灸有所宜，亦有所不宜，在施治者具有灼见，方可为人决死生拨乱反正，而不失为良医。

然此事诚有未易言者，天有四时过不及之气，地有东西南北、寒热燥湿之不同，人有老幼少壮、膏粱藜藿之迥异，又有先富后贫、先贵后贱、所遇不遂所欲，病机发于隐微。治之者，或同病异治，或异病同治。非生有灵敏之质，何能尽见人之五脏症结？《难经》曰：知一为下工，知二为中工，知三为上工。上工者十全九，中工者十全八，下工者十全六。由是观之，医有脉证不明而能为人全治者乎？无有也。人所生病，奇变百出，有一病即有一名，名不正则言不顺，言不顺则事不成。古之人所以见垣一方者，无他焉，明证善治而已矣。

——清·吴亦鼎《神灸经纶·卷三·证治本义》

【提要】 本论主要阐述中医诊病通过四诊合参，然后因病施治才能有效。如果诊察辨证不准确，治病疗效就不好。灸法治病，若不能掌握病之阴阳，灸之适度、禁灸穴等，则会出现各种问题。还要考虑各地气候、地理环境、人的年龄体质、贫富、贵贱、心理等各有所别。因此，医生必须全面了解患者情况，才能"明证善治"。

赵缉庵 针灸之体用

凡为学术，有体才有用，有用必有体，体用兼备，乃能理明法妙。针灸之道为体，针灸之术为用。所以学道与学术，二者并重。学者要先知气候之变迁，人体之构造，皮肉筋骨血管神经细胞之系统，经络之起止交会及逆顺循行，阴阳表里，生克制化，子母损益，所谓生理、病理、诊断、经穴等学，皆研究通达——然后察虚实辨寒热、审脉取穴、浅深分寸，皆胸有成竹，然后再按症施治，宜针宜灸，自无差谬，此针灸之体也。如何补泻，如何搓转，如何运气，如何消毒，如何制艾，如何搓艾，如何用温灸器——此针灸之用也。只知其道而不明其术，乃为纸上空谈，无济于病。若徒知其术而不明其道，未免认病不真，临床兴叹，或妄用针灸。此二者不可偏废也。先严赵缉庵公〔注〕著《针灸真传》书云："针灸难，认病尤难。未习针灸，先习认病。"研究针灸者，务必先学道而后学术，明乎体，贵乎用，专心精研，则应用无穷矣。

——赵寿毛《赵缉庵针灸按摩真传·卷一·四、针灸之体用》

【提要】　本论主要阐述掌握针灸疗法的正确方法，必须理论与技法并重，针灸基本理论为道为体，针灸技法为术为用，二者不可偏废。一般应"先学道而后学术"，临证才能"应用无穷"。

赵缉庵　论针药并用

针以通经，而又继之以药，似重竭其气，未免伤正矣，故有谓针后不宜再药者。其实不然，人之病患有轻重，邪之积聚有久暂。有一针愈者，有数针愈者，有针灸并用始愈者，有数次针灸始愈者，有针灸并施莫愈，必又继以药力始愈者，有针后大愈而又施以大剂汤液，固有正有损，然似此者不多也。《金匮》谓妇人热入血室，服小柴胡汤已迟，而药力不足以尽其邪者，曰：当刺期门，随其邪而泻之。夫期门肝募也，肝藏血，又与胞宫相连，肝邪甚者，仅恃药力驱除，不能收速效，故先刺期门以泻邪。然亦谓得是症者，药力不如针力之快愈，非谓针后不宜服药也。又如失血虚劳诸不足，寒则以针温补之，虚则以针填实之——寒而有邪者，先泻邪气，后温寒气；虚中夹实者，先泻其实，后补其虚。针灸所施，亦无不愈。然寒邪凝聚已久，虚劳一时难愈，针不过通其气，开其窍耳，欲收全功，非药不可。故谓针之见效速，药之见效迟可也；谓针多不宜服药，服药后不宜用针，则不可也。谓病有针之则愈，不必用药可也；谓针无不愈，不宜再药，则不可也。针与药并行不悖，知针之所宜刺，则知药之所宜服，不过未针者药剂较重，针后者药剂较轻耳。审病情，辨脉色，宜针则针，宜药则药，宜针后服药则针后服药，宜药后再针则药后再针。病非一症，则医无定法，只求病愈则足矣，岂可执泥哉？

——赵寿毛《赵缉庵针灸按摩真传·卷一·十三、论针药并用》

【提要】　本论主要阐述针、灸与药三者可以并用的道理，认为临床疾病的变化多端，医无定法，应视病情需要，宜针则针，宜药则药，最终以治愈疾病为目的。论中列举了《金匮要略》"妇人热入血室""失血虚劳诸不足"等针药并用的案例以作说明。同时，指出割裂针与药的弊端，及针后服药剂量可适当减轻的原则。

《针灸学（未经审定教材草稿）》　针灸治疗适应证[*]

针灸治疗在适应证的问题上，根据现有临床经验的整理，可分为三方面来说。

第一，针灸能治愈或其主治作用的疾病。

第二，辅助治疗问题。

对某些疾病，针灸虽然不能起主治的作用，但若能减轻或消除其某部的症状，或促进疾病的好转，以及有助于健康的恢复，就可应用。……

第三，试探性治疗的问题。

在现阶段下，针灸对某些疾病尚缺乏治疗经验，对此不妨作试探性的治疗。

——中医研究院中医教材编辑委员会《针灸学（未经审定教材草稿）》（1956 年）

【提要】　本论主要阐述针灸疗法的适应证有其范围，而非包治所有疾病。已有临床经验，大致有三个方面：①能治愈或为主治疗；②能发挥辅助治疗作用；③作用不明而进行试探性治疗。

邱茂良　中医理论与针灸治疗※*

所谓理法方药，是相互联系的，不明理，便没有治法，便没有方和药。针灸治疗，虽不同药物治疗，但配穴处方和决定手法的操作，同样脱离不了理和法的指导。所以没有任何理由可以脱离中医的理论体系单独运用针灸疗法，也不可能引用某些片段的新理论来代替完整的原有的理论，或粗暴地否认原有的理论。

——邱茂良《针灸纂要》

【提要】　本论主要阐述针灸疗法不能脱离中医理论体系，尽管其治疗手段与药物有别，但针灸方法的运用依然需要中医理论指导。

邱茂良　经络学说与针灸治疗※

至于针灸疗法的应用，几乎没有一处不在经络学说的指导下进行操作。严格地说，脱离经络学说，在目前就没有针灸理论和治疗方法。尽管目前有些人主张否认经络，废去经络，然而在临床治疗时，仍不能越出经络的道理。纵使对经络没有认识，只懂得应用几张成方，但是这些成方，仍然是以经络学说为基础的，只不过是不自觉地在实践中应用罢了。因为针灸所用穴位是分布于各经络线上，而针灸的作用，《内经》中说是通经脉调气血。所以在治疗时，始终就没有离开经络。

——邱茂良《针灸纂要》

【提要】　本论主要针对当时某些否认、废除经络的认识倾向，强调经络学说对于整个针灸理论以及针灸治疗实践的不可或缺性。论中指出，从刺激部位（腧穴）来看，其位于经络上；从针灸作用来看，是基于疏通经络气血，因此，整个针灸治疗都离不开经络学说。

陆瘦燕、朱汝功　针与灸并用的问题

古人曾有"针而不灸，灸而不针"的说法，但笔者认为针和灸有时是可以并用，不必拘泥于古说。凡虚实相兼的病证，如上虚下实或上实下虚等，若针与灸适当配合，有各取其长的良好效果。一般是一天针治，一天灸治，交替使用，既能起针刺调气的作用，又能收艾灸温行的效果，疗效则比单纯针刺或单纯艾灸更为显著。至于针与灸的间隔次数，应结合对象，适当施行或针 2 次灸 1 次，或针 3 次灸 1 次，需要灵活掌握。

——陆瘦燕、朱汝功《陆瘦燕朱汝功论刺灸》

【提要】　本论倡导针与灸配合运用，各取其长而效果更著。古人所说"若针而不灸，灸而不针"，不可拘泥。

杨永璇　针药并用，内外同治*

总之，针灸与中药，虽有外治与内治的不同，但针药同源，其治疗观点和技术运用，都是在祖国医学理论体系和治疗法则指导之下，从整体观念出发，以调和阴阳气血，祛邪扶正，治愈疾病，这是没有分歧的。因此针药同用，只能是相辅相成，相得益彰，决无矛盾之理。早在唐代医学分科伊始，孙思邈《千金方》早就说过："若针而不灸，灸而不针，皆非良医也。针灸而不药，药而不针灸，尤非良医也。………知针知药，固是良医。"这是说只有知针知药，针药并用，取长补短，辅佐使用，才能取得良好的医疗效果。因此，针灸和中药是祖国医学治疗方法的不可分离的两个方面，凡因分科而各立门户，自以为是，或重方药而轻针灸，或尊针灸而卑方药，都是主观片面的看法，这种分歧，只能使祖国医学的发展遭受损失。为医者如能熟练地掌握针灸和中药两套治疗方法，在临床上遇到适宜于针灸治疗的就用针灸，适宜于药物治疗的就用药物，适宜于针药同用的就针药兼施，使针灸和中药紧密地结合起来，做到针药合流，综合使用，千方百计，提高疗效，为解除病人疾苦，发挥更大的作用。

——杨依方、徐光明、陈慰苍、葛林宝《杨永璇中医针灸经验选》

【提要】　本论主要阐述"针药同用，内外同治"问题。论中指出，针灸为外治法，中药为内治法，方法有别，但两者都是在中医理论指导下运用，都是通过扶正祛邪、调节阴阳气血来治疗疾病的，只是针灸与中药各有其适应对象而已。临证应当根据病情，合理选择针灸或中药，或两者兼施互补，做到"针药并用、内外同治"，才能更好地发挥其防病治病的作用，而不应厚此薄彼。

盛灿若　经络病与脏腑病*

在针灸临床治疗中，将疾病大致分为两大类：一类为经络病，如肩周炎、网球肘、臀上皮神经炎、腱鞘炎、踝关节扭伤等，针灸治疗主要是局部取穴，远道取穴的意义不大。一类为脏腑病，如胃脘痛、心悸怔忡、肝胆病引起的胁肋痛、慢性肠炎、咳嗽、哮喘等，针灸一定要远道循经取穴，否则就达不到预期的效果，而远道循经取穴又多数为五输穴等特定穴。

——顾一煌、孙建华《盛灿若六十年针灸临证传薪》

【提要】　本论主要阐述针灸治疗当区分经络病与脏腑病，明确指出经络病主要为局部取穴，而脏腑病一定要循经远道选穴，且多为五输穴等特定穴。

6.2　经 络 病

《素问》　经络虚实及治通评※*

黄帝问曰：何谓虚实？岐伯对曰：邪气盛则实，精气夺则虚。帝曰：虚实何如？岐伯曰：气虚者肺虚也，气逆者足寒也，非其时则生，当其时则死。余脏皆如此。帝曰：何谓重实？岐伯曰：所谓重实者，言大热病，气热脉满，是谓重实。帝曰：经络俱实何如？何以治之？岐伯曰：经络皆实，是寸脉急而尺缓也，皆当治之，故曰滑则从，涩则逆也。夫虚实者，皆从其物类始，故五脏骨肉滑利，可以长久也。

帝曰：络气不足，经气有余，何如？岐伯曰：络气不足，经气有余者，脉口热而尺寒也，秋冬为逆，春夏为从，治主病者。帝曰：经虚络满，何如？岐伯曰：经虚络满者，尺热满脉口寒涩也，此春夏死秋冬生也。帝曰：治此者奈何？岐伯曰：络满经虚，灸阴刺阳，经满络虚，刺阴灸阳。

帝曰：何谓重虚？岐伯曰：脉虚气虚尺虚，是谓重虚。帝曰：何以治之？岐伯曰：所谓气虚者，言无常也。尺虚者，行步恇然。脉虚者，不象阴也。如此者，滑则生，涩则死也。

帝曰：寒气暴上，脉满而实，何如？岐伯曰：实而滑则生，实而逆则死。帝曰：脉实满，手足寒，头热，何如？岐伯曰：春秋则生，冬夏则死。脉浮而涩，涩而身有热者死。帝曰：其形尽满何如？岐伯曰：其形尽满者，脉急大坚，尺涩而不应也，如是者，故从则生，逆则死。帝曰：何谓从则生，逆则死？岐伯曰：所谓从者，手足温也；所谓逆者，手足寒也。

——《素问·通评虚实论》

【提要】　本论主要阐述虚实、重实、重虚等基本概念，以及"经络俱实""络气不足，经气有余""经虚络满""寒气暴上，脉满而实"等的临床表现与针灸治则。

巢元方　风偏枯候诊治※

风偏枯者，由血气偏虚，则腠理开，受于风湿，风湿客于半身，在分腠之间，使血气凝涩，不能润养，久不瘥，真气去，邪气独留，则成偏枯。其状半身不随，肌肉偏枯，小而痛，言不变，智不乱是也。邪初在分腠之间，宜温卧取汗，益其不足，损其有余，乃可复也。诊其胃脉沉大，心脉小牢急，皆为偏枯。男子则发左，女子则发右。若不喑，舌转者可治，三十日起。其年未满二十者，三岁死。又左手尺中神门以后脉，足太阳经虚者，则病恶风偏枯，此由愁思所致，忧虑所为。其汤熨针石，别有正方；补养宣导，今附于后。

《养生方·导引法》云：正倚壁，不息行气，从头至足止。愈疟、疝、大风、偏枯、诸风痹。又云：仰两足指，五息止。引腰背痹、偏枯，令人耳闻声。常行，眼耳诸根，无有挂碍。

又云：以背正倚，展两足及指，暝心，从头上引气，想以达足之十趾及足掌心，可三七引，候掌心似受气止。盖谓上引泥丸，下达涌泉是也。

又云：正住倚壁，不息行气，从口趣令气至头始止，治痎、痹、大风、偏枯。

又云：一足踏地，足不动，一足向侧相，转身欹势，并手尽急回，左右迭二七，去脊风冷、偏枯不通润。

——隋·巢元方《诸病源候论·卷一·风病诸候·十三、风偏枯候》

【提要】 本论主要阐述风偏枯候的发病、诊查及导引治疗的方法。

罗天益 风中血脉针药治疗需明经络*

太尉忠武史公，年六十八岁，于至元戊辰十月初，侍国师于圣安寺丈室中，煤炭火一炉在左侧边，遂觉面热，左颊微有汗。师及左右诸人皆出，因左颊疏缓，被风寒客之，右颊急，口㖞于右。脉得浮紧，按之洪缓。予举医学提举忽君吉甫专科针灸，先于左颊上灸地仓穴一七壮，次灸颊车穴二七壮，后于右颊上热手熨之；议以升麻汤，加防风、秦艽、白芷、桂枝发散风寒，数服而愈。或曰：世医多以续命汤等药治之，今君用升麻汤加四味，其理安在？对曰：足阳明经起于鼻，交頞中，循鼻外，入上齿中；手阳明经亦贯于下齿中。况两颊皆属阳明，升麻汤乃阳明经药，香白芷又行手阳明之经，秦艽治口噤，防风散风邪，桂枝实表而固荣卫，使邪不能再伤，此其理也。夫病有标本经络之别，药有气味厚薄之殊，察病之源，用药之宜，其效如桴鼓之应。不明经络所过，不知药性所在，徒执一方，不惟无益，而又害之者多矣。学人宜精思之。

——元·罗天益《卫生宝鉴·卷八·风中血脉治验》

【提要】 本论举面瘫验案一则，详述灸治、热熨和中药的综合治疗方法，并以经络理论说明方药治疗作用的原理。

杨继洲 痰在经络证治*

（杨氏）乙卯岁，至建宁滕柯山，母患手臂不举，背恶寒而体倦困，虽盛暑喜穿棉袄，诸医俱作虚冷治之。予诊其脉沉滑，此痰在经络也。予针肺俞、曲池、三里穴，是日即觉身轻手举，寒亦不畏，棉袄不复着矣。后投除湿化痰之剂，至今康健，诸疾不发。若作虚寒，愈补而痰愈结，可不慎欤！戊午春，鸿胪吕小山，患结核在臂，大如柿，不红不痛。医云是肿毒。予曰：此是痰核结于皮里膜外，非药可愈。后针手曲池，行六阴数，更灸二七壮，以通其经气，不数日即平妥矣。若作肿毒，用以托里之剂，岂不伤脾胃清纯之气耶？

——明·杨继洲《针灸大成·卷九·医案》

【提要】 本论中，基于一例痰在经络所致手臂不举，通过针灸治愈的案例，提出如下观点：痰在经络（皮里膜外层次），药治不如针灸；针灸通经化痰，不伤脾胃。

吴　崑　论督脉、足太阳膀胱经、手太阳小肠经、手少阳三焦经受病及八法针治

药家有问病发药者，刺家问病施针，亦其事也。有如病人脊强反折，奇经督脉为病也。病人头如破，目似脱，项如拔，脊如僵，腰似折，髀不可以曲，腘如结，腨似裂，足小指不用，目黄泪出，衄血身热，足太阳膀胱经受病也。病人阴缓而阳急，奇经阳跷为病也。病人嗌痛颔肿，不可回顾，肩似拔，腰似折，耳聋，目黄，颊肿，颈颔肩臑肘臂外后廉皆痛，手小指不用，手太阳小肠经受病也。此四经受病，不问风寒暑湿燥火，杂揉相协，揆之八法，宜刺后溪、申脉。以后溪二穴，手太阳所发，通乎督脉；申脉二穴，足太阳所发，通乎阳跷。四穴并刺，上下交通，四经之所过者，无不去之疾。吾尝例之于麻黄、桂枝、葛根、青龙，信不虚矣。

——明·吴崑《针方六集·卷四·揆八法一》

【提要】　本论主要阐述督脉、足太阳经、手太阳经、阳跷等四经受病的临床表现，取八脉交会穴之后溪、申脉穴治疗，并类比于麻黄、桂枝、葛根、青龙四药。

吴　崑　论带脉、足少阳胆经、阳维脉、手少阳三焦经受病及八法针治

有如病人腰腹纵，溶溶如囊水之状，若坐水中，奇经带脉受病也。病人口苦耳聋，胁痛不能转侧，寒热往来，善太息，面微尘，体无膏泽，头痛，耳前后痛，目锐眦痛，缺盆中肿痛，腋下肿，马刀夹瘿，汗出振寒，胸胁肋髀膝外至胫绝骨外踝前及诸节皆痛，足小趾次趾不用，此足少阳胆经受病也。病人溶溶不能自收持，为病苦寒热，奇经阳维为病也。病人耳聋，浑浑焞焞，嗌肿喉痹，汗出，目锐眦痛，颊痛，目后肩臑肘臂皆痛，手小指次指不用，此手少阳三焦经受病也。此四经受病，不拘六气杂揉，协邪为患，揆之八法，宜刺临泣、外关。以临泣二穴，足少阳所发，通乎带脉；外关二穴，手少阳所发，通乎阳维。四穴并刺，表里皆和，四经之所属者，宜无留疾。吾尝例之三化、双解、大小柴胡、通圣、温胆诸方，非谬矣。

——明·吴崑《针方六集·卷四·揆八法二》

【提要】　本论主要阐述带脉、足少阳经、阳维脉、手少阳等四经受病的临床表现，提出宜取八脉交会穴之临泣、外关治疗，并类比于三化、双解、大小柴胡、通圣、温胆汤等方剂的作用。

吴　崑　论冲脉、足太阴脾经、足阳明胃经、手厥阴心主经受病及八法针治

有如病人气逆而里急，此奇经冲脉为病也。病人舌本强痛，食呕不下，胃脘痛，腹胀善噫，得后与气则快然如衰，身体皆重，不能动摇，烦心，心下急痛，便溏，瘕泄，水闭，黄疸，不能卧，强立，股膝内肿，足大趾不用，此足太阴脾经受病也。病人洒洒然振寒，善伸数欠，颜黑，病至则恶人与火，闻木声则惕然而惊，心欲动，独闭户牖而处，甚则欲登高而歌，弃衣而走，贲响腹胀，狂疟温淫，汗出，衄衄，口㖞唇胗，颈肿喉痹，大腹水肿，膝膑肿痛，膺、乳、气街、股、伏兔、胻外廉、足跗上皆痛，足中趾不用，气盛则身以前皆热，消谷善饥，溺色黄，不足则身以前皆寒栗，寒则胀满，此足阳明胃经受病也。病人怅然失志，善心痛，奇经阴维为

病也。病人手心热，臂肘挛急腋肿，甚则胸胁支满，心中澹澹大动，面赤目黄，喜笑不休，烦心，心痛，此手厥阴心主受病也。此五经受病，不拘六气七情，揆之八法，宜刺公孙、内关。以公孙二穴，足太阴所发，通乎冲脉，络足阳明；内关二穴，手厥阴所发，通乎阴维。四穴并刺，针气一行之后，三焦快然，凡五经之病，无不除治。吾尝例之泻心、凉膈、大小陷胸、调胃承气诸方者，以验之者素也。

——明·吴崑《针方六集·卷四·揆八法三》

【提要】　本论主要阐述冲脉、足太阴经、足阳明经、手厥阴等四经受病的临床表现，提出皆取八脉交会穴之公孙、内关，并类比于泻心、凉膈、大小陷胸、调胃承气汤等方剂。

吴　崑　论任脉、手太阴肺经、足少阴经受病及八法针治

有如男子内结七疝，女子带下瘕聚，皆奇经任脉为病也。病人肺作胀满，膨膨而喘咳，缺盆中痛，甚则交两手而瞀，上气喘渴，烦心胸满，臑臂内前廉痛，掌中热，气盛有余则肩背痛风，寒汗出，中风，小便数而欠，气虚则肩背痛寒，少气不足以息，溺色黄变，卒遗矢，此手太阴肺经受病也。病人阳缓而阴急，奇经阴跷为病也。病人饥不欲食，面如漆紫，咳吐有血，喝喝而喘，坐而欲起，目肮肮如无所见，心如悬若饥，气不足则善恐，心惕惕如人将捕之，口苦舌干咽肿，上气嗌痛，烦心，心痛，黄疸，肠澼，脊股内后廉痛，痿厥嗜卧，足下热而痛，此足少阴受病也。凡此四经受病，不拘外感诸邪，内伤六欲，揆之八法，宜刺列缺、照海。以列缺二穴，手太阴所发，通于任脉；照海二穴，足少阴所发，通于阴跷。四穴并刺，针气一行之后，四经所历之处，病无不去，气无不和。吾尝例之三黄二母、犀薄甘桔诸方者，以验之者非一日也。

——明·吴崑《针方六集·卷四·揆八法四》

【提要】　本论主要阐述任脉、手太阴经、阴跷、足少阴等四经受病的临床表现，提出皆取八脉交会穴之列缺、照海治疗，并类比于三黄二母、犀薄甘桔等中药。

王肯堂　脚气经络辨证※*

夫《素》《灵》诸篇，上穷天文，下究地理，中知人事之变，叠出不一书者，为天地以二气食于人，而人以六经三阴三阳上奉之，是故三阴三阳，亦是在人之六经气也，内以养于脏腑，壮精神，运水谷，以为生化百骸之用。及乎天地六气一有不正则变，变则袭人身形之虚，入客以为病者，谓之外邪。若人之三阴三阳一有不正则变，变则淫为病者，谓之内邪。二者皆得致周身之百病。况足之六经，皆起于脚五趾，行过于腿膝，上属脏腑，统身半以下气血之营运，故外入之邪客之，则壅闭其经气，凝泣其络血。若人气内注之邪，着而留之，则亦必如外邪壅闭气血者无异也。及其冲痛痿痹厥逆之状，亦无异也。

——明·王肯堂《杂病证治准绳·第四册·脚气》

【提要】　本论主要阐述病起于下肢与足六经的关系，认为足经起于足趾而上行，统管下

半身的气血循行，故病症如脚气及"冲痛痿痹厥逆之状"等病与足经关系密切。

◈ 顾世澄 痛风主论 ◈

林氏曰：或问痛风一证，系血虚耶？血热耶？热极生风耶？抑风邪客于经络为痛耶？其证与痛痹同耶？异耶？其痛流走不定者风耶？火耶？其痛多在经络关节之间者，筋病耶？骨病耶？死血为病耶？痛甚于夜，而减于昼者，何也？轻则三日一移动，重则七日一移动者，何也？甚有痛久而传为痿痹者，又何也？答曰：痛者气滞血凝，经络为之阻塞而不通也。风者善行而数变，乃流走不定之义也。盖风寒湿三气客于经络血脉之中，未经疏散，则郁久生热，热极化火，而更兼风变，其性流走不定，伏行于周身经络血脉之间，是为病原。自后或因营卫之气血，偶有阻滞于经络关节之处，则此风热亦因之停阻，欲行不行，遂至浮肿而痛，屈伸亦为之不利，或两三日，或五七日，此处气血已通，而别处复有稽留，则痛亦移换。

——清·顾世澄《疡医大全·卷二十八·痛风门主论》

【提要】 本论主要阐述痛风的病因病机及症状特点，认为痛风主要因于风寒湿邪客于经络血脉，致气血阻滞，郁久生热、热极化火、流走不定，故经络关节时有浮肿疼痛，且痛处不定。

◈ 王居易 经筋病治疗[※*] ◈

"以痛为腧"是治疗"筋"病的重要方法之一，特别是在筋的近端或远端附着点上，需仔细循摸筋的附着处针刺（或灸或指压），这是决定疗效的关键。……

治疗经筋病时如果察经有酸痛、结节、结络，说明与本病的经筋有关，可直接针最酸疼或有结节的腧穴。

针灸止痛并没有特效的止痛腧穴，必须仔细分辨何经、何穴异常，根据个人的具体情况选择最相宜的腧穴或阿是穴，才能获得较快、较好的效果。

——王居易《针灸医案讲习录》

【提要】 本论强调"以痛为输"对针灸治疗经筋病的指导意义，方法要点在于，找到经筋附着点处的触觉和患者感觉的异常反应点，直接针刺于上。

6.3 脏 腑 病

◈ 《灵枢》 六腑病证治[※*] ◈

黄帝曰：愿闻六腑之病。岐伯答曰：面热者，足阳明病；鱼络血者，手阳明病；两跗之上脉竖陷者，足阳明病，此胃脉也。大肠病者，肠中切痛，而鸣濯濯，冬日重感于寒即泄，当脐而痛，不能久立，与胃同候，取巨虚上廉。胃病者，腹䐜胀，胃脘当心而痛，上支两胁，膈咽不通，食饮不下，取之三里也。小肠病者，小腹痛，腰脊控睾而痛，时窘之后，当耳前热，若寒甚，若独肩上热甚，及手小指次指之间热，若脉陷者，此其候也。手太阳病也，取之巨虚下廉。三焦病者，腹胀气满，小腹尤坚，不得小便，窘急，溢则水，留即为胀，候在足太阳之外大络，大络在太阳、少阳之间，赤见于脉，取委阳。膀胱病者，小腹偏肿而痛，以手按之，即欲小便而不得，肩上热若脉陷，及足小指外廉及胫踝后皆热，若脉陷，取委中央。胆病者，善太息，口苦，呕宿汁，心下澹澹，恐人将捕之，嗌中吤吤然，数唾，在足少阳之本末，亦视其脉之陷下者，灸之，其寒热者取阳陵泉。

——《灵枢·邪气脏腑病形》

【提要】 本论主要阐述六腑病（包括足阳明、手阳明病）的症状、体征表现，以及针灸治疗方法（取六腑下合穴，或配合刺血及灸法）。

《灵枢》 邪在五脏证治*

邪在肺，则病皮肤痛，寒热，上气喘，汗出，咳动肩背。取之膺中外腧，背三节五脏之傍，以手疾按之，快然，乃刺之，取之缺盆中以越之。

邪在肝，则两胁中痛，寒中，恶血在内，行善掣，节时脚肿，取之行间以引胁下，补三里以温胃中，取血脉以散恶血，取耳间青脉，以去其掣。

邪在脾胃，则病肌肉痛，阳气有余，阴气不足，则热中善饥；阳气不足，阴气有余，则寒中肠鸣腹痛。阴阳俱有余，若俱不足，则有寒有热，皆调于三里。

邪在肾，则病骨痛阴痹，阴痹者，按之而不得，腹胀腰痛，大便难，肩背颈项痛，时眩。取之涌泉、昆仑，视有血者尽取之。

邪在心，则病心痛喜悲，时眩仆，视有余不足而调之其输也。

——《灵枢·五邪》

【提要】 本论主要阐述邪在五脏的症状、体征表现，以及针灸治疗方法。

《灵枢》 刺有五变※*

黄帝曰：善。余闻刺有五变，以主五输，愿闻其数。岐伯曰：人有五脏，五脏有五变，五变有五输，故五五二十五输，以应五时。黄帝曰：愿闻五变。岐伯曰：肝为牡脏，其色青，其时春，其音角，其味酸，其日甲乙；心为牡脏，其色赤，其时夏，其日丙丁，其音徵，其味苦；脾为牝脏，其时长夏，其日戊己，其音宫，其味甘；肺为牝脏，其色白，其色黄，其时秋，其日庚辛，其音商，其味辛；肾为牝脏，其色黑，其时冬，其日壬癸，其音羽，其味咸，是为五变。黄帝曰：以主五输奈何？岐伯曰：脏主冬，冬刺井；色主春，春刺荥；时主夏，夏刺输；音主长夏，长夏刺经；味主秋，秋刺合。是谓五变以主五输。黄帝曰：诸原安合，以致六输？岐伯曰：原独不应五时，以经合之，以应其数，故六六三十六输。黄帝曰：何谓脏主冬，时主夏，音主长夏，味主秋，色主春？愿闻其数。岐伯曰：病在脏者，取之井；病变于色者，取之荥；病时间时甚者，取之输；病变于音者，取之经；经满而血者，病在胃及以饮食不节得病者，取之于合，故命曰味主合，是谓五变也。

——《灵枢·顺气一日分为四时》

【提要】 本论主要阐述针刺治疗的因时制宜法则，以及五脏五变取相应五输穴。

《素问》 五脏病表里经同治*

肝病者，两胁下痛引少腹，令人善怒，虚则目䀮䀮无所见，耳无所闻，善恐如人将捕之，取其经，厥阴与少阳，气逆，则头痛，耳聋不聪颊肿，取血者。心病者，胸中痛，胁支满，胁下痛，膺背肩甲间痛，两臂内痛，虚则胸腹大，胁下与腰相引而痛，取其经，少阴太阳，舌下血者。其变病，刺郄中血者。脾病者，身重善饥肉痿，足不收，行善瘈，脚下痛，虚则腹满肠鸣，飧泄食不化，取其经，太阴阳明少阴血者。肺病者，喘咳逆气，肩背痛，汗出，尻阴股膝髀腨胻足皆痛，虚则少气不能报息，耳聋嗌干，取其经，太阴足太阳之外厥阴内血者。肾病者，腹大胫肿，喘咳身重，寝汗出，憎风，虚则胸中痛，大腹小腹痛，清厥意不乐，取其经，少阴太阳血者。

——《素问·脏气法时论》

【提要】 本论主要阐述五脏病的发病表现、表里经同治及刺血方法。

巢元方 五脏中风诊治*

中风者，风气中于人也。风是四时之气，分布八方，主长养万物。从其乡来者，人中少死病；不从其乡来者，人中多死病。其为病者，藏于皮肤之间，内不得通，外不得泄。其入经脉，行于五脏者，各随脏腑而生病焉。

心中风，但得偃卧，不得倾侧，汗出，若唇赤汗流者可治，急灸心俞百壮；若唇或青或黑，或白或黄，此是心坏为水。面目亭亭，时悚动者，皆不可复治，五六日而死。

肝中风，但踞坐，不得低头，若绕两目连额上，色微有青，唇青面黄者可治，急灸肝俞百壮；若大青黑，面一黄一白者，是肝已伤，不可复治，数日而死。

脾中风，踞而腹满，身通黄，吐咸水汗出者可治，急灸脾俞百壮；若手足青者，不可复治。

肾中风，踞而腰痛，视胁左右，未有黄色如饼粢大者可治，急灸肾俞百壮；若齿黄赤，鬓发直，面土色者，不可复治。

肺中风，偃卧而胸满短气，冒闷汗出，视目下、鼻上下两旁，下行至口，色白者可治，急灸肺俞百壮；若色黄者，为肺已伤，化为血，不可复治。其人当妄，掇空指地，或自拈衣寻缝，如此数日而死。

诊其脉，虚弱者，亦风也；缓大者，亦风也；浮虚者，亦风也；滑散者，亦风也。

——隋·巢元方《诸病源候论·卷一·风病诸候·一、中风候》

【提要】 本论主要阐述五脏中风的病因病机、症状表现，以及死候，治疗以艾灸五脏背俞为法。

杨继洲 痞癖积聚证治*

戊辰岁，吏部观政李邃麓公，胃旁一痞块如覆杯，形体羸瘦，药勿愈。予视之曰：既有形于内，岂药力所能除，必针灸可消，详取块中。用以盘针之法，更灸食仓、中脘穴而愈。邃麓公问曰：人之生痞，与疝癖、积聚、癥瘕是如何？曰：痞者否也，如《易》所谓天地不交之否，内柔外刚，万物不通之义也。物不可以终否，故痞久则成胀满，而莫能疗焉。疝癖者，悬绝隐僻，又玄妙莫测之名也。积者迹也，挟痰血以成形迹，亦郁积至久之谓尔。聚者绪也，根据元气为端绪，亦聚散不常之意云。癥者征也，又精也，以其有所征验，及久而成精萃也。瘕者假也，又退也，以其假借气血成形，及历年退远之谓也。大抵痞与疝癖，乃胸膈之候，积与聚，为腹内之疾，其为上、中二焦之病，故多见于男子。其癥与瘕，独见于脐下，是为下焦之候，故常见于妇人。大凡腹中有块，不问男妇积聚、癥瘕，俱为恶症，切勿视为寻常。初起而不求早治，若待痞疾胀满，已成胸腹鼓急，虽扁鹊复生，亦莫能救其万一，有斯疾者，可不惧乎！李公深以为然。

——明·杨继洲《针灸大成·卷九·医案》

【提要】 本论从1例胃痞针灸治愈案例切入，提出腹内有形之邪，如痞证，药力难达，针灸（盘针及艾灸）可消，还阐述了痞、疝癖、积聚及癥瘕的鉴别。

陆瘦燕、朱汝功 哮喘的针灸治疗※

哮喘的针灸治疗法则，必须分辨标本缓急，辨证施治。有表邪者，当以解表；有水浊者，当以利水；痰者化痰；火者泻火；肾亏者，滋水以降逆；血虚者，益血以平喘。虚者宜补，实者宜泻，寒者宜灸，热者宜针。处方原则：每次选取主治哮喘的穴位数个，配合治疗病因的穴位，共同使用，以起标本兼治的作用。一般是以胸腹背部穴位作为主穴，四肢穴位作为配穴，结合脏腑经络的表里虚实、生克关系等决定处方。

——陆瘦燕、朱汝功《陆瘦燕朱汝功论针灸辨证论治》

【提要】 本论主要阐述哮喘的针灸治疗，首先要分清标本缓急，进而辨别虚实寒热，明确痰、火、血、水之因。针灸处方以胸腹背部腧穴为主穴，四肢腧穴为配穴。

盛燮荪 脏腑病与形体病的不同针刺法

第一，脏腑疾病的刺法

按八纲辨证，病有阴阳、虚实、寒热、表里的不同证型，而以阴阳为总纲，《内经》从阴胜则阳病、阳胜则阴病、阳盛则热、阴盛则寒的病理，可以"刚柔"两性冠之。凡热实在表属阳之病，性谓之刚，凡虚寒在里属阴之病，性谓之柔，刚性之病宜用泻的手法以泄热泻实，柔性之病宜用补的方法以温经补虚。凡病在气分其病多走窜不定宜从卫取气，在血分者大多疼痛固定不移宜深刺从营取气，这是刺法上的一个基本原则。

具体辨别病性时，首先应区分是脏腑病，抑或是经脉形体之病，以区分内外而别阴阳。大凡脏腑病而形于经脉体表者，当按脏腑阴阳辨治。例如，慢性胆囊炎患者往往既有右胁及脘腹隐隐痛，又伴有肩胛部酸痛，根据腹阴背阳和胁为肝之部的阴阳分属范围，当可判定为阴病及阳，但其病位在于胆，据其疼痛为肝胆俱实，故应从阳刚之病而取阳陵泉、外关等手足少阳经并施以泻法行针，往往可止痛于顷刻之间。又如慢性肝炎患者，肝区胀痛又有惊惕、失眠、心烦太息等症状，按脏腑辨证属于肝实而胆虚，病乃由阴而及阳。当泻肝而补胆，故先取肝经行间行泻法，后取胆经丘墟行补法，其效亦佳。

第二，形体病的刺法

对于形体外经之病，则重在辨别寒热痛痒与有形无形而区分之。《灵枢·终始》云："病痛者，阴也，痛而以手按之而不得者，阴也，深刺之……痒者，阳也，浅刺之"。《素问·寿夭刚柔》谓："病之有形而不痛者，阳之类也，无形而痛者，阴之类也"。按痛症大多为寒邪凝于经脉筋骨之间。寒为阴邪，按之不得者，为病在深部。二者均属于阴，故宜深刺，而应用泻法以泄邪。痒者属于卫气壅遏，外显形肿不痛，为浅表属阳之证，故宜浅刺补法以调营卫。

根据病位之所在，从经脉所辖区域循经取穴还涉及局部穴与远道穴相配，而调节经脉气血升降的问题。明代针灸家杨继洲有"经络分野"一说，认为"人身之气有阴阳，而阴阳之运有经络，循其经而按之，则气有连属，而穴无不正，疾无不除"，并根据阳明在前、少阳在侧、太阳在背的经脉循行规律，视病位所在选用某一相关经穴而刺之。

——盛燮荪　陈峰《盛氏针灸临床经验集（第一辑）》

【提要】　本论对于针灸所治疾病，以脏腑病和形体病区分治之，其辨证选穴、配穴、刺法等均有差别，对临证实践有重要参考意义。大体而言，脏腑病多从八纲辨证着手，辨别脏腑的虚实寒热，选用相应经脉上的腧穴进行补泻操作；形体病则多依据病位所在，从经脉循行区域的角度辨证属于某条经脉的病证，选用相应经脉上的腧穴，且常局部选穴与远隔部位选穴配合使用。

6.4　热　病

◈《灵枢》　热病证治 ◈

偏枯，身偏不用而痛，言不变，志不乱，病在分腠之间，巨针取之，益其不足，损其有余，乃可复也。痱之为病也，身无痛者，四肢不收，智乱不甚，其言微知，可治，甚则不能言，不可治也。病先起于阳，后入于阴者，先取其阳，后取其阴，浮而取之。

热病三日，而气口静、人迎躁者，取之诸阳，五十九刺，以泻其热而出其汗，实其阴以补其不足者。身热甚，阴阳皆静者，勿刺也；其可刺者，急取之，不汗出则泄。所谓勿刺者，有死征也。热病七日八日，脉口动喘而眩者，急刺之，汗且自出，浅刺手大指间。热病七日八日，脉微小，病者溲血，口中干，一日半而死，脉代者，一日死。热病已得汗出，而脉尚躁，喘，且复热，勿刺肤，喘甚者死。热病七日八日，脉不躁，躁不散数，后三日中有汗；三日不汗，四日死。未曾汗者，勿腠刺之。

热病先肤痛窒鼻充面，取之皮，以第一针，五十九，苛轸鼻，索皮于肺，不得索之火，火者心也。热病先身涩，倚而热，烦悗，干唇口嗌，取之皮，以第一针，五十九，肤胀口干，寒汗出，索脉于心，不得索之水，水者肾也。热病嗌干多饮，善惊，卧不能起，取之肤肉，以第六针，五十九，目眦青，索肉于脾，不得索之木，木者肝也。热病面青脑痛，手足躁，取之筋间，以第四针，于四逆，筋躄目浸，索筋于肝，不得索之金，金者肺也。热病数惊，瘛疭而狂，取之脉，以第四针，急泻有余者，癫疾毛发去，索血于心，不得索之水，水者肾也。热病身重骨痛，耳聋而好瞑，取之骨，以第四针，五十九刺，骨病不食，啮齿耳青，索骨于肾，不得索之土，土者脾也。热病不知所痛，耳聋不能自收，口干，阳热甚，阴颇有寒者，热在髓，死不可治。热病头痛，颞颥，目瘛脉痛，善衄，厥热病也，取之以第三针，视有余不足，寒热痔。热病体重，肠中热，取之以第四针，于其腧及下诸指间，索气于胃胳，得气也。热病挟脐急痛，胸胁满，取之涌泉与阴陵泉，以第四针，针嗌里。热病而汗且出，及脉顺可汗者，取之鱼际、太渊、大都、太白，泻之则热去，补之则汗出，汗出太甚，取内踝上横脉以止之。热病已得汗而脉尚躁盛，此阴脉之极也，死；其得汗而脉静者，生。热病脉尚盛躁而不得汗者，此阳脉之极也，死；脉盛躁得汗静者，生。

热病不可刺者有九：一曰，汗不出，大颧发赤哕者死；二曰，泄而腹满甚者死；三曰，目不明，热不已者死；四曰，老人婴儿，热而腹满者死；五曰，汗不出，呕下血者死；六曰，舌本烂，热不已者死；七曰，咳而衄，汗不出，出不至足者死；八曰，髓热者死；九曰，热而痉者死，热而痉者，腰折，瘛疭，齿噤龄也。凡此九者，不可刺也。

所谓五十九刺者，两手外内侧各三，凡十二痏；五指间各一，凡八痏，足亦如是；头入发一寸傍三分各三，凡六痏；更入发三寸边五，凡十痏；耳前后口下者各一，项中一，凡六痏，巅上一，囟会一，发际一，廉泉一，风池二，天柱二。

气满胸中喘息，取足太阴大指之端，去爪甲如薤叶，寒则留之，热则疾之，气下乃止。心疝暴痛，取足太阴、厥阴，尽刺去其血络。喉痹舌卷，口中干，烦心心痛，臂内廉痛，不可及头，取手小指次指爪甲下，去端如韭叶。目中赤痛，从内眦始，取之阴跷。风痉身反折，先取足太阳及腘中及血络出血。中有寒，取三里。癃，取之阴跷及三毛上及血络出血。男子如蛊，女子如怚，身体腰脊如解，不欲饮食，先取涌泉见血，视跗上盛者，尽见血也。

——《灵枢·热病》

【提要】 本论主要阐述热病的针灸临床辨证治疗，及其兼症、杂症的针治方法。兼论热病出现死证的情况。提出热病九种不可刺者，及刺热病五十九穴。

《素问》 伤寒热病六经受病与经脉证治*

黄帝问曰：今夫热病者，皆伤寒之类也，或愈或死，其死皆以六七日之间，其愈皆以十日以上者何也？不知其解，愿闻其故。岐伯对曰：巨阳者，诸阳之属也，其脉连于风府，故为诸阳主气也。人之伤于寒也，则为病热，热虽甚不死；其两感于寒而病者，必不免于死。帝曰：愿闻其状。岐伯曰：伤寒一日，巨阳受之，故头项痛，腰脊强。二日阳明受之，阳明主肉，其脉侠鼻络于目，故身热目疼而鼻干，不得卧也。三日少阳受之，少阳主胆，其脉循胁络于耳，故胸胁痛而耳聋。三阳经络皆受其病，而未入于脏者，故可汗而已。四日太阴受之，太阴脉布胃中络于嗌，故腹满而嗌干。五日少阴受之，少阴脉贯肾络于肺，系舌本，故口燥舌干而渴；六日厥阴受之，厥阴脉循阴器而络于肝，故烦满而囊缩。三阴三阳，五脏六腑皆受病，荣卫不行，五脏不通，则死矣。其不两感于寒者，七日巨阳病衰，头痛少愈；八日阳明病衰，身热少愈；九日少阳病衰，耳聋微闻；十日太阴病衰，腹减如故，则思饮食；十一日少阴病衰，渴止不满，舌干已而嚏；十二日厥阴病衰，囊纵少腹微下，大气皆去，病日已矣。帝曰：治之奈何？岐伯曰：治之各通其脏脉，病日衰已矣。其未满三日者，可汗而已；其满三日者可泄而已。……帝曰：其病两感于寒者，其脉应与其病形何如？岐伯曰：两感于寒者，病一日则巨阳与少阴俱病，则头痛口干而烦满；二日则阳明与太阴俱病，则腹满身热，不欲食谵言；三日则少阳与厥阴俱病，则耳聋囊缩而厥，水浆不入，不知人，六日死。帝曰：五脏已伤，六腑不通，荣卫不行，如是之后，三日乃死何也？岐伯曰：阳明者，十二经脉之长也，其血气盛，故不知人，三日其气乃尽，故死矣。

——《素问·热论》

【提要】 本论主要阐述伤寒热病六经受病的辨证方法，及其经脉病变的机理。

《素问》 热病证治[※*]

诸治热病，以饮之寒水，乃刺之，必寒衣之，居止寒处身寒而止也。热病先胸胁痛，手足躁，刺足少阳，补足太阴，病甚者，为五十九刺。热病始手臂痛者，刺手阳明太阴而汗出止。热病始于头首者，刺项太阳而汗出止。热病始于足胫者，刺足阳明而汗出止。热病先身重骨痛，耳聋好瞑，刺足少阴，病甚为五十九刺。热病先眩冒而热，胸胁满，刺足少阴少阳。……热病气穴：三椎下间主胸中热，四椎下间主膈中热，五椎下间主肝热，六椎下间主脾热，七椎下间主肾热，荣在骶也。项上三椎陷者中也。

——《素问·刺热》

【提要】 本论主要阐述热病的针刺之法，热病兼证之先症的针刺思路，以及热病气穴不同所主等。

《素问》 热病五十九俞[※*]

帝曰：夫子言治热病五十九俞，余论其意，未能领别其处，愿闻其处，因闻其意。岐伯曰：头上五行行五者，以越诸阳之热逆也。大杼、膺俞、缺盆、背俞，此八者，以泻胸中之热也；气街、三里、巨虚上下廉，此八者，以泻胃中之热也；云门、髃骨、委中、髓空，此八者，以泻四肢之热也；五脏俞傍五，此十者，以泻五脏之热也。凡此五十九穴者，皆热之左右也。

——《素问·水热穴论》

【提要】 本论主要阐述治热病"五十九穴"。

杨上善 热病五十九刺^{※*}

热病三日，而气口静、人迎躁者，取之诸阳，五十九刺，以泻其热而出其汗，实其阴以补其不足者。（三阳受病未入于阴至三日也。未入于阴，故气口静也。三阳已病，故人迎躁也。人迎，谓是足阳明脉结喉左右人迎脉者也。以诸阳受病，故取诸阳五十九刺泻其热气。以阳并阴虚，故补阴也。）

——唐·杨上善《黄帝内经太素·卷二十五·热病说》

【提要】 本论是对《灵枢·热病》的注释，阐述了热病初期的针刺治法及其原理。

马 莳 热病五十九刺^{※*}

热病三日……所谓勿刺者，有死征也。（此以下二十节，皆言热病。而此一节则言热病证脉相应者，当刺之以出汗而泄邪；证脉不相应者，不必刺也。……又行五十九刺之法，始本篇下文，所谓五十九刺者是也，皆所以泻其实而出其汗耳。）

……

［按：此与《素问·水热穴论》中五十九穴不同，要知彼之五十九穴所以刺水病，而此则刺热病，病有不同，故穴因以异。成无己注《伤寒论》乃两入之，盖不考诸穴所在耳，既曰治伤寒，则当从《灵枢》，而不宜以治水之穴入矣。］

——明·马莳《灵枢注证发微·热病》

【提要】 本论是对《灵枢·热病》"热病五十九刺"的阐释。论中对热病针刺的治则治法，总结为"泻其实而出其汗"；指出《素问·水热穴论》所载五十九穴与此不同。

吴 崑 明热俞五十九穴

刘完素用药，以火热立论，其主通圣散一方，以治风热，甚为周匝无间。方内用防风、麻黄以解表，风热之在皮肤者，得之由汗而泄；用荆芥、薄荷以清上，风热之在巅顶者，得之由鼻而泄；大黄、芒硝，通利药也，风热之在肠胃者，得之由后而泄；滑石、栀子，水道药也，风热之在决渎者，得之由溺而泄；热淫于膈，肺胃受邪，石膏、桔梗，清肺胃也；而连翘、黄芩，又所以却诸经之游火；热伤干血，阴脏失营，川芎、归、芍，益阴血也；而甘草、白术，又所以和胃气而调中。人知刘守真长于治热如此，而不知其得之《素问》热病五十九刺者深也。《刺热论》曰：头上五行行五者，以越诸阳之热逆也；大杼、膺俞、缺盆、风门，此八者以泻胸中之热也；气冲、三里、巨虚上下廉，此八者以泻胃中之热也；云门、髃骨、委中、髓空，此八者以泻四肢之热也；五脏俞旁五，此十者以泻五脏之热也。凡此五十九穴者，皆热之左右也。上古刺热病之方，如此周悉，刘守真立通圣散一方，实与五十九刺争美，无亦私淑其旨而得之深乎？不然，何若符节之相契也。

——明·吴崑《针方六集·卷四·明热俞五十九穴》

【提要】　本论中，先是论述治热之方药，进而引出《素问·刺热论》治热之腧穴，认为二者在治疗思路、特性上有相似之处。

张介宾　热病气穴论※*

热病气穴，三椎下间主胸中热，四椎下间主鬲中热，五椎下间主肝热，六椎下间主脾热，七椎下间主肾热，荣在骶也。（此总言治热之脏俞也。椎，脊骨节也，荣，阴气也，骶，尾骶也，即督脉之长强穴，凡五脏俞傍之穴，三椎下者魄户也，四椎下傍膏肓也，五椎下傍神堂也，六椎下傍譩譆也，七椎下傍膈关也。盖既取阳邪于上，仍当补阴于下，故曰荣在骶也。按：本节诸椎，皆不合脏俞，而云主疗，义本难明，故王氏但曰未详，或以中行督脉之穴为言，尤无所据。考之《水热穴论》云：五脏之俞傍五，此十者，以泻五脏之热也。盖指魄户、神堂等五穴为言，虽与本节椎穴，未皆尽合，然泻脏热之法，必不外此，故引以为注。义详针刺类三十九，惟明者再正之。椎音槌，骶音底。）

——明·张介宾《类经·卷十五·疾病类·四十四、五脏热病刺法》

【提要】　本论主要内容，是张景岳对《素问·刺热》"热病气穴"中治五脏热病相关原文的注解。论中阐释了治疗五脏热病的腧穴名称、定位，认为这些穴非五脏背俞，而是魄户、膏肓、神堂等穴，依据即《素问·水热穴论》有"五脏之俞傍五，此十者，以泻五脏之热也"。

张介宾　热病五十九刺※*

（《灵枢·热病》篇）热病三日而气口静、人迎躁者，取之诸阳五十九刺，以泻其热而出其汗，实其阴以补其不足者……风池二，天柱二。

（按：本篇所载者，热病五十九俞也。前篇《水热穴论》所载者，亦热病五十九俞也。考二篇之异同，则惟百会、囟会、五处、承光、通天、临泣、目窗、正营、承灵、脑空等十八穴相合，其余皆异。然观本篇所言者，多在四肢，盖以泻热之本也。《水热穴论》所言者，多随邪之所在，盖以泻热之标也。义自不同，各有取用。且本经《灵枢》在前，《素问》在后，后者所以补前之略耳，故皆谓之热病五十九俞，非谬异也。今总计二篇之数，再加以上文所言胃脘、涌泉等穴，原不在五十九数之内者，凡十四穴，仍除去重复十八穴，则总得一百一十四穴，皆热俞也，均不可废。凡刺热者，当总求二篇之义，各随其宜而取用之，庶乎尽刺热之善矣）。

——明·张介宾《类经·卷二十一·针刺类·四十、诸热病死生刺法》

【提要】　本论是张景岳对《灵枢·热病》"热病五十九刺"相关内容的阐释。作者比较了《灵枢·热病》与《素问·水热穴论》记载的治热病五十九穴异同，认为前者为"泻热之本"，后者乃"泻热之标"，皆是治热之穴，不可偏废。

6.5 传 染 病

《素问》 疟论※

帝曰：夫经言有余者泻之，不足者补之。今热为有余，寒为不足。夫疟者之寒，汤火不能温也，及其热，冰水不能寒也，此皆有余不足之类。当此之时，良工不能止，必须其自衰，乃刺之，其故何也？愿闻其说。岐伯曰：经言无刺熇熇之热，无刺浑浑之脉，无刺漉漉之汗，故为其病逆，未可治也。夫疟之始发也，阳气并于阴，当是之时，阳虚而阴盛，外无气，故先寒栗也。阴气逆极，则复出之阳，阳与阴复并于外，则阴虚而阳实，故先热而渴。夫疟气者，并于阳则阳胜，并于阴则阴胜，阴胜则寒，阳胜则热。疟者，风寒之气不常也，病极则复。病之发也，如火之热，如风雨不可当也。故经言曰：方其盛时必毁，因其衰也，事必大昌。此之谓也。夫疟之未发也，阴未并阳，阳未并阴，因而调之，真气得安，邪气乃亡，故工不能治其已发，为其气逆也。帝曰：善。攻之奈何？早晏何如？岐伯曰：疟之且发也，阴阳之且移也，必从四末始也。阳已伤，阴从之，故先其时坚束其处，令邪气不得入，阴气不得出，审候见之，在孙络盛坚而血者皆取之，此真往而未得并者也。

——《素问·疟论》

【提要】 本论主要阐述疟病的发病特点与机理，提出针灸治疗疟病的原则与方法。

《素问》 疟病证治*

足太阳之疟，令人腰痛头重，寒从背起，先寒后热，熇熇暍暍然，热止汗出，难已，刺郄中出血。足少阳之疟，令人身体解㑊，寒不甚，热不甚，恶见人，见人心惕惕然，热多汗出甚，刺足少阳。足阳明之疟，令人先寒，洒淅洒淅，寒甚久乃热，热去汗出，喜见日月光火气，乃快然，刺足阳明跗上。足太阴之疟，令人不乐，好大息，不嗜食，多寒热汗出，病至则善呕，呕已乃衰，即取之。足少阴之疟，令人呕吐甚，多寒热，热多寒少，欲闭户牖而处，其病难已。足厥阴之疟，令人腰痛少腹满，小便不利如癃状，非癃也，数便，意恐惧，气不足，腹中悒悒，刺足厥阴。肺疟者，令人心寒，寒甚热，热间善惊，如有所见者，刺手太阴阳明。心疟者，令人烦心甚，欲得清水，反寒多，不甚热，刺手少阴。肝疟者，令人色苍苍然，太息，其状若死者，刺足厥阴见血。脾疟者，令人寒，腹中痛，热则肠中鸣，鸣已汗出，刺足太阴。肾疟者，令人洒洒然，腰脊痛，宛转，大便难，目眴眴然，手足寒，刺足太阳少阴。胃疟者，令人且病也，善饥而不能食，食而支满腹大，刺足阳明太阴横脉出血。疟发，身方热，刺跗上动脉，开其空出其血，立寒。疟方欲寒，刺手阳明太阴、足阳明太阴。疟脉满大急，刺背俞，用中针，傍伍胠俞各一，适肥瘦出其血也。疟脉小实急，灸胫少阴，刺指井。疟脉满大急，刺背俞，用五胠俞背俞各一，适行至于血也。疟脉缓大虚，便宜用药，不宜用针。凡治疟，先发如食顷乃可以治，过之则失时也。诸疟而脉不见，刺十指间出血，血去必已，先视身之赤如小豆者尽取之。十二疟者，其发各不同时，察其病形，以知其何脉之病也。先其发时如食顷而刺之，一刺则衰，二刺则知，三刺则已，不已，刺舌下两脉出血，不已，刺郄中盛经出血，又刺项已下侠脊者必已。舌下两脉者，廉泉也。刺疟者，必先问其病之所先发者，先刺之。先头痛及重者，先刺头上及两额两眉间出血。先项背痛者，先刺之。先腰脊痛者，先刺郄中出血。先手臂痛者，先刺手少阴阳明十指间。先足胫酸痛者，先刺足阳明十指间出血。风疟，疟发则汗出恶风，刺三阳经背俞之血者。骱酸痛甚，按之不可，名曰胕髓病，以镵针，针绝骨出血，立已。身体小痛，刺至阴。诸阴之井无出血，间日一刺。疟不渴，间日而作，刺足太阳。渴而间日作，刺足少阳。温疟汗不出，为五十九刺。

——《素问·刺疟》

【提要】 本论主要阐述疟疾的辨证和针灸治则治法，将疟疾分为足六经疟和五脏疟及胃疟，提出"先其发时如食顷而刺之"的治则和具体方法。

葛 洪 霍乱病机之论※*

凡所以得霍乱者，多起饮食，或饮食生冷杂物。以肥腻酒鲙，而当风履湿，薄衣露坐或夜卧失覆之所致。（初得之便务令暖以炭火布其所卧下，大热减之，又，并蒸被絮若衣絮自苞，冷易热者。亦可烧地，令热水沃。敷薄布，席卧其上，厚覆之。亦可作灼灼尔热汤着瓮中，渍足令至膝，并铜器贮汤，以着腹上。衣藉之，冷复易，亦可以熨斗贮火着腹上。如此而不净者，便急灸之，但明案次第，莫为乱灸。须有其病，乃随病灸之。未有病，莫预灸。灸之虽未即愈，要万不复死矣。莫以灸不即愈而止。灸霍乱，艾丸若不大，壮数亦不多，本方言七壮为可，四五壮无不便火下得活。服旧方用理中丸，及厚朴大豆豉通脉半夏汤。先辈所用药者难得，今但疏良灸之法及单行数方，用之有效。不减于贵药。已死未久者，犹可灸。余药乃可难备，而理中丸、四顺、厚朴诸汤，可不预合，每向秋月，常买自随。）卒得霍乱，先腹痛者（灸脐上，十四壮，名太仓，在心厌下四寸，更度之。）

先洞下者（灸脐边一寸。男左女右，十四壮，甚者至三十四十壮，名大肠募，洞者宜泻。）

先吐者（灸心下二寸，十四壮，又并治下痢不止。上气，灸五十壮，名巨阙，正心厌尖头下一寸是也。）先手足逆冷者（灸两足内踝上一尖骨是也，两足各七壮，不愈加数，名三阴交，在内踝尖上三寸是也。转筋者（灸蹶心当拇指大聚筋上，六七壮，名涌泉，又灸足大趾下约中一壮，神验。又方，灸大指上爪甲际，七壮。）转筋入腹痛者（令四人捉手足，灸脐左二寸，十四壮，灸股中大筋上，去阴一寸。）若哕者（灸手腕第一约理中七壮，名心主，当中指。）下利不止者，（灸足大趾本节内侧，寸白肉际，左右各七壮，名大都。）干呕者，（灸手腕后三寸，两筋间，是左右各七壮，名间使，若正厥呕绝，灸之便通。）《小品方》起死，吐且下利者，（灸两乳连黑外近腹白肉际，各七壮，亦可至二七壮。）若吐止而利不止者，（灸脐下一夫纳中七壮，又云脐下一寸，二七壮。）若烦闷凑满者，（灸心厌下三寸，七壮，名胃管。又方，以盐纳脐中上，灸二七壮。）若绕脐痛急者，（灸脐下三寸三七壮，名关元，良。）

治霍乱神秘起死灸法，（以物横度病患人中，屈之从心鸠尾飞度以下灸。先灸中央毕，更横灸左右也。又灸脊上，以物围，令正当心厌。又夹脊左右一寸，各七壮，是腹背各灸三处也。）

华佗治霍乱已死，上屋唤魂，又以诸治皆至，而犹不瘥者，（捧病患腹卧之，伸臂对，以绳度两头肘尖头，根据绳下夹背脊大骨穴中，去脊各一寸，灸之百壮，不治者，可灸肘椎，已试数百人，皆灸毕即起坐。佗以此术传子孙，代代皆秘之。上此前并是灸法。）

——晋·葛洪《肘后备急方·卷二·治卒霍乱诸急方第十二》

【提要】 本论主要阐述霍乱的病因病机、症状表现，以及出现不同主症时的灸疗方法、取穴、壮数等内容。

廖润鸿 虾蟆瘟的刺络放血治法※

虾蟆瘟：兵乱之后，杀气弥满，触犯伤人。瘟热大炽，咽肿闭塞，口噤不语、不食，颔下亦肿，形如虾蟆之颔，气息奄奄，第三日而死，故曰虾蟆瘟。其热传染，或作大头瘟、或无病人传染者下必气绝、或有作热仍成大肿而毙者，急以三棱针贯刺头额上当阳血络及太阳血络，多出恶血，继以绸系其肩下臑上，即针刺左右尺泽大小血络及委中血络，并弃血如粪，则不日而饮水，神效。

——清·廖润鸿《勉学堂针灸集成·卷二·伤寒及瘟疫》

【提要】 本论主要阐述虾蟆瘟的刺络放血治法，如刺额上当阳、太阳血络、左右尺泽、委中血络等。

6.6 水 肿 病

《素问》 水俞五十七※*

黄帝问曰：少阴何以主肾？肾何以主水？岐伯对曰：肾者，至阴也，至阴者盛水也；肺者，太阴也，少阴者，冬脉也，故其本在肾，其末在肺，皆积水也。

帝曰：肾何以能聚水而生病？岐伯曰：肾者，胃之关也，关门不利，故聚水而从其类也。上下溢于皮肤，故为胕肿，胕肿者，聚水而生病也。

帝曰：诸水皆生于肾乎？岐伯曰：肾者，牝脏也，地气上者属于肾，而生水液也，故曰至阴。勇而劳甚则肾汗出，肾汗出逢于风，内不得入于脏腑，外不得越于皮肤，客于玄府，行于皮里，传为胕肿，本之于肾，名曰风水。所谓玄府者，汗空也。

帝曰：水俞五十七处者，是何主也？岐伯曰：肾俞五十七穴，积阴之所聚也，水所从出入也。尻上五行行五者，此肾俞，故水病下为胕肿大腹，上为喘呼，不得卧者，标本俱病，故肺为喘呼，肾为水肿，肺为逆不得卧，分为相输俱受者，水气之所留也。伏兔上各二行行五者，此肾之街也，三阴之所交结于脚也。踝上各一行行六者，此肾脉之下行也，名曰太冲。凡五十七穴者，皆藏之阴络，水之所客也。

——《素问·水热穴论》

【提要】 本论主要阐述水病的病因、病机，治水病"五十七穴"。

杨上善 水输五十七穴论※*

问曰：水输五十七处者，是何所主也？答曰：肾输五十七穴，积阴之所聚也，水所从出入也。（以下言水输也。肾为积阴，故津液出入也，皆肾为主也。）尻上五行行五者，此皆肾输也。（尻上五行合二十五输者，有非肾脉所发，皆言肾输，以其近肾，并在肾部之内，肾气所及，故皆称肾输也。）故水病下为胕肿大腹，而上为喘呼不得卧者，标本俱病也，故肺为喘呼，肾为水肿。（标为肺也，本为肾也，肺为喘呼，肾为水肿，二脏共为水病，故曰俱病也。）肺为逆，故不得卧。（肺以主气，肺病气逆，故曰水病不得卧也。）分之相输受者，水气之所留也。（肾以主水，肺以主气，故曰分之。二气通聚，故曰相输受也。相输受者，水之与气并留止也。）伏兔上各二行行五者，此肾之所冲也。（伏兔以上各二行者，左右四行，合有二十输者，皆是肾气足少阴旁冲脉所冲之输也。）三阴之所交结于脚者也，踝上各一行行六者，（足三阴脉交结脚者，从踝以上左右各有一行，行六输，合有十二输，故总有五十七穴也。）此肾脉之下行者也，名曰太冲。（冲脉上出于颃颡，下者注足少阴大络，以下伏行出跗循跗，故曰肾脉下行名曰太冲也。）凡五十七穴者，皆脏阴之终也，水之所客也。（是等诸穴，皆肾之阴脏所终之输，水客之舍也。）

——唐·杨上善《黄帝内经太素·卷十一·气穴》

【提要】 本论主要阐述《内经》水输五十七处的内在原理。

楼 英 水肿灸刺之论

尻上五行行五：脊中一、悬枢一、命门一、腰俞一、长强一、大肠俞二、小肠俞二、膀胱俞二、中膂内俞二、白环俞二、胃仓二、肓门二、志室二、胞肓二、秩边二。

伏兔上各二行行五：中柱二、四满二、气穴二、大赫二、横骨二、外陵二、大巨二、水道二、归来二、气街二。

踝上各一行行六：太冲二、复溜二、阴谷二、照海二、交信二、筑宾二。

（《灵》）风痎肤胀为五十七痏，取皮肤之血者尽取之。（《四时气》篇）

刺灸水肿有五法：

其一取肾、膀胱。经前篇云：五十七穴者，是取其二经之穴也。又经云：肾病者，腹大胫肿，取其经少阴、太阳血者，是取其二经之血也。

其二取血络。经前云：取皮肤之血者，尽取之是也。

其三取胃。经云：胃足阳明之脉，所生病者，大腹水肿，视盛虚、热寒、陷下取之是也。

其四取委阳。经云：三焦病者，不得小便，溢则水，取委阳是也。

其五筒针取水。先以铍针针之，已刺而筒之，引针而纳之，入而复之，以尽其痎，必坚来，来缓则烦悗，来急则安静，间日一刺之，痎尽乃止。（筒针，针中有空窍如筒，出水也。）

——明·楼英《医学纲目·卷二十四·水肿》

【提要】 本论主要阐述水肿灸刺方法，将《内经》有关内容归纳为五种灸刺思路或方法：取肾、膀胱二经之血；取皮肤血络；取胃足阳明之脉；取委阳；筒针取水。

张志聪 水俞五十七穴※*

帝曰：水俞五十七处者，是何主也？……水气之所留也。（此言水随经而上下也。肾者，至阴也；穴者，气之所聚，故肾五十七穴，积阴之所聚也，水随此经俞而外内出入者也。尻，臀也。尻上五行，中行乃督脉之所循，旁四行乃太阳之经脉。盖督脉起于至阴，循阴器，绕篡后，别绕臀，合少阴太阳，贯脊入肾，太阳为少阴之寒府，是此五行乃水阴之所注，故皆为肾俞。是以病水，则下为浮肿大腹，上则为喘呼，不得卧者，此标本俱病。盖肾为本，肺为标，在肺则为喘呼，在肾则为水肿。肺为气逆，故不得卧也。此水分为相输而上下俱受病者，盖肾俞之循尻而下，复循腹而上贯肺中，水气之留于经俞故也。夫有形之血，行于脉中；无形之气，行于脉外。是以有形之水，行于无形之气分；无形之水气，行于有形之脉中。水随经而行于上下，而水气亦随经而留于脉中也。故浮肿大腹者，水所从出入于外内。喘呼不得卧者，水气上逆于脉中。

——清·张志聪《素问集注·水热穴论》

【提要】 本论主要阐释水俞五十七处的原理与内容，提出人体水气随水俞五十七处而外内出入。

赵缉庵 刺水肿

然刺水肿在审致病之原，因气、因血、因寒、因风，各宜探本寻源。五十七穴而外，还有当刺之经，当取之穴，仅刺此五十七穴，不足以尽其病也。况且刺水肿概系行针，刺时又费工夫，若遇冬天日短，除饮食占费时间外，日不过十余刺，五十七穴，是必四、五日之久，始能刺毕，其刺不太难乎？又况贫寒之家，延医为难，非亲非故，谁肯受此劳苦。故吾谓治水病不必拘泥尽刺之说，而审病辨脉，就水气出入宿客之所多灸，则肿病愈矣。

——赵寿毛《赵缉庵针灸按摩真传·卷四·五、刺水肿》

【提要】 本论主要分析了水肿病在施行针刺疗法时会有多方面的困难，且指出不必拘泥《内经》水肿病"五十七穴"尽刺之说，而应在临证时审病、辨脉，就水气所在病灶的局部多施行灸治。

王可贤 水肿鼓胀病因相同治法亦同论

古人以水肿鼓胀别为二门，谓其一为水源，一为气源。今余考之，皆为气源也。何也？盖人气血，贵乎流通。一为阻滞，即为病矣。况食入胃，由胃转输五脏六腑，再转输而至于四肢百骸。胃者，总机关也。机关若为停滞，五谷之精气，不生气血而为水矣。水稽而不去，藏于皮里膜外，而为水肿鼓胀。迟不为治，则伤生矣。先向中上脘、气海，火针深刺，其外所蓄之水去，其内所藏之积化。再为几次施治，而病自愈矣，再向四肢有水之穴刺之，而疾治矣。此为水肿鼓胀，源同治同之论。学者宜熟思详究可也。

——王可贤《金针百日通》（宁波东方针灸学社铅印本.1934）

【提要】　本论主要阐述水肿和鼓胀的病因根源皆在于气机阻滞，两者虽然临床表现不同但病根一致，均应针刺中脘、上脘、气海等腧穴，使外蓄之水去，内藏之积化，则疾病可愈，这体现了中医针灸异病同治的特点。

6.7　中　风　病

《黄帝明堂灸经》　中风灸法论※*

　　黄帝问岐伯曰：凡人中风，半身不遂，如何灸之？岐伯答曰：凡人未中风时，一两月前，或三五个月前，非时，足胫上忽发酸重顽痹，良久方解，此乃将中风之候也。便须急灸三里穴与绝骨穴，四处各三壮。后用葱、薄荷、桃、柳叶四味煎汤，淋洗灸疮，令驱逐风气于疮口中出也。灸疮：若春较，秋更灸，秋较，春更灸。常令两脚上有灸疮为妙。凡人不信此法，或饮食不节，酒色过度，忽中此风，言语謇涩，半身不遂，宜于七处一齐下火，各灸三壮。如风在左灸右，在右灸左。一、百会穴，二、耳前发际，三、肩井穴，四、风市穴，五、三里穴，六、绝骨穴，七、曲池穴，右件七穴，神效极多，不能具录，依法灸之，万无一失也。

——唐·佚名《黄帝明堂灸经·卷上·正人形第四》

【提要】　本论主要阐述中风的灸治方法，包括发病先兆的灸法预防，及发病后的灸治方法。

张介宾　论真中风外有六经之形证

　　中风证宜从洁古、东垣之论，以中脏、中腑、中血脉为辨证之的。洁古云：中腑多着四肢，中脏多滞九窍。东垣亦云：中腑则肢节废，中脏则性命危，中血脉则口眼㖞斜。而方书所载，混言外有六经之形证，以大小续命汤为主。夫人身脏腑有十二经，手有三阳三阴，足有三阳三阴。中风之有六经形证也，手之六经乎？抑足之六经乎？六经之证，惟伤寒有之。或谓中风六经形证，即是伤寒六经形证，至有引伤寒六经之证，以解中风六经之证。其言为大可嗤也。夫伤寒六经证，只伤足而不伤手，故一日巨阳，则有发热、恶寒、头项痛、腰脊强之症，而中风无有也；二日阳明，则有身热、目痛、鼻干、不得眠之症，而中风无有也；三日少阳，则胁痛、耳聋、口苦、寒热往来而呕之症，而中风无有也。此足三阳之见症也。至传入足三阴，四日有腹满、咽干、自利、不渴、腹痛之症，是足太阴之见症，而中风有之乎？五日有引衣蜷卧、舌干、口燥之症，是足少阴之见症也，而中风有之乎？六日有烦满、囊缩之症，是足厥阴之见症也，而中风有之乎？伤寒六经次第传变，故仲景有麻黄、桂枝、大小承气之法。若中风为猝暴病，一时猝倒昏迷，难分经络，而有脏腑、血脉之别，或中于足之六经，或中于手之六经，非若伤寒之有次第传焉者也。若谓中风六经形证，即是伤寒六经形证，是欲以治伤寒之法治中风，其不至于杀人也几希矣！若论中风，则十二经皆有见症，而不止于六经也。如四肢不收、手足拘挛者，风中足太阴脾也；口眼㖞斜、口噤不开，风中足阳明胃也；痰涎壅塞，声如曳锯，风中手太阴肺也；大便闭结，风中手阳明大肠也；舌暗不语，风中足少阴肾也；目瞀昏迷、不省人事，风中手少阴心与手厥阴包络也；瘈疭强直、角弓反张，风中足厥阴肝与足太阳膀胱也；耳聋、胁痛，风中足少阳胆也。此皆中风之形证，岂可以六经拘之乎？其不同于伤寒之六经也明矣！

——明·张介宾《质疑录·论真中风外有六经之形证》

【提要】 本论批驳中风有"伤寒六经形证"的观点，指出中风的病机和辩证不同于伤寒，提出中风病"十二经皆有见症"。

袁介亭 针能救治中风之原理论

针治之法，必先针其本含有兴奋神经及诱导诸作用，而神经末梢则又为感觉最敏锐之部分，故救此种病症，必先刺分布神经末梢之十二井穴，使由反射作用，疏导血液，向四末流还，恢复其心脏之搏动力，故往往一针甫下，沉疴立起，每使观者咋舌。其如病之重者，心脏之搏动力停止，刺诸井穴，其血液之还流力甚微，故必于静脉之俞穴，放盈盏之血以激其搏动力。如尺泽委中均宜刺之。盖因静脉血压最低，尺泽、委中二穴，适于四肢主要静脉之中，放血于激动心力，助其血液循环迅速尤大也。他如刺百会、合谷等穴，尤为治斯症之捷径，乃因悉皆含有兴奋、诱导诸作用，皆所以振起神经之机能，良好其血行，以增加其回复苏醒之力也。此乃类中风若是之治疗。

——袁介亭《针能救治中风之原理论》（《针灸杂志》1937 年第四卷第五期）

【提要】 本论主要阐述针刺救治中风的方法与原理。须先刺井穴使之苏醒，再于尺泽、委中穴放血，并可刺百会、合谷等穴以促进神志恢复。

贺普仁 针灸三通法治疗中风

笔者认为脑中风的产生，不论出血或是梗死虽然病因及机制各有不同，但究其根源，经络瘀而不通是最根本的病机所在。经络是运行气血的通路，气血是荣养四肢百骸、五脏六腑的物质。在生理上则是相互依存，"气为血帅、血为气母"相互为用。无论各种各样的病因，最终不外乎导致经络气血不通，经气瘀滞。因此，采用强通法强制经脉通畅的放血方法是治疗中风急性期发作的重要一环。气行则血行，血行则气畅，气血通畅而达到清心开窍、平肝潜阳、滋阴熄风、通经活络的效果。

……

笔者治疗中风后遗症主要采用温通法和微通法。认为火针是治疗经筋病的最好方法，使用火针首先要根据其应刺部位选择粗细相当的火针，要求将针烧红烧透，趁针具极热之时迅速刺入皮肤肌肉，随即拔出即可。其选用腧穴多以局部阿是穴为主，配用相应经穴。……除火针温通外，酌情选用太溪、太冲、环跳、听宫、阳陵泉、合谷也是常用方法。太溪、太冲可培本补益肝肾，使气血有生化之源。环跳为人之躯体贯通上下阴阳气血之大穴，可疏导周身气血，以阳行阴，以中而行上下，是通畅气血经脉的主要腧穴。针刺时针感要麻窜至下肢，针感不宜过分强烈。听宫是手太阳腧穴，相续足太阳。太阳主筋，太阳经气通达，周身经脉得以充润。听宫穴的应用是笔者长期临床经验的总结,与环跳合用可通畅全身气血经脉是治疗中经络与中风后遗症的重要腧穴之一。

——贺普仁《针灸三通法临床应用》

【提要】 本论主要阐述基于中风病机认识的针刺三通法。认为其根本病机是经络瘀而不通,针灸治疗在于疏通经络气血。急性期多用强通法,以放血强制经脉通畅;中风后遗症期,以温通法(火针)和微通法。所用腧穴中,听宫、环跳是经验穴,合用可通畅全身气血经脉,为中经络与中风后遗症的要穴之一。

石学敏 醒脑开窍针法*

以"醒脑开窍、滋补肝肾为主,疏通经络为辅"的治疗法则,具有科学的针刺配方和手法量学操作,主要用以治疗中风病的针刺大法,简称"醒脑开窍针刺法"。是 1972 年由石学敏教授首先提出和创立的,经过四十多年从临床实践到基础实验,多层次、多方位、多角度的验证,完善发展而成为一整套科学的、系统的、规范的治疗中风病为主的针刺方法。

值得强调的是,醒脑包括醒神、调神的含义。而"醒脑开窍"即是"醒神开窍",之所以不以"醒神开窍"名之,主要是因为"神"由脑所主,由脑所藏,命名为"醒脑开窍",即在"醒神"的基础上增加了定位的含义,又避免了传统认为"心主神明"而带来的干扰,故谓之"醒脑开窍针刺法"。

……

"凡刺之真,先治神","凡刺之法必先本于神",这也是我们治疗中风病针刺配方的宗旨,配方中的主穴内关、人中即为醒脑调神之要穴,在主治功能上强调"开窍启闭调神",以改善元神之府大脑之生理功能。中风病从历代文献所载,多责之于肝肾。肾主骨生髓通于脑开窍于耳的生理,反应肾与脑密切相关而肾又与肝同源。肝开窍于目,目系耳窍入脑络,加之脾为后天生化之源,故取三阴交为主穴,结合"上实由于下虚"的理论运用补法达滋补肝肾、补精填髓之目的。以上三个主穴的组合体现"醒脑开窍"针刺法治则中"为主"的基调。该法在选穴、配方的另一个特别是以取阴经穴为主,阳经穴为辅,改变了历代沿用的以取阳经穴为主,阴经穴为辅的治疗方法。历代治疗中风依据以阳明主一身之宗筋及治痿独取阳明的理论,多宗散风活络之法,常循阳明多气多血之经取,而选用肩髃、曲池、合谷、环跳、足三里、绝骨、解溪等,这一治法仍载于现代中医教科书中,并为医家广泛采用,俗称常规取穴,我们言之为传统取穴。而醒脑开窍针法的主穴、副穴中,内关、人中、三阴交、极泉、曲泽、委中等是以阴经穴为主,而辅穴主要达到疏通经络之目的。

总之,本配方选穴合理、精炼,有主有次,紧扣治则,成为醒脑开窍法的精髓部分。该法中的配穴如手指握固取合谷;语言謇涩点刺金津、玉液;吞咽困难取风池、翳风等也是在醒神调神的前提下实施的。

——石学敏《石学敏针灸全集》

【提要】 本论针对中风病,强调神在生理病理中的重要作用,提出"醒脑开窍、滋补肝肾为主,疏通经络为辅"的治法,简称"醒脑开窍针法"。具体腧穴配伍而言,以阴经穴为主、阳经穴为辅，不同于以往以阳经穴为主，主穴以内关、人中醒脑调神，三阴交滋补肝肾，配穴极泉、曲泽、委中以疏通经络。在此基础上，主张针对中风病的其他症状，适当选取对症配穴。

武连仲　武氏治神针法的特点※

武氏治神针法强调"心、脑、肾同治"，治疗上选用心经、心包经督脉、肾经之腧穴为主穴，尤以各经的郄穴、合穴、原穴、络穴、荥穴居多。手法要求：轻、巧、快、弹、借（借助患者的正气），注重以医者手气来激发患者经气。《灵枢·刺节真邪》曰："用针之道，在于调气"，"刺之要，气至而有效"。我擅用提插及各种复式手法，常施飞经走气之法，手法达到出神入化的效果，发挥调神行气、填精益髓、平衡阴阳的作用，对脑系疾病及很多疑难病症均有良好的治疗效果。

调理神机的方法在针灸治疗中应用非常广泛，很多疑难杂症在其他方法不能奏效的情况下，应用调神法往往能起到意想不到的效果。但调神法也要坚持辨证论治、辨证选穴，不可拘泥于固有治法，"粗守形者，守刺法也。上守神者，守人之血气有余不足可补泻也。"（《灵枢·小针解》）根据疾病的虚实和患者体质的盛衰辨别神的不同病理变化，灵活运用各种补泻手法，整体调理神机与局部辨证取穴相结合，以达到患者早日康复的目的。

……

神主变，归属脑，故治疗脑病重在治神，又有醒神、调神之别。比如说窍闭神匿（即脑窍不通，表现为"神"气不能宣发）是中风的基本病机，在此病理阶段当开窍醒神。随着病情的发展变化，还会有不同的"神"的表现，诸如神伤、神妄、神呆、神散等。各种疾病都与"神"相关，这就能看出"神"的病变之复杂，在临床上也必然有各种调神方法。

治神也当辨证，如果神气被邪气闭阻，暂时无法宣发，称为神匿，就必须采用开窍的方法；如果神气有所损耗称为神伤，那么就要益气养神；如果是神躁，患者亢奋、烦躁，就用安神潜阳的方法；如果是神气迟缓就是神呆，则应畅达神气；神散是一种阴阳离绝的状态，所以要交通心肾，敛神固脱。这体现了"神"的不同病理病机的辨证论治。不仅需要在整体观念下辨神气之盛衰，离、合、出、入是否正常，同时针对局部症状，也要辨清神气导向，神气是否充沛，所支配的阴阳诸经气血是否畅通，是否平衡，使治疗更有针对性。同时强调病因不同，宜审因求治，如阴虚治以滋水益阴，血虚治以补血养心，精髓亏虚治以补肾填精。阳明实热者，治以清泻阳明，镇静止痉；心火炽盛者，治以清心泻火，安神定志；热极生风者，治以泻热定惊，镇痉息风。治神针法在治疗脑病，尤其是脑中风取得了更好的疗效。我们认为中风病机为阳化风动，瘀浊之邪，随风上扰，阻塞清窍，以致"窍闭神匿，神不导气"。治则醒脑开窍，醒神导气。偏瘫肢体导气要先阴后阳。神气以"动"为表现，"针刺之要，气至而有效"，而肢体运动以屈曲（阴经经筋）为主为先，伸直（阳经经筋）为辅为后，故先取阴经穴位，极泉、三阴交等要求针感"窜、动、抽"，以"动"治"静"，再灵活运用"治痿独取阳明"之古训，辨证选取阳经腧穴。脑病的另一个病机就是升降失司，清浊混淆。中风中后期则用"升清降浊"之法，以免窍闭日久，元神损伤，心神不能复明，临床导致意识丧失痴呆、及运动功能的永久性丧失。故神醒之后则需要养神、调神，常横刺风池、完骨以活血健脑养神；印堂、上星透百会以通督调神，安神定志。

——武连仲《针灸新悟——针刺治神之理法方穴术》

【提要】　本论主要阐述作者针刺治神之理、法、方、穴、术。作者临证注重治神，强调神在疾病（尤其是疑难疾病、脑病等）发病中的地位，表现多样，相应的调神之法亦有多种。其治神针法，强调"心、脑、肾同治"，治疗上选用心经、心包经、督脉、肾经之腧穴为主穴，手法要求轻、巧、快，目的在于激发经气，调理神气。论中还指出，治神也需要注重辨证，既要根据神之病变的具体情形，也要辨析病因，两者多结合运用。

周德安　针灸治疗中风[※*]

治疗本病除根据病变部位的浅深、轻重之外，最关键的问题是不失时机地根据发病的不同阶段，进行辨证和对症治疗。清代名医尤在泾在《金匮翼·治风统论》中立有中风八法，一曰开关，二曰固脱，三曰泻大邪，四曰转大气，五曰逐瘫痪，六曰除热气，七曰通窍隧，八曰灸腧穴。此八法强调指出在疾病发展的不同阶段，应采用不同的治疗方法。在肝风欲动阶段应积极治疗，运用中西医药及针灸控制血压、通调经脉，预防中风的发生与发展，如灸关元，加强气血的运行，避免经络发生阻滞不通；灸涌泉引火归原，使上亢之火下行，以免类中再发生；如果已经中脏中腑，出现昏不知人的危险证候，则应及时组织抢救，以图力挽垂危之命；若仅为中经络，则可发挥针灸治疗之优势，使其瘫痪的肢体早日康复；中风后遗症，除针灸治疗外，还可配合按摩，并嘱患者加强功能锻炼，争取生活能够自理。

——周德安《针灸八要》

【提要】　本论强调针灸治疗中风要分不同阶段，根据发病的阶段情况，进行辨证与对症治疗。如预防中风的发生与发展，可灸关元，加强气血运行；防复中，可灸涌泉，引火归原；中风后遗症期，除针灸治疗外，还可配合按摩等。

6.8　神　志　病

《灵枢》　癫狂证治

癫疾始生，先不乐，头重痛，视举目赤，其作极已而烦心，候之于颜，取手太阳、阳明、太阴，血变而止。癫疾始作而引口啼呼喘悸者，候之手阳明、太阳，左强者攻其右，右强者攻其左，血变而止。癫疾始作先反僵，因而脊痛，候之足太阳、阳明、太阴、手太阳，血变而止。治癫疾者，常与之居，察其所当取之处。病至，视之有过者泻之，置其血于瓠壶之中，至其发时，血独动矣，不动，灸穷骨二十壮，穷骨者，骶骨也。骨癫疾者，顑齿诸腧分肉皆满，而骨居，汗出烦悗。呕多沃沫，气下泄，不治。筋癫疾者，身倦挛急脉大，刺项大经之大杼。呕多沃沫，气下泄，不治。脉癫疾者，暴仆，四肢之脉皆胀而纵。脉满，尽刺之出血；不满，灸之挟项太阳，灸带脉于腰相去三寸，诸分肉本输。呕多沃沫，气下泄，不治。癫疾者，疾发如狂者，死不治。

狂始生，先自悲也，喜忘，苦怒，善恐者，得之忧饥，治之取手太阴、阳明，血变而止，及取足太阴、阳明。狂始发，少卧不饥，自高贤也，自辩智也，自尊贵也，善骂詈，日夜不休，治之取手阳明、太阳、太阴、舌下少阴，视之盛者，皆取之，不盛，释之也。狂言、惊、善笑、好歌乐、妄行不休者，得之大恐，治之取手阳明、太阳、太阴。狂，目妄见、耳妄闻、善呼者，少气之所生也，治之取手太阳、太阴、阳明、足太阴、头、两颌。狂者多食，善见鬼神，善笑而不发于外者，得之有所大喜，治之取足太阴、太阳、阳明，后取手太阴、太阳、阳明。狂而新发，未应如此者，先取曲泉左右动脉，及盛者见血，有顷已，不已，以法取之，灸骶骨二十壮。

——《灵枢·癫狂》

【提要】 本论主要阐述癫、狂病证的临床辨证及其针灸治疗方法，根据不同表现特点，针灸不同经脉，一般取多条经脉，多以刺络放血法，灸骶骨部。

孙思邈 十三鬼穴及刺法※*

论曰：凡诸百邪之病，源起多途，其有种种形相示表癫邪之端，而见其病。或有默默而不声，或复多言而漫说，或歌或哭或吟或笑或眠，坐沟渠啖食粪秽，或裸形露体，或昼夜游走，或嗔骂无度，或者蛊虫精灵，手乱目急，如斯种类癫狂之人，今针灸与方药并主治之，凡占风之家，亦以风为鬼断，扁鹊曰：百邪所病，针有十三穴，凡针先从鬼宫起，次针鬼信，次至鬼垒，又至鬼心，针至五六穴即可知矣。若是邪蛊之精便自言说，论其由男从左起针，女从右起针。若数处不言便遍穴针也，仍须依掌诀捻目而治之，万不失一。黄帝掌诀，别是术家秘要，第一针人中名鬼宫，从左边下针右边出。第二针手大指爪甲下，名鬼信，入肉三分。第三针足大趾爪甲下，名鬼垒，入肉二分。第四针掌后横纹，名鬼心，入肉半寸（即太渊穴也。）第五针外踝下白肉际足太阳，名鬼路，火针七锃锃三下（即申脉穴也。）第六针大椎上入发际一寸，名鬼枕，火针七锃锃三下。第七针耳前发际宛宛中，耳垂下五分，名鬼床，火针七锃锃三下。第八针承浆，名鬼市，从左出右。第九针手横纹上三寸，两筋间，名鬼路（即劳宫穴也。）第十针直鼻上入发际一寸名鬼堂，火针七锃锃三下（即上星穴也。）第十一针阴下缝灸三壮，女人即玉门头，名鬼藏。第十二针尺泽横纹外头接白肉际，名鬼臣，火针七锃锃三下（即曲池穴也。）第十三针舌头一寸，当舌中下缝，刺贯出舌上，名鬼封，仍以一板横口吻安针头令舌不得动。

——唐·孙思邈《备急千金要方·卷十四·风癫第五》

【提要】 本论主要阐述主治癫狂等神志病变的十三鬼穴及其刺法。十三鬼穴为：鬼宫、鬼信、鬼垒、鬼心、鬼路、鬼枕、鬼床、鬼市、鬼路、鬼堂、鬼藏、鬼臣、鬼封。

6.9 小 儿 病

巢元方 新生无疾，慎不可逆针灸※*

新生无疾，慎不可逆针灸。逆针灸则忍痛动其五脉，因喜成病。河洛间土地多寒，儿喜病痉。其俗生儿三日，喜逆灸以防之，又灸颊以防噤。有噤者，舌下脉急，牙车筋急，其土地寒，皆决舌下去血，灸颊以防噤。江东地温无此疾。古方既传有逆针灸之法，今人不详南北之殊，便按方用之，多害于小儿。是以田舍小儿，任自然，皆得无横夭。

——隋·巢元方《诸病源候论·卷四十五·小儿杂病诸候一·一、养小儿候》

【提要】　本论主要阐述逆针灸问题，认为以针灸预防新生儿疾病，是北方因气候寒冷而易生痉、噤等病，南方温暖则无此需要，盲目用之反而有害。

秦景明　小儿吐泻论治*

小儿夏日多食生冷，因脾虚不能运化，加以外感风寒，则挥霍撩乱，上吐下泻也，令人仓卒，躁扰痛闷，似有鬼神，然实非鬼神，乃饮食痞膈，上下不通，将欲吐泻，故如是也。（批：霍乱死者胸中尚有暖气，急以盐填脐内，灸之不计壮数，此法灸之立苏。）钱仲阳谓吐乳泻黄是伤热乳，吐乳泻青是伤冷乳，皆当下之。详夫此理，乃迎夺之法也。不若伤热者用五苓散以导其逆，伤冷者用理中汤以温其中，自然平复。（批：干霍乱吐、泻不通，最为难治，用软鸡翎蘸清油探喉中即吐，或盐汤白矾汤灌之亦可。）《经》云：湿霍乱死者少，干霍乱死者多。夫干霍乱者，忽然心腹胀满，胸胁刺痛，欲吐不吐，欲利不利，是俗谓之绞肠痧，最难治，死在须臾，升降不通故也。治法先疏利，或吐提其气，最是良法。更宜刺委中并十指出血妙，委中在足膝腕内约纹中动脉便是。

——明·秦景明《幼科折衷·卷上·霍乱吐泻》

【提要】　本论主要阐述小儿霍乱吐泻的病因病机，以及针刺、艾灸、刺血、药物等多种治疗方法。

6.10　痈疡、瘰疬

《灵枢》　痈疽证治**

夫痈疽之生，脓血之成也，不从天下，不从地出，积微之所生也。故圣人自治于未有形也，愚者遭其已成也。黄帝曰：其已形，不予遭，脓已成，不予见，为之奈何？岐伯曰：脓已成，十死一生，故圣人弗使已成，而明为良方，著之竹帛，使能者踵而传之后世，无有终时者，为其不予遭也。黄帝曰：其已有脓血而后遭乎？不导之以小针治乎？岐伯曰：以小治小者其功小，以大治大者多害，故其已成脓血者，其唯砭石铍锋之所取也。

——《灵枢·玉版》

【提要】　本论主要阐述痈疽的针灸治疗，指出应"治于未有形"，若已成脓，须刺破排脓。

《灵枢》　瘰疬针治※*

黄帝问于岐伯曰：寒热瘰疬在于颈腋者，皆何气使生？岐伯曰：此皆鼠瘘寒热之毒气也，留于脉而不去者也。黄帝曰：去之奈何？岐伯曰：鼠瘘之本，皆在于脏，其末上出于颈腋之间，其浮于脉中，而未内著于肌肉，而外为脓血者，易去也。黄帝曰：去之奈何？岐伯曰：请从其本引其末，可使衰去而绝其寒热。审按其道以予之，徐往徐来以去之，其小如麦者，一刺知，三刺而已。黄帝曰：决其生死奈何？岐伯曰：反其目视之，其中有赤脉，上下贯瞳子，见一脉，一岁死；见一脉半，一岁半死；见二脉，二岁死；见二脉半，二岁半死；见三脉，三岁而死，见赤脉不下贯瞳子，可治也。

——《灵枢·寒热》

【提要】　本论主要阐述瘰疬的发病原因（鼠瘘寒热之毒气留于脉而不去）、针灸治疗及预后。此外，还论及望眼中血络的预后方法。

《素问》　病能论※

帝曰：善。有病颈痈者，或石治之，或针灸治之，而皆已，其真安在？岐伯曰：此同名异等者也。夫痈气之息者，宜以针开除去之，夫气盛血聚者，宜石而泻之，此所谓同病异治也。

——《素问·病能论》

【提要】　本论主要阐述针刺治疗颈痈，因发病机理不同而同病异治。

刘涓子　相痈疽知是非可灸法

痈疽之甚，未发之兆，饥渴为始，始发之始，或发日疰巇，似若小疖，或复大痛，皆是微候，宜善察之。欲知是非，重按其处，是便隐痛。复按四边，比方得失，审定之后即灸。第一便灸其上二三百壮，又灸四边一二百壮，小者灸四边，中者灸六处，大者灸八处，壮数处所不患多也。亦应即贴即薄令得所即消，内服补暖汤，散，不已，服冷药，外即冷薄。不已，用热贴，贴之法，开其口，泄热气。

——晋·刘涓子《刘涓子鬼遗方·卷四·相痈疽知是非可灸法》

【提要】　本论主要阐述痈疽未发之兆、始发之时的诊察方法，及痈疽小者、中者、大者的不同灸治方法、施灸部位及壮数，还有结合内服药、外贴敷等多种治疗手段。

徐用诚　论疮疡宜灸

《元戎》云：疮疡自外而入者不宜灸，自内而出者宜灸。外入者托之而不内，内出者接之而令外。故经云陷者灸之。灸而不痛，痛而后止其灸。灸而不痛者，先及其溃，所以不痛。而后及良肉，所以痛也。灸而痛，不痛而后止其灸。灸而痛者，先及其未溃，所以痛，而次及将溃，所以不痛也。

——明·徐用诚《玉机微义·卷十五·论疮疡宜灸》

【提要】　本论主要阐述疮疡可用灸法治疗的适应证，及疮疡施灸反应及其方法要诀。

薛　己　头面疮分经论治※*

人身诸阳之气，会于首而聚于面。其患疮痍者，因脏腑不和，气血凝滞于诸阳之经。或禀赋肾阴虚肝火，或受母胎毒，或乳母六淫七情，或食膏粱醇酒，或儿食甘肥厚味所致。其因不同，当各辨其经络，审其所因而治之。若发于目锐眦、耳前，上颊抵鼻，至目内眦者，皆属小肠经；发于巅及头角、下颊、耳后、脑左右者，皆属胆经；发于颊前、鼻孔，及人中左右者，皆属大肠经；发于鼻之挟孔、下唇、口反、承浆、颐后、颊车、耳前、发际额颅者，皆属胃经；发于目内眦上额尖，至后脑项者，皆属膀胱经。既察其经，即当分治。

——明·薛己《保婴撮要·卷十二·头面疮》

【提要】　本论主要阐明头面疮分经论治问题。论中指出，对于头面疮运用经络辨证，主要根据病症部位进行分经辨证，从而察经而分治。

申斗垣　明疮疡部位所属经络论※*

夫人之体者五也，皮肉脉筋骨共则成形，五体悉具，外有部位，中有经络，内应脏腑是也。假令疮在头顶者，即足太阳经也，面部阳明经，颈项肝经，肋胆经，手足心内应心经，背为诸阳，腹为诸阴，臂膊即手之三阴三阳经所行，股胫即足之三阴三阳经所属，七窍者目肝耳肾鼻肺舌心口脾，是五脏之窍也。如有疮疡，可以即知经络所属脏腑也。

——明·申斗垣《外科启玄·卷一》

【提要】　本论主要阐述疮疡的经脉辨证，主要根据疮疡部位辨别其所属经络及脏腑。

申斗垣　明疮疡生十二经络当分气血多少论※*

夫分经用药，当知气血多少，多则易愈，少则难痊。疮科之医，明此大理。不致有犯禁颓败坏逆之失也。如手少阳三焦经、手少阴心经、手太阴肺经、足少阳胆经、足少阴肾经、足太阴脾经，此六经皆多气少血，凡有疮疡，最难收口。如手厥阴心胞络经、手太阳小肠经、足太阳膀胱经、足厥阴肝经，此四经皆多血少气，凡有疮疡，宜托里。手阳明大肠经、足阳明胃经，此二经气血俱多，初宜内消，终则收功易得。故表此，不可一概而论治哉。

——明·申斗垣《外科启玄·卷一》

【提要】　本论主要阐述疮疡分经用药须根据经络气血多少，认为多气少血之经脉处的疮疡最难收口，多血少气经脉处的疮疡宜托里，气血俱多经脉处的疮疡易治。

申斗垣　明疮疡属奇经八脉为症论※*

经云：阳维起于诸阳之会，阴维起于诸阴之交是也，阴阳不能自相维是也。故有疮疡，如生于头面背脊者，是阳维症也；如疮生于颐项胸腹肢股内者，是阴维症也。凡治疮疡，必察此意，而审载于何经部位，此上工之医也。

——明·申斗垣《外科启玄·卷一》

【提要】　本论主要阐述疮疡的奇经八脉辨证。论中提出，疮疡生于头面背脊者是阳维症，生于颐项胸腹肢股内者是阴维症。

申斗垣　明疮疡随经加减论※*

随经者引经必要之药也。引者导引也，引领也。如将之用兵，不识其路，纵兵强将勇，不能取胜，如贼人无抵，脚不能入其巢穴，叩之箱簪此理也。故用引经药，不可不知。太阳经疮疽生于巅顶之上，必用羌活、藁本、麻黄，在下黄柏；少阳经耳前上用升麻、柴胡，下用柴胡、连翘；阳明经面上用葛根、白芷、黄芩，下用花粉；太阴经中府、云门、尺泽，上用条芩、连翘，下则箕门、血海，用苍术、防已；少阴经少冲、少海，上用细辛，下涌泉、照海，用知母；厥阴经中冲、内泽，上用川芎、菖蒲，下大敦、曲泉，柴胡之类。上则言其手经，下则言其足经。当察其此。

——明·申斗垣《外科启玄·卷三》

【提要】　本论主要阐述根据疮疡部位所在经脉，选用相应归经药物和腧穴治疗。

廖润鸿　疮肿针灸证治※

肺痈胸胁引痛，呼吸喘促，身热如火，咳嗽唾痰，不能饮食，昼歇夜剧：即灸骑竹马穴七壮，尺泽、太渊、内关、神门，并针刺通气，以泄毒气。若不愈，更灸骑竹马穴七壮。肿脉宜洪、紧、数、滑。欲知脓，计自初痛日，过四十、五十日后察病人眼目，白睛无精采，亦微苍黑，细如丝赤血络，纵横乱缠于白睛，则已脓矣，即以边刃大针刺破痛边，乳旁腋下向前肋间，使之出脓，后即插纸捻插与拔，逐日行之，使不塞孔，兼用石衣，（岩上青白苔是）。不拘多少浓煎，连服限瘥。脉：虾游脉、雀啄脉皆危脉也。危病则难治。

……

阴肿或臀肿：阴肿或臀肿，或脚肉色如常，而渐至浮大者，或有微浮者，苦痛于骨肉之间，昼歇夜剧不省人事，几至四五十日而成脓，然而夏月则易脓，冬月则不易脓。外见其痛处，形如赤丝粗细，血络纵横乱铺于其上，则是熟脓矣。人或未详其脓，先以细针刺试，未及脓境而抽针，脓汁缘何而出乎？自谓不脓。抑曰此湿痰凝滞，万方治疗终不见效，迁延日月渐至回骨而死。须针未危之前，用手之法：以边刃大针先刺皮肤，渐渐深插至其脓境，针锋易入，如陷虚空，已入脓处，然后仍举针锋裂破而出，使之出脓，脓汁既歇，即以纸捻插于针孔，使不闭孔，逐日拔插使出恶汁，恶肉自腐、新肉自生，则纸捻渐至减入，自出黄汁然后获痊矣。虽至苏境，慎勿发怒与酒色，不然则更作肿痛。肿脉宜滑、数、急、紧；最危者，虾游脉、雀啄脉、二动一止、三动一止者，不数日死。

——清·廖润鸿《勉学堂针灸集成·卷二·疮肿》

【提要】　本论主要阐述肺痈的针灸治疗方法，如灸骑竹马穴并针刺，还有排脓方法；阴肿或臀肿，也采用针砭法排脓。

6.11　痛　证

《素问》　痛证病机*

帝曰：愿闻人之五脏卒痛，何气使然？岐伯对曰：经脉流行不止，环周不休，寒气入经而稽迟，泣而不行，客于脉外则血少，客于脉中则气不通，故卒然而痛。

帝曰：其痛或卒然而止者，或痛甚不休者，或痛甚不可按者，或按之而痛止者，或按之无益者，或喘动应手者，或心与背相引而痛者，或胁肋与少腹相引而痛者，或腹痛引阴股者，或痛宿昔而成积者，或卒然痛死不知人，有少间复生者，或痛而呕者，或腹痛而后泄者，或痛而闭不通者，凡此诸痛，各不同形，别之奈何？

岐伯曰：寒气客于脉外则脉寒，脉寒则缩踡，缩踡则脉绌急，则外引小络，故卒然而痛，得炅则痛立止；因重中于寒，则痛久矣。寒气客于经脉之中，与炅气相薄则脉满，满则痛而不可按也，寒气稽留，炅气从上，则脉充大而血气乱，故痛甚不可按也。

寒气客于肠胃之间，膜原之下，血不得散，小络急引故痛，按之则血气散，故按之痛止。

寒气客于侠脊之脉，则深按之不能及，故按之无益也。寒气客于冲脉，冲脉起于关元，随腹直上，寒气客则脉不通，脉不通则气因之，故喘动应手矣。寒气客于背俞之脉则脉泣，脉泣则血虚，血虚则痛，其俞注于心，故相引而痛，按之则热气至，热气至则痛止矣。

寒气客于厥阴之脉，厥阴之脉者，络阴器系于肝，寒气客于脉中，则血泣脉急，故胁肋与少腹相引痛矣。

厥气客于阴股，寒气上及少腹，血泣在下相引，故腹痛引阴股。

寒气客于小肠膜原之间，络血之中，血泣不得注于大经，血气稽留不得行，故宿昔而成积矣。

寒气客于五脏，厥逆上泄，阴气竭，阳气未入，故卒然痛死不知人，气复反则生矣。

寒气客于肠胃，厥逆上出，故痛而呕也。寒气客于小肠，小肠不得成聚，故后泄腹痛矣。

热气留于小肠，肠中痛，瘅热焦渴，则坚干不得出，故痛而闭不通矣。帝曰：所谓言而可知者也，视而可见奈何？

岐伯曰：五脏六腑，固尽有部，视其五色，黄赤为热，白为寒，青黑为痛，此所谓视而可见者也。

帝曰：扪而可得奈何？岐伯曰：视其主病之脉，坚而血及陷下者，皆可扪而得也。

——《素问·举痛论》

【提要】 本论主要阐述痛证的发病机理及与经脉等的关系。

《素问》 腰痛证治

足太阳脉令人腰痛，引项脊尻背如重状，刺其郄中太阳正经出血，春无见血。

少阳令人腰痛，如以针刺其皮中，循循然，不可以俯仰，不可以顾，刺少阳成骨之端出血，成骨在膝外廉之骨独起者，夏无见血。

阳明令人腰痛，不可以顾，顾如有见者，善悲，刺阳明于胻前三痏，上下和之出血，秋无见血。

足少阴令人腰痛，痛引脊内廉，刺少阴于内踝上二痏，春无见血，出血太多，不可复也。

厥阴之脉，令人腰痛，腰中如张弓弩弦，刺厥阴之脉，在腨踵鱼腹之外，循之累累然，乃刺之，其病令人善言，默默然不慧，刺之三痏。

解脉令人腰痛，痛引肩，目䀮䀮然，时遗溲，刺解脉，在膝筋肉分间郄外廉之横脉出血，血变而止。解脉令人腰痛如引带，常如折腰状，善恐，刺解脉，在郄中结络如黍米，刺之血射以黑，见赤血而已。

同阴之脉，令人腰痛，痛如小锤居其中，怫然肿，刺同阴之脉，在外踝上绝骨之端，为三痏。

阳维之脉，令人腰痛，痛上怫然肿，刺阳维之脉，脉与太阳合腨下间，去地一尺所。

衡络之脉，令人腰痛，不可以俯仰，仰则恐仆，得之举重伤腰，衡络绝，恶血归之，刺之在郄阳筋之间，上郄数寸，衡居为二痏出血。

会阴之脉，令人腰痛，痛上漯漯然汗出，汗干令人欲饮，饮已欲走，刺直阳之脉上三痏，在跷上郄下五寸横居，视其盛者出血。

飞阳之脉，令人腰痛，痛上拂拂然，甚则悲以恐，刺飞阳之脉，在内踝上五寸，少阴之前，与阴维之会。

昌阳之脉，令人腰痛，痛引膺，目䀮䀮然，甚则反折，舌卷不能言，刺内筋为二痏，在内踝上大筋前，太阴后，上踝二寸所。

散脉，令人腰痛而热，热甚生烦，腰下如有横木居其中，甚则遗溲，刺散脉，在膝前骨肉分间，络外廉束脉，为三痏。

肉里之脉，令人腰痛，不可以咳，咳则筋缩急，刺肉里之脉为二痏，在太阳之外，少阳绝骨之后。

腰痛侠脊而痛至头，几几然，目䀮䀮欲僵仆，刺足太阳郄中出血。

腰痛上寒，刺足太阳阳明；上热刺足厥阴；不可以俯仰，刺足少阳；中热而喘，刺足少阴，刺郄中出血。腰痛上寒，不可顾，刺足阳明；上热，刺足太阴；中热而喘，刺足少阴。大便难，刺足少阴。少腹满，刺足厥阴。如折，不可以俯仰，不可举，刺足太阳。引脊内廉，刺足少阴。

腰痛引少腹控䏚，不可以仰，刺腰尻交者，两髁胂上，以月生死为痏数，发针立已。左取右，右取左。

——《素问·刺腰痛》

【提要】 本论主要阐述按经脉分类腰痛，并提出相应的针灸治疗方法。

叶天士　诸痛论治[※]

许（二一）痛为脉络中气血不和，医当分经别络，肝肾下病，必留连及奇经八脉，不知此旨，宜乎无功。（肝肾奇经脉络不和）

……若夫诸痛之症，头绪甚繁。内因七情之伤，必先脏腑而后达于肌躯。外因六气之感，必先肌躯而后入于脏腑，此必然之理也。在内者考内景图，在外者观经络图，其十二经游行之部位。手之三阴，从脏走手。手之三阳，从手走头。足之三阳，从头走足。足之三阴，从足走腹。

——清·叶天士《临证指南医案·卷八·诸痛》

【提要】　本论主要阐述痛证的病因病机，辨证理论依据。认为致痛在于"脉络中气血不和"，故以经脉分辨证候类型。

廖润鸿　头面部疾病证治

头者，诸阳之会。故曰：头无冷痛，欲以针治，宜刺手足诸阳经。不宜头部者何也？针者能于引气，若刺头部，则诸阳之气并郁于头，其热难可止抑；或为不省人事者，必须引泻手足诸阳经，故曰扬汤止沸，莫如抽薪。若气不能引气者，或痰厥头痛者，必灸头部穴乃能获痊者，何则？艾之性，热者灸之，则使其热发散；寒者灸之，则使其寒温和，入药则上行，艾灸则下行故也。手之三阳从手走之头，足之三阳从头走之足。足阳明胃经面络入上齿，挟口下交承浆，下颐前至耳前循喉咙；手阳明大肠经入下齿，挟口交人中，左之右，右之左，上挟鼻孔，上下阳明经皆挟鼻孔也。欲泻诸阳之气，先刺百会，次引诸阳热气，使之下行，比之如开砚滴之上孔也。若热极不能下气者，以绸系颈，则头额太阳及当阳血络自现，即以三棱针贯刺其血络，弃血如粪，神效。此法与惜血如金之言大不同，然奇效良方之法也。（老人不宜多出血，然可以出血者施。）

——清·廖润鸿《勉学堂针灸集成·卷二·头面部》

【提要】　本论主要阐述头痛的针灸治法选择及其原理，认为一般选阳经远道穴针刺，头部可刺百会或太阳等血络，痰厥头痛则必灸头部穴。

赵缉庵　刺牙痛法

大抵刺牙痛者，不外手足阳明与足少阴肾经穴耳。阳明脉络，绕牙床而入齿缝，故阳明有火，传入牙间而致痛。齿为骨之余，骨病则验齿，故肾将死，则齿垢而长。肾经有火或水亏，而火不归原者，皆足以致牙痛，在医者临症审脉，分经施刺耳。在大肠，则商阳、二间、三间、合谷诸穴皆可刺。在胃府，则下关、颊车、大迎、内庭、厉兑皆可刺。如因肾火上炎，则取吕细而刺之。如龈肿而不能嚼物者，兼刺手少阳三焦经之角孙穴，以三焦经脉下颊至顖邪传口内也。如牙疳蚀烂生疮者兼刺任脉之承浆穴，以承浆为大肠、胃、任、督诸脉之会，故口齿蚀烂生疮，及暴暗不能言者宜刺之。如龈肿恶寒者，刺手太阳小肠经之小海穴，及手少阴心经之少海穴，以小肠脉之支别者，从缺盆贯颈上颊，又循颊上颧，心脉从心系上侠咽，而开窍于舌，下又络小肠而与之相表里，故口舌生疮，及龈肿恶寒者宜针之。又有本系肺火，传入大肠，而上为牙疼者，兼刺肺经之太渊穴。本系脾火，脾脉连舌本，散舌下，因舌肿舌痛而牵引牙痛者，兼刺脾经之公孙穴。牙病不一，而按经取穴行刺之法亦各别。洞悉此义者，乃可以言刺齿。

——赵寿毛《赵缉庵针灸按摩真传·卷四·十三、刺牙痛法》

【提要】 本论主要阐述针刺治牙痛法。论中指出，牙痛的不同症状表现，实质上是不同经脉所病的表现，医者宜"临症审脉，分经施刺"。因牙病表现不一，按经取穴、针刺方法亦随之各有不同，如此才能奏效。

祝春波 论述针灸治疗痛证的原理*

痛为疾病通有之证候，其状态随所发生之处所而异。在皮肤则灼痛，在粘膜则痒痛，在腹膜则如刀刺，在筋肉则如牵引如断裂，在骨则起钝痛，在关节则起酸痛，在头则如紧箍，在神经则发作有时。……然治痛之方法多端，除药物内服外，尚有温罨、冷罨、电疗、按摩、催眠等术，……究不如施用吾国古有之针灸术，功效则较显著而确实。……推其所以然之故，针刺无非疏通壅滞，宣行气血，制止神经之兴奋，或促进神经之兴奋，而灸乃温中逐冷，除湿开郁，促进血液之循环，发挥新陈之代谢。故医者苟能就以上之效能推而广之，则治一切之疼痛，均可游刃有余矣。兹将普通常见之痛症，概括为下列四条而一申述之。

第一，寒痛

……若欲求治疗之速效，拾辛热之艾灸莫属。盖可藉其力以祛除其阴寒羁留之客邪，而恢复生活机能之常态，其痛亦可随而瓦解矣。

第二，热痛

目赤肿痛原因于风火者，可刺太阳之络出血，并针虎口而痛即平。牙齿疼痛之由于阳明经热者，针泻合谷内庭二穴，其痛可立时缓解，其理不外排除局部之充血，诱导实热之下行。所谓因其实者而泻之也。

第三，气痛

按现代西说一切神经性之疼痛。旧说称为气痛，即《内经》所谓"诸痛皆因于气也"，如肝气痛，血虚头痛等症是。针科医前者取中脘三里穴，后者取列缺合谷穴，以制止其神经之兴奋，衰减其生活机能之亢进，奏效之捷，有如桴鼓。

第四，血痛

《素问》云："血不得散，小络引急，故痛"。凡月经闭止，癥瘕积聚等症属之。此症由于血凝气滞而机体引起反应之故，以他法治之，功效殊嫌迟缓，若以针灸施于所属之经穴，或其局部以直达其病灶，使坚著者软消之，寒凝者温散之，则气血冲和，其痛安得而不愈。所谓"痛则不通，通则不痛"者，诚古人见地之言耳。

以上不过举其荦荦大者，然已可知针灸治疗痛症功效之一斑矣。

——祝春波《痛症以针灸治疗功效之我见》（《针灸杂志》1936年第三卷第五期）

【提要】 本论将痛证分为寒痛、热痛、气痛、血痛四类，分别阐述其常用治疗原则及方法，有些病证言明常用腧穴，并结合西医知识阐述针灸治疗痛证的原理。

贺普仁　针灸治痛※

针灸治痛可以通过三个途径来实现，阻断恶性循环。一，病因治疗：纠正和消除使气血瘀滞，运行障碍的因素。二，病机治疗：通经络、调气血，以改善气血运行障碍的状态。三，症状治疗：移神宁心，阻断恶性循环。这三者往往相辅相成，共同发挥作用。但其中"通经络、调气血"是解除疼痛的关键一环，也是针灸治疗原理的共同机制，在针灸治疗学中起着决定性的作用。

——贺普仁《针灸治痛》

【提要】　本论主要阐述针灸治痛的主要原理在于：其一，消除导致气血瘀滞的病因；其二，疏通经络，调节气血运行；其三，移神宁心，改善症状。其中，尤以"通经络、调气血"为核心，不仅在治痛中如此，对其他疾病治疗亦是如此。

周德安　治痛分虚实※

疼痛病因病机虽多，大致可分为因气滞、血瘀、痰浊、寒凝、食积、外伤等造成的实痛，以及因气血不足、经脉失养造成的虚痛。临床应根据疼痛部位和证候的虚实辨证论治。实证疼痛十之七八为气滞引起，气滞形成主要与肝气郁结有关。

实证疼痛可通过疏肝理气、活血化瘀达到止痛目的，治疗以邻近取穴、循经取穴、特定经验穴相结合。"调气止痛方"为常用处方，可广泛用于多种疼痛的治疗。而对于颈肩痛、腰痛等常见疼痛，则以"颈四针""腰五针"等为主方治疗。

针具的选择要根据疼痛的虚实缓急而定，毫针、火针，艾灸、三棱针、火罐等各有所宜。毫针是治疗各种疼痛的基础针具；火针多用于血瘀、寒凝、外伤等造成的实痛、久痛；艾灸多用于因气血不足造成的虚痛，更多用于妇科、胃肠疾患；三棱针放血与拔罐相互配合，尤其擅治急性带状疱疹等引发的神经痛。

——周德安《针灸八要》

【提要】　本论主要阐述针刺镇痛当分虚实。论中指出，对于疼痛的针灸治疗当重视辨证论治，强调须辨清疼痛的虚实。实痛多因气滞血瘀、痰浊、寒凝、食积等，虚痛则为气血不足、经脉失养。根据虚实不同，治法、取穴以及针具的选择均有别。

6.12 痿　　证

《素问》　痿病证治※

黄帝问曰：五脏使人痿何也？岐伯对曰：肺主身之皮毛，心主身之血脉，肝主身之筋膜，脾主身之肌肉，肾主身之骨髓，故肺热叶焦，则皮毛虚弱急薄，著则生痿躄也。心气热，则下脉厥而上，上则下脉虚，虚则生脉痿，枢折挈，胫纵而不任地也。肝气热，则胆泄口苦筋膜干，筋膜干则筋急而挛，发为筋痿。脾气热，则胃干而渴，肌肉不仁，发为肉痿。肾气热，则腰脊不举，骨枯而髓减，发为骨痿。……帝曰：如夫子言可矣，论言治痿者独取阳明何也？岐伯曰：阳明者，五脏六腑之海，主润宗筋，宗筋主束骨而利机关也。冲脉者，经脉之海也，主渗灌溪谷，与阳明合于宗筋，阴阳总宗筋之会，会于气街，而阳明为之长，皆属于带脉，而络于督脉。故阳明虚则宗筋纵，带脉不引，故足痿不用也。帝曰：治之奈何？岐伯曰：各补其荥而通其俞，调其虚实，和其逆顺，筋脉骨肉。各以其时受月，则病已矣。帝曰：善。

——《素问·痿论》

【提要】　本论主要阐述五脏致痿的发病机理，提出"治痿者独取阳明"的原则，并阐述其原理（阳明脉为五脏六腑之海，主润宗筋，宗筋主束骨而利机关）。

杨上善　治痿者独取阳明[※*]

问曰：如夫子言可矣，论言治痿者独取阳明何也？曰：阳明者，五脏六腑之海也，主润宗筋。宗筋者，束骨肉而利机关。冲脉者，经之海也，主渗灌谿谷，与阳明合于筋阴，总宗筋之会，会于气街，而阳明为之长，皆属于带脉而络于督脉，故阳明虚则宗筋纵，带脉不引，故足痿不用。（阳明胃脉，胃主水谷，流出血气，以资五脏六腑，如海之资，故阳明称海。从于脏腑流出，行二十八脉，皆归冲脉，故称冲脉为经脉之海。是为冲脉，以阳明水谷之气，与带脉督脉相会，润于宗筋，所以宗筋能管束肉骨而利机关。宗筋者，足太阴、少阴、厥阴三阴筋，及足阳明筋，皆聚阴器，故曰宗筋，故阳明为长。若阳明水谷气虚者，则带脉不能控引于足，故足痿不用也。）黄帝曰：治之奈何？答曰：各补其荥而通其输，调其虚实，和其逆顺，则宗筋脉骨肉，各以其时受日，则病已矣。黄帝曰：善。（五脏热痿，皆是阴虚，故补五脏阴经之荥。阴荥，水也。阴输是木，少阳也。故热痿通其输也。各以其时者，各以其时受病之日调之皆愈也。）

——唐·杨上善《黄帝内经太素·卷二十五·五脏痿》

【提要】　本论是杨上善对《素问·痿论》"治痿者独取阳明"的注解，主要阐发其理论依据，以及针刺取荥输补泻的原理。

马　莳　治痿者独取阳明论[※*]

帝曰：如夫子言可矣，论言治痿者，独取阳明何也？……故足痿不用也。（此言治痿独取阳明者，以阳明虚，则宗筋不能引带脉而为痿也。帝意五脏之痿，似当分经以治之，然论言治痿，独取足阳明胃经者何也？伯言宗筋在人，乃足之强弱所系也，但阳明实则宗筋润，阳明虚则筋纵，所以独有取于阳明也。盖阳明为五脏六腑之海，主润宗筋。宗筋者，谓阴毛中横骨上下之竖筋也。主束骨而利机关者，以腰为一身之大关节，屈伸所司，故曰机关，则宗筋所系之重如此。世疑宗筋即为前阴，按《厥论》有曰前阴者，宗筋之所聚，则宗筋不可以前阴言。彼冲脉乃奇经之一，为经脉之海，主渗灌溪谷，与阳明合于宗筋，肉之大会曰谷，肉之小会曰溪。凡阳经阴经，总与宗筋而相会，会于阳明经之气冲穴，所以阳明为之长也。带脉亦奇经之一，起于季胁，回身一周。此宗筋者，与带脉而相属，与督脉而为络，正以奇经八脉任、冲、督三脉皆起于会阴之穴，而带脉亦相连属也。故阳明虚，则宗筋纵弛，而不能牵引带脉，故足痿而不能举。然则足痿而不能举者，由于阳明之虚，则治痿独取阳明者宜也。）

——明·马莳《素问注证发微·痿论》

【提要】 本论主要阐述"治痿者独取阳明"的病因病机与理论依据，详细分析了"宗筋"的含义，以及冲脉、任脉、带脉、督脉等经脉，与宗筋及阳明经的密切关系。

张介宾　论泻南补北不可以治痿取阳明※

《痿论》云：五脏使人痿，而本于肺热叶焦。终之曰治痿独取阳明。是痿病原于手太阴一经，以热相传而成，而治之者，惟取足阳明一经以为要。阳明为五脏六腑之海，总宗筋而束骨以利机关。阳明虚则宗筋纵，带脉不引，故手足不用而成痿。是痿之来，起于肺经，而治则取于阳明。后人谓独取阳明，此"取"字有教人补之意。是以丹溪独引越人泻南方、补北方之法，以发明"独取阳明"之旨。究未能尽所以取阳明之义，而意反有相戾者。夫南方，离火也；北方，坎水也。其言曰：金体燥而居上，主畏火；土性湿而居中，主畏木。泻南方，则肺金清而东方不实；补北方，则心火降而西方不虚。此其论似为肺热叶焦者发明之，而于治痿取阳明之法，反未之悉也。阳明者，胃土也。补火可以生土，而反云泻南；滋水则能助湿，而反云补北，则与取阳明之义有不合矣。夫足阳明为水谷之海，以为阳明虚而宗筋不用似矣，何以病痿之人，有两足不任身，而饮食如故，其啖物反有倍于平人者何也？岂阳明之气旺，而水谷入海，独不能运化精微，以强筋骨乎？何饮啖日盛，形体日肥，而足痿不能用也？则知阳明之虚，非阳明之本虚，而火邪伏于胃中，但能杀谷，而不能长养血气、生津液，以灌溉百骸，是以饮食倍于平人，而足反为之不用。此所谓"壮火食气"，而邪热不杀谷也。阳明之邪热，原是肺热中传来，故治痿独取阳明者，非补阳明也，治阳明之火邪，毋使干于气血之中，则湿热清而筋骨强，筋骨强而足痿以起。张子和尝言痿病皆因客热而成，断无有寒。丹溪亦云治痿以清热为主，不可作风治用风药。诚得取阳明之义者矣。

——明·张介宾《质疑录·论泻南补北不可以治痿取阳明》

【提要】 本论质疑朱丹溪以"泻南补北法"说明"治痿独取阳明"，认为治痿应以清阳明之火邪、湿热为主，"湿热清而筋骨强，筋骨强而足痿以起"，肯定了张子和"痿病皆因客热而成"，朱丹溪"治痿以清热为主"等说法。

王乐亭　治痿首取督脉※※

"督脉十三针方"日趋于定型，从而也逐渐地形成了"治痿首取督脉"的看法。

督脉为阳脉之海，督一身之阳。由于阳主动，所以人体的一切功能活动，皆为阳气所主。若从肢体功能活动来说，如果阳气不能上升下达，则阴血郁闭，气血运行不畅，筋脉失荣，故而痿弱不用。所以，王乐亭老医生认为："督脉如同人身之'顶梁柱'，如不坚实，每遇'风吹草动'就会'塌架'。所以，治痿应当首先'扶持顶梁柱'"。况且督脉与任脉相通，任为阴脉之海，一阴一阳，相互协调，治督则可以调阴阳和气血，以期阳生阴长，协调阴阳。

——北京中医医院《金针王乐亭》

【提要】 本论主要阐明治痿首取督脉。督脉为阳脉之海，总督一身之阳，好比人身之"顶梁柱"，在生命活动中有非常重要的作用。而且，督脉与任脉相通，任为阴脉之海，一阴一阳，相互协调，故治督则可以调阴阳和气血，以期阳生阴长，协调阴阳。据此提出，对于痿证的治疗，首先应当治疗督脉。

贺普仁　针灸三通法治疗面瘫※*

面瘫只有早治，才有可能得到痊愈。针灸要点：越早治越要注意调整周身的气血。体壮者多用合谷，体弱者多用合谷、足三里。人体气血充盈，经脉通畅是治疗本病的基础。在早期，疾病处在发展亢奋阶段，要因势利导，不可强拒。治疗时面部用穴要相对少，刺法要轻，刺入要浅。待病情稳定后（约3天至1周）正气充盛，邪气不亢时，才以疏通面部阳明为主，按病情之寒热虚实，施以不同手法。热证面部肌肉松弛、苔黄，宜采用放血拔罐及毫针泻法；寒证面部拘紧滞涩，宜用毫针先泻后补，可配用灸法。

若面瘫已形成后遗症，面部肌肉痉挛，面肌倒错等，宜用火针刺之。参见面肌痉挛一文。

——贺普仁《针灸三通法临床应用》

【提要】 本论强调针灸治疗面瘫宜早，重视整体调节，面部穴宜少，刺激要轻浅；病情稳定后，再以面部阳明经穴为主，视虚实情况，运用补泻刺法，放血拔罐，或灸法。后遗症期，较难治，宜用火针。

贺普仁　针灸三通法治疗小儿麻痹※*

在治疗方面，以足阳明经穴为主治疗下肢麻痹，其意有三：一，针刺足阳明穴位可清热利湿，祛除致病之邪气；二，阳明经多气多血，针刺该经穴位可养血活血，通调瘀滞之经络；三，阳明者，五脏六腑之海，主润宗筋，宗筋主束骨而利机关也。针刺该经穴位，可调整五脏六腑之功能，营养筋脉肌肉，加强各关节以及肢体的活动，在防止肌肉萎缩、关节畸形的基础上，轻症患者可较快地祛除麻痹，恢复肢体正常功能。

——贺普仁《针灸三通法临床应用》

【提要】 本论主要阐述针灸三通法治疗小儿麻痹。选穴以足阳明经穴为主，不仅能促进气血运行，疏通经络瘀滞，还能通过该经调整脏腑功能，增强筋肉活动能力。

6.13 痹　证

《灵枢》　周痹证治

黄帝问于岐伯曰：周痹之在身也，上下移徙随脉，其上下左右相应，间不容空，愿闻此痛，在血脉之中邪？将在分肉之间乎？何以致是？其痛之移也，间不及下针，其憺痛之时，不及定治，而痛已止矣。何道使然？愿闻其故。岐伯答曰：此众痹也，非周痹也。黄帝曰：愿闻众痹。岐伯对曰：此各在其处，更发更止，更居更起，以右应左，以左应右，非能周也。更发更休也。黄帝曰：善。刺之奈何？岐伯对曰：刺此者，痛虽已止，必刺其处，勿令复起。

帝曰：善。愿闻周痹何如？岐伯对曰：周痹者，在于血脉之中，随脉以上，随脉以下，不能左右，各当其所。黄帝曰：刺之奈何？岐伯对曰：痛从上下者，先刺其下以过之，后刺其上以脱之，痛从下上者，先刺其上以过之，后刺其下以脱之。

——《灵枢·周痹》

【提要】　本论主要阐述众痹、周痹的发病机理、病变表现及针灸治疗的方法。

《素问》　痹论

黄帝问曰：痹之安生？岐伯对曰：风寒湿三气杂至，合而为痹也。其风气胜者为行痹，寒气胜者为痛痹，湿气胜者为著痹也。帝曰：其有五者何也？岐伯曰：以冬遇此者为骨痹，以春遇此者为筋痹，以夏遇此者为脉痹，以至阴遇此者为肌痹，以秋遇此者为皮痹。……帝曰：以针治之奈何？岐伯曰：五脏有俞，六腑有合，循脉之分，各有所发，各随其过，则病瘳也。帝曰：荣卫之气，亦令人痹乎？岐伯曰：荣者，水谷之精气也，和调于五脏，洒陈于六腑，乃能入于脉也。故循脉上下，贯五脏，络六腑也。卫者，水谷之悍气也，其气慓疾滑利，不能入于脉也，故循皮肤之中，分肉之间，熏于肓膜，散于胸腹，逆其气则病，从其气则愈，不与风寒湿气合，故不为痹。帝曰：善。痹或痛，或不痛，或不仁，或寒，或热，或燥，或湿，其故何也？岐伯曰：痛者寒气多也，有寒故痛也。其不痛不仁者，病久入深，荣卫之行涩，经络时疏，故不通，皮肤不营，故为不仁。其寒者，阳气少，阴气多，与病相益，故寒也。其热者，阳气多，阴气少，病气胜阳遭阴，故为痹热。其多汗而濡者，此其逢湿甚也，阳气少，阴气盛，两气相感，故汗出而濡也。帝曰：夫痹之为病，不痛何也？岐伯曰：痹在于骨则重，在于脉则血凝而不流，在于筋则屈不伸，在于肉则不仁，在于皮则寒，故具此五者则不痛也。凡痹之类，逢寒则急，逢热则纵。帝曰：善。

——《素问·痹论》

【提要】　本论主要阐述痹证的发病机理、临床表现、针灸治疗（脏痹治其俞，腑痹治其合，脉痹随其所过）；提出荣卫之气"不与风寒湿气合"则不为痹。

陆瘦燕、朱汝功　痹病的针灸治疗[※]

针刺治痹，除须辨清病因外，还须辨清病邪侵犯在什么组织，在皮、在肉、在筋、在骨，然后遵循《灵枢·终始》篇中"（病）在骨守骨，（病）在筋守筋"的原则，分别选用《灵枢·官针》篇中的各种针刺方法。

——陆瘦燕、朱汝功《陆瘦燕朱汝功论针灸辨证论治》

【提要】 本论主要阐述痹病的针灸治疗。论中指出，除一般意义上的针对病因的治疗，更重要的是，根据痹病的特点，侧重于对病变部位的治疗，尤其是病变局部的不同层次组织（如皮、肉、筋、骨等反映了病势的深浅）的有针对性的治疗，可采用相应的针刺方法。

6.14 痧 症

◆ 郭志邃 治痧当分经络 ◆

腰背巅顶连风府胀痛难忍，足太阳膀胱经之痧也。两目红赤如桃，唇干鼻燥，腹中绞痛，足阳明胃经之痧也。胁肋肿胀，痛连两耳，足少阳胆经之痧也。腹胀板痛，不能屈伸，四肢无力，泻泄不已，足太阴脾经之痧也。心胸吊痛，身重难移，作肿作胀，足厥阴肝经之痧也。痛连腰肾，小腹胀硬，足少阴肾经之痧也。咳嗽声哑，气逆发呛，手太阴肺经之痧也。半身疼痛，麻木不仁，左足不能屈伸者，手太阳小肠经之痧也。半身胀痛，俯仰俱废，右足不能屈伸者，手阳明大肠经之痧也。病重沉沉，昏迷不醒，或狂言乱语，不省人事，手少阴心经之痧也。或醒、或寐、或独语一二句，手厥阴心包络之痧也。胸腹热胀，揭去衣被，干燥无极，手少阳三焦之痧也。

——清·郭志邃《痧胀玉衡·卷上·治痧当分经络》

【提要】 本论主要阐述痧症按十二经脉进行辨证分型。

◆ 郭志邃 放痧有十论 ◆

一在头顶心百会穴，一在印堂，一在两太阳穴，一在喉中两傍，一在舌下两傍，一在双乳，一在两手十指头，一在两臂弯，一在两足十趾头，一在两腿弯。

凡痧有青筋紫筋，或现于数处，或现于一处，必须用针刺之，先去其毒血，然后据痧用药。治其脾肝肾及肠胃经络痧，万不失一。

——清·郭志邃《痧胀玉衡·卷上·放痧有十》

【提要】 本论阐述放痧的十个部位及刺痧方法。指出凡痧出现青紫血络，须用针刺血。

◆ 郭志邃 慢痧必须速治 ◆

夫痧之致人于死者，虽有如是之久，而其痧毒蔓延于肠胃经络间者，正多凶险之处，即如痧毒滞结于身之或左或右，或上或下，或里或中或表，既有若是之滞结者，必不犹然若是之滞结而已也。将且在内者先坏脏腑，在中者先损经络，在表者先溃肌肉。虽未即毙，而其难治之形，必然先见，若一不治，便成死症。慢痧之可畏也如是，安可以死日之慢，而不速为之早治乎。

——清·郭志邃《痧胀玉衡·卷上·慢痧必须速治》

【提要】　本论主要阐述慢疬的临床表现和慢疬必须速治的原因。指出疬证在内者先损坏脏腑，在中者先损伤经络，在表者先溃败肌肉，虽进程较缓，却须速治。

6.15　头面五官病

 赵缉庵　刺鼻渊

余等刺此症，独取胆经风池二穴而针泻之，一时并下二针。泻少许时，则鼻燥变润，针下汗出，头痛减而鼻涕止，直觉十剂灵药也无此奇效。可见治病在寻本，本绝而标自清。又可见风池为少阳枢转要穴。伤寒有服小柴胡汤已迟，及热入血室者，尚可针此穴求愈，况鼻渊小病乎？

——赵寿毛《赵缉庵针灸按摩真传·卷四·十四、刺鼻渊》

【提要】　本论主要阐述针刺风池二穴治疗鼻渊的经验及原因。认为风池为少阳经的枢转要穴。同时，作者还强调"治病在寻本，本绝而标自清"的治疗原则。

赵缉庵　刺咽喉

咽喉为肺之关，胃之门，少阴心脉之所络，肝经冲脉之所挟。故咽喉肿痛，未有不关系此四经者。

……

盖火性炎上，各经传送不一，有直接络喉而为肿痛者，亦有间接上喉而致肿痛者。各经络与咽喉有关系者，皆能致肿痛之疾，故喉症多由肺、胃、心、肝、任、冲各经火热所成，则针治亦宜按肺、胃、心、肝、任、冲各经施刺。其系某经火热所致，则先泻某经之火。故有泻少商、尺泽、经渠、列缺、鱼际而愈者，病在太阴也。有泻合谷、二间、三间、曲池、商阳、阳溪、颊车而愈者，病在阳明也。有泻液门、中渚、关冲、支沟而愈者，病在少阳也。有泻内关、大陵、间使、中冲而愈者，病在厥阴也。有泻天突、中脘、阴交或灸膻中而愈者，病在任冲也。

病非一经，则刺难预拘，审证辨脉，以为取穴施针之诀，则喉症愈矣。

至于天突一穴，尤为治喉必针之所。盖因天突位于结喉之下，距肿痛处最近，任脉又为阴脉之总领，泻任脉则是泻各阴经，故取最多，见效亦最速，尝以此穴针喉症，往往十愈其九，盖因泻其近邪。再按经取穴，以除其远邪，则肿无不消，痛无不减矣。

——赵寿毛《赵缉庵针灸按摩真传·卷四·十八、刺咽喉》

【提要】　本论主要阐述咽喉肿痛的经脉辨证刺治方法。认为咽喉与肺、胃、心、肝、任、冲各经火热均相关，临证时应审证辨脉，循经远取，距肿痛处最近之任脉天突穴为必针之穴，泻任脉则是泻各阴经。

赵缉庵 刺咽喉有真寒假热之辨

咽喉肿痛，或成双、单乳蛾，甚至溃烂流出脓血者，因由热毒上结而成，然火有虚炎，不尽实证。常有下焦阴寒积聚，火不归原，孤阳上越而成虚火，致咽喉肿痛塞闭者，投以苦寒凉药，服之立毙！用针者不可不审也。

拘施常法，未能必效，余等尝针一妇人喉症，喉内已成白色蛾形，点水不能下咽，手足厥逆，面青气喘，诊其脉，一呼在六次以上，脉象已现雀啄象，颇浮大，众俱谓不可为矣。

因先针天突及中脘，针下则气平，喘减而呼吸静矣。继之又遍针肺、胃、肝、冲各经络，概无效验，忽悟手足厥冷，是阴寒在下，故致孤阳上越，而现雀啄脉象，虚火直冲咽喉，是阴阳不交也。下焦若得阳热，则寒化而不隔阳矣。因取针于该妇气海穴上，按法进针，针后即就所针穴眼上，用艾续灸，灸至十余壮后，该妇腹中作响。诊其脉，变雀啄而为缓象，且问其喉间，亦言较前减痛，因又灸十数壮，则青面突转，两手变温，脉象更较缓矣。

似此喉痛，实为真寒假热之证，稍有不留意，性命立毙！

可见喉症不同，拘于常法者，不可以言治喉。又可见雀啄脉尚可活，惟在医家对证取穴，指下生春耳。

——赵寿毛《赵缉庵针灸按摩真传·卷四·十九、刺咽喉有真寒假热之辨》

【提要】 本论主要阐述刺咽喉有真寒假热之辨。若喉内已成白色蛾形，肿痛不能咽水，手足厥逆，面青气喘，脉数浮大，为真寒假热之证，除取天突等穴外，还须取气海穴针刺并重灸，以温化下焦阴寒。

贺普仁 针灸三通法治疗面部肌肉痉挛[**]

治疗本病非火针莫属，用一般的药物及针灸方法很难奏效。疗效的产生与火针的功效特点分不开。正如《针灸聚英》云："火针亦可行气，火针惟假火力，无补泻虚实之害。"因此尽管对本病的认识有气血虚实之分，就火针治疗而言，尽可应用，不得拘泥。需注意的是操作要"准、稳、快"。针要烧红、烧透，刺之要准确。所刺部位首选痉挛跳动局部阿是穴，次选面部疼痛压痛点及面部腧穴。每次针3～6穴，不可用太多腧穴，隔日治疗1次。

——贺普仁《针灸三通法临床应用》

【提要】 本论主要阐述针灸三通法治疗面部肌肉痉挛。主要运用火针温通之法，旨在疏通经络气血。火针操作，应注意"准、稳、快"，火针的温度要高；针刺部位一般是局部肌肉痉挛处的阿是穴结合其他面部腧穴，选穴不宜多，隔日治疗。

6.16 气 血 病

《灵枢》 五乱证治

黄帝曰：何谓相逆而乱？岐伯曰：清气在阴，浊气在阳，营气顺脉，卫气逆行，清浊相干，乱于胸中，是谓大悗。故气乱于心，则烦心密嘿，俯首静伏；乱于肺，则俯仰喘喝，接手以呼；乱于肠胃，则为霍乱；乱于臂胫，则为四厥；乱于头，则为厥逆，头重眩仆。

黄帝曰：五乱者，刺之有道乎？岐伯曰：有道以来，有道以去，审知其道，是谓身宝。黄帝曰：善。愿闻其道。岐伯曰：气在于心者，取之手少阴、心主之输；气在于肺者，取之手太阴荥、足少阴输；气在于肠胃者，取之足太阴、阳明，不下者，取之三里；气在于头者，取之天柱、大杼，不知，取足太阳荥输；气在于臂足，取之先去血脉，后取其阳明、少阳之荥输。黄帝曰：补泻奈何？岐伯曰：徐入徐出，谓之导气。补泻无形，谓之同精。是非有余不足也，乱气之相逆也。黄帝曰：允乎哉道，明乎哉论，请著之玉版，命曰治乱也。

——《灵枢·五乱》

【提要】　本论主要阐述气乱于心、肺、肠胃、臂胫、头等的发病机理、病症表现及针刺选穴等，提出针刺"徐入徐出"的导气之法。

《灵枢》　胀病证治

黄帝曰：脉之应于寸口，如何而胀？岐伯曰：其脉大坚以涩者，胀也。黄帝曰：何以知脏腑之胀也？岐伯曰：阴为脏，阳为腑。黄帝曰：夫气之令人胀也，在于血脉之中耶？脏腑之内乎？岐伯曰：三者皆存焉，然非胀之舍。黄帝曰：愿闻胀之舍。岐伯曰：夫胀者，皆在于脏腑之外，排脏腑而廓胸胁，胀皮肤，故命曰胀。黄帝曰：脏腑之在胸胁腹里之内也，若匣匮之藏禁器也，各有次舍，异名而同处，一域之中，其气各异，愿闻其故。岐伯曰：夫胸腹者，脏腑之廓也。膻中者，心主之宫城也。胃者，太仓也。咽喉小肠者，传送也。胃之五窍者，闾里门户也。廉泉玉英者，津液之道也。故五脏六腑，各有畔界，其病各有形状。营气循脉，卫气逆为脉胀，卫气并脉，循分为肤胀。三里而泻，近者一下，远者三下，无问虚实，工在疾泻。

黄帝曰：愿闻胀形。岐伯曰：夫心胀者，烦心短气，卧不安。肺胀者，虚满而喘咳。肝胀者，胁下满而痛引小腹。脾胀者，善哕，四肢烦悗，体重不能胜衣，卧不安。肾胀者，腹满引背央央然，腰髀痛。六腑胀：胃胀者，腹满，胃脘痛，鼻闻焦臭，妨于食，大便难。大肠胀者，肠鸣而痛濯濯，冬日重感于寒，则飧泄不化。小肠胀者，少腹䐜胀，引腰而痛。膀胱胀者，少腹满而气癃。三焦胀者，气满于皮肤中，轻轻然而不坚。胆胀者，胁下痛胀，口中苦，善太息。凡此诸胀者，其道在一，明知逆顺，针数不失。泻虚补实，神去其室，致邪失正，真不可定，粗之所败，谓之夭命。补虚泻实，神归其室，久塞其空，谓之良工。黄帝曰：胀者焉生？何因而有？岐伯曰：卫气之在身也，常然并脉循分肉，行有逆顺，阴阳相随，乃得天和，五脏更始，四时循序，五谷乃化。然后厥气在下，营卫留止，寒气逆上，真邪相攻，两气相搏，乃合为胀也。黄帝曰：善。何以解惑？岐伯曰：合之于真，三合而得。帝曰：善。

黄帝问于岐伯曰：胀论言无问虚实，工在疾泻，近者一下，远者三下。今有其三而不下者，其过焉在？岐伯对曰：此言陷于肉肓而中气穴者也。不中气穴，则气内闭；针不陷肓，则气不行，上越中肉，则卫气相乱，阴阳相逐。其于胀也，当泻不泻，气故不下，三而不下，必更其道，气下乃止，不下复始，可以万全，乌有殆者乎？其于胀也，必审其脉，当泻则泻，当补则补，如鼓应桴，恶有不下者乎？

——《灵枢·胀论》

【提要】 本论主要阐述胀病的发病原因、临床表现、机理及针灸治疗。论中提出：①胀病脉象：大坚以涩；发病部位：脏腑之外，排脏腑而廓胸胁，胀皮肤。②发病机理：厥气在下，营卫留止，寒气逆上，真邪相攻，两气相搏。③针治要中气穴，以补泻。

《素问》 厥论

黄帝问曰：厥之寒热者何也？岐伯对曰：阳气衰于下，则为寒厥；阴气衰于下，则为热厥。帝曰：热厥之为热也，必起于足下者何也？岐伯曰：阳气起于足五指之表，阴脉者集于足下而聚于足心，故阳气胜则足下热也。帝曰：寒厥之为寒也，必从五指而上于膝者何也？岐伯曰：阴气起于五指之里，集于膝下而聚于膝上，故阴气胜则从五指至膝上寒，其寒也，不从外，皆从内也。帝曰：寒厥何失而然也？岐伯曰：前阴者，宗筋之所聚，太阴阳明之所合也。春夏则阳气多而阴气少，秋冬则阴气盛而阳气衰。此人者质壮，以秋冬夺于所用，下气上争不能复，精气溢下，邪气因从之而上也，气因于中，阳气衰，不能渗营其经络，阳气日损，阴气独在，故手足为之寒也。帝曰：热厥何如而然也？岐伯曰：酒入于胃，则络脉满而经脉虚，脾主为胃行其津液者也，阴气虚则阳气入，阳气入则胃不和，胃不和则精气竭，精气竭则不营其四肢也。此人必数醉若饱以入房，气聚于脾中不得散，酒气与谷气相薄，热盛于中，故热遍于身，内热而溺赤也。夫酒气盛而慓悍，肾气有衰，阳气独胜，故手足为之热也。帝曰：厥或令人腹满，或令人暴不知人，或至半日远至一日乃知人者何也？岐伯曰：阴气盛于上则下虚，下虚则腹胀满，阳气盛于上，则下气重上而邪气逆，逆则阳气乱，阳气乱则不知人也。

帝曰：善。愿闻六经脉之厥状病能也。岐伯曰：巨阳之厥，则肿首头重，足不能行，发为眴仆。阳明之厥，则癫疾欲走呼，腹满不得卧，面赤而热，妄见而妄言。少阳之厥，则暴聋颊肿而热，胁痛，胻不可以运。太阴之厥，则腹满䐜胀，后不利，不欲食，食则呕，不得卧。少阴之厥，则口干溺赤，腹满心痛。厥阴之厥，则少腹肿痛，腹胀泾溲不利，好卧屈膝，阴缩肿，胻内热。盛则泻之，虚则补之，不盛不虚，以经取之。太阴厥逆，胻急挛，心痛引腹，治主病者。少阴厥逆，虚满呕变，下泄清，治主病者。厥阴厥逆，挛，腰痛，虚满前闭，谵言，治主病者。三阴俱逆，不得前后，使人手足寒，三日死。太阳厥逆，僵仆，呕血善衄，治主病者。少阳厥逆，机关不利，机关不利者，腰不可以行，项不可以顾，发肠痈不可治，惊者死。阳明厥逆，喘咳身热，善惊，衄呕血。手太阴厥逆，虚满而咳，善呕沫，治主病者。手心主、少阴厥逆，心痛引喉，身热，死不可治。手太阳厥逆，耳聋泣出，项不可以顾，腰不可以俯仰，治主病者。手阳明、少阳厥逆，发喉痹，嗌肿，痓，治主病者。

——《素问·厥论》

【提要】 本论主要阐述热厥、寒厥的发病机制，及六经脉厥病的临床表现和针灸治疗的原则。

王叔和 血厥病机之论※*

问曰：妇人病苦气上冲胸，眩冒，吐涎沫，髀里气冲热。师脉之，不名带下，其脉何类？何以别之？师曰：寸口脉沉而微，沉则卫气伏，微则荣气绝，阳伏则为疹，阴绝则亡血。病当小便不利，津液闭塞，今反小便通，微汗出，沉变为寒，咳逆呕沫，其肺成痿，津液竭少，亡血损经络，因寒为血厥，手足苦痹，气从丹田起，上至胸胁，沉寒怫郁于上，胸中窒塞，气历阳部，面翕如醉，形体似肥，此乃浮虚，医反下之，长针，复重虚荣卫，久发眩冒，故知为血厥也。

——晋·王叔和《脉经·卷九·平郁冒五崩漏下经闭不利腹中诸病证第五》

【提要】　本论主要阐述妇人血厥的病机、脉象、症状表现；指出该病治疗，不宜用下法和长针。

杨上善　胀论

黄帝曰：夫气之令人胀也，在于血胀之中耶？腑脏之内乎？（血脉，谓二十八脉也。问胀所在也。）岐伯曰：二者皆存焉，然非胀之舍也。（卫气并脉而行，循分肉之间为胀，血脉及五脏六腑各胀，故曰二者存焉，然非胀之所舍之处也。）……营气循脉为脉胀，卫气并脉循分为肤胀。三里而泻，近者一下，远者三下，毋问虚实，工在疾泻。（以下谓营卫二气为胀。营气循脉周于腹郭为胀，名为脉胀。卫气在于脉外，旁脉循于分肉之间，聚气排于分肉为肿，称为肤胀。三里以为胀之要穴，故不问虚实，皆须泻之。其病日近者，可以针一泻；其日远者，可三泻之。下者，胀消也。终须疾泻，可不致疑矣。）

……

黄帝曰：胀者焉生，何因而有名？岐伯曰：卫气之在身也，常并脉循分，行有逆顺，阴阳相随，乃得天和，（卫气并脉循于分肉，有逆有顺，从目循足三阳下为顺，从目循手三阳下为逆，以卫行有逆顺，故阴阳气得和而顺也。）五脏更治，四时有序，五谷乃化。然后厥气在下，营卫留止，寒气逆上，真邪相攻，两气相薄，乃合为胀。（五脏属于五行，故五脏更王，四时寒暑次序得所，五谷入腹得有变化也。有寒厥之气，留于营卫之间，营卫不行，寒气逆上，与正气相薄，交争愤起，谓之为胀。）黄帝曰：善。何以解惑？岐伯曰：合之于真，三合而得。黄帝曰：善。（行补泻时，近者一取合于真气，即得病愈，远者三取合于真气，称曰解惑之也。）

黄帝问岐伯曰：《胀论》言曰：毋问虚实，工在疾泻，近者一下，远者三下。今有其三而不下，其过焉在？（前言泻虚补实，神去其室；今言无问虚实，工在疾泻，其故何也？所谓初病未是大虚，复取三里，故工在疾泻。若虚已成，又取余穴，虚者不可也。今至三取不消，请言过之所由也。）岐伯曰：此言陷于肉肓而中气穴者也。（肉肓者，皮下肉上之膜也，量与肌肤同类。气穴，谓是发胀脉气所发穴也。）不中气穴，则气内闭；（针其余处，不中胀之气穴，则胀不泻也。）针不陷肓，则气不行；（不陷肓膜，则气不行分肉间也。）不越中肉，则卫气相乱，阴阳相遂。其于胀也，当泻不泻，气故不下，三而不下，必更其道，气下乃止，不下复始，可以万全，恶有殆者乎？（针入其皮，起而不下其肉，则卫气行而失次，阴阳之气并也。遂，并也。由于当泻不泻，故三取不下也。必须更取余穴，以行补泻，以胀消为工，故得万全，必无危生之祸也。）

——唐·杨上善《黄帝内经太素·卷二十九·胀论》

【提要】　本论是杨上善对《灵枢·胀论》的注解，主要阐述了胀证的所在病位、临床表现、病因病机及针刺治疗方法，还提出足三里为"胀之要穴"。

李　杲　论五乱刺之道※*

黄帝曰：五乱者，刺之有道乎？岐伯曰：有道以来，有道以去，审知其道，是谓身宝。黄帝曰：愿闻其道。岐伯曰：气在于心者，取之手少阴心主之输（神门、大陵）。滋以化源，补以甘温，泻以甘寒，以酸收之，以小苦通之，以微苦辛甘轻剂，同精导气，使复其本位。

……

气在于头者，取之天柱、大杼；不知，取足太阳荥、输（通谷深，束骨深）。先取天柱、大杼，不补不泻，以导气而已。取足太阳膀胱经中，不补不泻，深取通谷、束骨。丁心火，己脾土穴中以引导去之。如用药，于太阳引经药中，少加苦寒、甘寒以导去之，清凉为之辅佐及使。

气在于臂足，取之先去血脉，后取其阳明、少阳之荥输（二间、三间深取之，内庭、陷谷深取之）。视其足、臂之血络尽取之，后治其痿、厥，皆不补不泻，从阴深取，引而上之。上之者，出也，去也。皆阴火有余，阳气不足，伏匿于地中者。血，营也，当从阴引阳，先于地中升举阳气，次泻阴火，乃导气同精之法。

——金·李杲《脾胃论·卷中·胃气下溜五脏气皆乱其为病互相出见论》

【提要】　本论是李东垣对《灵枢·五乱》针刺治疗"五乱"的阐发。认为导气针法属不补不泻，并将其原理引申至药物治疗。

张志聪　男子如蛊、女子如阻证治※*

男子如蛊，女子如怚，身体腰脊如解，不欲饮食，先取涌泉见血，视跗上盛者，尽见血也。（通篇论外因内因之病，此复结外内之正气焉。盖外内之病，皆伤人之阴阳血气，而阴阳血气，本于先天之精气，生于后天之谷精，从内而外者也。先天之精，肾脏之所主也。水谷之精，胃腑之所生也。脐下丹田为气海，胞中为血海。男子以气为主，女子以血为主，故曰男子如蛊，女子如阻，形容其血气之留滞于内也。身体腰脊如解，形容血气之病于外也。身体，脾胃之所主也。腰脊，肾之腑也。不欲饮食，胃气逆也。此外内之邪，而伤其外内之正气也，故当先取肾脏之涌泉，再取胃腑之跗阳于跗上，尽见其血者，通其经而使血气之外行也。）

——清·张志聪《灵枢集注·热病》

【提要】　本论主要阐述《灵枢·热病》"男子如蛊，女子如阻，身体腰脊如解，不欲饮食"的病因病机；针刺治疗上，以涌泉、跗阳刺血为法。

6.17　危　急　病

杨继洲　急病治标※*

癸酉秋，大理李义河翁，患两腿痛十余载，诸药不能奏效。相公推予治之，诊其脉滑浮，风湿入于筋骨，岂药力能愈，须针可瘥。即取风市、阴市等穴针之。官至工部尚书，病不再发。

甲戌夏，员外熊可山公，患痢兼吐血不止，身热咳嗽，绕脐一块痛至死，脉气将危绝。众医云：不可治矣。工部正郎陡月潭公素善，迎予视其脉虽危绝，而胸尚暖，脐中一块高起如拳大，是日不宜针刺，不得已，急针气海，更灸至五十壮而苏，其块即散，痛即止。后治痢，痢愈，治嗽血，以次调理得痊。次年升职方，公问其故。予曰：病有标本，治有缓急，若拘于日忌，而不针气海，则块何由而散？块既消散，则气得以疏通，而痛止脉复矣。正所谓急则治标之意也。公体虽安，饮食后不可多怒气，以保和其本；否则正气乖而肝气盛，致脾土受克，可计日而复矣。

——明・杨继洲《针灸大成・卷九・医案》

【提要】　本论中以1例腿痛案例切入，提出急病不必拘于日忌，应及时治标通脉止痛。

杨继洲　危异之疾※*

辛未，武选王会泉公亚夫人，患危异之疾，半月不饮食，目闭不开久矣。六脉似有如无，此疾非针不苏。同寅诸公，推予即针之，但人神所忌，如之何？若待吉日良时，则沦于鬼箓矣。不得已，即针内关二穴，目即开，而即能食米饮，徐以乳汁调理而愈。同寅诸君，问此何疾也？予曰：天地之气，常则安，变则病，况人禀天地之气，五运迭侵于外，七情交战于中，是以圣人啬气，如持至宝，庸人妄为，而伤太和，此轩岐所以论诸痛皆生于气，百病皆生于气，遂有九窍不同之论也。而子和公亦尝论之详矣。然气本一也，因所触而为九，怒、喜、悲、恐、寒、热、惊、思、劳也。盖怒气逆甚，则呕血及飨泄，故气逆上矣。怒则阳气逆上，而肝木乘脾，故甚呕血及飨泄也。喜则气和志达，荣卫通和，故气缓矣。悲则心系急，肺布叶举，而上焦不通，荣卫不散，热气在中，故气消矣。恐则精神上，则上焦闭，闭则气逆，逆则下焦胀，故气不行矣。寒则腠理闭，气不行，故气收矣。热则腠理开，荣卫通，汗大泄，故气泄。惊则心无所倚，神无所归，虑无所定，故气乱矣。劳则喘息汗出，内外皆越，故气耗矣。思则心有所存，神有所归，正气流而不行，故气结矣。

——明・杨继洲《针灸大成・卷九・医案》

【提要】　本论以1例"危异"之疾以针灸治愈的案例切入，论述该病发病机理与针治思路。论中提出：①危异之病需及时治疗，不必拘于人神所忌；②七情、寒热、劳倦，均可导致气机不同层面的紊乱而生百病。

李简青　针能救治卒倒之原理※

……针刺本含有兴奋神经及诱导诸作用，而神经末梢则又为感觉最敏锐之部分，故救此种病症，神经末梢分布最密之诸井穴，实不可缺。盖一经针刺，即可由反射作用，觉醒其神经中枢，使诸脏器回苏，复因诱导作用，疏导血液，向四末还流，于回复心脏之搏动，为有力之助。且因诸井穴之出血，对于血液循环，亦增加不少之激动力。此种原理，有如淤积沟水，略经疏泄，必引起全部积水之流动。

——李简青《针能救治卒倒之原理》（《针灸杂志》1936年第四卷第二期）

【提要】 本论以西医知识阐述针刺井穴救治卒倒的原理,因井穴的神经末梢分布最为丰富,针刺后由于反射作用而兴奋神经中枢,促进血液循环。

6.18 久 病

◈ 龚居中 痰火灸法 ◈

窃谓人之一身,隐僻奇异等疾,轩岐议究已备,华佗内照无遗矣。然攻病之法,每以针灸劫拔为言,而其药饵之中,殊未言及,何也?盖古人立法,病之轻浅者,则以丸散饮汤调治之。病之年久沉痼者,非针灸不解。以其针有劫夺之功,第今之针法,得妙者亦稀。且见效者少。若虚怯之体,倏致夭绝者有之,而灸法去病之功,难以枚举。凡寒热虚实,轻重远近,无往不宜。盖寒病得火而散者,犹烈日消冰,有寒随温解之义也;热病得火而解者,犹暑极反凉,犹火郁发之之义也;虚病得火而壮者,犹火迫水而气升,有温补热益之义也;实病得火而解者,犹火能消物,有实则泻之之义也;痰病得火而解者,以热则气行,津液流通故也。所以灸法不虚人者,以一灼谓一壮,以壮人为法也。若年深痼疾,非药力所能除,必借火力以攻拔之。谚云:火有拔山之力,岂虚语哉?若病欲除其根,则一灸胜于药力多矣。但医必择其素熟经络穴道者乃可,不尔,则差之毫厘,谬之千里,非徒无益,而反害之。岂以人命若草菅耶?然火之功用,固有生发之妙,必其人肌肉尚未尽脱,元气尚未尽虚,饮食能进者,乃能任此痛楚,灸后调理月余,则病自除,而体自充。况假此一灸,使病者有所禁戒警惕,自是如法调理,是以一举有两得之妙。

——清·龚居中《红炉点雪·痰火灸法》

【提要】 本论主要阐述久病重病必须用针灸及其机理。指出艾灸法尤为适宜,对寒证、热证、虚证、实证、痰证均能有效。强调医者须"素熟经络穴道",患者肉未尽脱,元气尚存,为施术救治前提。

6.19 大 病

◈ 窦 材 大病宜灸 ◈

医之治病用灸,如做饭需薪,今人不能治大病,良由不知针艾故也。世有百余种大病,不用灸艾、丹药,如何救得性命,劫得病回?如伤寒、疽疮、劳瘵、中风、肿胀、泄泻、久痢、喉痹、小儿急慢惊风、痘疹黑陷等证。若灸迟,真气已脱,虽灸亦无用矣;若能早灸,自然阳气不绝,性命坚牢。又世俗用灸,不过三五十壮,殊不知去小疾则愈,驻命根则难。故《铜人针灸图经》云:凡大病宜灸脐下五百壮。补接真气,即此法也。

若去风邪四肢小疾,不过三、五、七壮而已。仲景毁灸法云:火气虽微,内攻有力,焦骨伤筋，血难复也。余观亘古迄今，何尝有灸伤筋骨而死者！彼盖不知灸法之妙故尔。(《灵枢》论虚而至陷下，温补无功，借冰台以起陷下之阳耳。若仲景所言微数之脉，慎不可灸。脉而至于微矣，似有似无，则真阳已漓，又至于数矣，则真阴已竭，阴阳漓竭，灸亦无益。但有炎焰而无温存，宁不焦骨伤筋而血难复？非毁灸也。)孙思邈早年亦毁灸法，逮晚年方信，乃曰：火灸，大有奇功。昔曹操患头风，华佗针之，应手而愈，后佗死复发。若于针处灸五十壮，永不再发。或曰：人之皮肉最嫩，五百之壮，岂不焦枯皮肉乎？曰：否。已死之人，灸二三十壮，其肉便焦，无血荣养故也。若真气未脱之人，自然气血流行，荣卫环绕，虽灸千壮，何焦烂之有哉。故治病必先别其死生，若真气已脱，虽灸亦无用矣。唯是膏粱之人，不能忍耐痛楚，当服睡圣散，即昏不知痛，其睡圣散余自用灸膝神效，放心服之，断不误人。(以救己之心，推以救人。所谓见身说法，其言诚真，其心诚切，其论诚千古不磨之论，无如天下之不信何。)

——宋·窦材《扁鹊心书·卷上·大病宜灸》

【提要】 本论主要阐述大病宜重灸(五百壮)，常选脐下等部位腧穴，能起到补接真气的效应；提出重灸不会焦枯皮肉，以及服睡圣散可止重灸之痛。

赵缉庵 重病宜多针灸

病有久暂，邪分浅深，身体之强弱不同，经脉之流注异时。有一针愈者，有数针愈者；有一次愈者，有数次愈者；又有针后宜多灸，灸后再以药力补助者。《内经》刺水肿病，多至五十七穴；刺热病，多至五十九穴。盖以邪深病剧，非一针所能尽其邪，亦非针一次所能清其源。而刺此五十七穴，五十九穴，又非刺一经、用一日所能毕其事。余等尝针一妇人腹块症，行针至十数次之多，行灸亦至数百壮之多。又针一腰腿疼痛症，取穴至十余处，针灸亦至七八日，针灸后又服汤药数剂，始收全功，可见病邪闭塞已久者，未可以一针一灸取效也，在医者审其轻重久暂耳。

——赵寿毛《赵缉庵针灸按摩真传·卷一·十四、重病宜多针灸》

【提要】 本论主要阐述针灸治病时应审病情之轻重久暂，重病是病邪闭塞日久所致，需多针多灸，较长疗程，或并用药，治疗才能见效。论中以《内经》刺水肿病、刺热病为例，并附以两则病案以说明。

6.20 疾 病 预 防

孙思邈 灸法避瘴※*

凡人吴蜀地游官，体上常须三两处灸之，勿令疮暂瘥，则瘴疠温疟毒气不能著人也。故吴蜀多行灸法。

——唐·孙思邈《备急千金要方·卷二十九·灸例第六》

【提要】 本论指出，吴蜀之地的人们常施灸法，则瘴疠温疟毒气不能近身。

6.21 其 他

《灵枢》 寒热病证治*

皮寒热者，不可附席，毛发焦，鼻槁腊，不得汗。取三阳之络，以补手太阴。肌寒热者，肌痛，毛发焦而唇槁腊，不得汗。取三阳于下以去其血者，补足太阴以出其汗。骨寒热者，病无所安，汗注不休。齿未槁，取其少阴于阴股之络；齿已槁，死不治。骨厥亦然。骨痹，举节不用而痛，汗注烦心。取三阴之经，补之。

身有所伤血出多，及中风寒，若有所堕坠，四肢懈惰不收，名曰体惰。取其小腹脐下三结交。三结交者，阳明、太阴也，脐下三寸关元也。厥痹者，厥气上及腹。取阴阳之络，视主病也，泻阳补阴经也。

颈侧之动脉人迎。人迎，足阳明也，在婴筋之前。婴筋之后，手阳明也，名曰扶突。次脉，足少阳脉也，名曰天牖。次脉，足太阳也，名曰天柱。腋下动脉，臂太阴也，名曰天府。阳迎头痛，胸满不得息，取人迎。暴喑气鞕，取扶突与舌本出血。暴聋气蒙，耳目不明，取天牖。暴挛痫眩，足不任身，取天柱。暴瘅内逆，肝肺相搏，血溢鼻口，取天府。此为天牖五部。

臂阳明有入頄遍齿者，名曰大迎，下齿龋取之。臂恶寒补之，不恶寒泻之。足太阳有入頄遍齿者，名曰角孙，上齿龋取之，在鼻与頄前。方病之时其脉盛，盛则泻之，虚则补之。一曰取之出鼻外。足阳明有挟鼻入于面者，名曰悬颅，属口，对入系目本，视有过者取之，损有余，益不足，反者益甚。足太阳有通项入于脑者，正属目本，名曰眼系，头目苦痛取之，在项中两筋间，入脑乃别阴跷、阳跷，阴阳相交，阳入阴，阴出阳，交于目锐眦，阳气盛则瞋目，阴气盛则瞑目。

热厥取足太阴、少阳，皆留之；寒厥取阳明、少阴于足，皆留之。舌纵涎下，烦悗，取足少阴。振寒洒洒，鼓颔，不得汗出，腹胀烦悗，取手太阴。

——《灵枢·寒热病》

【提要】 本论主要阐述皮、肌、骨等寒热病，及骨痹、体惰、厥痹、阳逆头痛、暴喑气鞕、暴挛痫眩、暴瘅内逆等急症和杂症的临床表现及针灸治疗；还从经脉循行角度，解释了头痛引颔、头目苦痛的发病机理与针灸治疗。

《灵枢》 厥病证治

厥头痛，面若肿起而烦心，取之足阳明、太阴。厥头痛，头脉痛，心悲，善泣，视头动脉反盛者，刺尽去血，后调足厥阴。厥头痛，贞贞头重而痛，泻头上五行，行五，先取手少阴，后取足少阴。厥头痛，意善忘，按之不得，取头面左右动脉，后取足太阴。厥头痛，项先痛，腰脊为应，先取天柱，后取足太阳。厥头痛，头痛甚，耳前后脉涌有热，泻出其血，后取足少阳。真头痛，头痛甚，脑尽痛，手足寒至节，死不治。头痛不可取于腧者，有所击堕，恶血在于内；若肉伤，痛未已，可则刺，不可远取也。头痛不可刺者，大痹为恶，日作者，可令少愈，不可已。头半寒痛，先取手少阳、阳明，后取足少阳、阳明。

厥心痛，与背相控，善瘛，如从后触其心，伛偻者，肾心痛也，先取京骨、昆仑，发狂不已，取然谷。厥心痛，腹胀胸满，心尤痛甚，胃心痛也，取之大都、太白。厥心痛，痛如以锥针刺其心，心痛甚者，脾心痛也，取之然谷、太溪。厥心痛，色苍苍如死状，终日不得太息，肝心痛也，取之行间、太冲。厥心痛，卧若徒居，心痛，间动作痛益甚，色不变，肺心痛也，取之鱼际、太渊。真心痛，手足清至节，心痛甚，旦发夕死，夕发旦死。心痛不可刺者，中有盛聚，不可取于腧。肠中有虫瘕及蛟蛕，皆不可取以小针；心腹痛，憹作痛肿聚，往来上下行，痛有休止，腹热，喜渴涎出者，是蛟蛕也。以手聚按而坚持之，无令得移，以大针刺之，久持之，虫不动，乃出针也。悲腹憹痛，形中上者。

耳聋无闻，取耳中；耳鸣，取耳前动脉；耳痛不可刺者，耳中有脓，若有干耵聍，耳无闻也。耳聋取手小指次指爪甲上与肉交者，先取手，后取足；耳鸣取手中指爪甲上，左取右，右取左，先取手，后取足。

足髀不可举，侧而取之，在枢合中，以员利针，大针不可刺。病注下血，取曲泉。风痹淫泺，病不可已者，足如履冰，时如入汤中，股胫淫泺，烦心头痛，时呕时悗，眩已汗出，久则目眩，悲以喜恐，短气不乐，不出三年，死也。

——《灵枢·厥病》

【提要】　本论主要阐述厥病（包括厥头痛、真头痛、头痛，厥心痛、真心痛、心痛，足髀不可举、风痹等）及耳病的针灸辨证治疗。

《灵枢》　杂病证治*

厥挟脊而痛至顶，头沉沉然，目𥆤𥆤然，腰脊强，取足太阳腘中血络。厥胸满面肿，唇漯漯然，暴言难，甚则不能言，取足阳明。厥气走喉而不能言，手足清，大便不利，取足少阴。厥而腹响响然，多寒气，腹中𣲙𣲙，便溲难，取足太阴。

嗌干，口中热如胶，取足少阴。膝中痛，取犊鼻，以员利针，发而间之，针大如氂，刺膝无疑。喉痹，不能言，取足阳明；能言，取手阳明。疟，不渴，间日而作，取足阳明；渴而日作，取手阳明。齿痛，不恶清饮，取足阳明；恶清饮，取手阳明。聋而不痛者，取足少阳；聋而痛者，取手阳明。衄而不止，衃血流，取足太阳；衃血，取手太阳。不已，刺宛骨下；不已，刺腘中出血。

腰痛，痛上寒，取足太阳阳明；痛上热，取足厥阴；不可以俯仰，取足少阳。中热而喘，取足少阴、腘中血络。

喜怒而不欲食，言益少，刺足太阴；怒而多言，刺足少阳。颛痛，刺手阳明与颛之盛脉出血。

项痛不可俯仰，刺足太阳；不可以顾，刺手太阳也。

小腹满大，上走胃，至心，淅淅身时寒热，小便不利，取足厥阴。腹满，大便不利，腹大，亦上走胸嗌，喘息喝喝然，取足少阴。腹满，食不化，腹响响然，不能大便，取足太阴。心痛引腰脊，欲呕，取足少阴。

心痛，腹胀，啬啬然大便不利，取足太阴。心痛引背，不得息，刺足少阴，不已，取手少阳。心痛引小腹满，上下无常处，便溲难，刺足厥阴。心痛，但短气不足以息，刺手太阴。心痛，当九节刺之，不已，刺按之，立已。不已，上下求之，得之立已。

颇痛，刺足阳明曲周动脉见血，立已；不已，按人迎于经，立已。气逆上，刺膺中陷者与下胸动脉。

腹痛，刺脐左右动脉，已刺按之，立已；不已，刺气街，已刺按之，立已。

痿厥为四末束悗，乃疾解之，日二，不仁者，十日而知，无休，病已止。

哕，以草刺鼻，嚏，嚏而已；无息而疾迎引之，立已；大惊之，亦可已。

——《灵枢·杂病》

【提要】　本论主要阐述各种杂病的针灸临床辨证治疗。

《灵枢》 十二邪证治

黄帝曰：人之欠者，何气使然？岐伯答曰：卫气昼日行于阳，夜半则行于阴，阴者主夜，夜者主卧；阳者主上，阴者主下，故阴气积于下，阳气未尽，阳引而上，阴引而下，阴阳相引，故数欠。阳气尽，阴气盛，则目瞑；阴气尽而阳气盛，则寤矣。泻足少阴，补足太阳。

黄帝曰：人之哕者，何气使然？岐伯曰：谷入于胃，胃气上注于肺。今有故寒气与新谷气，俱还入于胃，新故相乱，真邪相攻，气并相逆，复出于胃，故为哕。补手太阴，泻足少阴。

黄帝曰：人之唏者，何气使然？岐伯曰：此阴气盛而阳气虚，阴气疾而阳气徐，阴气盛而阳气绝，故为唏。补足太阳，泻足少阴。

黄帝曰：人之振寒者，何气使然？岐伯曰：寒气客于皮肤，阴气盛，阳气虚，故为振寒寒栗，补诸阳。

黄帝曰：人之噫者，何气使然？岐伯曰：寒气客于胃，厥逆从下上散，复出于胃，故为噫。补足太阴、阳明。

黄帝曰：人之嚏者，何气使然？岐伯曰：阳气和利，满于心，出于鼻，故为嚏。补足太阳荣眉本。

黄帝曰：人之亸者，何气使然？岐伯曰：胃不实则诸脉虚，诸脉虚则筋脉懈惰，筋脉懈惰则行阴用力，气不能复，故为亸。因其所在，补分肉间。

黄帝曰：人之哀而泣涕出者，何气使然？岐伯曰：心者，五脏六腑之主也；目者，宗脉之所聚也，上液之道也；口鼻者，气之门户也。故悲哀愁忧则心动，心动则五脏六腑皆摇，摇则宗脉感，宗脉感则液道开，液道开，故泣涕出焉。液者，所以灌精濡空窍者也，故上液之道开则泣，泣不止则液竭，液竭则精不灌，精不灌则目无所见矣，故命曰夺精。补天柱经侠颈。

黄帝曰：人之太息者，何气使然？岐伯曰：忧思则心系急，心系急则气道约，约则不利，故太息以伸出之。补手少阴、心主、足少阳留之也。

黄帝曰：人之涎下者，何气使然？岐伯曰：饮食者，皆入于胃，胃中有热则虫动，虫动则胃缓，胃缓则廉泉开，故涎下。补足少阴。

黄帝曰：人之耳中鸣者，何气使然？岐伯曰：耳者，宗脉之所聚也，故胃中空则宗脉虚，虚则下溜脉有所竭者，故耳鸣。补客主人、手大指爪甲上与肉交者也。

黄帝曰：人之自啮舌者，何气使然？岐伯曰：此厥逆走上，脉气辈至也。少阴气至则啮舌，少阳气至则啮颊，阳明气至则啮唇矣。视主病者，则补之。

凡此十二邪者，皆奇邪之走空窍者也。故邪之所在，皆为不足。故上气不足，脑为之不满，耳为之苦鸣，头为之苦倾，目为之眩；中气不足，溲便为之变，肠为之苦鸣；下气不足，则乃为痿厥心悗。补足外踝下留之。

黄帝曰：治之奈何？岐伯曰：肾主为欠，取足少阴；肺主为哕，取手太阴、足少阴；唏者，阴盛阳绝，故补足太阳、泻足少阴；振寒者，补诸阳；噫者，补足太阴、阳明；嚏者，补足太阳眉本；弹，因其所在，补分肉间；泣出，补天柱经侠颈，侠颈者，头中分也；太息，补手少阴、心主，足少阳留之；涎下，补足少阴；耳鸣，补客主人、手大指爪甲上与肉交者；自啮舌，视主病者，则补之；目眩头倾，补足外踝下留之；痿厥心悗，刺足大指间上二寸留之，一曰足外踝下留之。

——《灵枢·口问》

【提要】 本论主要阐述欠、哕、唏、振寒、噫、嚏、弹、哀而泣涕、太息、涎下、耳中鸣、自啮舌等十二种病症的发病机理及针刺选穴、补泻方法等。提出此十二邪，是因为人体相关部位正气不足而奇邪走空窍而产生。

《素问》 奇病论※

黄帝问曰：人有重身，九月而喑，此为何也？岐伯对曰：胞之络脉绝也。帝曰：何以言之？岐伯曰：胞络者系于肾，少阴之脉，贯肾系舌本，故不能言。帝曰：治之奈何？岐伯曰：无治也，当十月复。《刺法》曰：无损不足，益有余，以成其疹，然后调之。所谓无损不足者，身羸瘦，无用镵石也。无益其有余者，腹中有形而泄之，泄之则精出而病独擅中，故曰疹成也。帝曰：病胁下满气逆，二三岁不已，是为何病？岐伯曰：病名曰息积，此不妨于食，不可灸刺，积为导引、服药，药不能独治也。

……

帝曰：有病口苦取阳陵泉，口苦者病名为何？何以得之？岐伯曰：病名曰胆瘅。夫肝者中之将也，取决于胆，咽为之使。此人者，数谋虑不决，故胆虚气上溢，而口为之苦，治之以胆募俞，治在《阴阳十二官相使》中。

……

——《素问·奇病论》

【提要】 本论主要阐述妊娠"九月而喑""息积"等病证，不当用针灸治疗。论中还提出"身羸瘦，无用镵石"，并阐述"胆瘅"发病机理及治疗用穴。

《素问》 长刺节论

刺家不诊，听病者言，在头头疾痛，为藏针之，刺至骨病已，上无伤骨肉及皮，皮者道也。

阴刺，入一傍四处，治寒热深专者，刺大脏，迫脏刺背，背俞也。刺之迫脏，脏会，腹中寒热去而止，与刺之要，发针而浅出血。

治腐肿者刺腐上，视痈小大深浅刺，刺大者多血，小者深之，必端内针为故止。

病在少腹有积，刺皮髃以下，至少腹而止，刺侠脊两傍四椎间，刺两髂髎季胁肋间，导腹中气热下已。病在少腹，腹痛不得大小便，病名曰疝，得之寒，刺少腹两股间，刺腰髁骨间，刺而多之，尽炅病已。

病在筋，筋挛节痛，不可以行，名曰筋痹，刺筋上为故，刺分肉间，不可中骨也，病起筋炅病已止。病在肌肤，肌肤尽痛，名曰肌痹，伤于寒湿，刺大分小分，多发针而深之，以热为故，无伤筋骨，伤筋骨，痛发若变，诸分尽热病已止。病在骨，骨重不可举，骨髓酸痛，寒气至，名曰骨痹，深者刺，无伤脉肉为故，其道大分小分，骨热病已止。

病在诸阳脉，且寒且热，诸分且寒且热，名曰狂，刺之虚脉，视分尽热病已止。病初发，岁一发；不治，月一发；不治，月四五发，名曰癫病。刺诸分诸脉，其无寒者，以针调之，病已止。

病风且寒且热，炅汗出，一日数过，先刺诸分理络脉，汗出且寒且热，三日一刺，百日而已。病大风，骨节重，须眉堕，名曰大风，刺肌肉为故，汗出百日，刺骨髓，汗出百日，凡二百日，须眉生而止针。

——《素问·长刺节论》

【提要】　本论主要阐述头痛、寒热、腐肿、少腹有积、寒疝、筋痹、肌痹、骨痹、癫病、大风等病的针刺治疗方法。

李　梃　杂病针刺穴法、针法论[※*]

《奇效良方》有诗最明。补泻提插活法：凡补针先浅入而后深入，泻针先深入而后浅入。凡提插，急提慢按如冰冷，泻也；慢提急按火烧身，补也。或先提插而后补泻，或先补泻而后提插可也，或补泻提插同用亦可也。如治久患瘫痪；顽麻冷痹，遍身走痛及癫风寒疟，一切冷症，先浅入针，而后渐深入针，俱补老阳数。气行针下紧满，其身觉热，带补慢提急按老阳数，或三九二十七数，即用通法。扳倒针头，令患人吸气五口，使气上行，阳回阴退，名曰"进气法"，又曰"烧山火"。治风痰壅盛，中风喉风，颠狂疟疾单热，一切热症，先深入针，而后暂浅退针，俱泻少阴数。得气觉凉，带泻急提慢按初六数，或三六一十八数，再泻再提，即用通法。徐徐提之，病除乃止，名曰"透天凉"。治疟疾先寒后热，一切上盛下虚等症，先浅入针，行四九三十六数，气行觉热，深入行三六一十八数。如疟疾先热后寒，一切半虚半实等症，先深入针行六阴数，气行觉凉，渐退针行九阳数，此"龙虎交战法"也，俾阳中有阴，阴中有阳也。盖邪气常随正气而行，不交战，则邪不退而正不胜，其病复起。治痃癖癥瘕气块，先针入七分行老阳数，气行便深入一寸，微伸提之，却退至原处，又得气依前法再施，名曰"留气法"。治水蛊膈气胀满，落穴之后，补泻调气均匀，针行上下，九入六出，左右转之，千遭自平，名曰"子午捣臼"。治损逆赤眼，痛肿初起，先以大指进前捻入左，后以大指退后捻入右，一左一右，三九二十七数，得气向前推转内入，以大指弹其针尾，引其阳气，按而提之，其气自行，未应再施，此"龙虎交腾法"也。杂病单针一穴，即于得气后行之，起针之际行之亦可。

——明·李梃《医学入门·卷一·针灸·附杂病穴法》

【提要】　本论主要阐述瘫痪、中风、疟疾、水蛊、赤眼、痛肿等疾病的针刺复式补泻操作方法，运用的手法有烧山火、透天凉、龙虎交战等。

参 考 文 献

古 代 文 献

[1] 灵枢经［M］. 北京：人民卫生出版社，1956.

[2] 黄帝内经素问［M］. 北京：人民卫生出版社，1956.

[3] 秦越人. 难经［M］. 北京：北京科学技术出版社，2003.

[4] 〔汉〕太平经［M］. 北京：中华书局，2013.

[5] 〔晋〕王叔和. 脉经［M］. 北京：学苑出版社，2007.

[6] 〔晋〕皇甫谧. 针灸甲乙经［M］. 北京：人民卫生出版社，2006.

[7] 〔晋〕葛洪. 肘后备急方［M］. 北京：人民卫生出版社，1956.

[8] 〔晋〕陈延之. 小品方［M］. 北京：中国中医药出版，1995.

[9] 〔晋〕刘涓子. 刘涓子鬼遗方［M］. 北京：人民卫生出版社，1956.

[10] 〔隋〕巢元方. 诸病源候论［M］. 北京：人民卫生出版社，1956.

[11] 〔唐〕杨上善. 黄帝内经太素［M］. 北京：人民卫生出版社，1965.

[12] 〔唐〕孙思邈. 备急千金要方［M］. 北京：人民卫生出版社，1982.

[13] 〔唐〕孙思邈. 备急千金翼方［M］. 北京：人民卫生出版社，1955.

[14] 〔唐〕王焘. 外台秘要方［M］. 北京：人民卫生出版社，1955.

[15] 〔唐〕王冰注. 黄帝内经素问［M］. 北京：人民卫生出版社，1963.

[16] 〔唐〕佚名. 黄帝明堂灸经［M］//元·窦桂芳集. 针灸四书. 北京：人民卫生出版社，1983.

[17] 〔宋〕太医院. 圣济总录［M］. 北京：人民卫生出版社，1962.

[18] 〔宋〕沈括. 苏沈良方［M］. 北京：人民卫生出版社，1956.

[19] 〔宋〕庄绰. 灸膏肓腧穴法［M］//元·窦桂芳集. 针灸四书. 北京：人民卫生出版社，1983.

[20] 〔宋〕窦材. 扁鹊心书［M］. 北京：中医古籍出版社，1992.

[21] 〔金〕何若愚. 子午流注针经［M］//元·窦桂芳集. 针灸四书. 北京：人民卫生出版社，1983.

[22] 〔宋〕王执中. 针灸资生经［M］//黄龙祥主编. 针灸名著集成. 北京：华夏出版社，1996.

[23] 〔宋〕琼瑶真人. 针灸神书［M］. 陆寿康校. 北京：中医古籍出版社，1999.

[24] 〔宋〕陈无择. 三因极一病证方论［M］. 北京：人民卫生出版社，2007.

[25] 〔元〕窦汉卿. 针经指南［M］//黄龙祥主编. 针灸名著集成. 北京：华夏出版社，1996.

[26] 〔元〕罗天益. 卫生宝鉴［M］. 上海：上海古籍出版社，1996.

[27] 〔金〕张子和. 儒门事亲［M］. 北京：人民卫生出版社，2005.

[28] 〔宋〕闻人耆年. 备急灸法［M］. 北京：人民卫生出版社，1955.

[29] 〔宋〕李杲. 脾胃论［M］. 北京：人民卫生出版社，2005.

[30] 〔元〕杜思敬辑注. 针经摘英集［M］//黄龙祥主编. 针灸名著集成. 北京：华夏出版社，1996.

[31] 〔元〕王国瑞. 扁鹊神应针灸玉龙经［M］//黄龙祥主编. 针灸名著集成. 北京：华夏出版社，1996.

[32] 〔元〕滑寿. 十四经发挥［M］//黄龙祥主编. 针灸名著集成. 北京：华夏出版社，1996.

[33] 〔元〕滑寿. 难经本义［M］. 上海：商务印书馆，1956.

[34] 〔明〕刘纯. 刘纯医学全书［M］. 姜典华主编，北京：中国中医药出版社，2004.

[35] 〔明〕徐用诚. 玉机微义［M］. 北京：中国医药科技出版社，2011.

[36]　〔明〕朱棣等. 普济方［M］. 北京：人民卫生出版社，1959.

[37]　〔明〕陈会. 神应经·扁鹊神应针灸玉龙经［M］. 北京：中医古籍出版社，1990.

[38]　〔明〕徐凤. 针灸大全［M］//黄龙祥主编. 针灸名著集成. 北京：华夏出版社，1996.

[39]　〔明〕杨珣. 针灸集书［M］//黄龙祥主编. 针灸名著集成. 北京：华夏出版社，1996.

[40]　〔明〕虞抟. 医学正传［M］. 郭瑞华等点校. 北京：中医古籍出版社，2002.

[41]　〔明〕高武. 针灸节要聚英［M］//黄龙祥主编. 针灸名著集成. 北京：华夏出版社，1996.

[42]　〔明〕汪机. 针灸问对［M］. 南京：江苏科学技术出版社，1985.

[43]　〔明〕王九思，吴广 等. 难经集注［M］. 原题 秦越人 著. 北京：人民卫生出版社，1982.

[44]　〔明〕薛铠，薛己. 保婴撮要［M］. 北京：中国中医药出版社，2016.

[45]　〔明〕徐春甫. 古今医统大全［M］. 北京：人民卫生出版社，1991.

[46]　〔明〕楼英. 医学纲目［M］. 北京：中国中医药出版社，1998.

[47]　〔明〕沈子禄，徐师曾. 经络全书［M］. 北京：中医古籍出版社，1989.

[48]　〔明〕李梴. 医学入门［M］. 上海：上海科学技术文献出版社，1997.

[49]　〔明〕李时珍. 奇经八脉考［M］. 北京：人民卫生出版社，1956.

[50]　〔明〕马莳. 黄帝内经灵枢注证发微［M］. 北京：科学技术文献出版社，2000.

[51]　〔明〕马莳. 黄帝内经素问注证发微［M］. 北京：科学技术文献出版社，2000.

[52]　〔明〕方有执. 伤寒论条辨［M］. 北京：人民卫生出版社，1957.

[53]　〔明〕杨继洲. 针灸大成［M］//黄龙祥主编. 针灸名著集成. 北京：华夏出版社，1996.

[54]　〔明〕王肯堂. 杂病证治准绳［M］. 太原：山西科学技术出版社，2013.

[55]　〔明〕张三锡. 经络考［M］. 北京：中医古籍出版社，1992.

[56]　〔明〕孙一奎. 医旨绪余［M］. 北京：中国中医药出版社，2008.

[57]　〔明〕吴崑. 针方六集［M］//黄龙祥主编. 针灸名著集成. 北京：华夏出版社，1996.

[58]　〔明〕张介宾. 类经（上卷）［M］. 北京：人民卫生出版社，1957.

[59]　〔明〕张介宾. 类经（下卷）［M］. 北京：人民卫生出版社，1957.

[60]　〔明〕张介宾. 类经图翼［M］. 北京：人民卫生出版社，1965.

[61]　〔明〕张介宾. 质疑录［M］. 南京：江苏科学技术出版社，1981.

[62]　〔明〕张介宾. 景岳全书（上，下）［M］. 上海：上海第二军医大学出版社，2006.

[63]　〔明〕翟良. 经络汇编［M］. 北京：中医古籍出版社，1992.

[64]　〔明〕施沛. 经穴指掌图［M］//郑金生主编. 海外回归中医善本古籍丛书. 北京：人民卫生出版社，2003.

[65]　〔明〕李中梓. 内经知要［M］. 北京：中国中医药出版社，1994.

[66]　〔明〕李中梓. 诊家正眼［M］. 上海：上海科学技术出版社，1966.

[67]　〔明〕秦景明. 幼科折衷［M］. 李凌空注，北京：中国中医药出版社，2016.

[68]　〔明〕傅仁宇. 审视瑶函［M］. 上海：上海人民出版社，1977.

[69]　〔清〕陈士铎. 石室秘录［M］. 北京：中国中医药出版社，1991.

[70]　〔清〕高士宗. 素问直解［M］. 北京：中国医药科技出版社，2014.

[71]　〔清〕徐灵胎. 医学源流论［M］. 北京：人民卫生出版社，2007.

[72]　〔清〕徐灵胎. 难经经释［M］. 南京：江苏科学技术出版社，1985.

[73]　〔清〕张志聪. 黄帝内经灵枢集注［M］. 北京：学苑出版社，2006.

[74]　〔清〕张志聪. 黄帝内经素问集注［M］. 北京：学苑出版社，2002.

[75]　〔清〕高士宗. 素问直解［M］. 北京：人民卫生出版社，1980.

[76]　〔清〕吴谦. 医宗金鉴［M］. 北京：中国中医药出版社，1994.

[77]　〔日〕丹波元简. 素问识［M］. 北京：人民卫生出版社，1984.

[78]　〔清〕吴亦鼎. 神灸经纶［M］. 北京：中医古籍出版社，1983.

[79]　〔清〕李学川. 针灸逢源［M］. 上海：上海科学技术出版社，1987.

[80]　〔清〕廖润鸿. 勉学堂针灸集成［M］. 北京：人民卫生出版社，1956.

[81]　〔清〕龚居中. 红炉点雪［M］. 上海：上海科学技术出版社，1959.

[82]　〔清〕金冶田传，雷丰编. 灸法秘传 时病论［M］. 北京：中华书局，2018.

[83]　〔清〕叶天士著. 徐灵胎评. 徐批叶天士晚年方案真本［M］. 北京：中国中医药出版社，2018.

[84] 〔清〕郭志邃. 痧胀玉衡［M］. 北京：人民卫生出版社，1995.
[85] 〔清〕顾世澄. 疡医大全［M］. 北京：中国中医药出版社，1994.
[86] 〔清〕王宏翰. 医学原始［M］. 上海：上海科学技术出版社，1989.
[87] 〔清〕程国彭. 医学心悟［M］. 北京：人民卫生出版社，1963，1936.
[88] 〔清〕宝辉. 医医小草［M］//裘吉生. 珍本医书集成. 上海：世界书局，1936.
[89] 〔清〕吴尚先. 理瀹骈文［M］. 北京：中国中医药出版社，1995.
[90] 〔清〕王清任. 医林改错［M］. 上海：上海科学技术出版社，1966.
[91] 〔清〕莫枚士. 研经言［M］. 北京：人民卫生出版社，1990.
[92] 〔清〕唐容川. 中西汇通医经精义［M］. 上海：上海中国文学书局，1945.
[93] 〔清〕周学海. 读医随笔［M］. 北京：中国中医药出版社，1997.
[94] 〔清〕叶霖. 难经正义［M］. 上海：上海科学技术出版社，1981.

近代文献（著作）

[1] 承淡安. 增订中国针灸治疗学［M］. 无锡：中国针灸学研究社铅印本，1937.
[2] 承淡安. 中国针灸治疗学［M］. 福州：福建科学技术出版社，2006.
[3] 张俊义. 温灸学讲义［M］. 第三版. 宁波. 东方针灸学社铅印本，1934.
[4] 张鸥波. 温灸术研究法［M］. 宁波. 东方针灸学社铅印本，1933.
[5] 赵寿毛. 赵辑庵针灸按摩真传［M］. 北京：人民军医出版社，2007.
[6] 周仲房. 针灸学讲义［M］. 民国广东中医药专门学校铅印本，1927.
[7] 罗兆琚. 针灸学薪传［M］. 柳州. 神州针灸学社石印本，1936.
[8] 王可贤. 金针百日通［M］. 宁波. 东方针灸学社铅印本，1934.
[9] 张俊义. 针灸医学大纲［M］. 上海. 东方医学书局铅印本，1936.
[10] 承淡安. 中国针灸学讲义［M］. 新编本. 苏州：中国针灸学研究社，1954.
[11] 尧天民. 中国针灸医学［M］. 第二版. 中国针灸医学社铅印本，1938.
[12] 曾天治. 科学针灸治疗学［M］. 重庆. 科学针灸医学院铅印本，1944.

近代文献（论文）

[1] 承淡安. 针灸医话［J］. 针灸杂志，1933，1（1）：5～11.
[2] 萧雷. 论神经系的组织和针灸的关系［J］. 针灸杂志，1934，1（3）：37～38.
[3] 罗兆琚. 针灸之生理作用说［J］. 针灸杂志，1935，2（1）：122～126.
[4] 罗兆琚. 从血液作用说到针灸效能［J］. 针灸杂志，1935，3（3）：309～311.
[5] 祝春波. 痛症以针灸治疗功效之我见［J］. 针灸杂志，1936，3（5）：323～324.
[6] 赵慢轩. 针灸补泻之研究［J］. 针灸杂志，1936，4（1）：37～38.
[7] 李简青. 针能救治卒倒之原理［J］. 针灸杂志，1936，4（2）：25～2.
[8] 袁介亭. 针能救治中风之原理论［J］. 针灸杂志，1937，4（5）：26～29.

现 代 文 献

[1] 马继兴. 在巴甫洛夫学说基础上论针灸疗法中的若干基本问题［J］. 北京中医，1953，2（8）：15.
[2] 焦国瑞. 针灸临床经验辑要［M］. 北京：人民卫生出版社. 1981.
[3] 中医研究院中医教材编辑委员会. 针灸学（未经审定教材草稿）［M］. 中医研究院中医教材编辑委员会. 1956.
[4] 江苏省中医学校针灸学科教研组. 针灸学［M］. 南京：江苏人民出版社. 1957.
[5] 邱茂良. 针灸纂要［M］. 南京：江苏人民出版社. 1959.
[6] 上海市中医学会. 经络学说的理论及其运用［M］. 上海：上海科学技术出版社. 1960.
[7] 南京中医学院主编. 针灸学（全国高等医药院校试用教材）［M］. 上海：上海科学技术出版社. 1979.
[8] 朱琏. 新针灸学［M］. 南宁：广西人民出版社. 1980.

[9] 肖少卿. 中国针灸处方学［M］. 银川：宁夏人民出版社. 1982.

[10] 杨甲三. 腧穴学［M］. 上海：上海科学技术出版社. 1984.

[11] 北京中医医院. 金针王乐亭［M］. 北京：北京出版社. 1984.

[12] 杨依方，徐光明，陈懋苍，等. 杨永璇中医针灸经验选［M］. 上海：上海科学技术出版社. 1984.

[13] 贺普仁. 针灸治痛［M］. 北京：科学技术文献出版社. 1987.

[14] 陈佑邦，邓良月. 当代中国针灸临证精要［M］. 天津：天津科学技术出版社. 1987.

[15] 邱茂良. 中国针灸治疗学［M］. 南京：江苏科学技术出版社. 1988.

[16] 郭效宗. 针灸有效点理论与临床［M］. 北京：人民卫生出版社. 1995.

[17] 杨医亚. 杨医亚针灸学［M］. 北京：中国医药科技出版社. 1998.

[18] 李鼎. 针灸学释难（增订本）［M］. 上海：上海中医药大学出版社. 1998.

[19] 周楣声. 灸绳［M］. 青岛：青岛出版社. 1998.

[20] 贺普仁. 针灸三通法临床应用［M］. 北京：科学技术文献出版社. 1999.

[21] 程莘农. 中国针灸学（第四版）［M］. 北京：人民卫生出版社. 2000.

[22] 夏治平，吉传旺. 实用临床针灸推拿学［M］. 上海：复旦大学出版社. 2003.

[23] 焦顺发. 针刺治病［M］. 北京：人民卫生出版社. 2005.

[24] 张吉. 经脉病候辨证与针灸论治［M］. 北京：人民卫生出版社. 2006.

[25] 袁青. 靳瑞针灸传真［M］. 北京：人民卫生出版社. 2007.

[26] 盛燮荪，陈峰. 盛氏针灸临床经验集（第一辑）［M］. 北京：人民卫生出版社. 2008.

[27] 彭静山，费久治. 针灸秘验与绝招［M］. 沈阳：辽宁科学技术出版社. 2008.

[28] 张仁. 针灸的探索·经验·思考［M］. 北京：人民卫生出版社. 2009.

[29] 郑魁山. 郑魁山针灸临证经验集［M］. 北京：学苑出版社. 2009.

[30] 顾一煌，孙建华. 盛灿若六十年针灸临证传薪［M］. 北京：中国中医药出版社. 2012.

[31] 杨长森编. 张建斌，杨国秀整理. 杨长森针灸学讲稿［M］. 北京：人民卫生出版社. 2012.

[32] 陆瘦燕，朱汝功. 陆瘦燕朱汝功论经络［M］. 上海：上海科学技术出版社. 2014.

[33] 陆瘦燕，朱汝功. 陆瘦燕朱汝功论刺灸［M］. 上海：上海科学技术出版社. 2014.

[34] 陆瘦燕，朱汝功. 陆瘦燕朱汝功论腧穴［M］. 上海：上海科学技术出版社. 2014.

[35] 陆瘦燕，朱汝功. 陆瘦燕朱汝功论针灸辨证论治［M］. 上海：上海科学技术出版社. 2014.

[36] 王居易. 针灸医案讲习录［M］. 北京：中国中医药出版社. 2014.

[37] 武连仲. 针灸新悟——针刺治神之理法方穴术［M］. 北京：人民卫生出版社. 2014.

[38] 谢锡亮. 谢锡亮灸法［M］. 北京：人民军医出版社. 2014.

[39] 杨涛. 仁心圣手田从豁［M］. 北京：中国中医药出版社. 2015.

[40] 周德安. 针灸八要［M］. 北京：北京科学技术出版社. 2015.

[41] 单玉堂. 单玉堂针灸配穴通俗讲话［M］. 北京：中国中医药出版社. 2016.

[42] 石学敏. 石学敏针灸全集［M］. 北京：科学出版社. 2016.

[43] 王居易. 经络医学概论［M］. 北京：中国中医药出版社. 2016.

[44] 郑魁山. 郑氏针灸全集［M］. 北京：人民卫生出版社. 2017.

[45] 高希言，张忆虹. 张缙教授针灸医论医案选［M］. 郑州：中原农民出版社. 2017.

[46] 高希言，宋南昌. 魏稼教授针灸医论医案选［M］. 郑州：中原农民出版社. 2017.

[47] 张仁. 针灸秘验——五十年针灸临证实录［M］. 北京：科学出版社. 2018.

（R-9493.01）

ISBN 978-7-03-070776-5

定　价：188.00元

科学出版社互联网入口　　杏林书苑

中医药分社：(010)64019031　销售：(010)64031535

E-mail:caoliying@mail.sciencep.com